Kohlhammer

Herausgeberin und Herausgeber

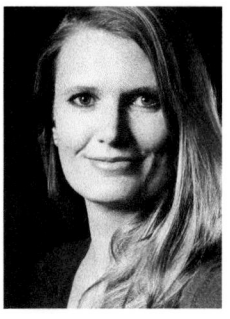

Prof. Dr. Nina Romanczuk-Seiferth ist Psychologische Psychotherapeutin (VT), Diplom-Psychologin und Supervisorin. Sie ist Professorin für Neurobiologie der Psyche und Neuropsychotherapie an der Charité – Universitätsmedizin Berlin, und als leitende Psychologin und Psychotherapeutin an der Klinik für Psychiatrie und Psychotherapie, Charité Campus Mitte, tätig. Sie verfügt über langjährige Erfahrung mit ACT als Therapeutin, Trainerin und Supervisorin und ist Mitglied der ACBS, DGKV und des ACT-Netzwerks Berlin-Brandenburg. Ihre Forschung fokussiert auf emotionale und motivationale Prozesse bei psychischen Erkrankungen und im Rahmen moderner Psychotherapieansätze. Zudem ist sie als Dozentin in verschiedenen Bereichen der Psychotherapie sowie der Neurowissenschaften und als Supervisorin im Einzel- wie Gruppensetting sowie für klinische Teams aktiv.

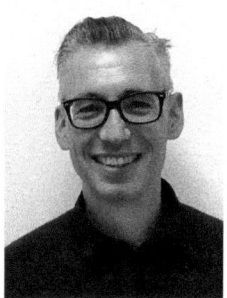

Dr. Ronald Burian ist Facharzt für Psychiatrie und Psychotherapie und Oberarzt des Bereiches Psychosomatik und Konsiliarpsychiatrie am Evangelischen Krankenhaus Königin Elisabeth Herzberge (KEH) Berlin. Sein klinischer Schwerpunkt lag viele Jahre im Bereich der Konsiliar- und Liaisonpsychiatrie. Er engagiert sich maßgeblich im Aufbau von ambulanten und tagesklinischen Behandlungsmöglichkeiten für Menschen mit komorbiden psychischen und körperlichen Erkrankungen – insbesondere mit chronischen Schmerzerkrankungen, Diabetes mellitus und funktionellen Störungen. Seine Beschäftigung mit ACT entstand aus der Erfahrung, dass diese Therapie ein hervorragendes transdiagnostisches Fundament für darauf aufbauende störungsspezifische Interventionen bietet. Ronald Burian arbeitet seit 2011 mit ACT und ist Mitglied der ACBS und DGKV. Als peer-reviewed Trainer der ACBS leitet er zahlreiche ACT-Workshops in Deutschland und Europa.

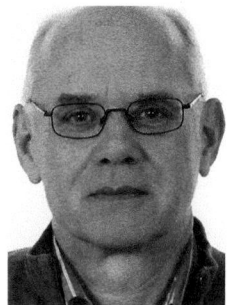

Prof. Dr. Albert Diefenbacher ist Facharzt für Neurologie und Psychiatrie sowie Facharzt für Psychosomatische Medizin und Psychotherapie. Er ist ehemaliger Chefarzt der Abteilung für Psychiatrie und Psychotherapie am Evangelischen Krankenhaus Königin Elisabeth Herzberge (KEH) Berlin sowie Leiter der Section on Consultation-Liaison-Psychiatry and Psychosomatics der European Psychiatric Association (EPA). Im Rahmen seiner klinischen Tätigkeit unterstützte und supervidierte er die organisationelle Implementierung unterschiedlicher praktischer ACT-Modelle in vollstationären und tagesklinischen Bereichen in der klinischen Regelversorgung im Rahmen eines Allgemeinkrankenhauses im Berliner Bezirk Lichtenberg und deren versorgungswissenschaftliche Erforschung.

Nina Romanczuk-Seiferth
Ronald Burian
Albert Diefenbacher (Hrsg.)

ACT in Klinik und Tagesklinik

Arbeiten mit der Akzeptanz- und Commitment-
Therapie in multiprofessionellen Teams

Verlag W. Kohlhammer

Dieses Werk einschließlich aller seiner Teile ist urheberrechtlich geschützt. Jede Verwendung außerhalb der engen Grenzen des Urheberrechts ist ohne Zustimmung des Verlags unzulässig und strafbar. Das gilt insbesondere für Vervielfältigungen, Übersetzungen und für die Einspeicherung und Verarbeitung in elektronischen Systemen.

Pharmakologische Daten verändern sich ständig. Verlag und Autoren tragen dafür Sorge, dass alle gemachten Angaben dem derzeitigen Wissensstand entsprechen. Eine Haftung hierfür kann jedoch nicht übernommen werden. Es empfiehlt sich, die Angaben anhand des Beipackzettels und der entsprechenden Fachinformationen zu überprüfen. Aufgrund der Auswahl häufig angewendeter Arzneimittel besteht kein Anspruch auf Vollständigkeit.

Die Wiedergabe von Warenbezeichnungen, Handelsnamen und sonstigen Kennzeichen berechtigt nicht zu der Annahme, dass diese frei benutzt werden dürfen. Vielmehr kann es sich auch dann um eingetragene Warenzeichen oder sonstige geschützte Kennzeichen handeln, wenn sie nicht eigens als solche gekennzeichnet sind.

Es konnten nicht alle Rechtsinhaber von Abbildungen ermittelt werden. Sollte dem Verlag gegenüber der Nachweis der Rechtsinhaberschaft geführt werden, wird das branchenübliche Honorar nachträglich gezahlt.

Dieses Werk enthält Hinweise/Links zu externen Websites Dritter, auf deren Inhalt der Verlag keinen Einfluss hat und die der Haftung der jeweiligen Seitenanbieter oder -betreiber unterliegen. Zum Zeitpunkt der Verlinkung wurden die externen Websites auf mögliche Rechtsverstöße überprüft und dabei keine Rechtsverletzung festgestellt. Ohne konkrete Hinweise auf eine solche Rechtsverletzung ist eine permanente inhaltliche Kontrolle der verlinkten Seiten nicht zumutbar. Sollten jedoch Rechtsverletzungen bekannt werden, werden die betroffenen externen Links soweit möglich unverzüglich entfernt.

1. Auflage 2021

Alle Rechte vorbehalten
© W. Kohlhammer GmbH, Stuttgart
Gesamtherstellung: W. Kohlhammer GmbH, Stuttgart

Print:
ISBN 978-3-17-035641-2

E-Book-Formate:
pdf: ISBN 978-3-17-035642-9
epub: ISBN 978-3-17-035643-6
mobi: ISBN 978-3-17-035644-3

Autorinnen und Autoren

Dr. rer. soc. Klaus Ackermann
Diplom-Psychologe, Psychologischer Psychotherapeut
Median-Klinik Wilhelmsheim
Wilhelmsheim 11
71570 Oppenweiler
E-Mail: Klaus.Ackermann@median-kliniken.de

Dr. phil. Barbara Annen
Diplom-Psychologin, Eidgenössisch anerkannte Psychotherapeutin
Behandlungszentrum für Psychosomatik
Solothurner Spitäler AG, Psychiatrische Dienste
Kliniken für Psychiatrie, Psychotherapie und Psychosomatik
Baslerstr. 150
CH – 4600 Olten
E-Mail: Barbara.Annen@spital.so.ch

Dr. med. Herbert Assaloni
Facharzt für Psychiatrie und Psychotherapie
Praxis Zum beherzten Leben
Bildungswerkstatt ACT
Lindstr. 39
CH – 8400 Winterthur
www.zumbeherztenleben.ch
E-Mail: herbertassaloni@bluewin.ch

Dr. phil. Charles Benoy
M.Sc. Psychologe, Eidgenössisch anerkannter Psychotherapeut
Zentrum für Psychotherapie und Psychosomatik
Universitäre Psychiatrische Kliniken Basel
Wilhelm Klein-Str. 27
CH – 4002 Basel
E-Mail: Charles.Benoy@upk.ch

Dr. rer. medic. Kerem Böge
M.Sc. Psychologe
Klinik für Psychiatrie und Psychotherapie, Campus Benjamin Franklin
Charité – Universitätsmedizin Berlin, corporate member of Freie Universität Berlin, Humboldt-Universität zu Berlin, and Berlin Institute of Health
Hindenburgdamm 30
12203 Berlin
E-Mail: Kerem.Boege@charite.de

Christine Brancato
M.Sc. Psychologin, Eidgenössisch anerkannte Psychotherapeutin
Praxis Kronenmatt
Hauptstr. 62
CH – 4102 Binningen
E-Mail: Christine.Brancato@praxiskronenmatt.ch

Dr. med. Alexander Brümmerhoff
Facharzt für Kinder- und Jugendpsychiatrie und -psychotherapie
DRK Kliniken Berlin Westend
Klinik für Kinder- und Jugendpsychiatrie, Psychotherapie und Psychosomatik
Spandauer Damm 130
14050 Berlin
E-Mail: bruemmerhoffa@web.de

Dr. rer. nat. Nicole C. Bührsch
Diplom-Psychologin, Psychologische Psychotherapeutin
Theodor Fliedner Stiftung, Fliedner Klinik Berlin

Ambulanz und Tagesklinik für Psychiatrie, Psychotherapie und Psychosomatik
Markgrafenstr. 34
10117 Berlin
E-Mail: Nicole.Buehrsch@fliedner.de

Dr. med. Ronald Burian
Facharzt für Psychiatrie und Psychotherapie
Abteilung für Psychiatrie, Psychotherapie und Psychosomatik
Ev. Krankenhaus Königin Elisabeth Herzberge gGmbH
Herzbergstr. 79
10365 Berlin
E-Mail: R.Burian@keh-berlin.de

Dr. rer. hum. biol. Claudia China
Diplom-Psychologin, Psychologische Psychotherapeutin
Mühlenbergklinik Holsteinische Schweiz
Frahmsallee 1-7
23714 Bad Malente
E-Mail: Claudia.China@drv-nord.de

Claudia Dambacher
Psychologische Psychotherapeutin (VT)
Hochschulambulanz für Psychotherapie, Diagnostik und Gesundheitsförderung
Habelschwerdter Allee 45
14195 Berlin
E-Mail: claudia.dambacher@fu-berlin.de

Dr. rer. medic. Marie Christine Dekoj
Diplom-Psychologin, Psychologische Psychotherapeutin
Psychotherapeutische Praxis
Karlsplatz 6
89073 Ulm
E-Mail: m.c.dekoj@gmail.com

Prof. Dr. med. Albert Diefenbacher
MBA, Facharzt für Psychiatrie und Psychotherapie, Facharzt für Psychosomatische Medizin und Psychotherapie
Klinik für Psychiatrie und Psychotherapie, Campus Benjamin Franklin
Charité – Universitätsmedizin Berlin, corporate member of Freie Universität Berlin, Humboldt-Universität zu Berlin, and Berlin Institute of Health
Hindenburgdamm 30
12203 Berlin
E-Mail: Albert.Diefenbacher@charite.de

Dr. med. Annegret Dreher
Fachärztin für Psychiatrie und Psychotherapie
Klinik für Forensische Psychiatrie
Oderberger Str. 8
16225 Eberswalde
E-Mail: Annegret.Dreher@gmail.com

Emre Ergen
B.Sc. Psychologie
Technische Universität Berlin
Fachgebiet Ökonomie und Nachhaltiger Konsum
Institut für Berufliche Bildung und Arbeitslehre
Marchstr. 23
10587 Berlin
E-Mail: Emre.Ergen@campus.tu-berlin.de

Andrea Flatow
Abteilung für Psychiatrie, Psychotherapie und Psychosomatik
Ev. Krankenhaus Königin Elisabeth Herzberge gGmbH
Herzbergstr. 79
10365 Berlin
E-Mail: A.Flatow@keh-berlin.de

Dr. sc. med. Vanya Gocheva
M.Sc. Psychologin, Eidgenössisch anerkannte Psychotherapeutin
Praxis Qurateam
Steinenberg 23
CH – 4051 Basel
E-Mail: v.gocheva@qurateam.ch

Dr. rer. medic. Susan Gruber
Diplom-Psychologin, Psychologische Psychotherapeutin
Theodor Fliedner Stiftung, Fliedner Klinik Berlin
Ambulanz und Tagesklinik für Psychiatrie, Psychotherapie und Psychosomatik
Markgrafenstraße 34
10117 Berlin
E-Mail: Susan.Gruber@fliedner.de

Dr. med. Eric Hahn
Facharzt für Psychiatrie und Psychotherapie
Klinik für Psychiatrie und Psychotherapie, Campus Benjamin Franklin
Charité – Universitätsmedizin Berlin, corporate member of Freie Universität Berlin, Humboldt-Universität zu Berlin, and Berlin Institute of Health
Hindenburgdamm 30
12203 Berlin
E-Mail: Eric.Hahn@charite.de

Steven C. Hayes, PhD
Foundation Professor, Behavior Analysis program
Department of Psychology / MS 296
University of Nevada
1664 N. Virginia Street
USA – Reno, NV 89557-0062
E-Mail: hayes@unr.edu

Mona Heinrich
Staatlich anerkannte Ergotherapeutin
Abteilung für Psychiatrie, Psychotherapie und Psychosomatik
Ev. Krankenhaus Königin Elisabeth Herzberge gGmbH
Herzbergstr. 79
10365 Berlin
E-Mail: M.Heinrich3@keh-berlin.de

Stefan G. Hofmann, PhD
Professor of Psychology
Department of Psychological and Brain Sciences
Boston University
900 Commonwealth Avenue, 2nd Floor
USA – Boston, MA 02215
www.bostonanxiety.org
E-Mail: shofmann@bu.edu

Cornelia Hörmann
Tanz- und Ausdruckstherapeutin (BTD), Heilpraktikerin (Psychotherapie), Heiltanzpädagogin
Abteilung für Psychiatrie, Psychotherapie und Psychosomatik
Ev. Krankenhaus Königin Elisabeth Herzberge gGmbH
Herzbergstr. 79
10365 Berlin
E-Mail: C.Hoermann@keh-berlin.de

Dr. phil. Patrick Jeger
Eidgenössisch anerkannter Psychotherapeut
PZM Psychiatriezentrum Münsingen AG
Hunzigenallee 1
CH – 3110 Münsingen
E-Mail: Patrick.Jeger@pzmag.ch

Julia Kilian
Diplom-Kunsttherapeutin, Yogalehrerin
Abteilung für Psychiatrie, Psychotherapie und Psychosomatik
Ev. Krankenhaus Königin Elisabeth Herzberge gGmbH
Herzbergstr. 79
10365 Berlin
E-Mail: J.Kilian@keh-berlin.de

Veronika Kuhweide
Diplom-Pflegefachfrau, Paar- & Familientherapeutin
Zentrum für Psychosomatik und Psychotherapie
Universitäre Psychiatrische Kliniken Basel
Wilhelm Klein-Str. 27
CH – 4002 Basel
E-Mail: Veronika.Kuhweide@upk.ch

Sari Multamäki
Diplom-Psychologin, Psychologische Psychotherapeutin
Klinik für Psychiatrie, Psychotherapie und Psychosomatik
Vivantes Klinikum Am Urban
Dieffenbachstraße 1
10967 Berlin
E-Mail: sari.multamaeki@vivantes.de

Dr. Ray Owen
Consultant Clinical Psychologist, Health Psychologist
Health Psychology Service
Wye Valley NHS Trust
UK – Hereford
E-Mail: drrayowen@gmail.com

Mareike Samaan
M.Sc. Psychologin
Abteilung für Psychiatrie, Psychotherapie und Psychosomatik
Ev. Krankenhaus Königin Elisabeth Herzberge gGmbH
Herzbergstr. 79
10365 Berlin
E-Mail: M.Samaan@keh-berlin.de

Inga Pontow
M.Sc. Psychologin
Abteilung für Psychiatrie, Psychotherapie und Psychosomatik
Ev. Krankenhaus Königin Elisabeth Herzberge gGmbH
Herzbergstr. 79
10365 Berlin
E-Mail: I.Pontow@keh-berlin.de

Mareile Rahming
Diplom-Psychologin, Psychologische Psychotherapeutin
Praxis für Psychotherapie
Regensburger Str. 34
10777 Berlin
E-Mail: kontakt@rahming-psychotherapie.de

Prof. Dr. rer. medic. Nina Romanczuk-Seiferth
Diplom-Psychologin, Psychologische Psychotherapeutin
Klinik für Psychiatrie und Psychotherapie, Charité Campus Mitte
Charité – Universitätsmedizin Berlin, corporate member of Freie Universität Berlin, Humboldt-Universität zu Berlin, and Berlin Institute of Health
Charitéplatz 1
10117 Berlin
E-Mail: Nina.Seiferth@charite.de

Dr. Graciela Rovner
PhD in Rehabilitation Medicine, Senior Pain Specialist
Physiotherapist
ACT Institutet Sweden
Trålåsvägen 13 A
SE-426 68 VÄSTRA FRÖLUNDA
SWE – Gothenburg
und
Karolinska Institutet
Department of Neurobiology, Care Sciences and Society – Section Physiotherapy
SWE – Stockholm
E-Mail: act@graciela.se

Katrin Schudel
M.Sc. Psychologin
Psychiatrie Baselland PBL
Zentrum für Abhängigkeitserkrankungen ZfA
Bienentalstrasse 7
CH – 4410 Liestal
E-Mail: Katrin.schudel@pbl.ch

Ralf Steinkopff
Diplom-Psychologe, Psychologischer Psychotherapeut, Kinder- und Jugendlichenpsychotherapeut
Psychotherapeutische Praxis
Moosdorfstr. 3
12435 Berlin
E-Mail: steinkopff@web.de

Michael Waadt
ACT-Therapeut
insas Institut für Arbeit und seelische Gesundheit GmbH
Fäustlestr. 8
80339 München
www.insas-institut.de
E-Mail: waadt@insas-institut.de

Stefan Wagler
Diplom-Psychologe
Arndtstr. 30
10965 Berlin
E-Mail: stefan.wagler@mailbox.org

Dr. med. Maike Wolf
Fachärztin für Neurologie, Fachärztin für Psychiatrie und Psychotherapie
MVZ Ärztehaus am KEH mit Epilepsiezentrum gGmbH
Herzbergstr. 79
10365 Berlin
E-Mail: M.Wolf@keh-berlin.de

Inhalt

Autorinnen und Autoren 5

Teil I – ACT – eine Verhaltenstherapie der dritten Welle für Kliniksettings adaptieren

Einführung, Adaptierung und Implementierung von ACT im voll- oder teilstationären Kliniksetting 27
Nina Romanczuk-Seiferth, Albert Diefenbacher und Ronald Burian

       Literatur 29

1 ACT als eine Form prozessbasierter Therapie 30
Steven C. Hayes und Stefan G. Hofmann

    1.1   Prozessbasierte Therapie: Wie steht die ACT dazu? 30
    1.2   Modelle der prozessbasierten Therapie 33
    1.3   Die Zukunft der ACT als einer Form von PBT 35
    1.4   Angenommen, PBT gehörte die Zukunft: Was würde das bedeuten?... 36
           Literatur 37

2 ACT-Basics – was Klinik-Teams wissen sollten 38
Marie Christine Dekoj und Mareile Rahming

    2.1   ACT als therapeutisches Konzept einführen und die Grundlagen vermitteln – Einführung 38
    2.2   Wie sind die wichtigsten Grundlagen der ACT in der Vermittlung an Teams in Kliniken und Tageskliniken? 40
           2.2.1   Besonderheiten und Haltung in der ACT 40
           2.2.2   Das Modell des »Hexaflex« 41
           2.2.3   Kernprozesse und -kompetenzen in der ACT 43
    2.3   Was ist das Wichtigste zur Vermittlung der Grundlagen der ACT in klinischen Teams? – Fazit und Ausblick 49
           2.3.1   ACT und andere Therapieverfahren? 49
           2.3.2   Einsatz der ACT auf verschiedenen Ebenen in der Klinik und der Station 50
           Literatur 51

3 Implementierung von ACT als berufsgruppen-übergreifendes Therapiekonzept in klinischen Teams 52
Ronald Burian

- 3.1 ACT als therapeutisches Konzept im klinischen Setting implementieren – Einführung 52
- 3.2 Was wissen wir zur Evidenz? – Empirische Daten und Stand der Forschung 53
- 3.3 Wie sieht eine mögliche Implementierung aus? – Praktische Umsetzung 54
  - 3.3.1 Planungsphase 54
  - 3.3.2 Durchführung von Trainings und Schulungen 56
  - 3.3.3 Phase der Aufrechterhaltung und Weiterentwicklung 57
- 3.4 Worauf ist zu achten? – Fußangeln und Fallstricke 58
- 3.5 Was ist das Wichtigste für die Implementierung von ACT in klinischen Teams? – Fazit und Ausblick 59
- Literatur 59

4 Therapeutische InterACTion im Klinikalltag 61
Nina Romanczuk-Seiferth und Ronald Burian

- 4.1 ACT als therapeutisches Konzept im klinischen Alltag in konkreten Interaktionen umsetzen – Einführung 61
- 4.2 InterACTion: Wie sieht die Gestaltung alltäglicher Situationen nach ACT in Klinik und Tagesklinik konkret aus? – Praktische Beispiele 62
  - 4.2.1 Die (teil-)stationäre Aufnahme 62
  - 4.2.2 Die (erste) Visite 64
  - 4.2.3 Vorbehalte gegenüber bestimmten Angeboten und Therapien ... 66
  - 4.2.4 Die Mühen der weiten Ebene – Umgang mit Motivationstiefs ... 68
  - 4.2.5 Vorbereitung der Entlassung bzw. Entlassmanagement 71
  - 4.2.6 Hinweise für weiterführende praktische Beispiele 73
- 4.3 Worauf ist zu achten? – Fußangeln und Fallstricke 74
- 4.4 Was ist das Wichtigste für die InterACTion im klinischen Alltag? – Fazit und Ausblick 75
- Literatur 75

Teil II – ACT im multiprofessionellen Klinikalltag

Multiprofessionelle Arbeit mit der ACT im voll- oder teilstationären Setting einer psychiatrischen oder psychosomatischen Abteilung – Überlegungen zum Kontext 79
Albert Diefenbacher, Ronald Burian und Nina Romanczuk-Seiferth

- Literatur 81

5	**Besonderheiten von ACT im voll- und teilstationären Rahmen**	**82**
	Charles Benoy, Barbara Annen und Patrick Jeger	
5.1	Wozu die Arbeit mit ACT im stationären und teilstationären Rahmen? – Einführung	82
5.2	Was wissen wir zur Evidenz? – Empirische Daten und Stand der klinischen Forschung zur Anwendung von ACT in einem stationären und teilstationären Behandlungssetting	83
5.3	Wie sieht die Behandlung aus? – Besonderheiten der ACT im stationären und teilstationären Rahmen, klinische Beispiele und Übungen	84
5.4	Worauf ist zu achten? – Fußangeln und Fallstricke	89
5.5	Was ist das Wichtigste für den klinischen Alltag – Fazit und Ausblick	94
	Literatur	94
6	**ACT und ärztliches Handeln**	**96**
	Herbert Assaloni	
6.1	Wozu das ärztliche Handeln mit ACT verbinden? – Einführung	96
6.2	Was wissen wir zur Evidenz eines an ACT orientierten ärztlichen Handelns? – Empirische Daten und Stand der klinischen Forschung	97
6.3	Wie sieht ein ACT-orientiertes ärztliches Handeln im klinischen Alltag aus? – Klinische Beispiele und Übungen	97
6.3.1	Subjektivierendes ärztliches Handeln	97
6.3.2	Aufbau einer vertrauensvollen Beziehung – Patientinnen und Patienten mit einer ACT-Haltung begegnen	99
6.3.3	Umgang mit medikamentöser Behandlung aus ACT-Sicht	101
6.3.4	Psychische Flexibilität in der Arzt-Patient-Beziehung	102
6.3.5	ACT-Prozesse in der ärztlichen Haltung	103
6.3.6	Mit ACT auf die eigene Gesunderhaltung achten	105
6.4	Worauf ist bei der Anwendung von ACT im ärztlichen Handeln zu achten? – Fußangeln und Fallstricke	106
6.5	Was ist das Wichtigste für den klinischen Alltag? – Fazit und Ausblick	108
	Literatur	108
7	**ACT als Fokus der Einzelpsychotherapie in der Klinik und Tagesklinik**	**110**
	Claudia China und Ray Owen	
7.1	Wozu die Arbeit mit ACT im Einzelsetting in Klinik und Tagesklinik? – Einführung	110
7.2	Was wissen wir zur Evidenz zur Wirksamkeit von ACT im Einzelsetting? – Empirische Daten und Stand der klinischen Forschung	111
7.3	Wie sieht die Behandlung mit ACT im Einzelsetting in Klinik und Tagesklinik aus? – Klinische Beispiele und Übungen	111
7.3.1	Arbeit im Einzelsetting	111
7.3.2	Das A und O: Die therapeutische Beziehung	112
7.3.3	Funktionelle Analyse (FA) im ACT-Kontext	112

		7.3.4	Therapieplanung im Einzelsetting: Fokus auf Möglichkeiten werteorientierten Handelns	114
		7.3.5	Achtsamkeit – immer dabei	116
		7.3.6	Defusion – bei evaluativen Gedanken auch immer dabei	116
		7.3.7	Akzeptanz und Bereitschaft	117
	7.4	Worauf ist bei der Anwendung von ACT im Einzelsetting zu achten? – Fußangeln und Fallstricke		119
	7.5	Was ist das Wichtigste für den klinischen Alltag? – Fazit und Ausblick		120
		Literatur		120

8 Gruppentherapien nach ACT gestalten — 121
Mareike Samaan und Claudia Dambacher

	8.1	Wozu die Arbeit mit ACT im Gruppensetting? – Einführung		121
		8.1.1	Ziele dieses Kapitels	121
		8.1.2	Strukturierung von ACT-Gruppensitzungen	122
		8.1.3	Die therapeutische Haltung	122
	8.2	Was wissen wir zur Evidenz? – Empirische Daten und Stand der klinischen Forschung zu ACT im Gruppensetting		122
	8.3	Wie sieht die Behandlung nach ACT im Gruppensetting aus? – Klinische Beispiele und Übungen		123
		8.3.1	Struktur der Gruppensitzungen	124
		8.3.2	Erfahrungsorientierte Übungen im Gruppensetting	124
	8.4	Worauf ist zu achten? – Fußangeln und Fallstricke		130
	8.5	Was ist das Wichtigste für den klinischen Alltag? – Fazit und Ausblick		130
		Literatur		131

9 ACTisch pflegen — 132
Veronika Kuhweide und Andrea Flatow
Unter Mitarbeit von Nina Romanczuk-Seiferth und Elizabeth Zimmermann

	9.1	Wozu die Arbeit mit ACT in der Pflege? – Einführung		132
		9.1.1	Das Pflegefach und therapeutische Methoden	132
		9.1.2	Das Pflegefach und ACT	132
	9.2	Was wissen wir zur Evidenz hinsichtlich der Pflege nach der ACT? – Empirische Daten und Stand der klinischen Forschung		134
	9.3	Wie sieht die Pflege mit ACT konkret aus? – Praktische Umsetzung und Erfahrungen		135
		9.3.1	Umsetzung von ACT in der Pflege in einer voll- oder teilstationären Behandlung	135
		9.3.2	Erfahrungen zur ACT in der Pflege	136
	9.4	Worauf ist zu achten? – Fußangeln und Fallstricke		140
	9.5	Das Wichtigste für den klinischen Alltag – Fazit und Ausblick		141
		Literatur		141

10 ACT ergo- und kunsttherapeutisch umsetzen ... 142
Mona Heinrich und Julia Kilian

- 10.1 Wozu die Arbeit mit ACT in der Ergo- und Kunsttherapie? – Einführung ... 142
  - 10.1.1 Methoden der Ergotherapie und ACT ... 142
  - 10.1.2 Methoden der Kunsttherapie und ACT ... 143
- 10.2 Was wissen wir zur Evidenz? – Empirische Daten und Stand der klinischen Forschung ... 144
  - 10.2.1 Evidenz zur Arbeit nach ACT in der Ergotherapie ... 144
  - 10.2.2 Evidenz zur Arbeit nach ACT in der Kunsttherapie ... 144
- 10.3 Wie sieht die Behandlung nach ACT in der Ergotherapie und Kunsttherapie aus? – Klinische Beispiele und Übungen ... 145
  - 10.3.1 Arbeit mit ACT in der Ergotherapie ... 145
  - 10.3.2 Arbeit mit ACT in der Kunsttherapie ... 149
- 10.4 Worauf ist zu achten? – Fußangeln und Fallstricke ... 155
  - 10.4.1 Das weiße Blatt als Barriere oder »Ich konnte noch nie malen« ... 155
  - 10.4.2 Die Gruppenkonstellation ... 156
  - 10.4.3 »Ergo-/Kunsttherapie – ist das die Bastelstunde?« ... 156
  - 10.4.4 Der Kampf mit den eigenen Monstern oder der Weg zu mehr Flexibilität im Klinikalltag ... 156
- 10.5 Was ist das Wichtigste für den klinischen Alltag? – Fazit und Ausblick ... 157
- Literatur ... 158

11 Anwendung der ACT-Prinzipien in der Physiotherapie: Das ACTivePhysio-Modell ... 159
Graciela Rovner

- 11.1 Wozu die Anwendung der ACT-Prinzipien in der Physiotherapie – Einführung ... 159
  - 11.1.1 Warum ist es für Physiotherapeutinnen und -therapeuten wichtig, verhaltenstherapeutische Prinzipien zu verstehen? Ein Fallbeispiel für chronische Schmerzen ... 160
  - 11.1.2 Prozessbasierte Physiotherapie mit ACT ... 162
  - 11.1.3 Was macht es hilfreich für Physiotherapeutinnen und -therapeuten nach ACT bzw. mit ACTivePhysio zu arbeiten? ... 164
- 11.2 Was wissen wir zur Evidenz? – Empirische Daten und Stand der klinischen Forschung ... 164
  - 11.2.1 Die Herausforderungen ... 164
  - 11.2.2 Physiotherapie und ACT ... 165
- 11.3 Wie sieht das Vorgehen nach der ACT und mit dem ACTivePhysio-Modell in der Physiotherapie aus – klinische Beispiele und Übungen ... 166
  - 11.3.1 Einschätzung der Schmerzakzeptanz-Muster (Navigationsstile) – eine patientenzentrierte zweistufige Bewertung ... 166
  - 11.3.2 Die drei Säulen des ACT-Triflex-Modells ... 167
  - 11.3.3 ACTiveBODY: das physiotherapeutische Instrument zum Embodiment der drei Säulen des Triflex ... 168
  - 11.3.4 Fallbeispiele aus der klinischen Praxis ... 169

	11.4	Worauf ist zu achten? – Fußangeln und Fallstricke	177
	11.5	Was ist das Wichtigste für den klinischen Alltag? – Fazit und Ausblick	178
		Literatur	178

12 ACT in der Tanz- und Bewegungstherapie ... 181
Cornelia Hörmann

	12.1	Wozu die Arbeit mit ACT in der Tanz- und Bewegungstherapie? – Einführung	181
		12.1.1 Was ist Tanztherapie?	181
		12.1.2 Tanztherapie und ACT	182
	12.2	Was wissen wir zur Evidenz? – Empirische Daten und Stand der klinischen Forschung	184
	12.3	Wie sieht die Behandlung aus? – Praktische Umsetzung	184
		12.3.1 Flexibilität	185
		12.3.2 Hier und Jetzt – Achtsamkeit	185
		12.3.3 Selbst-als-Kontext, Kognitive Defusion und Akzeptanz	186
		12.3.4 Werte	187
		12.3.5 Engagiertes Handeln	187
	12.4	Worauf ist zu achten? – Fußangeln und Fallstricke	189
	12.5	Das Wichtigste für den klinischen Alltag – Fazit und Ausblick	190
		Literatur	191

13 Team- und Fallbesprechungen ACTisch gestalten ... 192
Katrin Schudel und Sari Multamäki

	13.1	Wozu die Arbeit mit ACT in Team- und Fallbesprechungen? – Einführung	192
		13.1.1 Besonderheiten von Fall- und Teambesprechungen nach ACT	192
		13.1.2 Inhalte der Fall- bzw. Teambesprechung nach ACT	192
	13.2	Wie sieht die Gestaltung von Team- und Fallbesprechungen mit der ACT aus? – Beispiele und Erfahrungsberichte	193
		13.2.1 Abteilung 1: Fallbesprechungen in multiprofessionellen Teams mittels der ACT-Matrix	194
		13.2.2 Abteilung 2: Fallbesprechung in multiprofessionellen Teams mit Hilfe des Hexaflex	199
	13.3	Worauf ist zu achten? – Fußangeln und Fallstricke	202
	13.4	Was ist das Wichtigste für den klinischen Alltag – Fazit und Ausblick	203
		Literatur	203

14 Die Arbeit mit ACT in der Supervision von klinischen Teams ... 205
Nina Romanczuk-Seiferth

	14.1	Wozu die Arbeit mit ACT in der Supervision von klinischen Teams? – Einführung	205
	14.2	Was wissen wir zur Evidenz? – Empirische Daten und Stand der klinischen Forschung	206

	14.3	Wie kann ACT zum Verständnis der Prozesse in der Supervision von klinischen Teams beitragen?	208
		14.3.1 Die besonderen Herausforderungen des Einsatzes der ACT in der Supervision in klinischen Teams	208
		14.3.2 Das Supervisionsmodell SHAPE	209
	14.4	Wie sieht die Supervision von klinischen Teams mit ACT aus? – Praktische Hinweise und Übungen	210
		14.4.1 Grundhaltungen und -fertigkeiten der Supervisorin oder des Supervisors in der Supervision nach der ACT	210
		14.4.2 Die Supervision mit ACT-Perspektiven und -Kompetenzen anreichern	212
		14.4.3 Anregungen zur Verwendung von ACT-Elementen und -Methoden in der Supervision	217
	14.5	Worauf ist zu achten? – Fußangeln und Fallstricke	221
	14.6	Was ist das Wichtigste für die supervisorische Praxis? – Fazit und Ausblick	222
		Literatur	223

Teil III – ACT mit verschiedenen Menschen und Zielgruppen im Kliniksetting

ACT als transdiagnostischer Ansatz in der Anwendung auf spezifische Zielgruppen 227
Nina Romanczuk-Seiferth, Albert Diefenbacher und Ronald Burian

Literatur 229

15	**ACT bei Depressionen und Burnout**		**230**
	Susan Gruber und Michael Waadt		
	15.1	Wozu die Arbeit mit ACT bei Depressionen? – Einführung	230
	15.2	Was wissen wir zur Evidenz? Empirische Daten und Stand der klinischen Forschung	231
	15.3	Wie kann ACT zur Erklärung von Depressionen beitragen? – Ein prototypisches Störungsmodell bzw. Fallkonzept	232
	15.4	Wie sieht die Behandlung aus? – Klinische Beispiele und Übungen	236
		15.4.1 Achtsamkeitsbasierte Prozesse: Akzeptanz, Defusion, Gegenwärtiger Moment und Selbst-als-Kontext	237
		15.4.2 Prozesse für Verhaltensänderung: Werte und Engagiertes Handeln	241
		15.4.3 Kreative Hoffnungslosigkeit als zentraler Prozess der Arbeit mit ACT bei Depressionen	244
	15.5	Worauf ist zu achten? – Fußangeln und Fallstricke	244
	15.6	Was ist das Wichtigste für den klinischen Alltag – Fazit und Ausblick...	245
		Literatur	246

16 ACT bei psychotischen Störungen 248
Kerem Böge, Emre Ergen und Eric Hahn

- 16.1 Wozu die Arbeit mit ACT bei psychotischen Störungen? – Einführung 248
- 16.2 Was wissen wir zur Evidenz? – Studien zu achtsamkeitsbasierten Therapien und ACT für psychotische Störungen 249
- 16.3 Wie kann ACT zur Erklärung von psychotischen Störungen beitragen? – Theoretische Konzeptualisierung und ein Beispiel 250
- 16.4 Wie sieht die Behandlung bei psychotischen Störungen aus? – Entwicklung des manualisierten achtsamkeitsbasierten SENSE-Projekts 252
  - 16.4.1 Lernen durch Erfahrungen und deren Austausch – der »Inquiry«-Prozess 253
  - 16.4.2 Rahmenbedingungen und allgemeine Merkmale des Gruppenprogramms 254
  - 16.4.3 Darstellung der einzelnen achtsamkeitsbezogenen Module des Gruppenprogramms 255
- 16.5 Worauf ist zu achten? – Fußangeln und Fallstricke 258
- 16.6 Was ist das Wichtigste für den klinischen Alltag – Fazit und Ausblick... 259
- Literatur 259

17 ACT bei Angst- und Zwangserkrankungen 263
Christine Brancato und Vanya Gocheva

- 17.1 Wozu die Arbeit mit ACT bei Angst- und Zwangserkrankungen? – Einführung 263
- 17.2 Was wissen wir zur Evidenz? – Empirische Daten und Stand der klinischen Forschung 263
- 17.3 Wie kann ACT zur Erklärung von Angst- und Zwangsstörungen beitragen? – Fallkonzeptualisierung nach ACT anhand von Fallbeispielen 265
- 17.4 Wie sieht die Behandlung von Angst- und Zwangserkrankungen aus? – Klinische Beispiele, Behandlungsideen und Übungen im stationären und tagesstationären Setting 270
  - 17.4.1 Kontrolle als Problem – Therapiemotivation fördern 270
  - 17.4.2 Defusion erlernen 271
  - 17.4.3 Die Perspektive des Beobachter-Ichs einnehmen 271
  - 17.4.4 Raum schaffen durch Akzeptanz 272
  - 17.4.5 Verbunden im Hier und Jetzt 272
  - 17.4.6 In Kontakt mit Werten kommen 274
  - 17.4.7 Schritte in Richtung werteorientiertes Leben 274
  - 17.4.8 Weitere Therapiemaßnahmen 275
  - 17.4.9 Praxisrelevante Literaturempfehlungen 276
- 17.5 Worauf ist zu achten? – Fußangeln und Fallstricke 276
- 17.6 Was ist das Wichtigste für den klinischen Alltag? – Fazit und Ausblick... 277
- Literatur 278

18	**ACT bei chronischen Schmerzen**		**279**
	Graciela Rovner		
	Übersetzung und Bearbeitung Ronald Burian		
	18.1	Wozu die Arbeit mit ACT bei chronischen Schmerzen? – Einführung...	279
	18.2	Was wissen wir zur Evidenz? – Empirische Daten und Stand der klinischen Forschung zu ACT in der multiprofessionellen Behandlung chronischer Schmerzen	280
	18.3	Wie kann ACT zur Erklärung von chronischen Schmerzen beitragen? – Erfassung und Kategorisierung chronischer Schmerzen am Beispiel des »ACTiveRehab«-Modells	281
		18.3.1 Schmerzakzeptanz als Mechanismus innerhalb der Behandlung (Mediator) und als ein Indikator für die Bedürfnisse in der Behandlung (Moderator)	281
		18.3.2 Die Messung von Schmerzakzeptanz	282
		18.3.3 »ACTiveAssessment«: Schmerzakzeptanz-Muster verwenden, um die individuelle Schmerzbewältigung sowie die Fähigkeit zu Verhaltensänderungen zu erfassen	282
	18.4	Die Schmerzakzeptanz-Muster (Navigationsstile) und ihre Bedeutung für die Therapieplanung anhand klinischer Beispiele	286
		18.4.1 Niedrige Schmerzbereitschaft und niedrige Aktivitätsbereitschaft (»Bedrohungs-Muster«)	287
		18.4.2 Niedrige Aktivitätsbereitschaft und höhere Schmerzbereitschaft (»Ambivalenz-Muster«)	290
		18.4.3 Hohe Aktivitätsbereitschaft und niedrige Schmerzbereitschaft (»Kampf-Muster«)	292
		18.4.4 Hohe Aktivitätsbereitschaft und hohe Schmerzbereitschaft (»Sicherheits- und Wachstums-Muster«)	294
	18.5	Worauf ist zu achten? – Fußangeln und Fallstricke	296
	18.6	Was ist das Wichtigste für den klinischen Alltag? – Fazit und Ausblick...	296
		Literatur	297
19	**ACT bei körperlichen Belastungsstörungen und Krankheitsängsten**		**299**
	Annegret Dreher und Inga-Marlen Pontow		
	19.1	Wozu die Arbeit mit ACT bei körperlichen Belastungsstörungen und Krankheitsängsten? – Einführung	299
	19.2	Was wissen wir zur Evidenz? – Empirische Daten und Stand der klinischen Forschung zu ACT bei körperlichen Belastungsstörungen und Krankheitsängsten	300
	19.3	Wie kann ACT zur Erklärung von körperlichen Belastungsstörungen und Krankheitsängsten beitragen? – Ein beispielhaftes Störungsmodell	302
	19.4	Wie sieht die Behandlung mit ACT bei körperlichen Belastungsstörungen und Krankheitsängsten konkret aus? Klinische Beispiele und Übungen	304
		19.4.1 Diagnostik und Zielklärung	304
		19.4.2 Das Problem verstehen (individuelles Störungsmodell)	304

		19.4.3 Typische therapeutische Arbeit nach ACT zu den sechs ACT-Kernprozessen..	304
	19.5	Worauf ist zu achten? – Fußangeln und Fallstricke........................	309
	19.6	Was ist das Wichtigste für den klinischen Alltag?.........................	309
		Literatur	310

20 ACT bei Abhängigkeitserkrankungen 312
Klaus Ackermann und Nina Romanczuk-Seiferth

	20.1	Wozu die Arbeit mit ACT bei Abhängigkeitserkrankungen? – Einführung..	312
		20.1.1 Psychische Flexibilität und das gute Leben – ACT bei Abhängigkeitserkrankungen	312
		20.1.2 Der besondere Nutzen von ACT in der stationären Rehabilitationsbehandlung von Menschen mit Abhängigkeitserkrankungen	313
	20.2	Was wissen wir zur Evidenz? – Wirksamkeitsnachweise zu ACT bei Abhängigkeitserkrankungen	314
	20.3	Wie kann ACT zur Erklärung von Abhängigkeitserkrankungen beitragen und wie sieht die Behandlung aus? – Das Modell der psychischen Flexibilität und Interventionsaspekte	315
		20.3.1 Werteorientierung statt Konsum- bzw. Abstinenzorientierung ...	315
		20.3.2 Engagiertes Handeln anstelle von Suchtverhalten, Rückzug und Untätigkeit..	317
		20.3.3 Belastendes Erleben akzeptieren statt Erlebensvermeidung durch Konsum	318
		20.3.4 Von der Fusion mit suchtbezogenen sprachlich-symbolischen Inhalten zur Defusion...	320
		20.3.5 Facetten eines flexiblen Selbst anstelle von Selbstentfremdung...	321
		20.3.6 Fähigkeit zur Gegenwartspräsenz anstelle von Zukunftsangst und Verstrickung in Vergangenes	324
	20.4	Worauf ist zu achten? – Fußangeln und Fallstricke........................	325
	20.5	Was ist das Wichtigste für den klinischen Alltag – Fazit und Ausblick...	326
		Literatur	326

21 ACT zur Veränderung von maladaptiven Persönlichkeitsmerkmalen und Verhaltensmustern... 329
Nina Romanczuk-Seiferth und Ralf Steinkopff

	21.1	Wozu die Arbeit mit ACT zur Veränderung von maladaptiven Persönlichkeitsmerkmalen und Verhaltensmustern? – Einführung.......	329
		21.1.1 ACT zur Veränderung von maladaptiven Persönlichkeitsmerkmalen und Verhaltensmustern, geht das?	329
		21.1.2 Einführung in die Funktional-Analytische Psychotherapie (FAP)..	330
	21.2	Was wissen wir zur Evidenz? – Empirische Daten und Stand der klinischen Forschung	333

21.2.1 Empirische Daten und Stand der klinischen Forschung zur Arbeit mit ACT bei maladaptiven Persönlichkeitsmerkmalen und Verhaltensmustern 333
21.2.2 Empirische Daten und Stand der klinischen Forschung zur Wirkung der Funktional-Analytischen Psychotherapie (FAP) 334

21.3 Wie kann ACT bzw. FAP zur Erklärung von maladaptiven Persönlichkeitsmerkmalen und Verhaltensmustern beitragen? – Einige Fallbeispiele 334
21.3.2 Was führt die Patientinnen und Patienten aus unserem Fallbeispiel in die Behandlung? – eine ACT-Perspektive 336
21.3.3 Was führt die Patientinnen und Patienten aus unserem Fallbeispiel in die Behandlung? – Ergänzungen aus der FAP-Perspektive 337

21.4 Wie sieht die Behandlung mit ACT bzw. FAP bei maladaptiven Persönlichkeitsmerkmalen und Verhaltensmustern aus? – Umsetzung im Stationsalltag 338
21.4.1 Anwendung von ACT im stationären und teilstationären Setting 338
21.4.2 Anwendung von Funktional-Analytischer Psychotherapie (FAP) im stationären und teilstationären Setting 340

21.5 Worauf ist zu achten? – Fußangeln und Fallstricke 341
21.6 Was ist das Wichtigste für den klinischen Alltag – Fazit und Ausblick... 343
Literatur 343

22 ACT in der Gerontopsychiatrie 345
Stefan Wagler und Nicole Bührsch

22.1 Wozu die Arbeit mit ACT bei Älteren? – Einführung 345
22.1.1 Psychische Gesundheit im Alter 346
22.1.2 Der Mehrwert von ACT in der Behandlung Älterer 346

22.2 Was wissen wir zur Evidenz? – Empirische Daten und Stand der klinischen Forschung 347
22.3 Wie kann ACT zur Erklärung und Behandlung von psychischen Erkrankungen im Alter beitragen? –Prototypische Fallkonzepte 348
22.3.1 Das SOK-Modell mit der ACT-Brille 351
22.4 Wie sieht die Behandlung aus? – Konkrete Empfehlungen und Übungen 354
22.4.1 Metaphern und Sprichwörter 354
22.4.2 Lebensrückblicksinterventionen im Kontext von ACT 354
22.5 Worauf ist zu achten? – Fußangeln und Fallstricke 356
22.6 Was ist das Wichtigste für den klinischen Alltag – Fazit und Ausblick... 357
Literatur 357

23 ACT mit Kindern und Jugendlichen mit psychischen Erkrankungen 360
Alexander Brümmerhoff und Nina Romanczuk-Seiferth

23.1 Wozu die Arbeit mit ACT bei Kindern und Jugendlichen mit psychischen Erkrankungen? – Einführung 360

		23.1.1 Der Umgang mit unangenehmen Gedanken und Gefühlen	360
		23.1.2 Eignung der Arbeit mit ACT bezogen auf das Alter der Kinder und Jugendlichen sowie das Behandlungssetting einer Klinik ...	361
	23.2	Was wissen wir zur Evidenz? – Empirische Daten und Stand der klinischen Forschung	363
	23.3	Wie kann ACT zur Erklärung von psychischen Erkrankungen bei Kindern und Jugendlichen beitragen? – Beispiel externalisierende Verhaltensstörungen.........	364
	23.4	Wie sieht die Behandlung von Kindern und Jugendlichen mit ACT im klinischen Rahmen aus? – Klinische Beispiele und Übungen	366
		23.4.1 Die Einbindung des gesamten Behandlungsteams im stationären und teilstationären Rahmen.........	366
		23.4.2 Beispielhafte gruppentherapeutische Übung zur Vermittlung ACT-spezifischer Kernprozesse bei Kindern und Jugendlichen ...	367
	23.5	Worauf ist zu achten? – Fußangeln und Fallstricke	369
	23.6	Was ist das Wichtigste für den klinischen Alltag? – Fazit und Ausblick...	370
		Literatur	370
24	**ACT im psychiatrisch-psychotherapeutischen Konsiliardienst bei Menschen mit körperlichen Erkrankungen**		**372**
	Maike Wolf und Albert Diefenbacher		
	24.1	Wozu die Arbeit mit ACT im Konsiliardienst? – Einführung	372
		24.1.1 Was ist Konsiliar- Liaison-Psychiatrie?	372
		24.1.2 Die psychische Verarbeitung körperlicher Erkrankungen	373
		24.1.3 Körperliche Krankheit und psychische Komorbidität	373
	24.2	Was wissen wir zur Evidenz? – Empirische Daten und Stand der klinischen Forschung	374
		24.2.1 Psychotherapie im Allgemeinen im Konsiliar-Liaison-Dienst	374
		24.2.2 ACT im Konsiliar-Liaison-Dienst.........	374
	24.3	Wie kann ACT zur Arbeit im Konsiliardienst beitragen? – Alltägliche konsiliarpsychiatrische Fälle aus der Praxis	375
	24.4	Wie sieht die Anwendung von ACT im Konsiliar-Liaison-Dienst aus? – Perspektiven aus der Praxis und Fallbeispiele	379
	24.5	Worauf ist zu achten? – Fußangeln und Fallstricke	381
	24.6	Was ist das Wichtigste für den klinischen Alltag – Fazit und Ausblick...	382
		Literatur	382

Onlinematerialien

Die Zusatzmaterialien[1] können Sie unter folgendem Link herunterladen:
https://dl.kohlhammer.de/978-3-17-035641-2

---

[1] Wichtiger urheberrechtlicher Hinweis: Alle zusätzlichen Materialien, die im Download-Bereich zur Verfügung gestellt werden, sind urheberrechtlich geschützt. Ihre Verwendung ist nur zum persönlichen und nichtgewerblichen Gebrauch erlaubt. Jede Verwendung außerhalb der engen Grenzen des Urheberrechts ist ohne Zustimmung des Verlags unzulässig und strafbar. Das gilt insbesondere für Vervielfältigungen, Übersetzungen, Mikroverfilmungen und für die Einspeicherung und Verarbeitung in elektronischen Systemen.

Teil I – ACT – eine Verhaltenstherapie der dritten Welle für Kliniksettings adaptieren

Einführung, Adaptierung und Implementierung von ACT im voll- oder teilstationären Kliniksetting

Nina Romanczuk-Seiferth, Albert Diefenbacher und Ronald Burian

Die Akzeptanz- und Commitment-Therapie (ACT) ist ein modernes psychotherapeutisches Verfahren, welches auf Basis jahrzehntelanger Forschung im Bereich der kontextuellen Verhaltenswissenschaften von Steven Hayes und anderen Kolleginnen und Kollegen (Hayes et al. 1999) entwickelt wurde. Übergeordnetes Ziel ist es, therapeutische Interventionen gemeinsam mit den Patientinnen und Patienten so zu nutzen, dass mehr psychologische Flexibilität entsteht, die es Menschen in Belastungssituationen erlaubt, an die jeweilige Situation zu adaptieren bzw. mit dieser anders als bisher umzugehen. Hierzu steht die Förderung von Akzeptanz- und Achtsamkeitsprozessen, Werteorientierung sowie Verhaltensänderungsprozessen im Fokus der ACT.

Die ACT als psychotherapeutischer Ansatz wird zumeist der sogenannten »dritten Welle« der Verhaltenstherapie zugerechnet. Verhaltenstherapeutische Methoden »erster Welle« umfassen dabei klassisch behaviorale Ansätze, die vorwiegend auf die Modifikation von Verhalten mit psychologischen Mitteln abzielen. Als Methoden der kognitiven Wende oder der »zweiten Welle« werden solche bezeichnet, welche psychische Erkrankungen zudem durch die Veränderungen von kognitiven Inhalten, wie Gedanken, anstreben. Aktuelle Weiterentwicklungen der Verhaltenstherapie, die zudem emotionale, soziale sowie motivationale Prozesse in die psychotherapeutische Behandlung psychischer Erkrankungen einbeziehen, werden unter dem Begriff der Methoden »dritter Welle« subsumiert. Hierzu zählen einige Methoden, die auf ähnliche Konzepte wie die ACT und deren psychotherapeutische Anwendung, wie z. B. das der Achtsamkeit, zurückgreifen. Beispielhaft genannt sei hier die Dialektisch-Behaviorale Therapie (DBT; Linehan 1993) für die Behandlung von Menschen mit sogenannter Borderline-Persönlichkeitsstörung. Vereinzelt wird diskutiert, ob beispielsweise achtsamkeitsbasierte Verfahren der »dritten Welle« überhaupt als eigenständige »Welle« abzugrenzen sind, oder nicht eher als eine Erweiterung der klassischen kognitiven Verhaltenstherapie zu begreifen sind (z. B. Hofmann und Asmundson 2008). Ein zentraler Hauptunterschied zwischen der KVT der »zweiten Welle« und ACT wird jedoch deutlich, wenn wir beispielsweise den Behandlungsfokus im Zusammenhang mit Gedanken betrachten, welche als belastend oder problematisch erlebt oder als »dysfunktional« eingeordnet werden. Während bei der KVT die kognitive Einsicht und eine inhaltliche Veränderung von Gedanken und Glaubenssätzen eine zentrale Rolle spielen, stellt die ACT eine erfahrungsfokussierte Methode dar, welche in diesem Beispiel das Verhältnis zu den eigenen Gedanken und den Umgang mit ihnen als relevant und daher im Vordergrund der Behandlung sieht.

Die ACT basiert in ihren philosophischen Grundlagen auf dem sogenannten Funktionalen Kontextualismus (siehe z. B. Gifford und Hayes 1999) und ist als therapeutischer Ansatz aus den kontextuellen Verhaltenswissenschaften heraus entstanden. Hier besonders auf Basis der sogenannten Bezugsrahmentheorie (https://contextualscience.org/what_is_rft, Zugriff am 20.08.2020). Die ACT ist entsprechend tief wissenschaftlich verwurzelt und gilt als die am stärksten evidenzbasierte Therapieform der dritten Welle (Hayes et al. 2005). Inzwischen existieren umfassende Studien zur Wirksamkeit von ACT bei Menschen mit verschiedenen psychischen Erkrankungen sowie bei anderen Zielgruppen (https://contextualscience.org/state_of_the_act_evidence, Zugriff am 20.08.2020).

Die ACT bietet sich gleichzeitig ganz besonders für eine Verwendung in stationären oder teilstationären Behandlungskontexten an: sie stellt ein transdiagnostisches Ätiologie- und Behandlungsmodell dar und ist daher auch auf sehr heterogene Zielgruppen und in der klinischen Alltagsversorgung anwendbar (z. B. Pleger et al. 2018). Die ACT umfasst zudem ein breites, flexibel handhabbares und primär auf die Förderung von Kernkompetenzen fokussiertes Methodenspektrum, was sich daher gut für eine teamweite oder -übergreifende Anwendung in multiprofessionellen Behandlungskontexten eignet. Ganz besonders relevant ist aber, dass die Arbeit mit der ACT in Kliniksettings auch die Chance auf einen Wechsel der Perspektive auf psychische Erkrankungen und deren Therapie birgt: in institutionellen Settings herrscht häufig eine eher defizit- bzw. symptom-fokussierte Sicht auf die Patientinnen und Patienten vor, entsprechend ist das Ziel der Behandlung die Beseitigung oder Linderung der Symptome einer Erkrankung. Die ACT hingegen legt den Fokus darauf, dass alle Menschen gleichermaßen von der Förderung jener Kernkompetenzen profitieren können, die mehr psychische Flexibilität im Umgang mit unterschiedlichsten Situationen ermöglichen, und so letztlich ein wertorientiertes Leben erlauben.

Ein weiterer Aspekt, der für die Implementierung von ACT spricht, ist, dass die Arbeit in Kliniksettings in der Regel durch eine hohe Arbeitsbelastung für das Behandlungsteam gekennzeichnet ist (z. B. Drupp und Meyer 2019). Studien konnten zeigen, dass die Förderung psychischer Flexibilität am Arbeitsplatz unter anderem dazu beiträgt, das Wohlbefinden des Personals zu steigern (vgl. Flaxman et al. 2013). ACT-basierte Behandlungsansätze für Patientinnen und Patienten kommen daher indirekt auch dem Gesundheitsfachpersonal zugute (▶ Kap. 14).

Die ACT zeichnet sich also sowohl durch eine starke empirische Befundlage als auch durch Grundprinzipien aus, die insbesondere in Kliniksettings einen vielversprechenden Perspektivwechsel in der Behandlung von Patientinnen und Patienten mit sich bringen können. Entsprechend werden ACT-basierte therapeutische Konzepte zunehmend im Bereich der Versorgung psychischer Erkrankungen angewandt und auch für die Angebote in psychiatrischen Krankenhäusern und Fachabteilungen adaptiert (Dambacher und Samaan 2020). Allerdings fehlt es noch an entsprechender Literatur, die den Besonderheiten dieses Behandlungssettings in der Anwendung der ACT Rechnung trägt und klinischen Teams wertvolle Hilfestellung bei der Entwicklung und Umsetzung ACT-orientierter Konzepte in Kliniksettings gibt. Dieses Buch möchte hier Abhilfe schaffen. Es richtet sich entsprechend an Personal in Gesundheitsfachberufen, welches im stationären und teilstationären Versorgungssystem arbeitet. Es beleuchtet die Anwendung der ACT in klinischen und tagesklinischen Bereichen aus verschiedenen Perspektiven und mit verschiedenen Schwerpunkten und kombiniert dabei theoretische Erläuterungen mit konkreten, praktischen Anregungen für die eigene klinische Tätigkeit.

Wir haben unser Buch zu »ACT in Klinik und Tagesklinik« in drei Teile gegliedert. In einen ersten Teil mit Beiträgen zur Einführung, Adaptierung und Implementierung der Akzeptanz- und Commitment-Therapie in Kliniksettings, einen zweiten Teil zur konkreten multiprofessionellen Arbeit mit der ACT im voll- oder teilstationären Setting sowie einen dritten Teil mit Beiträgen zur Verwendung von ACT bei verschiedenen klinischen Indikationen und Zielgruppen.

In diesem ersten Teil wird es also um eine Einführung ins Thema »ACT in Klinik und Tagesklinik« und hilfreiche Perspektiven für die Adaptierung und Implementierung der Akzeptanz- und Commitment-Therapie in multiprofessionellen voll- oder teilstationären Kliniksettings gehen. Hierzu haben wir Beiträge mit unterschiedlichen Schwerpunkten zusammengestellt. Im Detail geht es dabei um eine Einordnung der ACT im Kanon der prozessorientierten und evidenzbasierten Psychotherapien (▶ Kap. 1), um die Vermittlung der Grundprinzipien von ACT an klinische Teams (▶ Kap. 2), um die Implementierung von ACT als berufsgruppen-übergreifendes Therapiekonzept in klinischen Teams (▶ Kap. 3) sowie die therapeutische »InterACTion« im Klinikalltag (▶ Kap. 4). Viel Freude beim Lesen und Umsetzen!

Literatur

Dambacher C, Samaan M (2020) Akzeptanz- und Commitmenttherapie in der Gruppe. Weinheim: Beltz.

Drupp M, Meyer M (2019) Belastungen und Arbeitsbedingungen bei Pflegeberufen – Arbeitsunfähigkeitsdaten und ihre Nutzung im Rahmen eines Betrieblichen Gesundheitsmanagements. In: Jacobs K, Kuhlmey A, Greß S, Klauber J, Schwinger A (Hrsg.) Pflege-Report 2019. Berlin, Heidelberg: Springer.

Flaxman PE, Bond FW, Livheim F (2013) The mindful and effective employee: An acceptance and commitment therapy training manual for improving well-being and performance. Oakland, CA, USA: New Harbinger Publications.

Gifford EV, Hayes SC (1999) Functional contextualism: A pragmatic philosophy for behavioral science. In: O'Donohue W, Kitchener R (Hrsg.) Handbook of behaviorism. San Diego: Academic Press. S. 285–327.

Hayes SC, Masuda A, Bissett R, Luoma J, Guerrero LF (2005) DBT, FAP, and ACT: How empirically oriented are the new behavior therapy technologies? Behav Ther 35(1): 35–54.

Hayes SC, Strosahl KD, Wilson KG (1999) Acceptance and commitment therapy: An experiential approach to behavior change. New York, NY, USA: Guilford Press.

Hofmann SG, Asmundson GJG (2008) Acceptance and mindfulness-based therapy: new wave or old hat? Clin Psychol Rev 28(1): 1–16.

Linehan MM (1993) Cognitive-behavioral treatment of borderline personality disorder. New York, NY, USA: Guilford Press.

Pleger M, Treppner K, Diefenbacher A, Schade C, Dambacher C, Fydrich T (2018). Effectiveness of Acceptance and Commitment Therapy compared to a combination of CBT+: Preliminary Results. Eur J Psychiatry 32(4): 159–196.

1 ACT als eine Form prozessbasierter Therapie[2]

Steven C. Hayes und Stefan G. Hofmann

1.1 Prozessbasierte Therapie: Wie steht die ACT dazu?

Um menschliches Leiden zu lindern und menschliches Wohlergehen zu fördern, bedarf es leistungsfähiger konzeptioneller Hilfsmittel, die die menschliche Komplexität in eine überschaubare Anzahl von Teilaspekten aufgliedern können. In der verhaltenstherapeutischen und kognitiven Tradition begann dieses Unterfangen mit der Weiterentwicklung der in Tierversuchen identifizierten Prinzipien zu idiografisch (d. h. auf den Einzelfall bezogenen) nützlichen Funktionsanalysen. Davon erhoffte man sich eine Antwort auf die zentrale klinische Frage, die der inzwischen verstorbene Gordon Paul als Erster formuliert hatte: »Welche Behandlung, von wem durchgeführt, ist für diesen Menschen mit diesem spezifischen Problem am wirksamsten, in welchem Bedingungsgefüge, und wie kommt sie zustande?« (Paul 1969, S. 44).

Dies war ein vielversprechender Beginn, war aber nicht von Dauer. Damals war die Funktionsanalyse noch eher Kunst als Wissenschaft und beruhte in erster Linie auf direkten Kontingenzprinzipien. Die Daten, die man braucht, um wichtige Veränderungsprozesse zu identifizieren und diese mit verschiedenen Therapiebausteinen in Zusammenhang zu bringen, standen weitestgehend noch nicht zur Verfügung: Messungen waren noch unausgereift und wurden nur selten erhoben, Untersuchungen zu einzelnen Therapiebausteinen waren noch unüblich. Die Datensätze waren begrenzt und die verfügbaren statistischen Methoden eigneten sich nicht zur Analyse umfangreicher Längsschnittdaten. Klinische Theorien und Modelle waren unterentwickelt und die Grundlagenwissenschaften der Genetik und Neurobiologie, der Kultur-, Emotions- und Kognitionswissenschaft, auf denen sie beruhen, boten nur begrenzte Orientierungshilfe.

Als das U. S. National Institute of Mental Health (NIMH) beschloss, sein Programm für Angewandte Forschung an die dritte Ausgabe des Diagnostic and Statistical Manual of the American Psychiatric Association (DSM-III) anzubinden, konnten auf dem Hintergrund dieser Schwachstellen Bedenken von frühen Verhaltens- und Kognitionstherapeutinnen und -therapeuten bezüglich des im DSM-III vertretenen Modells latent bestehender Krankheiten schnell ausgeräumt werden. Das an Syndromen orientierte Modell menschlichen Leidens des DSM-III setzte sich schnell durch. Die psychoanalytische Theorie als zentrales Organisationsprinzip wurde abgelöst von der Vorstellung, dass die Identifizierung von Clustern klinischer Zeichen und Symptome einen empirischen Weg eröffnen würde, die zugrunde liegenden Krankheitsprozesse zu finden, die zur Ausbildung dieser Merkmale führten. Dieser Wandel wurde weltweit spürbar, zum Teil auch deshalb, weil ein Großteil der welt-

---

2 Dieses Kapitel wurde eigens für dieses Buch in englischer Sprache verfasst, sachgerecht von Sabine Budnick ins Deutsche übersetzt und von Prof. Dr. Nina Romanczuk-Seiferth fachlich redigiert.

weiten Finanzierung der Psychotherapieforschung vom NIMH kam.

In der psychiatrischen Nosologie ist eine psychische Störung formal definiert als »Syndrom, welches durch eine klinisch signifikante Beeinträchtigung der Kognitionen, der Emotionsregulation oder des Verhaltens einer Person charakterisiert ist, welche Ausdruck dysfunktionaler psychologischer, biologischer oder entwicklungsbezogener Prozesse sind, die der mentalen Funktionsfähigkeit zugrunde liegen« (APA 2013, S. 20). Nach dieser Definition sind Symptome Ausdruck zugrunde liegender und latenter Krankheitsbilder.

In den Jahrzehnten nach Veröffentlichung des DSM-III (1980) verfolgten Forscher im Bereich der Verhaltens- und kognitiven Therapien den Traum, eine evidenzbasierte Therapie zu etablieren, indem sie in randomisierten Studien standardisierte bzw. manualisierte Therapien für bestimmte Syndrome prüften (z. B. Thompson-Hollands et al. 2014). Es war gängige Praxis, für verschiedene psychische Störungen die Behandlung mit Psychopharmaka mit der einen oder anderen Form von kognitiver Verhaltenstherapie (KVT) zu vergleichen. Kognitive und verhaltenstherapeutische Methoden schnitten relativ gut ab und entwickelten sich zur vorherrschenden Form der evidenzbasierten psychosozialen Versorgung bei einer Vielzahl von Störungen (Hofmann et al. 2012). Im Laufe der Jahrzehnte wurden diese Daten zur Erstellung von Behandlungsrichtlinien und Listen evidenzbasierter Therapien (EBT) verwendet. Diese wissenschaftlichen und politischen Errungenschaften hatten jedoch ihren Preis. Nahezu unabhängig vom Therapieerfolg war eine weitere Konsequenz die weltweit immer stärker biomedizinisch ausgerichtete Sichtweise menschlichen Leidens.

Die neue Frage, die Psychotherapieforscherinnen und -forscher zu beantworten versuchten – »Welches Verfahren ist das beste für die Symptome dieses Syndroms?« – vermochte die Bedürfnisse des Einzelnen, den jeweiligen Rahmen der therapeutischen Interventionen, die Spezifität der Vorgehensweisen, die Spezifität der Probleme und den Zusammenhang zu den Veränderungsprozessen nicht ausreichend zu erfassen. In diesem vom Kontext bereinigten Universum schnellte der Einsatz von Psychopharmaka in die Höhe und der Einsatz evidenzbasierter psychosozialer Methoden ging zurück, denn sobald Einigkeit darüber bestand, dass psychische Probleme Ausdruck einer latenten Krankheit seien, führte das Zusammenwirken von Marketinganstrengungen (beteiligter Akteure) und öffentlicher Meinung zu einer Kultur der Schlussfolgerung, dass am ehesten Medikamente eine zugrundeliegende Pathologie korrigieren könnten.

Das Fachgebiet sieht sich nach wie vor mit den theoretischen und praktischen Herausforderungen konfrontiert, die ein Ergebnis der jahrzehntelangen Vorherrschaft des DSM sind. Dadurch entwickelte sich ein eher an Techniken orientierter Ansatz – zu Lasten der Theoriebildung. Untersuchungen zu Mediatoren der Therapieergebnisse wurden zu wenig eingesetzt, und die funktionale Bedeutung von Veränderungsprozessen war oft nicht ausreichend bekannt. Die Auswahl von Behandlungsansätzen, die in Bezug auf bestimmte Modelle getestet wurden, war etwas eingeschränkt, so dass nicht auszuschließen war, dass die theoretische Evidenz durch dritte Variablen erklärbar war und dass die Behandlungsimplikationen nachgewiesener Prozesse weniger direkt sein könnten. Inwieweit philosophische Annahmen zutrafen, blieb weitgehend unerforscht oder wurde nur oberflächlich bearbeitet.

Dies änderte sich innerhalb der KVT schließlich, aus verschiedenen Gründen. Dazu gehörte das Aufkommen der sogenannten »dritten Welle« (Hayes & Hofmann 2018), die die traditionelle KVT stärker auf der Grundlage von Annahmen und Theorie in Frage stellte als nur bezüglich der reinen Therapieergebnisse. Im ersten Artikel, in dem der Begriff »dritte Welle« verwendet wurde, lag ein Hauptaugenmerk darauf, die KVT dahingehend zu ermutigen, sich mit »Fragen, Themen und Bereichen, die bisher vor allem von anderen Therapieschulen angesprochen wurden« (Hayes 2004, S. 658), zu beschäftigen, aber »aus wissenschaftlicher Sicht, mit einem Interesse an kohärenter Theorie, sorgfältig ausgewerteten Veränderungsprozessen und soliden empirischen Ergebnissen« (ebd., S. 660). Neuere Formen der KVT (z. B. Achtsamkeitsbasierte kognitive Therapie, dialektisch-behaviorale Therapie, metakognitive Therapie, Akzeptanz- und Commitment-Therapie (ACT), funktional-analytische Psychotherapie usw.) betonten solche Themen wie Emotion, Achtsamkeit, Akzeptanz, Selbst/Ich-Erleben, Metakognition, Beziehung, Aufmerksamkeitsflexibilität und Werte, von denen viele stärker auf das Verhältnis eines Menschen zu seinen Erfahrungen als auf den Inhalt der Erfahrungen selbst gerichtet waren. Dieser Zuwachs an neuen Aspekten führte zu einer Überprüfung der grundlegenden Prinzipien und Annahmen innerhalb der KVT selbst.

Wenige Jahre später wechselte auch das NIMH seinen Kurs und begann, biopsychosoziale Veränderungsprozesse viel stärker in den Vordergrund zu stellen (Insel et al. 2010). Als sich die Schwächen der DSM-Nosologie zeigten, stellten breit angelegte Modelle wie die ACT oder die Unified Protocol Therapie (Barlow et al. 2004) die Notwendigkeit syndrombasierter Therapieprotokolle weiter in Frage. Wir glauben, dass die Zeit nun reif ist für die Etablierung der *Prozessbasierten Therapie (PBT)* und ihrer neuen Grundsatzfrage: »Welche zentralen biopsychosozialen Prozesse sollten mit dieser Klientin oder diesem Klienten[3] angesichts dieses Ziels in dieser Situation anvisiert werden, und wie können sie am wirksamsten und effizientesten verändert werden?« (Hayes & Hofmann 2018, Hofmann & Hayes 2019).

Therapeutische Prozesse sind die zugrundeliegenden Veränderungsmechanismen, die zur Erreichung eines angestrebten Behandlungsziels führen. Dabei handelt es sich um eine Reihe von theoretisch begründeten, dynamischen, fortschreitenden und mehrstufigen Veränderungen, die in vorhersehbaren, empirisch ermittelten Reihenfolgen ablaufen und auf die von den Klientinnen und Klienten festgelegten erwünschten Ergebnisse ausgerichtet sind. Diese Prozesse sind in Modelle integriert, die evidenzbasierte Verfahren oder Kernprozesse spezifizieren, welche diese Prozesse adressieren können. Wir sind der Ansicht, dass ein solcher prozessbasierter Ansatz der Schlüssel für die Zukunft der evidenzbasierten Versorgung ist. Konsensbasierte Diskussionsprozesse innerhalb der KVT sind zu ähnlichen Schlussfolgerungen gekommen (Klepac et al. 2012).

Dieses Ziel ist an sich nicht neu. Die Fokussierung auf Prozess, Funktionsanalyse und individuelle Ziele war schon charakteristisch für die Anfänge der Verhaltenstherapie. Was sich geändert hat, sind die inzwischen verfeinerten Analyseinstrumente und die umfangreichere Wissensbasis, auf die man bei der neu aufgeworfenen Grundsatzfrage der evidenzbasierten Therapie nun zurückgreifen kann. Wir vertreten die Auffassung, dass PBT sich schnell zum entscheidenden Kern von KVT und EBT selbst entwickelt (Hayes & Hofmann 2018, Hofmann & Hayes 2019).

---

3 Entsprechend dem englischen Originaltext werden in diesem Kapitel Klientin bzw. Klient verwendet. Dies ist hier synonym zu sehen zu dem aufgrund der Fokussierung auf Kliniksettings in folgenden Kapiteln verwendeten Patientin bzw. Patient.

1.2 Modelle der prozessbasierten Therapie

KVT und EBT bieten eine Vielzahl von wichtigen therapeutischen Methoden und Prozessen für Klientinnen und Klienten wie Kontingenzmanagement, Stimuluskontrolle, Verhaltensausformung (*shaping*), Senkung des Erregungsniveaus, Aufmerksamkeitsflexibilität, Bewältigungsstrategien (*coping*) und Emotionsregulation, Problemlösung, Verhaltensaktivierung, kognitive Flexibilität und Neubewertung, Defusion/Distanzierung, Auseinandersetzung mit inneren Glaubenssätzen, psychische Akzeptanz, Werte, Achtsamkeit, Motivationsstrategien u. ä. (Hayes & Hofmann 2018; vgl. Klepac et al. 2012). Wenn wir keine Modelle für DSM-Störungen erstellen wollen, brauchen wir eine relativ kleine Auswahl von therapeutischen Prozessen, die kohärent organisiert sind. In der Forschungsliteratur wurde für ein- bis zweihundert Konzepte und Maßnahmen festgestellt, dass sie auf ein breites Spektrum von Problembereichen anwendbar sind. Für Praktikerinnen und Praktiker ist eine so umfangreiche Liste wenig hilfreich. Stattdessen braucht es Modelle und Theorien, die Therapeutinnen und Therapeuten ihre Aufgabe vereinfachen.

Die benötigten Modelle müssen mehrere wesentliche Merkmale aufweisen (Hofmann & Hayes 2019). Im Folgenden sind die dazugehörigen Schlüsselbegriffe **fett** hervorgehoben, damit wir im nächsten Abschnitt ihre Anwendbarkeit auf die ACT überprüfen können.

In einer Ära der PBT müssen Modelle auf einige klar definierte **philosophische Annahmen** zugeschnitten sein und sich durch **breite Anwendbarkeit** bei verschiedensten Problemen, Zielen, Settings, Anwendungsformaten und Kulturen auszeichnen. Die im Modell erfassten Prozesse müssen **Schlüsseldimensionen menschlicher Erfahrung berücksichtigen**, darunter Kognition, Emotion, Aufmerksamkeit, Selbst, Motivation und Verhalten. Im Idealfall konzentrieren sie sich nicht nur auf die Beseitigung von Problemen, sondern auch auf die **Herstellung von Gesundheit**.

Die Psychologie ist eingebettet in andere **Analyseebenen** – in Physiologie, Genetik, soziale Prozesse und Kultur –, und auf der psychologischen Analyseebene sollten die Modelle an keiner Stelle fundierten Forschungsergebnissen auf anderen Analyseebenen widersprechen. Da die Psychotherapieforschung zu den angewandten Wissenschaften zählt, müssen psychologische Konzepte **veränderbar** sein und so gut mit dem Kontext verknüpft, dass sie klinisch Tätigen eine Orientierungshilfe bieten, um die veränderlichen Merkmale von aktueller Situation und Vorgeschichte aufzudecken, die zur Erreichung von Fortschritten in der Therapie genutzt werden können. Für die in einem Modell festgelegten Prozesse muss regelmäßig ihre Wirkung als **Mediatoren und Moderatoren** der Therapieergebnisse in einem weiten Anwendungsbereich nachgewiesen werden. Die Relevanz dieser Prozesse für die Erreichung der Therapieziele der Klientinnen und Klienten sollte in **naturalistischen Längsschnittstudien** nachgewiesen werden, und nicht nur durch übliche Therapieforschung. Da die angewandte Wissenschaft im zeitlichen Verlauf keine Fortschritte macht, wenn sie nicht mit einer lebendigen **Grundlagenwissenschaft** verknüpft ist, müssen im Laufe der Zeit alle Schlüsselkonzepte mit empirischen Untersuchungen von hoher Präzision und großer Bandbreite im Versuchslabor verbunden werden.

Modelle müssen Prozesse ausreichend priorisieren, um klare Handlungsempfehlungen für den Einsatz evidenzbasierter therapeutischer Kernmethoden zu liefern – mit anderen Worten, sie müssen Richtlinien für die Fallkonzeption und **Funktionsanalyse** liefern. Das **Testen der Therapiebausteine und Kernprozesse** selbst sollte umfangreich sein und sich als theoretisch kohärent erweisen, wobei wir es befürworten würden, **über die typischen (»Markenzeichen«-)Techniken hinaus** auch andere einzusetzen, sofern sie zum Modell passen. Um ein Beispiel aus der ACT und der traditionellen KVT zu nennen: angenommen, die kognitive Defusion ist ein positives Prozessziel und es hat sich beispielsweise gezeigt, dass kognitive Neubewertung dazu beiträgt, die Fähigkeit zur Defusion zu entwickeln, dann sollte es für ACT-Anwenderinnen und -Anwender nicht »gegen die Regeln« verstoßen, diese Methode als Mittel zur Veränderung des kognitiven Aspekts psychischer Flexibilität einzusetzen. Dies bedeutet im Umkehrschluss, dass ein Ansatz, der rein technisch definiert ist und keinen Bezug zu einer Reihe von überprüfbaren Veränderungsprozessen aufweist, keine Form von PBT sein kann. Wenn es jedoch bei bestimmten Vorgehensweisen Inkompatibilitäten aufgrund mangelnder Passung mit dem Modell gibt, sollten auch diese klar benannt sein – d. h. die Modelle sollten **Regeln sowohl im Sinne von Empfehlungen als auch von Ausschlüssen** (im Sinne von Do's and Dont's) beinhalten.

Konzepte müssen nachweislich auf der Ebene des Einzelnen (Klientin/Klient) und nicht nur einer Gruppe anwendbar sein. Ebenso müssen sowohl Prozesse als auch Messsysteme idiografisch, d. h. **auf Einzelfallniveau auf ihre Eignung geprüft** worden sein. Dies bedeutet, dass es **Belege für ihren Nutzen in der Behandlung** geben sollte, also dafür, dass die kohärente Ausrichtung bestimmter Prozesse innerhalb des Modells zu besseren Ergebnissen führt als wenn eine solche Kohärenz nicht gegeben ist.

Modelle müssen verschiedene **weitere Faktoren** berücksichtigen: die Rolle der therapeutischen Beziehung, die Gestaltung des Settings, den kulturellen Hintergrund und die Wirkung bei verschiedenen Formaten des Behandlungsangebots (z. B. online). Schließlich haben wir noch die Argumentation eingeführt, dass die Dimensionen und Ebenen, mit denen sich das Modell befasst, in einer Weise zu berücksichtigen sind, die die Schlüsseldimensionen dessen, **wie sich Systeme entwickeln** – ausgiebige Variation, Auswahl und Bewahrung im Kontext – fördert. Oder in Begriffen ausgedrückt, die im therapeutischen Kontext geläufiger sind: In jedem Bereich ist es wichtig zu wissen, wie man Veränderungen herbeiführt, ihre Funktion bewertet und fördert, Gewohnheiten durch Übung und Integration größerer Handlungsmuster entwickelt und dabei sicherstellt, dass Veränderungen in das Leben der Klientinnen und Klienten passen und nachhaltig sind.

In dem Maße, in dem diese Merkmale vorliegen, ist ein Modell dafür geeignet, anzuzeigen, wie man PBT gestaltet. Ein solches Modell umfasst nicht nur die technischen Therapievorgaben an sich, sondern die Therapiebausteine müssen so eingesetzt und bewertet werden können, dass sie den Zielen, Stärken und der Kultur der Einzelnen oder des Einzelnen in seinem Leben, so wie es verläuft, jederzeit gerecht werden.

Wenn sich die klinische Wissenschaft in diese Richtung bewegt, dürfte es zu einem Rückgang von spezifischen Therapien kommen, die durch eine Reihe von Techniken definiert sind, zu einem Rückgang der breit angelegten Therapieschulen, zu einem Anstieg überprüfbarer Modelle, zu einem Anstieg der Untersuchungen zu mediierenden und moderierenden Faktoren, zur Entstehung neuer diagnostischer Verfahren auf Grundlage von Funktionsanalysen, zu einem Wechsel von nomothetischen zu idiographischen Ansätzen sowie zu einer Ausrichtung auf Prozesse, die modifizierbare Elemente spezifizieren. Diese Veränderungen könnten verschiedene Therapierichtungen, Settings und sogar Kulturen integrieren oder überbrücken.

1.3 Die Zukunft der ACT als einer Form von PBT

Wir haben sehr hohe Maßstäbe angelegt, welche Modelle von PBT erfüllen müssen. Wenn mehrere Modelle dies leisten können, ist es höchst sinnvoll, sie miteinander zu vergleichen und die zugrunde liegenden Modelle im Laufe der Zeit auf Grundlage dessen, inwieweit sie die oben genannten Kriterien erfüllen, zu modifizieren.

Dies ist nicht der geeignete Moment, um zu überprüfen, wie die ACT alle oben genannten Aspekte angehen könnte, und es würde an dieser Stelle auch den Rahmen sprengen. Da das vorliegende Buch jedoch die ACT behandelt, bietet sich ein kurzer Überblick darüber an, wie man auf diese Aspekte eingehen könnte. Ausgehend von den oben in Fettdruck hervorgehobenen Begriffen werden wir jeden der genannten Aspekte kurz beleuchten. Dies wollen wir in erster Linie deskriptiv und sachlich tun, ohne die Qualität der vorhandenen Evidenz zu bewerten, da es uns hier nicht darum geht, Schlussfolgerungen über ACT als eine Form von PBT zu ziehen. Vielmehr wollen wir denjenigen Leserinnen und Lesern eine grobe Orientierungshilfe bieten, die sich für die Schnittstelle zwischen Bereichen der aktuellen und zukünftigen Forschung und Praxis interessieren, die wichtig sind, damit diese Einschätzung erfolgen kann. Wir werden die verschiedenen Bereiche nacheinander kurz betrachten.

Philosophische Annahmen: ACT basiert auf funktionalem Kontextualismus. Dies wurde in mehreren Artikeln und Büchern beschrieben, so dass der Bedarf hierfür dem Anschein nach ernst genommen wurde (siehe z. B. Zettle et al. 2016).

Breite Anwendbarkeit: Es gibt etwa 250 randomisierte kontrollierte Studien zur ACT, und dies in einem sehr breiten Spektrum an Gebieten, darunter psychische Gesundheit, Drogenkonsum/Substanzmissbrauch, Gesundheitsverhalten, sozialer und Freizeitbereich (www.bit.ly/ACTRCTs, Zugriff am 13.10.2020).

Die wichtigsten Dimensionen menschlicher Erfahrung werden berücksichtigt: Jeder der sechs Prozesse psychischer Flexibilität bezieht sich auf eine Schlüsseldimension: Defusion (Kognition), Akzeptanz (Emotion), Jetzt (Aufmerksamkeit), Selbst-als-Kontext (Selbst), Werte (Motivation) und engagiertes Handeln (Verhalten). Festzustellen, ob dies in angemessener Weise geschieht, würde den Rahmen dieses Kapitels sprengen.

Gesundheit herstellen: Im ursprünglichen ACT-Buch (Hayes et al. 1999) steht dazu: »Der ACT-Ansatz folgt einem Gesundheits-, nicht einem Krankheitsmodell« (S. 79). ACT-Studien haben sich regelmäßig auch mit Themen beschäftigt, die nicht »Probleme« sind, wie z. B. Sport, Arbeitseffizienz, Wohlergehen, Lebensqualität, Bewegung usw. (siehe www.bit.ly/ACTRCTs, Zugriff am 13.10.2020).

Analyseebenen: Es gibt nur wenige Untersuchungen, die die ACT mit neurobiologischen Reaktionen sowie der Genetik in Zusammenhang bringen. Es gibt zwar mehr Untersuchungen zu den Zusammenhängen zwischen Flexibilitätsprozessen und sozialen und kulturellen Aspekten, aber es werden eindeutig noch mehr benötigt.

Veränderbar: Alle sechs Flexibilitätsprozesse haben sich als modifizierbar erwiesen (Zettle et al. 2016), aber wir müssen noch mehr darüber herausfinden, warum Menschen unflexible Reaktionsmuster entwickeln.

Mediatoren und Moderatoren: In mehr als 50 Untersuchungen wurde Mediation oder Moderation durch Flexibilitätsprozesse in den verschiedensten Bereichen gefunden (siehe www.bit.ly/ACTmediators, Zugriff am 13.10.2020). Eine kleinere Anzahl von Untersuchungen konnte dies für KVT oder andere Methoden belegen (z. B. Arch et al. 2012).

Naturalistische Längsschnittstudien: Naturalistische Längsschnittstudien über mehrere Jahre haben die Rolle psychischer Flexibilität unabhängig von therapeutischen Inter-

ventionen untersucht (z. B. Spinhoven et al. 2014).
Grundlagenforschung: Die Untersuchungen zur Bezugsrahmentheorie (engl. Relational Frame Theory, RFT), die sich auf ACT-Konzepte beziehen, fallen in diese Kategorie (Zettle et al. 2016). Labortests für zentrale Flexibilitätskonzepte bieten auch hochpräzise, sehr umfangreiche Testmöglichkeiten.
Testen von Therapiebausteinen und Kernprozessen: Metaanalysen existieren für die in der ACT angewandten Kernprozesse sowie dafür, ob sie durch bestimmte Prozesse wirken (z. B. Levin et al. 2012).
Funktionsanalyse: Die Flexibilitätsprozesse in ihrer Gesamtheit wurden als eine Art der Funktionsanalyse vorgeschlagen, aber formale Vergleichstests dieser Nutzung des Modells sind begrenzt.
Jenseits von »Markenzeichen«-Techniken: Das ursprüngliche ACT-Buch (Hayes et al. 1999) lehnte eine rein technische Sichtweise von ACT ab. In einem Abschnitt darüber, warum die Ebene der Techniken nicht ausreicht, um Therapieerfolge zu erzielen, wollen die Autoren »ACT-Therapeuten ermutigen, Techniken hinzuzufügen« (S. 15), und merken an, dass »der erfolgreiche ACT-Therapeut die ACT in einer Weise durchführen muss, die mit deren Theorie und Philosophie im Einklag steht, nicht in einer Weise, die mechanistisch mit ihren Verfahren an sich übereinstimmt« (S. 16).
Regeln sowohl im Sinne von Empfehlungen und Ausschlüssen (bestimmter Vorgehensweisen): Von gemischten Botschaften wurde abgeraten (z. B. wird den Therapeuten nahegelegt, nicht gleichzeitig Akzeptanz und emotionale Kontrolle als Rational einer Exposition im Rahmen der ACT anzuführen), aber es gibt nur begrenzte formale Prüfungen dieser einschränkenden Bedenken.
Idiografische Belege: Zeitreihendesigns und Erfahrungsstudien wurden mit einiger Regelmäßigkeit in der ACT-Forschung verwendet.
Belege für den Nutzen in der Behandlung: Es gibt einige Forschungsarbeiten in diesem Bereich, die dafürsprechen (z. B. Levin et al. 2019), aber es werden noch mehr benötigt.
Weitere Faktoren: ACT-Forschung gibt es in allen zuvor genannten Bereichen (Zettle et al. 2016).
Zusammenhang mit der Entwicklung von Systemen: Die Konzepte von ACT und Bezugsrahmentheorie wurden mit evolutionären Prinzipien verknüpft (eine Übersicht findet sich in Wilson & Hayes 2018).

1.4 Angenommen, PBT gehörte die Zukunft: Was würde das bedeuten?

Wenn wir mit unserer Einschätzung richtig liegen, neigt sich die Ära der auf Syndrome zugeschnittenen Therapierichtlinien dem Ende zu und PBT wird allmählich zur allgemein anerkannten Vision von EBT. Das vorliegende Buch konzentriert sich auf die ACT, und die Botschaft an die ACT-Gemeinschaft scheint klar: Wenn PBT die Zukunft gehört, müssen ACT-Forscherinnen und -Forscher sowie Praktikerinnen und Praktiker die ACT als einen prozessbasierten Ansatz betrachten, der auf dem Modell psychischer Flexibilität basiert und nicht auf einer Richtlinie oder einer spezifischen Zusammenstellung technischer Methoden. Das ist für die ACT-Community keine neue Idee (Hayes et al. 1999), aber es definiert die »ACT« als ein funktionelles Etikett für therapeutische Methoden, die eng mit dem Modell der psychischen Flexibilität verbunden sind. Dies bedeutet, dass in der Forschung und Ausbildung zur ACT das Hauptaugenmerk auf Prozesse zu richten ist und Studien so konzipiert werden, dass sie sich noch stärker auf die therapeutischen Prozesse konzentrieren, die sich auf individueller Ebene identifizieren lassen und die etwas bewirken, wenn sie verändert werden, und dies unabhängig von der jeweils angewandten, spezifischen Technik.

Literatur

American Psychiatric Association (APA) (2013) Diagnostic and statistical manual of mental disorders. 5th edition (DSM-5). Washington, DC: APA.

Arch JJ, Wolitzky-Taylor KB, Eifert GH, Craske MG (2012) Longitudinal treatment mediation of traditional cognitive behavioral therapy and acceptance and commitment therapy for anxiety disorders. Behav Res Ther 50: 469–478.

Barlow DH, Allen LB, Choate ML (2004) Toward a unified treatment for emotional disorders. Behav Ther 35: 205–230.

Hayes SC (2004) Acceptance and Commitment Therapy, Relational Frame Theory, and the third wave of behavioral and cognitive therapies. Behav Ther 35: 639–665.

Hayes SC, Hofmann SG (Hrsg.) (2018) Process-based CBT: The science and core clinical competencies of cognitive behavioral therapy. Oakland, CA: New Harbinger.

Hayes SC, Strosahl K, Wilson KG (1999) Acceptance and Commitment Therapy: An experiential approach to behavior change. New York, NY: Guilford Press.

Hofmann SG, Asnaani A, Vonk JJ, Sawyer AT, Fang A (2012) The efficacy of cognitive behavioral therapy: A review of meta-analyses. Cogn Ther Res 36: 427–440.

Hofmann SG, Hayes SC (2019) The future of intervention science: Process-based therapy. Clin Psychol Sci 7: 37–50.

Insel T, Cuthbert B, Carvey M, Heinssen R, Pine DS, Quinn K, Sanislow C, Wang P (2010) Research Domain Criteria (RDoC): Toward a new classification framework for research on mental disorders. Am J Psychiatry 167: 748–751.

Klepac RK, Ronan GF, Andrasik F, Arnold KD, Belar CD, Berry SL, Christofff KA, Craighead LW, Dougher MJ, Dowd ET, Herbert JD, McFarr LM, Rizvi SL, Sauer EM, Strauman TJ (2012) Guidelines for cognitive behavioral training within doctoral psychology programs in the United States: Report of the inter-organizational task force on cognitive and behavioral psychology doctoral education. Behav Ther 43: 687–697.

Levin ME, Hildebrandt MJ, Lillis J, Hayes SC (2012). The impact of treatment components suggested by the psychological flexibility model: A meta-analysis of laboratory-based component studies. Behav Ther 43: 741–756.

Levin ME, Haeger J, Cruz RA (2019) Tailoring Acceptance and Commitment Therapy skill coaching in the moment through smartphones: Results from a randomized controlled trial. Mindfulness 10: 689–699.

Paul GL (1969) Behavior modification research: design and tactics. In: Franks CM (Hrsg.) Behavior therapy: Appraisal and status. New York, NY: McGraw-Hill. S. 29–62.

Spinhoven P, Drost J, de Rooij M, van Hemert AM, Penninx BW (2014) A longitudinal study of experiential avoidance in emotional disorders. Behav Ther 45: 840–850.

Thompson-Hollands J, Sauer-Zavala S, Barlow DH (2014) CBT and the future of personalized treatment: A proposal. Depress Anxiety 31: 909–911.

Wilson DS, Hayes SC (Hrsg.) (2018) Evolution and contextual behavioral science: An integrated framework for understanding, predicting, and influencing human behavior. Oakland, CA: Context Press/ New Harbinger Publications.

Zettle RD, Hayes SC, Barnes-Holmes D, Biglan T (Hrsg.) (2016) The Wiley Handbook of Contextual Behavioral Science. Chichester, UK: Wiley-Blackwell.

2 ACT-Basics – was Klinik-Teams wissen sollten

Marie Christine Dekoj und Mareile Rahming

2.1 ACT als therapeutisches Konzept einführen und die Grundlagen vermitteln – Einführung

Um in einem Klinikteam nach der Akzeptanz- und Commitment-Therapie arbeiten zu können – ob als Pflegekraft, Therapeutin oder Therapeut oder Ärztin oder Arzt – muss man nicht viele Bücher gelesen, viele Workshops besucht und zehn Jahre oder mehr praktische Erfahrung mit der Anwendung haben. Mit ACT zu arbeiten heißt vor allem, aus der Haltung von ACT heraus zu arbeiten und ein paar grundlegende Konzepte des Ansatzes verstanden zu haben, d. h. Orientierung zu haben. Haltung entsteht mit Orientierung und mit Erfahrung. Die Orientierung stellen wir hier vor – die Erfahrungen werden in der Praxis gesammelt.

In diesem Kapitel werden einige grundlegende Konzepte und Ideen der Akzeptanz- und Commitment-Therapie zur Anwendung im Kliniksetting vorgestellt. Ziel ist es, das Wesentliche in der Arbeit mit der ACT und die therapeutische Grundhaltung zu vermitteln – die Förderung von Gegenwärtigkeit, Akzeptanz von innerem Erleben sowie Motivation und Commitment in Übereinstimmung mit individuellen Werten. Das Vorgehen ist diagnoseübergreifend und prozessorientiert. Dies wirkt auch auf die therapeutische Grundhaltung, die sich von anderen klassischen Therapieformen unterscheidet, da sie von einem Modell des Menschen ausgeht, das bei allen Beteiligten im therapeutischen Prozess Anwendung findet. Es wird ein grundlegendes Modell der ACT (das sogenannte »Hexaflex«) dargestellt und die einzelnen Elemente des Modells kurz und praxisbezogen vorgestellt. Ergänzt wird dies um einzelne Übungen. Mitglieder von Klinikteams mit unterschiedlichen therapeutischen Hintergründen und Erfahrungen sollen zudem angeregt werden, diese wirkungsvoll einfließen zu lassen.

Menschen, die Hilfe in Kliniken oder Tageskliniken suchen, stecken nach dem Verständnis der ACT fest: sie leiden, doch sie sind nicht kaputt. Ihnen ist der Kontakt zu ihren Werten und Zielen abhandengekommen oder ihr Leiden in Form von Gefühlen, Gedanken, Körperempfindungen und Verhaltensimpulsen steht der eigenen Orientierung im Leben im Weg. Auch sind Strategien im Umgang damit häufig nicht (mehr) hilfreich bzw. dienen langfristig nicht mehr dem, was die Betroffenen eigentlich im Leben wollen. Psychische Probleme bzw. klinische Diagnosen lassen sich entlang der folgenden Fragen beschreiben: Was will jemand? Worunter leidet sie oder er? Welche Funktion haben ihre oder seine Handlungen in Bezug auf die Orientierung und bezogen auf das Leid? Welche Fertigkeiten benötigt ein Mensch?

In der Arbeit nach ACT geht es vor allem um Fragen der Funktionalität und Zweckmäßigkeit:

- Wohin will ein Mensch?
- Was stellt sich ihr/ihm in den Weg?
- Ist das, was ein Mensch tut, nützlich für den Weg, den sie/er gehen will?

- Funktioniert das, was sie/er tut im jeweiligen Kontext im Sinne der individuellen Werte der Person?

Die Aufgabe von Behandlerinnen und Behandlern, Beraterinnen und Beratern bzw. eines Behandlungsteams besteht darin, Patientinnen und Patienten zu helfen, sich Bewusstheit bzw. Klarheit über ihre aktuelle Situation, über ihr Erleben damit und über ihre Orientierung zu verschaffen – zu wissen, wohin sie wollen –; ihnen zu helfen, die Hindernisse und (innere und äußere) Barrieren zu identifizieren und einen Umgang damit zu finden (▶ Abb. 2.1).

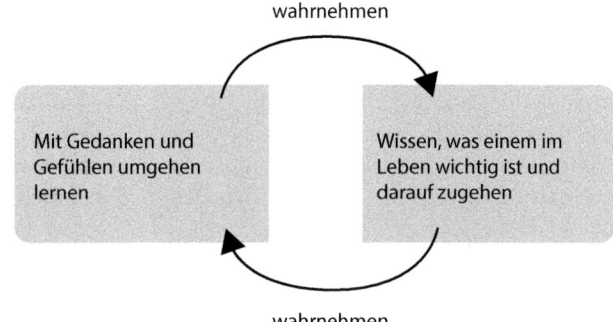

Abb. 2.1:
Wechselwirkung von Commitment und Akzeptanz mit Einfluss von Achtsamkeit

Orientierung wird dabei vor allem im Rahmen von Werte- und Zielklärung erarbeitet, zur Identifikation von Barrieren und Hindernissen helfen achtsamkeitsbasierte Methoden und für den Umgang damit die akzeptanzorientieren Ansätze der ACT. Wie sich diese im Einzelnen beschreiben lassen und was sie beinhalten, wird im Abschnitt zum Basismodell »Hexaflex« vorgestellt, die einzelnen Prozesse und Kompetenzen mit Übungen im Abschnitt über die Kernkompetenzen.

Um als Team wirkungsvoll mit der ACT als therapeutischem Ansatz zu arbeiten, ist es hilfreich, ein gemeinsames Verständnis dazu zu entwickeln. Dies ist in der Arbeit im Team deutlich günstiger, als wenn nur einzelne Teammitglieder sich weiterbilden und Erfahrungen mit der ACT machen. Die ACT ist ein erfahrungsbasierter Ansatz, bei dem auch die Anwenderin oder der Anwender eigene Erfahrungen in die Nutzung einfließen lassen (sollte). Dazu braucht es das Erkunden und Erleben der Kernkompetenzen in ihrer Anwendung und in der Arbeit damit. Und: Konzepte wollen mit Leben gefüllt werden – ein Leben, das aus den Erfahrungen aller Teammitglieder vor dem Hintergrund individueller Vorerfahrungen und therapeutischer Orientierung besteht.

Medizinpersonal hat im Rahmen der eigenen Aus- und Fortbildung und der bisherigen klinischen Tätigkeit sicherlich bereits hilfreiche therapeutische Konzepte und Methoden kennengelernt und nach ihnen gearbeitet. Mit der ACT müssen diese nicht über Bord geworfen werden – ganz im Gegenteil: die ACT integriert verschiedene (v.a. psychotherapeutische) Ansätze und Methoden. Darauf wird am Ende dieses Kapitels näher eingegangen.

2.2 Wie sind die wichtigsten Grundlagen der ACT in der Vermittlung an Teams in Kliniken und Tageskliniken?

2.2.1 Besonderheiten und Haltung in der ACT

Wir sitzen alle im gleichen Boot. Dieses Bild stellt die Haltung der ACT auf einfache Art sehr eindrücklich dar. Alle Menschen sind immer wieder von Schmerz und Leid geplagt. Auch wenn dies unterschiedliche Ausmaße annehmen kann, manche Menschen eine Krankheit oder psychische Störung entwickeln und andere nicht, so ist die Grundlage doch dieselbe. Immer wieder sind wir in unseren Gedanken, Gefühlen, Körperempfindungen etc. gefangen und wollen unangenehme innere Ereignisse gerne loswerden. Anwenderinnen und Anwender der ACT vermitteln den Patientinnen und Patienten genau dies: Dass wir alle immer wieder kämpfen, dass das Lernen von Achtsamkeit, Akzeptanz und das Eingehen von Commitment für alle Menschen anstrengend ist und Übung erfordert. Diese Haltung ermöglicht es, intensiv mit Patientinnen und Patienten zu arbeiten und auf Augenhöhe auf den Prozess einzugehen. Die Erfahrungen, die Professionelle mit diesem Vorgehen machen dürfen, sind auch für sie selbst als Helfende immer wieder unglaublich bereichernd. Gemeinsam mit Patientinnen und Patienten kommen Helfende mit der ACT selber »ins Spüren«, d. h. zu erkunden, welche Gedanken, Gefühle, Körperempfindungen präsent sind. Ziel ist es, bereit zu sein für die Wahrnehmungen der Patientinnen und Patienten und gemeinsam zu üben, offen und bereit zu sein für alle Empfindungen, die wir haben, und Neues zu entdecken. Wir sind gemeinsam offen, neugierig und mutig, etwas auszuprobieren. Auch wissen Helfende nicht von Anfang an, wo der Weg hinführt. Aber wir vermitteln in der Arbeit nach ACT, dass wir den Weg gemeinsam mit den Patientinnen und Patienten gehen, was ein gemeinschaftliches Arbeiten ermöglicht. Rückmeldungen von Patientinnen und Patienten hierzu beinhalten häufig, dass sie es als sehr unterstützend erleben, wenn Helfende nicht alles vorgeben und vor allem keine leeren Versprechungen machen. Oftmals sei es zu Beginn schwierig, sich darauf einzulassen, den Kampf gegen die unangenehmen inneren Ereignisse, Symptome, Beschwerden aufzugeben, der doch gut geübt und fast schon perfektioniert wurde. Vor allem aber die vermittelte Offenheit und die Augenhöhe in der Arbeit werden als wertschätzend empfunden (»Niemand, der mich von oben herab behandelt und meint er wüsste, was das Beste für mich ist«).

Um diese Haltung in der Arbeit mit ACT zu entwickeln ist es hilfreich, bei sich selbst zu hinterfragen, wie wir mit eigenen Schwierigkeiten umgehen. Und immer wieder selber zu üben, einen flexibleren Umgang mit diesen zu entwickeln. Dazu möchten wir hier an der Stelle einladen: Nutzen Sie die hier vorgestellten Übungen auch, um mit eigenen Problemen einen anderen Umgang zu erlernen. Fragen Sie sich immer wieder, wozu welches Verhalten dient. Ist es ein Kampf, um Probleme los zu werden? Oder dient das Verhalten dazu, sich für die eigenen Werte einzusetzen? Wenn wir uns immer wieder bewusst machen, dass auch wir auf den Pfaden gehen, die unsere Patientinnen und Patienten beschreiten, dann entwickelt sich ein anderes Verständnis und Offenheit. Die Haltung in der ACT kann so nicht nur für das Leben unserer Patientinnen und Patienten hilfreich sein, sondern auch für das der Helfenden.

2.2.2 Das Modell des »Hexaflex«

Ein Grundmodell des ACT-Ansatzes lässt sich mit der Form eines Hexagons beschreiben (vgl. Hayes et al. 2014; ▶ Abb. 2.2). Innerhalb des Hexagons sind die sechs Kernaspekte oder -prozesse miteinander verbunden und wirken im Sinne eines Netzwerkes wechselseitig auf- und miteinander – daraus ergibt sich der Begriff des »Hexaflex«. Sechs Prozesse bilden einen Rahmen für Erleben und Verhalten eines einzelnen Menschen oder auch eines menschlichen Systems (z. B. eines Behandlungsteams, einer Familie o. ä.). Mit Hilfe dieses Modells lassen sich menschliches Erleben umfassend beschreiben und Ansatzpunkte für Veränderung im Sinne von Behandlung und Therapie definieren. Zudem lassen sich verschiedenen Aspekte der Veränderung im Laufe eines therapeutischen Prozesses abbilden.

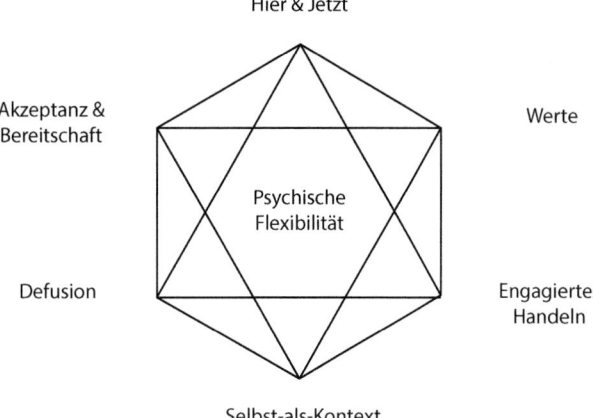

Abb. 2.2: Das »Hexaflex«

Im Zentrum, als übergeordnete Orientierung, und leitend für das therapeutische Vorgehen mit der ACT steht »Psychische Flexibilität«, d. h. »vollständigen Kontakt zum gegenwärtigen Augenblick als bewusstes menschliches Wesen und des Beibehaltens oder Veränderns von Verhalten im Dienste gewählter Werte« (Luoma et al. 2009, S. 466–467) – ohne Abwehr und Vermeidung. Dabei steht der Mensch voll im Leben so wie es ist – und nicht wie der Kopf sagt, dass es ist.

Das Konzept der psychischen Flexibilität lässt sich in der Arbeit in Kliniken und Tageskliniken auf verschiedenen Ebenen weiter ausdifferenzieren. Die mit dem Begriff verbundene humanistische Haltung kann als übergeordnetes Klinik-spezifisches Motto oder Leitmotiv ausformuliert werden. In spezifischen therapeutischen Settings wird psychische Flexibilität dann konkretisiert. Bspw. werden Einrichtungen zur Behandlung von Abhängigkeitserkrankungen Abstinenz als Teil der Zielorientierung formulieren oder in Settings mit depressiven Patientinnen und Patienten wird Aktivierung zur Verbesserung von Lebensqualität angestrebt. Psychische Flexibilität wird in jedem Fall individualisiert: die Patientin oder der Patient formuliert (ggf. mit Unterstützung durch die Bezugstherapeutinnen und -therapeuten), was für sie oder ihn psychische Flexibilität ganz persönlich bedeutet und beinhaltet.

Wie psychisch flexibel jemand ist, wird dabei auf sechs Dimensionen beschrieben: Präsenz im Hier & Jetzt, Selbst-als-Kontext, Werteorientierung, engagiertes Handeln, Akzeptanz und Defusion. Ausprägungen von individueller Flexibilität lassen sich auf jeder dieser sechs Ebenen beschreiben:

Präsenz im Hier & Jetzt: Wie kann jemand bewusst wahrnehmen, wo die eigene Aufmerksamkeit gerade ist? Kann sie oder er die Aufmerksamkeit auf den aktuellen Moment in einer bestimmten Situation halten und diese mit allen Aspekten wahrnehmen?

Selbst-als-Kontext: Wie flexibel ist jemand darin, eigene Selbst-Konzepte wahrzunehmen und zu beschreiben? Wie bewusst darüber, dass es immer wieder auf die Perspektiven ankommt, aus denen wir diese Konzepte betrachten können und dass wir die Perspektiven wechseln können? Diese beiden Aspekte bilden eine Basis für das therapeutische Vorgehen, auf die im Behandlungsprozess immer wieder zurückgekehrt werden kann: Achtsamkeit. Ohne achtsame Präsenz und Selbst-als-Kontext können Werte und Handlungen nicht der aktuellen Situation, so wie sie ist, zugeordnet werden. Genauso müssen Gefühle, körperliche Empfindungen, Gedanken zunächst einmal bewusst wahrgenommen und benannt werden, bevor ihnen anhaltend und wirkungsvoll mit Akzeptanz begegnet werden kann oder das eigene Verhalten auf Veränderung ausgerichtet werden kann.

Werteorientierung: Sind jemandem die persönlichen Werte bekannt? Kann sie oder er Situationen und Handlungen nach individuellen Werten wählen? Und kann sie oder er immer wieder den Bezug dazu herstellen? Kann sie oder er Werte wählen und wechseln – je nach Situation, und sich gleichzeitig über das eigene Wertesystem bewusst bleiben?

Engagiert Handeln: Hat jemand ein ausreichend großes Verhaltensrepertoire, aus dem sie oder er konkrete Verhaltensweisen wählen kann – je nach Situation und Wert? Diese beiden Aspekte bilden den Commitment-Teil des Modells: Es geht um Orientierung, Motivation und Verhalten. Therapeutisch begleitet wird dies vor allem durch Werteklärung, Zielformulierung und Konkretisierung von Handlungsschritten im Rahmen von Plänen. In diesem Teil des Modells sind auch der Erwerb und das Training von Fertigkeiten verortet: soziale Fertigkeiten, Fertigkeiten im Umgang mit bestimmten Situationen, bis hin zu Expositionen, die ja vor allem die Hinwendung zur und Auseinandersetzung mit der angstbesetzten Situation beinhalten: aktiv und für andere sichtbar.

Bereitschaft, Offenheit: Wie zeigt sich Flexibilität in der Bereitschaft, Empfindungen und Gefühlen Raum zu geben, sie zu erleben, ohne dem Impuls nachzugeben, sie verändern zu wollen, sie zu kontrollieren oder zu bekämpfen?

Defusion: Wie flexibel kann jemand mit seinen Gedanken umgehen: sie wahrnehmen, ohne sofort auf sie zu reagieren, ohne ihnen zu folgen, sie sich abzukaufen? Wie sehr ist es einem Menschen möglich, sich von den eigenen Gedanken zu lösen, ohne sie zu bekämpfen oder zu kontrollieren? Wie sehr ist jemand in der Lage zu wählen, welchen Gedanken sie oder er folgt oder auch nicht? Bereitschaft und Defusion bilden den Akzeptanz-Teil der ACT. Hier kommen Menschen in Kontakt mit ihren inneren Barrieren. In der Behandlung geht es um einen hilfreichen Umgang mit diesen Barrieren, der dazu dienen kann, anzunehmen, was wir nicht verändern können, um dem folgen zu können, was wichtig für uns ist.

Alle sechs Kernaspekte bilden im Hexaflex ein Netz; keiner steht allein; alle Kernaspekte interagieren mit den anderen. Wenn ein Prozess in der Behandlung angestoßen wird, ist davon auszugehen, dass sich auch bei mindestens einem anderen Kernaspekt eine Veränderung einstellt. Daher ist es sinnvoll, alle gleichermaßen im Blick zu behalten und auch dazu ist das ACT-Hexaflex (▶ Abb. 2.2) ein hilfreiches Instrument.

Es kann zudem für das therapeutische Team hilfreich sein, dieses Grundgerüst der ACT immer vor dem eigenen inneren Auge zu haben, um selbst flexibel im Kontakt mit den Patientinnen und Patienten bleiben zu können – vielleicht sogar, es im Einzelkontakt oder in der Gruppe Prozess für Prozess zu erarbeiten. So steht ein gemeinsames Arbeitsmodell zur Verfügung, dass sowohl mit Kolleginnen und Kollegen als auch mit den Patientinnen und Patienten genutzt werden kann.

> **Übung »Fallkonzepte mit dem Hexaflex«**
>
> Beschreiben Sie einen Patienten oder eine Patientin anhand des Hexaflex-Modells und gleichen Sie Ihre Beschreibung mit denen Ihrer Kolleginnen und Kollegen ab. Ggf. können Sie das Modell miteinander ergänzen. Damit üben Sie, das Hexaflex präsent zu haben, und können es für eine erste Fallkonzeptualisierung, d. h. für die gemeinsame Behandlungsplanung, nutzen (▶ Kap. 13 und 14).

2.2.3 Kernprozesse und -kompetenzen in der ACT

Achtsamkeit mit Fokus auf Gegenwärtigkeit und Selbst-als-Kontext

Achtsamkeit als Konzept und Praxis hat in den letzten Jahren immer stärker Einzug in die Psychotherapie gehalten. Im Verständnis von ACT umfasst Achtsamkeit nicht nur die Wahrnehmung des gegenwärtigen Moments. Es stellt vielmehr einen übergeordneten Begriff dar, ebenso wie der Begriff Akzeptanz. Beide Fertigkeiten umfassen die Kernprozesse der Defusion, Bereitschaft/Offenheit, Selbst-als-Kontext und Kontakt mit dem gegenwärtigen Moment. In diesem Kapitel möchten wir Achtsamkeit als den Rumpf des Hexaflex vorstellen, um eine Grundlage für den achtsamen Umgang mit äußeren und inneren Prozessen zu geben. Das heißt eine Orientierung, wie mit Patientinnen und Patienten Kontakt mit dem gegenwärtigen Moment herzustellen ist und das Selbst-als-Kontext entdeckt werden kann.

Nach Kabat-Zinn (1982) bedeutet Achtsamkeit, auf eine bestimmte Art und Weise aufmerksam zu sein: bewusst, in diesem Moment, nicht bewertend. Auch wenn diese und andere Definitionen weit verbreitet und geläufig sind, kommt es doch immer wieder zu Missverständnissen. Es geht bei Achtsamkeit weder um Entspannung per se, noch um angestrengtes Nachdenken über einen Sachverhalt. Auch ist Achtsamkeit nicht damit gleichzusetzen, alles ganz langsam zu machen. Und es handelt sich nicht um ein starres Übungsprogramm.

Was genau ist denn Achtsamkeit im Sinne von ACT? Es ist ein Prozess des Übens, unseren Geist im Hier und Jetzt zu verankern. Oftmals flüchten wir uns in angenehme Fantasien, wenn im Hier und Jetzt Unbehagen droht. Die Achtsamkeit kann uns helfen, im gegenwärtigen Moment zu bleiben, mit allen angenehmen und unangenehmen Anteilen, die dieser bietet. Und um Achtsamkeit zu üben, bedarf es keines neuen Termins im oft schon übervollen Terminkalender. Vielmehr können wir dies wie ein Spiel verstehen. Wir können uns einen kleinen Bereich unseres Lebens aussuchen, den wir für einige Zeit achtsam ausführen wollen. Zum Beispiel das Abendessen, die erste Tasse Kaffee am Morgen, wie wir ans Telefon gehen. Nach und nach können wir immer mehr Bereiche hinzufügen. Unser Geist bleibt dann immer häufiger im Hier und Jetzt.

In der Therapie ist es nützlich, spezifische Übungen mit Patientinnen und Patienten gemeinsam zu praktizieren. Zum Beispiel eine Übung zum Wahrnehmen des Atems und des Körpers in seiner jeweiligen Position. Dies gibt der Patientin oder dem Patienten einen Rahmen, sich dem Thema anzunähern und unter Anleitung erste Erfahrungen sammeln zu können. Auch können so direkt Schwierigkeiten besprochen werden und geeignetere

Übungen genutzt werden. Jedoch ist die Übertragung in den Alltag sehr wichtig, damit die- oder derjenige versteht, wozu das Üben dienen soll. Denn Achtsamkeitsübungen sollen nicht einfach ein abzuarbeitendes Programm werden. Es ist wichtig, dass ein Verständnis entstehen kann, wozu diese Übungen auch außerhalb der Sitzungen dienen. Hierzu können kleine alltagsrelevante Übungen vereinbart werden. Zum Beispiel das bewusste Essen des Abendessens. Wenn Patientinnen und Patienten hierfür eigene Ideen einbringen, was sie achtsam ausführen könnten, kann dies unbedingt aufgegriffen werden. Eine mögliche strukturierte Übung ist die Zentrierungsübung nach Eifert & Forsyth (2009).

> **Zentrierungsübung nach Eifert & Forsyth (2009)**
>
> Leiten Sie die Patientin oder den Patienten dazu an, sich aufrecht hinzusetzen, Arme und Beine nicht zu kreuzen und die Augen sanft zu schließen. Zunächst lassen Sie die Aufmerksamkeit auf den Atem richten, der nicht verändert werden muss. Schließlich auf den Körper, die Berührungen mit dem Stuhl und dem Boden. In einem nächsten Schritt leiten Sie die Patientin oder den Patienten an, Gedanken und Gefühle wahrzunehmen und auch diese nur zu beobachten und nicht zu verändern. Abschließend laden Sie dazu ein, diese Haltung des Erlaubens und Akzeptierens auf den Rest des Tages zu übertragen und dann die Augen wieder zu öffnen.

Das bewusste, nicht bewertende Wahrnehmen von Atmung und Körper kann uns schließlich hin zur Wahrnehmung von unseren Gedanken und Gefühlen und schließlich zur Wahrnehmung von uns selbst führen. Unter dem Begriff Selbst-als-Kontext verstehen wir eine beobachtende Rolle unseres Selbst. Selbst-als-Kontext ist eine mögliche Perspektive, die wir auf uns selbst einnehmen können. Eine andere wird als Selbst-als-Inhalt oder das konzeptualisierte Selbst bezeichnet. Darunter verstehen wir die Geschichten, die wir über uns geschaffen haben; wer wir sind, was uns ausmacht. Aber auch Beurteilungen, Bewertungen, Gedanken, Gefühle, Regeln, Erinnerungen, Rollen (Bsp.: Ich als Therapeutin), d. h. verschiedene Rollen, die uns kennzeichnen und die wir einnehmen, und Konzepte, die uns ausmachen. Dies können positive oder negative Konzepte sein. Es ist hilfreich und auch nicht hilfreich, Selbst-als-Inhalt zu haben, je nach Kontext. Zum einen ermöglicht uns ein Konzept von uns selbst automatisierte Verhaltensweisen, je nachdem, welche Rolle wir innehaben. Immer wieder stecken wir jedoch in diesen Rollen und Konzepten fest. Ein achtsamer Umgang mit diesen bedeutet, sich bewusst zu werden, dass Gedanken und Gefühle vorhanden sind, ausgelöst durch die Auseinandersetzung mit einem unserer Selbst-Konzepte. Dies ist die Perspektive des Selbst-als-Kontext. Es handelt sich um eine stabile, sich nicht verändernde Perspektive, von der aus wir denken, fühlen und erinnern. Wir sind also nicht definiert über unsere Gedanken, Gefühle, Empfindungen und Erinnerungen, sondern vielmehr sind wir das Behältnis, das dies alles aufnimmt. Wenn wir diese Perspektive aktiv einnehmen, können wir uns von möglichen dominanten Selbstkonzepten lösen und uns bewusst machen, dass wir noch weitere Rollen und Konzepte innehaben. Und uns schließlich entscheiden, wie wir uns in der aktuellen Situation verhalten möchten. Aus dem Automodus eines Konzeptes herauszutreten gelingt nur, wenn ein Bewusstsein entsteht, dass wir in diesem Modus sind und dass dies nicht der einzige Modus ist, den wir haben. Dies heißt, wir können eine flexible Sicht auf uns Selbst einnehmen.

Zur Verdeutlichung des Selbst-als-Kontext sind zahlreiche Metaphern hilfreich. Das Ziel jeder dieser Metaphern liegt darin zu verdeutlichen, dass wir als Menschen mehr sind als der Inhalt (i.S.v. Gedanken, Gefühlen, Erinnerungen, Konzepten, Rollen, etc.), der uns ausfüllt.

Hierzu kann die »Metapher der Tasse« (Hayes & Ciarrochi 2015) genutzt werden.

> **Metapher der Tasse**
>
> So wie wir Wörter aufnehmen, die uns beschreiben und kennzeichnen, so nimmt eine Tasse unterschiedliche Flüssigkeiten auf. Wir können Orangensaft in die Tasse gießen, aber das verändert nicht die Tasse. Wir können Milch in die Tasse gießen und die Tasse bleibt die gleiche. Wenn wir uns vorstellen, wir würden all die Eigenschaften, Rollen und Konzepte, die uns ausmachen, aufschreiben, ausschneiden und in eine Tasse stecken – würde das die Tasse ändern? Wenn wir alle positiven Dinge in die Tasse geben – würde das die Tasse ändern? Was, wenn wir alle negativen Dinge in die Tasse geben würden? Egal, was wir in die Tasse geben, die Tasse würde immer nur den Inhalt aufnehmen; sie würde sich nicht verändern. So können wir auch uns sehen: Wir können uns mit allen positiven und negativen Eigenschaften, Rollen und Gedanken anfüllen. Wir als Selbst können sie alle aufnehmen. In uns ist Platz für alles, was zu uns gehört.

Akzeptanz mit Bereitschaft und Defusion

Bereitschaft/Offenheit und Defusion sind zusammen mit Präsenz im Hier und Jetzt und Selbst-als-Kontext Kernkompetenzen des Akzeptanzteils der ACT. Akzeptanz meint das Annehmen des eigenen inneren Erlebens mit dem Bewusstsein, dass wir daran kurzfristig nichts ändern können und dass Kampf, Kontrolle und Vermeidung von Ängsten, Traurigkeit, Schmerzen und anderem leidvollem Erleben dieses nur verstärken.

Menschen erfahren Schmerz. Schmerz ist grundlegender Bestandteil menschlichen Erlebens. Ängste, Traurigkeit, körperliche Schmerzen und anderes unangenehmes (aversive) Erleben gehören zur natürlichen Erfahrung und ermöglichen erst Veränderung und Wachstum. Patientinnen und Patienten erscheinen häufig gefangen im Kampf, in der Vermeidung oder im Bemühen um Kontrolle über dieses natürliche Vorkommen von körperlichem und psychischem Schmerz: aus Angst vor der Angst werden Situationen und Orte nicht mehr aufgesucht, die Sorge um Schmerzen oder Körperempfindungen steht im Zentrum des Alltags, unangenehme/unangemessene Gedanken werden mit Zwangshandlungen neutralisiert, auf Traurigkeit und Niedergeschlagenheit wird mit Resignation und Rückzug von allen sozialen Beziehungen reagiert. Dem daraus erwachsenden Leid über den Schmerz hinaus begegnen wir mit der ACT mit einem anderen Vorschlag: Statt Kampf-, Vermeidungs- und Kontrollstrategien zu lernen und zu etablieren, laden wir dazu ein, das ursprüngliche, natürliche Leid zu akzeptieren: es bereitwillig mitzunehmen, es anzunehmen, Frieden damit zu schließen. Damit werden Ressourcen frei, um sich wieder mit wichtigen Dingen zu befassen. Bereitschaft geht also den Fragen nach: Wie sehr ist ein Mensch bereit und in der Lage, seinem inneren Erleben offen zu begegnen und es friedlich anzunehmen?

Wie können die Mitglieder von professionellen Behandlungsteams diese Fertigkeit fördern und mit Patientinnen und Patienten trainieren? Wie im privaten oder beruflichen Alltag werden auch im Klinikkontext immer wieder Emotionen aktiviert. Der Hinweis auf das Erleben auf dieser Erfahrungsebene ist schon hilfreich, um das Bewusstsein dafür zu schulen. Darüber hinaus können Sie mit etwas Zeit und Mitgefühl Menschen dabei begleiten, ihre innere Erlebniswelt zu entdecken: bei einem Gespräch die Gefühle erkunden, die jemand in Bezug auf seine Behandlungssituation erlebt, bei einem Spaziergang auf dem Klinikflur oder dem Klinikgelände, Anregungen geben, um das emotionale Repertoire in Reaktion auf Sinneseindrücke zu erkunden. Dabei ist es wichtig, selbst offen sowohl dem eigenen Erleben gegenüber wie auch dem Erleben der Patientinnen und Patienten gegenüber zu bleiben. Seien Sie Modell und geben Sie Ihren Patientinnen und Patienten damit die Möglichkeit zu erfahren, dass sie Gedanken und Gefühlen, auch Schmerzen nicht ausweichen müssen, um präsent und in Kontakt mit einem anderen Menschen sein und bleiben zu können.

Übung »Gefühlsreise«/»Hexaflex-Übung«

Unternehmen Sie mit Ihrer Patientin oder Ihrem Patienten an einem ruhigen Ort (Behandlungszimmer, Patientenzimmer) eine innere Reise zu den eigenen Gefühlen. Erkunden Sie gemeinsam den Ort, an dem jemand ein Gefühl besonders stark körperlich spürt. Lassen Sie die Patientin oder den Patienten sich diesen Ort vorstellen und erkunden. Ermutigen Sie, dabei zu bleiben, auch wenn der Schmerz spürbar bleibt, wenn Tränen fließen, indem Sie Worte wie »öffnen«, »weiten«, »Raum machen«, »hineinatmen« verwenden. Bleiben Sie an einem Punkt mit dieser Übung, bevor Sie sie beenden oder tiefer hineingehen, bis die Patientin oder der Patient bereit ist, im Empfinden zu bleiben (Harris 2011, S. 79 ff.).

Übung »Anker werfen«

Besonders bei sehr angespannten, erregten Patientinnen und Patienten kann es sinnvoll sein, die Sinnesempfindungen im Moment und die eigene Körperwahrnehmung zu aktivieren, um Dissoziationsneigung oder auch Hyperventilation zu mindern. Dazu lassen Sie Ihre Patientin oder Ihren Patienten sich aufrecht hinsetzen und stellen. Lassen Sie sie bzw. ihn den Kontakt zum Boden verstärken, indem sie oder er die Beinmuskeln anspannt. Orientieren Sie dann auf Sinneseindrücke: »Was sehen Sie jetzt? Was hören Sie jetzt? Können Sie meine Stimme/mich hier mit Ihnen wahrnehmen? Können Sie den Kontakt zu Ihrem eigenen Körper wahrnehmen (Hände ineinander verschränken, Hand auf die eigene Schulter legen, auf den Bauch)? Atmen Sie ein und aus und wieder ein, in einem ruhigen Rhythmus?« Fragen Sie kontinuierlich nach, wie präsent jemand in diesem jeweiligen Moment ist. Eine Skala von 1 bis 10 kann dabei hilfreich sein (Harris 2011, S. 268 ff.).

Menschen denken. Wir beschreiben, analysieren, bewerten, prognostizieren, wählen aus, usw. Unser Verstand hilft uns dabei, Eindrücke zu ordnen, zu sortieren, unsere Reaktionen zu benennen, Erklärungen zu finden, Voraussagen zu formulieren. All dies ist nützlich, um sich in der Welt zurechtzufinden und sich zu entwickeln. Doch diese Fertigkeit hat eine Kehrseite: der menschliche Verstand versucht dem inneren Geschehen mit den gleichen Strategien zu begegnen und wir sind so daran gewöhnt, uns darauf zu verlassen, dass dies hilfreich ist, dass wir alle inneren Kommentare unseres Verstandes für bare Münze nehmen. Im Allgemeinen können wir uns darauf verlassen, dass auf nicht hilfreiche Gedanken auch wieder hilfreiche folgen und wir in der Lage sind, auszuwählen, welche uns für das Verfolgen unserer Ziele und Werte dienlich sind.

Patientinnen und Patienten – d. h. Menschen, die meist bereits über längere Zeit in Krisen leben – können dies häufig nicht mehr. Sie versuchen mit ihrem Verstand (mitunter mitbedingt durch psychopathologische hirnphysiologische Prozesse), das Leiden zu kontrollieren oder zu mindern. Zu erkennen ist diese Verstrickung zum Beispiel daran, dass sie ohne sichtbare emotionale Beteiligung immer wieder das Gleiche berichten (»Geschichten, die Staub ansetzen«), reden wie einstudiert, »gefangen« erscheinen in ihren Gedanken, permanent begründen, warum sie sich einem aktiven Leben nicht zuwenden können (z. B. Angst, Schmerzen, kein Geld, arbeitslos, usw.), an Regeln festhalten, auch wenn sie einen hohen Preis für dieses Festhalten bezahlen, permanent über sich selbst und andere urteilen, »verschmolzen« erscheinen mit ihrer Vergangenheit oder Zukunft. All dieses verbale Verhalten beinhaltet Hinweise auf rigide Denkmuster: Sackgassen, Denkfallen, die in der Beständigkeit das Leiden verstärken.

Aus ACT-Perspektive ist es hilfreich, die so entstandene Verstrickung mit Gedanken (seien es Erinnerungen, Annahmen, Bewertungen, Befürchtungen) zu lösen. Diese Kompetenz wird Defusion genannt: die Distanzierung von Denkinhalten; das Bewusstsein darüber, dass Denken ein fortlaufender Prozess ist, der Änderungen unterliegt. Der Mensch kann seine Gedanken als Gedanken wahrnehmen und wählen, ob er einem Gedanken folgt oder nicht. Gedanken verursachen Handeln nicht (wie in älteren kognitiven Therapiemodellen beschrieben), sondern Gedanken geben (wie Gefühle auch) Impulse für Handlungen, denen wir nachgeben können oder auch nicht. Der Verstand produziert fortlaufend Gedanken, aus denen Menschen für ihr Handeln wählen können.

Übung »Situationen beschreiben«

Lassen Sie Patientinnen und Patienten Situationen, Gedanken über die Situation und Handlungen in der Situation getrennt voneinander beobachten und beschreiben. Dies trainiert die Fähigkeit, diese drei Ebenen von Situationswahrnehmung zu unterscheiden.

Übung »Post-Its«

Gedanken werden einzeln auf Klebezetteln notiert. Die Klebezettel werden für die Person sichtbar auf die Kleidung geklebt. Dann werden verschiedene Handlungen ausgeführt – die zum Teil den Gedanken entsprechen oder auch widersprechen oder auch etwas ganz anderes beinhalten. Die Person beschreibt ihre Erfahrungen, trotz bzw. mit den Gedanken-Klebezetteln zu handeln.

Commitment: Werteorientierung und engagiertes Handeln

Den Kampf aufzugeben, Schmerz und Leid anzunehmen, stellt eine große Herausforderung dar. Es ist daher wichtig zu wissen, warum wir uns dieser Herausforderung stellen und sie annehmen möchten. Eine einfache Bitte der Therapeutin oder des Therapeuten ist hierfür nicht ausreichend. Selbst wenn Patientinnen und Patienten pflichterfüllend Aufgaben in Angriff nehmen und neues Verhalten ausprobieren, so ist dies häufig nicht nachhaltig wirksam. Jeder einzelne benötigt eine Grundlage, die aus der eigenen Person selbst heraus entsteht. Dies beschreiben wir in der ACT mit Werten.

Unsere persönlichen Werte sind Dinge, die uns tief berühren. Die Dinge, die unserem Leben Bedeutung und Zweck verleihen und die Dinge, die wir aufrichtig genießen. Unsere eigenen Werte sind persönlich und einzigartig und können nicht richtig oder falsch sein; sie betreffen einfach uns. Werte kommen aus dem Herzen und sind nicht diskutabel. Unseren Werten zu folgen, bedeutet das zu tun, was für uns wichtig ist, unabhängig davon, ob andere Personen dies schätzen oder nicht. Unsere Werte können uns, wie die Sterne, auch durch raue See führen. Es bedarf Würde und Stärke, sich dafür zu entscheiden, sich mit schmerzhaften, schwierigen oder furchteinflößenden Dingen zu konfrontieren, im Dienst des für uns Bedeutsamen.

Wichtig ist dabei zu beachten, dass sich Werte von Zielen unterscheiden: Unsere Werte liegen unseren Zielen zu Grund, sind aber keine Ziele. Anders als Ziele können Werte nicht vollständig erreicht werden. Außerdem sind Ziele frustrationsgeleitet: weil wir in einem Zustand nicht zufrieden sind, streben wir nach anderem; da bedeutet auch, dass Ziele nach Erreichen immer neu gesetzt werden müssen. Werte sind, anders als Ziele, flexibel, wenn es zu Veränderungen in unseren Lebensumständen kommt. Unsere individuellen Werte bleiben bestehen, auch wenn Ziele sich ändern.

Wie können Werte erkundet werden? Dies kann in einem unstrukturierten Gespräch über die Dinge erfolgen, die bedeutsam und wertvoll für eine Person sind. Zum Beispiel ein Gespräch über die Familie oder Hobbies. Die Frage »Warum ist das wichtig?« führt uns zu den mit einzelnen Lebensbereichen verbundenen Werten. Der Einstieg in die Arbeit mit Werten gelingt oftmals am besten, wenn wir diese leicht nehmen und gemeinsam mit der Patientin oder dem Patienten neugierig erkunden, was wichtig für sie oder ihn ist und warum.

Eine geleitete Übung zum Entdecken von Werten nennt sich »Sweet Spot« und wurde von Harris (2013) entwickelt:

Übung »Sweet Spot«

Hierbei laden Sie die Patientin oder den Patienten dazu ein, sich an einen schönen Augenblick ihres oder seines Lebens zu erinnern. Es kann etwas ganz Alltägliches sein, wie der Kaffee am Sonntagmorgen oder etwas ganz Außergewöhnliches, wie die Hochzeit oder Geburt eines Kindes. Wichtig ist, dass es etwas Spezifisches, etwas Persönliches ist. Es ist oftmals hilfreich, wenn Sie zunächst einen eigenen schönen Augenblick beschreiben. Danach laden Sie ihr Gegenüber ein, die Augen zu schließen, und sich einen schönen Augenblick auszuwählen und schließlich ganz in diesen einzutauchen. Leiten Sie die Übung mit Fragen zum Erleben, wie z. B.: Was sehen Sie? Was spüren Sie? etc. Im Anschluss lassen Sie sich den schönen Augenblick beschreiben und explorieren Sie diesen gemeinsam weiter. Dazu können Fragen helfen wie: Was ist daran für Sie bedeutsam? Was war das Wertvollste in diesem Moment? usw.

Wenn wir individuelle Werte gefunden haben, können diese als Basis dienen für neues, verändertes, engagiertes Handeln. Das heißt, aktives und zweckgerichtetes Engagement in offenkundigem Verhalten, das dazu dient, in Richtung unserer Werte zu gehen. Eine Bereitwilligkeit zu entwickeln, hin zu unseren Werten zu gehen, mit allem was wir haben. Bildlich gesprochen könnte man sich den Zusammenhang folgendermaßen vorstellen: Wenn »Richtung Westen gehen« unser identifizierter Wert ist und »Meilensteine« die Ziele entlang dieses Weges markieren, dann ist engagiertes Handeln der Prozess, einen Fuß vor den anderen zu setzen, mit Bereitwilligkeit und dem Bewusstsein, dass steile Berge und furchteinflößende Flussüberquerungen unvermeidbar auftauchen werden. Die Rolle der Therapeutin oder des Therapeuten hierbei ist es, der Patientin oder dem Patienten zu helfen, Möglichkeiten der Verhaltensänderung zu entdecken, die mit werte-konsistenten Zielen verbunden sind, und dabei zu unterstützen, effektive Handlungen in Richtung der jeweiligen Werte auszuwählen.

Hierzu bedarf es konkreter Vereinbarungen: Pläne zur Tagesstrukturierung, Erlernen von sozialen Fertigkeiten, Aufbau von spezifischen Fähigkeiten (Skills) oder Konfrontationen kommen hier zum Einsatz. Beim Erlernen neuen Verhaltens überwiegt immer wieder das Gefühl, Verhalten nicht ändern zu können, da die Symptome (noch) zu ausgeprägt sind. Hier ist die Rückbesinnung auf die Wahrnehmung, Akzeptanz und Defusion wichtig. Es ist unser Verstand, der uns sagt, dass wir neues Verhalten nicht »können«.

Eine Übung namens »Tue nicht, was Du sagst« kann hierzu mit den Patientinnen und Patienten ausprobiert werden:

> **Übung »Tue nicht, was Du sagst«**
>
> Sagen Sie gemeinsam mit der Patientin oder dem Patienten laut den Satz: »Ich kann meinen rechten Arm nicht heben.« Es ist wichtig, dies ernst und voller Überzeugung auszusprechen. Dann bitten Sie die Patientin oder den Patienten, während dieser Satz weiter laut gesprochen wird, den rechten Arm zu heben und zu senken. Dies verdeutlicht, dass die Fähigkeit zu etwas besteht, auch wenn unsere Gedanken das Gegenteil behaupten.

2.3 Was ist das Wichtigste zur Vermittlung der Grundlagen der ACT in klinischen Teams? – Fazit und Ausblick

In den Abschnitten dieses Kapitels wurden Grundlagen der ACT komprimiert und für den Einsatz in Klinik-Settings vorgestellt und beschrieben. Die therapeutische Haltung und das grundlegende Konzept wurden anhand des Hexaflex-Modells dargestellt sowie die einzelnen Komponenten psychischer Flexibilität beschrieben, ergänzt um Übungen, die erste Erfahrungen mit dem Ansatz und seiner Anwendung mit Patientinnen und Patienten ermöglichen.

2.3.1 ACT und andere Therapieverfahren?

Die ACT ist ein integratives Therapieverfahren der so genannten Dritten Welle der Verhaltenstherapie, das bereits Konzepte unterschiedlicher Therapieansätze und Methoden beinhaltet und erweitert werden kann, solange sie dem Paradigma der ACT folgen: Je nach Kontext der Person sind diejenigen Strategien nützlich, die sowohl der Akzeptanz inneren Erlebens wie auch dem Verfolgen individueller Werte dienen. Somit bietet die ACT diverse Möglichkeiten der Integration unterschiedlicher Methoden.

ACT und Achtsamkeitstechniken (vgl. Kabat-Zinn 1982) – Achtsamkeitsfertigkeiten gehören zur Grundlage der ACT. Sie bilden die Basis, auf der Akzeptanz und Commitment überhaupt erst möglich werden. Nur wenn wir wissen, was uns umgibt (sensorische Wahrnehmung) und welche Prozesse im Inneren ablaufen (mentale Wahrnehmung), können wir bewusste und selbstverantwortliche Entscheidungen darüber treffen, wohin wir gehen wollen. Wie bereits ausgeführt, bildet Achtsamkeit den »Rumpf« der ACT – zu Achtsamkeitsfertigkeiten kann zu jedem Zeitpunkt einer Behandlung zurückgekehrt werden, um sich anschließend Akzeptanz- oder Commitment-Prozessen zuzuwenden. Gleichsam beinhaltet Achtsamkeit bereits erste Akzeptanzfähigkeiten: um (sensorische und mentale) Ereignisse betrachten zu können, müssen sie (zumindest für einige Zeit) da sein dürfen. Einige ACT-Autoren gehen die einzelnen

Komponenten psychischer Flexibilität bevorzugt aus Perspektive der Achtsamkeit an (Wilson & Dufrene 2008).

ACT und Dialektisch-Behaviorale Therapie (DBT, vgl. Linehan 1987) *zur Emotionsregulation* – ACT und DBT legen gleichermaßen Wert auf Fertigkeiten der bewussten Wahrnehmung innerer und äußerer Ereignisse als Grundlage für Veränderungsprozesse. In der DBT werden diese Fertigkeiten vor allem im so genannten »Skills-Training« vermittelt und ermöglichen es Menschen mit starker emotionaler Instabilität, erst einmal wieder wahrzunehmen, wo sie sind und was sie erleben. Die DBT legt den Behandlungsfokus auf Emotionsregulation als maßgeblichen Mechanismus, um Verhalten und Erleben zu verändern. Auch wenn sie einzelne akzeptanz-orientierte Fertigkeiten, wie etwa »Radikale Akzeptanz«, vermittelt. Die ACT hingegen fokussiert auf Verhaltensänderung, ohne dabei die Veränderung von Emotionen zum Ziel zu erklären, da dies allzu leicht in Kreisläufe der Erlebnisvermeidung führen kann. Dabei steht vor allem die Frage nach Funktionalität und Zweckmäßigkeit im Vordergrund, und setzt so den Umgang mit Emotionen (auf Verhaltensebene) immer wieder in Bezug zu individuellen Werten (vgl. Robin et al. 2012).

ACT ist ein Therapiekonzept, in das sich diverse Methoden integrieren oder sich miteinander kombinieren lassen. Wie aus der Praxis und dem Austausch mit Kolleginnen und Kollegen bekannt, ist die Anwendung von ACT auch in Kombination mit psychodynamischen oder systemischen Methoden möglich und sinnvoll. Wichtig: aus der ACT-Haltung heraus gilt es, immer wieder den Fragen nach Funktionalität und Zweckmäßigkeit nachzugehen. Eine ACT-Haltung wird im Ausprobieren und Anwenden Schritt für Schritt entwickelt.

2.3.2 Einsatz der ACT auf verschiedenen Ebenen in der Klinik und der Station

In Kliniken lässt sich die ACT auf verschiedenen Ebenen der Behandlung in die multiprofessionelle Arbeit integrieren (► Abb. 2.3):

- Mit ACT als übergreifendem Stations- oder Abteilungskonzept mit einem gemeinsamen Vokabular und einem übergeordneten prozessorientierten Modell ist es möglich, sich über Behandlungskonzepte auszutauschen, gemeinsam Fallkonzepte zu erarbeiten und eine gemeinsame Evaluierung des Therapieverlaufs vorzunehmen (► Abb. 2.3, oben).
- Die ACT kann als Teil des methodenspezifischen Therapieangebots genutzt werden, z. B. in Form einer ACT-Gruppe oder Gruppenangeboten zu einzelnen Kernkompetenzen (z. B. Achtsamkeitsgruppe, Wertegruppe, o. ä.). Genauso kann sie in Einzeltherapien das vorrangige Behandlungskonzept darstellen, das Teil eines anderen integrativen Ansatzes sein kann (► Abb. 2.3, mitte).
- ACT-Interventionen können auch als Bausteine einzelner (psycho-)therapeutischer Angebote im Rahmen der bestehenden Einzel- und Gruppentherapien einfließen (z. B. einzelne Übungen oder Fragestellungen der Gruppengespräche). Jedoch sollte darauf geachtet werden, dass Haltung und Orientierung mit den anderen Interventionen und dem grundlegenden Behandlungskonzept vereinbar sind (► Abb. 2.3, unten).

Ergänzend gibt es eine Reihe alternativer Möglichkeiten, die ACT in die therapeutische Arbeit in Kliniken zu integrieren. Wir empfehlen, sich im Team/mit den Kolleginnen und Kollegen immer wieder auszutauschen und Erfahrungen miteinander zu teilen. Es gibt nicht »die ACT« – ACT ist ein Modell und

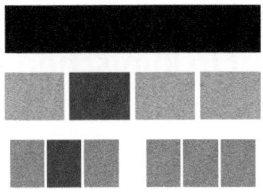

Abb. 2.3: Schematische Darstellung möglicher ACT-Bausteine in stationärer und tagesklinischer Behandlung (dunkelgraue Felder = ACT-Interventionen)

eine Sammlung von Methoden, die einer therapeutischen Intention folgt (Funktionalität und Zweckmäßigkeit) und variiert in der Anwendung abhängig von Kontext und beteiligten Personen.

Literatur

Zur Einführung in die Grundlagen der ACT

Eifert G (2011) Akzeptanz- und Commitment Therapie (ACT). Göttingen: Hogrefe.
Harris R (2011) ACT leicht gemacht. Ein grundlegender Leitfaden für die Praxis der Akzeptanz- und Commitment- Therapie. Freiburg: Arbor.
Luoma JB, Hayes SC, Walser RD (2009) ACT-Training Handbuch: Acceptance und Commitment Therapie. Ein Lernprogramm in zehn Schritten. 2. Aufl. Paderborn: Junfermann.
Wengenroth M (2017) Das Leben annehmen: So hilft die Akzeptanz- und Commitment- Therapie (ACT). 3. Aufl. Göttingen: Hogrefe.
Wengenroth M (2017) Therapie-Tools Akzeptanz- und Commitment- Therapie. Weinheim: Beltz.

Weitere Literatur

Eifert G, Forsyth JP (2009) Akzeptanz- und Commitment- Therapie für Angststörungen: Ein praktischer Leitfaden zur Anwendung von Achtsamkeit, Akzeptanz und wertgeleiteten Verhaltensänderungsstrategien. Tübingen: dgvt-Verlag.
Hayes S, Strohsal K, Wilson K (2014) Akzeptanz- und Commitment-Therapie: Achtsamkeitsbasierte Veränderungen in Theorie und Praxis. 1. Aufl. Paderborn: Junfermann.
Hayes LL, Ciarochi J (2015) The Thriving Adolescent: Using Acceptance and Commitment Therapy and Positive Psychology to Help Teens Manage Emotions, Achieve Goals, and Build Connection. Oakland, MA, USA: New Harbinger.
Harris R (2011) ACT leicht gemacht. Ein grundlegender Leitfaden für die Praxis der Akzeptanz- und Commitment- Therapie. Freiburg: Arbor.
Harris R (2013) Wer vor dem Schmerz flieht, wird von ihm eingeholt: Unterstützung in schwierigen Zeiten. ACT in der Praxis. München: Kösel.
Kabat-Zinn J (1982) An outpatient program in behavioral medicine for chronic pain patients based on the practice of mindfulness meditation: Theoretical considerations and preliminary results. Gen Hosp Psychiatry 4 (1): 33–47.
Linehan MM (1987) Dialectical Behavior Therapy for Borderline Personality Disorder: Theory and Method. Bull Menninger Clin 51: 261–276.
Luoma JB, Hayes SC, Walser RD (2009) ACT-Training Handbuch: Acceptance und Commitment Therapie. Ein Lernprogramm in zehn Schritten. 2. Aufl. Paderborn: Junfermann.
Robin CJ, Schmidt H, Linehan MM (2012) Die Dialektisch-Behaviorale Therapie, eine Synthese aus radikaler Akzeptanz und der Anwendung gelernter Fertigkeiten. In: Hayes S, Folette V, Linehan MM (Hrsg.) Achtsamkeit und Akzeptanz. Das Erweitern der kognitiv-behavioralen Tradition. Tübingen: dgvt-Verlag.
Wilson KG, Dufrene T (2008) Mindfulness for Two. An Acceptance and Commitment Therapy Approach to Mindfulness in Psychotherapy. Oakland, MA, USA: New Harbinger.

3 Implementierung von ACT als berufsgruppenübergreifendes Therapiekonzept in klinischen Teams

Ronald Burian

3.1 ACT als therapeutisches Konzept im klinischen Setting implementieren – Einführung

Wer den Plan hat, ACT in einem klinischen Setting mit mehreren Berufsgruppen einzuführen, sollte dies mit der Bereitschaft für eine gemeinsame Expedition angehen.

Implementierung bedeutet mehr als die bloße Vermittlung von theoretischem Wissen an das Team. Eine gute Reiseplanung – mit Augenmaß und langem Atem – ist dabei der entscheidende Punkt. Wenn beispielsweise die Mitglieder des Teams in Workshops oder im Selbststudium etwas über ACT erfahren haben, bedeutet das eben noch lange nicht, dass die Umsetzung des Wissens in die Praxis gelingt. Und vor allem sagt die Theorievermittlung nichts über die Nachhaltigkeit der Unternehmung auf dem langen und mühsamen Weg »durch die Ebenen« der weiteren Reise des Teams aus.

Es gibt einige entscheidende Kriterien, die es wahrscheinlicher machen, dass die Expedition gelingt und der Ansatz in der Praxis greift. Diese sollen in diesem Kapitel daher näher erläutert werden:

Die Implementierung von ACT als berufsgruppen-übergreifendes Therapiekonzept in klinischen Teams gelingt besonders gut, …

- … wenn die Grundlagen leicht verstehbar vermittelt werden: dies hängt in großem Maß von der Fähigkeit und Bereitschaft der Trainerin oder des Trainers bzw. der Referentin oder des Referenten ab, die ACT-Inhalte so aufzubereiten, dass auch nicht-akademische Mitarbeiterinnen und Mitarbeiter des therapeutischen Teams einen guten Zugang bekommen.
- … wenn das Therapiekonzept über rein verbale Interventionen hinausgeht und im praktischen Handeln und Verhalten der Teammitglieder im Patientenkontakt umsetzbar ist.
- … wenn es gelingt, mehrere Mitarbeiterinnen und Mitarbeiter verantwortlich in die Implementierung einzubinden und sich die Last somit auf mehrere Schultern verteilt.
- … wenn es gelingt, dass die Einführung des Konzeptes von der Abteilungsleitung und den unmittelbaren Vorgesetzten befürwortet und mitgetragen wird.
- … wenn die Einführung des Konzepts als gemeinsame Erfahrung eines Teams spürbar wird und die Mitglieder des Teams Einfluss auf die Gestaltung des Prozesses nehmen können.

3.2 Was wissen wir zur Evidenz? – Empirische Daten und Stand der Forschung

In der Literatur finden sich bisher keine Studien, in denen die Effektivität von Maßnahmen zur Implementierung von ACT in multiprofessionellen klinischen Teams untersucht wird. Allerdings liegen evaluierte Manuale zu ACT-Interventionen am Arbeitsplatz vor. Deren Ziel ist es, durch »ACT-Training« Stressbewältigung, Sinnhaftigkeit und letztlich die psychische Gesundheit von Berufstätigen – vor allem in medizinischen, sozialen und pädagogischen Bereichen – zu verbessern (u. a. Flaxman et al. 2015). Für die Wirksamkeit dieser Interventionen finden sich zahlreiche Belege: So ließ sich zeigen, dass bei den Beschäftigten die subjektive berufsbedingte Belastung nach einem ACT-Training abnahm (Biglan 2016, Brinkmann et al. 2011), wobei dies in Abhängigkeit von bereits vorliegenden Beschwerden (»Burnout«) in unterschiedlichem Ausmaß gelang (Habibian et al. 2018). Weiterhin gibt es Hinweise dafür, dass sich durch einen veränderten Umgang mit Stress mittels ACT-Interventionen die Entwicklung von berufsbedingten Beschwerden (Depressivität, »Burnout«) präventiv reduzieren lässt. Diese erste Evidenz muss durch größere und multizentrische Studien in Zukunft noch untermauert werden (Frögely et al. 2015, Hayes et. 2004).

In einer randomisierten Pilotstudie über die Nachhaltigkeit der Umsetzung von ACT – sowohl im beruflichen Bereich, als auch für die persönliche psychische Gesundheit – fanden Luoma und Villardaga (2013) erwartungsgemäß, dass Follow-up Konsultationen im Anschluss an einen ACT-Einsteigerworkshop anhaltend und signifikant positive Effekte sowohl im professionellen als auch persönlichen Bereich erbringen.

Frederic Livheim, klinischer Psychologe am Karolinska Institut Stockholm (Schweden), berichtet über sein Vorgehen zur großflächigen Implementierung von »AC-Training« zur Bewältigung von Stress und zum Aufbau werte-orientierten Verhaltens. Seit 2008 wurden dabei laut Livheim Tausende Mitarbeiterinnen und Mitarbeiter in verschiedenen schwedischen Gesundheitseinrichtungen als Multiplikatoren geschult:

- Zunächst erfolgt die Schulung von Multiplikatorinnen und Multiplikatoren in einem 12-stündigen Einführungsworkshop, geleitet von erfahrenen ACT-Trainerinnen bzw. -Trainern.
- Fokus dieser Schulungen ist zunächst nicht ACT als Therapie sondern »ACTraining«. Das bedeutet die Anwendung der ACT für die eigene Stressbewältigung und Gesundheit am Arbeitsplatz.
- Mit Hilfe der zur Verfügung gestellten Materialien schulen diese Multiplikatoren nun wiederum ihre Teams.
- Die Multiplikatoren und – je nach Bedarf auch die Teams – werden durch das Vorhalten von Supervision durch erfahrene ACT-Therapeutinnen und ACT-Therapeuten bzw. ACT-Trainerinnen und ACT-Trainer unterstützt.
- Wenn auf diese Art ACT-Wissen in den Teams eingeführt wurde, erleichtert dies sicherlich den Implementierungsprozess, wenn es nun – je nach Setting und Profil der Einrichtung – indiziert erscheint, ACT auch als Therapiekonzept für die Behandlung von Patientinnen und Patienten einzusetzen.
- Nach Möglichkeit erfolgt dazu jeweils zugehörige Begleitforschung.

(Frederic Livheim, persönliche Mitteilung, 2018)

3.3 Wie sieht eine mögliche Implementierung aus? – Praktische Umsetzung

Es ist sinnvoll, die Implementierung von ACT in drei Phasen einzuteilen. Bleiben wir bei dem Bild einer Expedition: Es ist klar, dass eine gemeinsame Reise gut vorbereitet sein will (1. Planungsphase). Ist dann alles geplant und vorbereitet, kann das Abenteuer beginnen und man macht sich auf den Weg – bereit für Entdeckungen und Erfahrungen (2. Workshops und Training). Das Ziel einer Expedition ist aber oft nicht nur das Erreichen eines bestimmten Punktes auf der Landkarte. Oft geht es darum, dass sich die Gruppe aufgrund der Expeditionserfahrungen neue Räume und Möglichkeiten erschließt und diese gemeinsam kontinuierlich weiter beforscht und ausbaut (3. Aufrechterhaltung und Weiterentwicklung).

3.3.1 Planungsphase

In der Planungsphase ist es wichtig, sich klar zu machen, welchem Wert es dient, ACT als Therapiekonzept einzuführen: *Wer* möchte damit *Was* erreichen und *Welcher Sinn* ist damit verbunden? Ist zum Beispiel auf der betreffenden Station bislang gar kein gemeinsames Konzept vorhanden und soll die Einführung von ACT die verschiedenen Player im Team überhaupt erst zusammenführen? Oder gibt es bereits ein Konzept, mit dem aber Unzufriedenheit besteht, und mit ACT sollen die Behandlungsergebnisse verbessert werden? Geht die Initiative von Mitarbeiterinnen und Mitarbeitern aus der mittleren Führungsebene aus oder wird die Implementierung von der Chefärztin oder dem Chefarzt der Abteilung oder auch von der Geschäftsführung des Krankenhauses gewünscht?

So kann also von Klinik zu Klinik oder von Station zu Station die Ausgangslage sehr unterschiedlich sein. In jedem Fall sind ein guter Plan und eine gute Kommunikation Grundvoraussetzungen für das Gelingen. Für diese Grundlagen können wir uns bei den Grundlagen des Projektmanagements bedienen.

Wie bei jeder Expedition ist eine gute Expeditionsleitung gefragt. Unabhängig davon, ob die Initiative zur Implementierung von einer einzelnen Therapeutin oder einem Therapeuten oder von der Chefetage ausgeht: Es macht sich bezahlt, wenn die oder der Hauptverantwortliche ein Kernteam zusammenstellt. Idealerweise sollte ein solches Kernteam aus 3–4 engagierten Teammitgliedern bestehen, welches dann den Prozess anführt. Zu Beginn des Projektes sind ein bis zwei Kick-off Sitzungen anzuraten, bei denen das Kernteam einen Plan entwirft, der folgenden Punkte berücksichtigt:

Klärung des Ziels und der Zielparameter

Eine gute und einfache Formulierung, was warum erreicht werden soll, ist hilfreich für die Klarheit eines jeden Teamprozesses. Diese könnte zum Beispiel so lauten: »Auf unserer Station soll ein multiprofessionelles ACT-Konzept etabliert werden. Damit soll erreicht werden, dass das gesamte Team therapeutisch an einem Strang zieht. Letztlich wollen wir damit den Patientinnen und Patienten gegenüber klarer in unserer Grundhaltung und unseren (therapeutischen) Vorschlägen werden, diese für die Patientinnen und Patienten nachvollziehbarer machen und die Behandlungserfolge nachhaltig verbessern.«

Zielparameter könnten zum Beispiel sein:

- Alle Mitglieder des Teams werden durch die Schulungsmaßnahmen erreicht und

haben die Gelegenheit, die Grundlagen von ACT zu erfahren und zu verstehen.
- Alle Mitglieder des Teams sind imstande, ACT-Prozesse in der Behandlung der Patientinnen und Patienten anzuwenden, bzw. ACT in ihre bisherige Arbeitsweise zu integrieren.
- Eine Strategie zur erfolgreichen Aufrechterhaltung und Weiterentwicklung der Implementierung von ACT liegt vor (z. B. regelmäßige Auffrischungsworkshops, Team-Supervisionen mit ACT-Methodik etc.).

Vielleicht klingt das zunächst etwas technisch. Aus der eigenen Erfahrung bisheriger Implementierungen von ACT in verschiedenen Teams lässt sich aber sagen, dass der bewusste Akt einer solch konkreten Zielklärung dem Team eine gute Struktur und Sicherheit bietet, welche letztlich den Erfolg der »Expedition« wahrscheinlicher macht. Zudem führt eine unterlassene oder sehr vage Zielklärung von Implementierungsprojekten nicht selten dazu, dass nach einer gewissen »Post-Workshop-Euphorie« eine wirkliche Praxisumsetzung der Inhalte kaum oder nicht erfolgt.

Klärung der Zeitvorgaben

Was soll bis wann erreicht werden? Welcher Zeitrahmen ist realistisch? Es ist günstig, sich einen Zeitplan aufzumalen, der in Form von »Meilensteinen« visuell aufzeigt, welche Etappen in welchem Zeitraum erreicht werden sollen. Anhand einer solchen Visualisierung kann geprüft werden, ob die Planung realistisch ist. Oft gelingt es auf diese Weise auch, Verzögerungen vorauszusehen (z. B. Ferienzeiten etc.) und die Planung daraufhin zu adjustieren.

Klärung der Beteiligten – Wer muss einbezogen werden?

- An welchen Positionen sitzen Entscheidungsträgerinnen und -träger, die informiert und involviert werden sollten?
- Welche Entscheidungsträgerinnen und -träger können potentiell als Unterstützung angesehen werden und wie kann es gelingen, diese Personen für das Projekt zu gewinnen?
- Wer könnte sich vielleicht gegen das Projekt stellen und welche Möglichkeiten gibt es, damit umzugehen?
- Wer ist von den Veränderungen betroffen? Wer gehört zum Team, wie kann das Projekt im Team am günstigsten kommuniziert werden und wie kann die Motivation und Bereitschaft gefördert werden, sich aktiv einzubringen?

ACT-Trainerinnen und -Trainer finden

Natürlich kann auch eine einzelne Therapeutin oder ein einzelner Therapeut innerhalb eines Teams mit heterogenen Therapieansätzen mit ACT arbeiten. Wenn aber ACT als multiprofessioneller Ansatz im ganzen Team eingeführt werden soll, steht oft die Frage nach einer geeigneten Trainerin oder einem geeigneten Trainer an. Hier ist die Homepage der Deutschsprachigen Gesellschaft für Kontextuelle Verhaltenswissenschaften (DGKV e. V.) eine gute Quelle (www.dgkv.net, Zugriff am 13.10.2020). Außerdem gibt es vielerorts regionale Netzwerke, in denen erfahrene ACT-Therapeutinnen und -Therapeuten bzw. ACT-Trainerinnen und -Trainer miteinander verbunden sind – auch hierfür lohnt sich ein Besuch der DGKV-Homepage. Dort stellen diese Netzwerke sich samt Kontaktadressen vor.

3.3.2 Durchführung von Trainings und Schulungen

Zur Einführung in die Akzeptanz- und Commitment-Therapie wird eine Vielzahl unterschiedlicher Formate angeboten. Diese reicht von halbstündigen Vorträgen über die Grundlagen von ACT bis hin zu einwöchigen »Bootcamps«.

ACT-Intro: 3 x 2 Tage

Eine häufig gewählte Form der gründlichen Einführung ist das Format von drei aufeinander aufbauenden, jeweils zweitägigen Workshops (»ACT- Intro«). Dieses Format wird von einigen Trainerinnen und Trainern und Ausbildungsinstituten angeboten und beinhaltet neben den theoretischen Grundlagen meist gute praxisnahe Interventionen. Zudem wird in den Intros oft Raum für selbsterfahrungsorientierte Übungen geboten, was sich günstig auf die Entwicklung der ACT-spezifischen therapeutischen Haltung auswirkt.

Typischerweise bestehen die zweitägigen Blöcke aus den folgenden Inhalten:

1. Einführung in die Grundlagen von ACT, Kennenlernen der Kernprozesse anhand des Hexaflex-Modells, Basiswissen über RFT und funktionalen Kontextualismus, erste praxisorientierte Übungen.
2. Vertiefung der Kernprozesse, Selbsterfahrungsorientierte Übungen, Kennenlernen von Metaphern und Gesprächsübungen im Rollenspiel.
3. Erstellen von Fallkonzepten, Arbeit an der therapeutischen Haltung in Form von selbsterfahrungsorientierten Übungen, Umgang mit schwierigen Situationen im Behandlungsprozess.

Je nach Zeitkontingent und organisatorischen Möglichkeiten (z. B. Vertretungsmöglichkeiten etc.) lässt sich ein solches Format auch für ein gesamtes Team organisieren.

ACT-Curriculum: 1 Tag plus 7 x 2 Stunden

Eine andere Form des einführenden Trainings ist ein Curriculum, das sinnvollerweise mit einem Einführungstag starten sollte und dann in jeweils kürzeren Blöcken weitergeführt wird. Dieses Format hat sich in klinischen Settings gut bewährt, da wiederholte zweistündige Fortbildungsblöcke oft recht gut in die Abläufe stationärer und tagesstationärer Teams integrierbar sind.

Die Inhalte des ACT-Curriculums sind dabei beispielsweise folgendermaßen verteilt:

1. Einführungstag: Grundlagen von ACT, RFT und funktionalem Kontextualismus, Vorstellung von Metaphern und einigen erfahrungsorientierten Übungen, Förderung der Teammotivation für die Beschäftigung mit ACT.
2. Es folgen sechs jeweils ca. zweistündige Workshops, in den je einer der sechs ACT-Kernprozesse im Vordergrund steht. Dabei werden selbsterfahrungsorientierte Übungen zum jeweiligen Kernprozess angeboten sowie praxisnahe Beispiele und Rollenspiele.
3. Ein abschließender zweistündiger Workshop zur Reflexion des Curriculums und zur Arbeit mit allen sechs ACT-Kernprozessen (sogenanntes »Hexadancing«)

Zwischen den Workshop-Einheiten sollten dabei jeweils mindestens zwei Wochen Abstand liegen, damit die vermittelten Inhalte von den Teammitgliedern im Alltag ausprobiert und geübt werden können.

> **Erfahrungen reflektieren**
>
> Eine besondere Wirksamkeit für den Praxistransfer ergibt sich, wenn stets zu Beginn der zweistündigen Workshops das gesamte Team darüber reflektiert, welche Erfahrungen die einzelnen Mitglieder dabei gemacht haben, bestimmte Übungen, Metaphern oder Interventionen auszuprobieren. Diese Reflexion kann z. B. mittels Zetteltechnik erfolgen, d. h. jede Mitarbeiterin und jeder Mitarbeiter bekommt 2–3 Klebezettel, auf denen er oder sie notiert, welche Intervention zum zuletzt vorgestellten Kernprozess er oder sie ausprobiert bzw. für die eigene Arbeit modifiziert hat.
>
> Die Aufgabenstellung lautet z. B.: »Wie konnte ich Interventionen zum jeweiligen Kernprozess in meine klinische Arbeit einbringen?«
>
> Die Trainerin oder der Trainer bereitet derweil einen Flipchart vor, auf der die einzelnen Berufsgruppen aufgeführt sind (z. B. Pflege, Ergotherapie, Ärzteschaft, klinische Psychologie und Psychotherapie etc.). Anschließend werden die Klebezettel am Flipchart sortiert und das Team schaut sich diese gemeinsam an. Jedes Teammitglied sollte ermutigt werden, kurz über eigene Erfahrung mit der Übung zu sprechen. Dabei wird deutlich, ob und wie die verschiedenen Berufsgruppen ACT in ihrer Arbeit anwenden können, und die Teammitglieder inspirieren sich in der Diskussion gegenseitig.

3.3.3 Phase der Aufrechterhaltung und Weiterentwicklung

Ist der Start der Expedition gelungen und ein Team hat gemeinsam eine Fortbildungsreihe zu ACT durchlaufen, folgen in dem Bild von einer gemeinsamen Reise nun die Mühen einer Wanderung durch die Ebene. Die Möglichkeiten der Gestaltung eines ACT-basierten Therapieplans und die Umsetzung von ACT-Interventionen durch die verschiedenen therapeutischen Berufsgruppen sind Gegenstand verschiedener Kapitel dieses Buches (▶ Teil II). Darüber hinaus ist es sinnvoll, ACT-Termini wo immer möglich in die Teamkommunikation zu übertragen. Dazu eigenen sich vor allem Teammeetings und Fallbesprechungen. Es ist wichtig, das gemeinsame Finden einer therapeutischen Sprache explizit zu machen, da dies anfängliche Probleme normalisiert, identitätsstiftend für das Team sein kann und den gemeinsamen Austausch über den Prozess fördert. Gleichzeitig sollten dabei der Alltagsbezug und die Allgemeinverständlichkeit der gemeinsamen Sprache im Blick behalten werden. Auch die Teamsupervision ist ein geeignetes Forum, das Arbeiten mit ACT im Team lebendig zu machen (▶ Kap. 14).

Zumeist gibt es im Team Mitarbeiterinnen und Mitarbeiter, die sich in besonderem Maße für die Implementierung verantwortlich fühlen und entweder besondere ACT-Expertise mitbringen oder sich im Laufe der Einführung angeeignet haben. Wenn es gelingt, dass diese Mitarbeiterinnen und Mitarbeiter sich aktiv engagieren und in einer »train-the-trainer«-Funktion weitere Fortbildungen mit dem Team organisieren und auch gestalten, wird die Implementierung eine hohe Nachhaltigkeit haben. Beispielsweise lässt sich dies erfahrungsgemäß gut in Form von regelmäßigen ACT-Booster-Fortbildungen etablieren, z. B. »ACT-Werkstatt« genannt. Eine ACT-Werkstatt findet z. B. etwa alle 6–8 Wochen statt und dauert 1,5–2 Stunden. Im Mittelpunkt dieser selbst organisierten Workshops stehen stets verschiedene ACT-bezogene Themen, z. B.:

- Wie wende ich bewusst ACT-Interventionen an, um mit typischen schwierigen Situationen umzugehen?
- Wie können unterschiedliche Berufsgruppen Achtsamkeit in ihre praktische Arbeit mit Patientinnen und Patienten integrieren?
- Wie helfen uns Werteorientierung und Achtsamkeit, um selbst besser mit Stress und Frustrationen umzugehen?
- Wie lässt sich köperbezogene Arbeit mit ACT selbst erfahren (z. B. angeleitet von der Tanztherapeutin oder dem Tanztherapeuten)?
- Wie komme ich im Gespräch von einem Kernprozess zum anderen (so genanntes »Hexadancing«)?

3.4 Worauf ist zu achten? – Fußangeln und Fallstricke

Über ACT reden statt ACT erleben

Einführungsworkshops laufen Gefahr, zu viel theoretische Fracht zu laden. Die Arbeit mit ACT beruht auf leicht fassbaren und wissenschaftlich fundierten Grundlagen der Verhaltenstherapie. Diese sollten vermittelt werden. Darüber hinaus ist jedoch die Arbeit mit ACT vor allem eine Arbeit mit der ACT-typischen Haltung, und diese lässt sich vor allem durch das Selbst-Erleben der Prozesse erarbeiten (Wie gelingt es mir selbst, im Augenblick präsent zu sein? Zu beobachten und nicht zu bewerten? Gelingt es mir, auch schwierige Gefühle anzunehmen? Welche Vermeidungsstrategien wende ich selbst an? An welchen Werten orientiere ich mich eigentlich selbst?). Für erlebensorientierte Übungen sollte in den Workshops mindestens ein Drittel der Zeit eingeplant werden.

Urlaubs- und krankheitsbedingte Ausfälle während der Fortbildungsphase

Ausfallzeiten sind in Teams nicht zu verhindern. Es ist daher anzuraten, Workshops z. B. zu filmen o. ä., damit Kolleginnen und Kollegen, die bestimmte Termine verpasst haben, diese auf Video nachverfolgen können. Eine weitere Möglichkeit sind Handouts, die z. B. die verwendeten Vorträge etc. enthalten, sowie Lesetexte aus ACT- Einführungsbüchern. Einige Lesetipps finden sich in den Literaturquellen am Ende dieses Kapitels.

Die Mühen der Ebene

Alle Übungen und Metaphern klappen besser in den Workshops als im direkten Kontakt zu Patientinnen und Patienten. Menschen, die von Beschwerden und Krankheiten belastet sind, haben oft große Probleme im flexiblen Umdenken, tun sich schwer, Unannehmbares zu akzeptieren und sich »einfach mal« auf ihre Werte zu besinnen. Das verpasst dem anfänglichen Enthusiasmus oft erste Dämpfer.

Was kann da helfen? Sich im Team gegenseitig zu unterstützen. Selbst zu akzeptieren, dass es sich eben schwer anfühlt, wenn man das, was man erreichen möchte, nicht – oder nur schwer – erreicht. Selbst zu defusionieren von dem Gedanken »Die/Der muss das ACT-Prinzip doch jetzt endlich knacken, sonst habe ich [als Therapeutin oder Therapeut] versagt«. Und immer wieder die Kraftquelle zu nutzen, sich auf die eigenen Werte zu beziehen: »Was ist mir an der Arbeit mit erkrankten Menschen wichtig? Wie will ich meinen Patientinnen und Patienten beistehen?«

Wenn Mitarbeiterinnen und Mitarbeiter Mühe haben, ihren eigenen therapeutischen Ansatz mit ACT zu verbinden

Das C in ACT steht für »Commitment«. Oder eben auch »Choose« – wähle, welchem Wert du folgst, welchen Sinn du deinem Leben und Handeln gibst. Es würde daher dem Prinzip von ACT widersprechen, einer Person ACT »aufzuzwingen«. Der Erfahrung nach finden selbst Mitarbeiterinnen und Mitarbeiter, die jahrelang mit einer bestimmten Methode gearbeitet haben, relativ leicht Parallelen in der bisherigen Arbeit zu ACT und integrieren dann ACT-Prozesse in ihre bisherige Arbeitsweise. Schafft ein Team sich Möglichkeiten, sich immer wieder auf die gemeinsame Sinnhaftigkeit ihrer Arbeit zu besinnen, z. B. durch ACT-basierte Intervision und Supervision, hat dies eine große integrative Kraft. Unterschiedliche Sichtweisen können dann nicht als trennend, sondern bereichernd erlebt werden.

Zudem gibt es zur Vertiefung dieser Fragen sehr lesenswerte Literatur zu den Verbindungslinien zwischen ACT und anderen Therapieverfahren: ACT und KVT, ACT und Psychodynamische Therapie etc. (siehe Literaturhinweise).

3.5 Was ist das Wichtigste für die Implementierung von ACT in klinischen Teams? – Fazit und Ausblick

Die Implementierung von ACT in ein klinisches Team ist eine spannende und inspirierende gemeinsame Expedition. Verschiedene Wege zu einem auf ACT basierenden, multiprofessionellen Konzept sind möglich. Einige werden in diesem Kapitel aufgezeigt. Im besten Fall bringt die gemeinsame Orientierung auf Sinnhaftigkeit und Werte im Arbeitsalltag den Teamgeist zum Blühen. Für die Implementierung von ACT empfiehlt sich jedoch neben methodischer Kompetenz der Beteiligten ein strukturiertes Vorgehen mit plan- und messbaren Zielen sowie die Bereitschaft für einen langen Atem in der Aufrechterhaltung und Weiterentwicklung des jeweiligen Teamkonzepts.

Literatur

Biglan A, Layton GL, Backen Jone L, Hankins M, Rusby JC (2013) The value of workshops on psychological flexibility for early childhood special education staff. Topics Early Child Spec Educ 32: 196–210.

Brinkborg H, Michanek J, Hesser H, Berglund G (2011) Acceptance and commitment therapy for the treatment of stress among social workers: a randomized controlled trial. Behav Res Ther 49: 389–398.

Flaxman P, Bond F, Livheim E (2015) Achtsam und erfolgreich im Beruf: Mit ACT die psychische Gesundheit am Arbeitsplatz stärken. Paderborn: Junfermann Verlag.

Frögéli E, Djordjevic A, Rudman A, Livheim F, Gustavsson P (2016) A randomized controlled pilot trial of acceptance and commitment training (ACT) for preventing stress-related ill health among future nurses. Anxiety Stress Coping 29: 202–218.

Habibian Z, Sadri Z, Nazmiyeh H (2018) Effects of Group Acceptance and commitment therapy-based training on job stress and burnout among pediatric oncology and special diseases nurses. Iranian J Pediatr Hematol Oncol 8: 118–125.

Hayes SC, Bissett R, Roget N, Padilla M, Kohlenberg BS, Fisher G, Masuda A, Pistorello J, Rye AK, Berry K, Niccolls R (2004) The impact of acceptance and commitment training and multicultural training on the stigmatizing attitudes and professional burnout of substance abuse counselors. Behav Ther 35: 821–835.

Luoma JB, Vilardaga JP (2013) Improving therapist psychological flexibility while training Acceptance and Commitment Therapy: a pilot study. Cogn Behav Ther 42: 1–8.

Nützliche Quellen für Workshops (Auswahl)

Harris R (2011) ACT leicht gemacht. Freiburg: Arbor-Verlag.
Harris R (2014) Schwierige Situationen in der Akzeptanz- und Commitment-Therapie. Weinheim, Basel: Beltz-Verlag.
Strosahl K, Robinson P (2016) In diesem Moment. Stuttgart: Trias-Verlag.
Wengenroth M (2017) ACT Therapie-Tools. Weinheim, Basel: Beltz-Verlag.

ACT und andere Therapierichtungen (Auswahl)

Ciarrochi J, Bailey A (2010) Akzeptanz- und Commitment-Therapie in der KVT. Weinheim, Basel: Beltz-Verlag.
McKay M, Lev A, Skeen M (2013) ACT und Schematherapie. Lichtenau: G.P. Probst Verlag.
Stewart JM (2012) Mindfulness, Acceptance and the Psychodynamic Evolution. Oakland, CA, USA: Context Press.

4 Therapeutische InterACTion im Klinikalltag

Nina Romanczuk-Seiferth und Ronald Burian

4.1 ACT als therapeutisches Konzept im klinischen Alltag in konkreten Interaktionen umsetzen – Einführung

Die meisten Lehr- und Praxisbücher zur Anwendung von ACT beziehen sich auf die Therapie in einer ambulanten Praxis als ein prototypisches psychotherapeutisches Setting: es sitzen sich Patientin bzw. Patient und Therapeutin bzw. Therapeut gegenüber und es wird miteinander gesprochen. Die Situation ist recht übersichtlich und zumeist gut strukturiert. Alles, was geschieht, spielt sich zwischen diesen zwei Personen ab. Die Therapeutin bzw. der Therapeut erklärt zu Beginn der Therapie das eigene Vorgehen und das Rational der Behandlung. Dann wird das gemeinsame Vorgehen erarbeitet. Meist ist auch die Anzahl der vorgesehenen Therapiestunden, also die »Therapiedosis«, klar umrissen. Die unmittelbare therapeutische Interaktion bleibt auch im Verlauf der Behandlung meist auf diese zwei Personen beschränkt.

Die therapeutischen Interaktionen gestalten sich im klinischen Rahmen zumeist komplexer: Die Patientinnen und Patienten haben im Therapieverlauf Kontakt mit mehreren therapeutisch arbeitenden Personen. Im besten Fall arbeitet das Stationsteam nach einem einheitlichen Therapie-Rational, aber manchmal eben auch nicht. Und selbst wenn ersteres der Fall ist, sind unterschiedliche Perspektiven und Haltungen zu ähnlichen Themen oder Problemstellungen der einzelnen Therapeutinnen und Therapeuten durchaus die Regel. Ähnlich wie in der ambulanten Einzeltherapie wird auch in der Klinik viel gesprochen, aber einige der Therapien haben auch erhebliche non-verbale Anteile, z. B. Musik-, Kunst- und Kreativtherapie, Ergotherapie, Tanz- und Bewegungstherapie usw. Je nach Profil der Klinik, Abteilung bzw. Station sind Umfang und Dauer der vorgesehenen Therapie zumindest bei Behandlungsbeginn nicht unbedingt festgelegt, vor allem im Akutbereich.

Ein weiteres wichtiges Merkmal stationärer und teilstationärer Behandlungen ist es, dass die Patientinnen und Patienten meist eine sehr hohe Symptombelastung aufweisen, z. B. akute Suizidalität, Wahnerleben, starke Konzentrationsstörungen usw. Bei Menschen mit chronischen Erkrankungen spielen häufig krankheits- und behandlungsassoziierte Gefühle und Verhaltensweisen, wie Resignation, Hoffnungslosigkeit, Ärger, ausgeprägtes Rückzugsverhalten bis zur sozialen Isolation oder starke Identifikation mit der Krankenrolle, eine wichtige Rolle. Oft suchen diese Patientinnen und Patienten in Kliniken und Tageskliniken nicht (nur) aus sich heraus und gezielt eine Behandlung auf – wie es bei ambulanten Patientinnen und Patienten mit höherem Funktionsniveau im Alltag häufiger der Fall ist – sondern »landen« gewissermaßen per Einweisung oder durch Vermittlung von Angehörigen und sonstigen Hilfspersonen in einer Klinik oder Tagesklinik, wo ihnen nun geholfen werden soll.

Um Ansatzpunkte und Ideen für die konkrete Umsetzung von ACT in zum Teil herausfordernden Situationen im klinischen Rahmen zu geben, wird in diesem Kapitel beispielhaft auf solche Situationen eingegangen, die aus der klinischen Erfahrung im stationären und teilstationären Alltag als »prototypisch« für Klinikbehandlungen angesehen werden können. Die Auswahl der Situationen hat keinen Anspruch auf Vollständigkeit, sondern fokussiert auf bestimmte Situationen, die gehäuft auftreten und eine Schlüsselrolle für das Gelingen einer (teil-)stationären Behandlung spielen können.

4.2 InterACTion: Wie sieht die Gestaltung alltäglicher Situationen nach ACT in Klinik und Tagesklinik konkret aus? – Praktische Beispiele

4.2.1 Die (teil-)stationäre Aufnahme

Eine Klinikaufnahme stellt für viele Betroffene ein einschneidendes Ereignis dar. Ambulante Angebote haben bisher keine ausreichende Besserung gebracht oder waren nicht verfügbar, die Situation scheint ausweglos, die Patientin oder der Patient selbst und/oder das unmittelbare Umfeld weiß nicht mehr weiter. Der erste Kontakt mit dem therapeutischen Team der jeweiligen Abteilung oder Station – sei es zum Vorgespräch oder direkt zur Aufnahme – erfolgt meist über das Pflegepersonal. Seltener ist es, dass Patientinnen und Patienten direkt und als erstes die Ärztin bzw. den Arzt oder die Psychologin bzw. den Psychologen sprechen. Welche Berufsgruppe für den Erstkontakt zur Verfügung steht ist nicht entscheidend: die Haltung und das Vorgehen der ACT lassen sich berufsgruppen-übergreifend von Beginn an nutzen.

> **Praktische Hinweise für die Aufnahmesituation**
>
> Stellen Sie sich selber vor bzw. beim Erstkontakt mit einer Patientin oder einem Patienten dieselben Fragen, die Sie auch Ihrem Gegenüber stellen würden (siehe unten). Dabei ist es unerheblich, mit welchem Problem die Patientin oder der Patient zu Ihnen kommt oder welcher Interaktionsstil im Kontakt vorherrschend ist. Ziel ist, dass Sie Ihren inneren Kompass im Blick behalten:
>
> - *Wer oder was ist Ihnen wichtig?* – Die Wertefragen bedeuten in diesem Fall z. B.: Was will ich dieser Person vermitteln, was soll sie durch den Kontakt mitnehmen?
> - *Welche (inneren) Barrieren tauchen auf?* – Hier geht es um eigene schwierige Gedanken, Gefühle oder Körperwahrnehmungen, die im Kontakt mit der Person auftauchen (z. B. Irritation, Ärger, Ratlosigkeit etc.).
> - *Was tun Sie, um diesen inneren Barrieren aus dem Weg zu gehen oder dagegen anzukämpfen?* – Unsere Reaktionen können sehr individuell und von Situation zu Situation verschieden sein, z. B. bei Irritation schneller zu reden oder in »Fachchinesisch« zu verfallen, bei Ärger kurz angebunden zu reagieren etc.
> - *Was tun Sie, um Ihren eigenen Werten zu folgen, auch wenn diese Barrieren präsent sind?* – Dies kann darin bestehen, mit einem Wert für das eigene berufliche Handeln bewusst Kontakt

aufzunehmen – z. B. »für Andere hilfreich sein« – und sein Verhalten daran auszurichten, z. B. sich der Körpersprache der Patientin oder des Patienten bewusst anzupassen, sich gezielt in die Perspektive der Person hineinzuversetzen und diese zu validieren, auch unter Zeitdruck ruhig zu sprechen etc.

Praktisches Beispiel

Schwester K. empfängt Herrn L. (74 J.), der wegen langjähriger Depression mit Rückzug und sozialer Isolation auf die Station aufgenommen wird. Schwester K. ist es wichtig, dass Patientinnen und Patienten sich auf ihrer Station willkommen fühlen. Sie möchte ihnen als Pflegekraft Unterstützung geben und Mut, den eigenen Weg wieder zu finden. Sie weiß, dass sie aufgebracht reagiert, wenn sie den Eindruck hat, dass Patientinnen und Patienten nicht »richtig mitmachen« wollen und dann anfängt zu argumentieren oder auf die Regeln zu pochen. Da dies aber nach ihrer Erfahrung oft zum Gegenteil des gewünschten Erfolgs führt, versucht sie, sobald sie dieses Verhalten bemerkt, bewusst einen »inneren Schritt zurück zu treten«, die Situation der Patientin oder des Patienten zu validieren und zu signalisieren, dass die Entscheidungsfreiheit bei ihr oder ihm liegt.
Schwester K.: Guten Tag, Herr L., willkommen auf unserer Station.
Herr L.: Ja, guten Tag.
Schwester K.: Sie sind zum ersten Mal hier bei uns?
Herr L.: (einsilbig) Ja.
Schwester K.: Ist es okay, wenn wir beide erstmal zusammen den Aufnahmebogen ausfüllen und dann zeige ich ihnen die Station?
Herr L.: Ich weiß nicht. Ich fühle mich zu nichts imstande. Kann ich mich nicht irgendwo hinlegen?
Schwester K. (*Nimmt wahr, dass Ärger in ihr aufsteigt, sie diesen wieder loswerden will und dass sie den Impuls hat, Herrn L. streng zu sagen, dass der Bogen jetzt gleich ausgefüllt werden müsse. Ihre Erfahrung sagt ihr gleichzeitig, dass diese Reaktion sie ggf. von dem wegführt, was ihr in ihrer beruflichen Tätigkeit wichtig ist (etwa dem Wert, »hilfreich und wirksam sein«). Sie entscheidet sich deshalb bewusst dafür, zunächst den Kontakt zum Patienten zu verbessern. Dies gelingt oft z. B. durch Perspektivübernahme im Sinne einer validierenden Rückmeldung*): Herr L., ich sehe, dass ihnen dies hier sehr schwerfällt. Es muss eine große Überwindung für sie sein, überhaupt hierher zu kommen.
Herr L.: Das können sie wohl glauben.
Schwester K.: Davor habe ich wirklich großen Respekt. Was hat ihnen denn geholfen, sich zu überwinden und trotz dieser Erschöpfung hier in Behandlung zu kommen?
Herr L.: Das weiß ich selber nicht. Ich glaube nicht wirklich, dass sie mir hier helfen können.
Schwester K.: Wenn ich mich in ihre Lage versetze, so fühlt sich das bestimmt sehr schlimm an, nicht zu wissen, was mich eigentlich hierher bewegt und auch nicht zu glauben, dass es Hilfe gibt.
    Herr L. schaut überrascht, wirkt aber berührt und nickt.
Schwester K.: Darf ich Ihnen einen Vorschlag machen?
    Herr L. nickt erneut.
Schwester K.: Mir ist es wichtig, dass wir ihnen hier so gut wie möglich helfen. Auch wenn das bedeutet, dass wir erst einmal genau schauen müssen, wohin es eigentlich gehen soll, weil sie es selbst im Moment gar nicht mehr wissen. (*Pause, der Patient hat Zeit zum Nachdenken,*

fühlt sich nicht überrumpelt!) Ich sehe auch, dass ihnen vieles sehr schwerfällt. Mein Vorschlag ist deshalb: lassen sie uns beide erst einmal mit dem Fragebogen anfangen. Das ist ein erster Schritt und wir schauen, wie weit wir kommen. Und sie signalisieren mir, wenn sie eine Pause brauchen, okay?

4.2.2 Die (erste) Visite

Wenn die erste Visite einer neu aufgenommenen Patientin oder eines Patienten von einer positiven Grundstimmung und einer engagierten Arbeitsatmosphäre geprägt ist, werden die Weichen in Richtung einer erfolgreichen Behandlung gestellt. Nur ist dies leider keineswegs immer der Fall. Oft werden in der ersten Visite z. B. Zweifel geäußert, ob der Schritt zu einer (teil-)stationären Behandlung wirklich richtig war oder ob die Klinik, Abteilung oder Station überhaupt die Geeignete sei. Im Behandlungsteam kann dies unterschiedlichste (innere) Ereignisse im Sinne von Gedanken und Gefühlen etc. auslösen: Menschen – in diesem Fall Behandlerinnen und Behandler – fühlen sich z. B. gekränkt, dass jemand die Vorzüge der angebotenen Behandlung nicht sieht, fühlen sich nicht gewürdigt und gesehen in ihrem Engagement zum Wohle der Patientinnen und Patienten oder fühlen Resignation und denken den Gedanken: »Wenn das schon so losgeht, kann das ja nichts werden« usw. Auch hier hilft es für das Gelingen der konkreten Beziehungsgestaltung und der Behandlung insgesamt sehr, sich dieser eigenen Gedanken und Gefühle im Hier und Jetzt bewusst zu werden, inne zu halten und ein entsprechend hilfreiches, wert-orientiertes Vorgehen zu wählen. Dazu können wiederum die vier ACT-Fragen aus Kap. 4.2.1. hilfreich angewandt werden (▶ Kap. 4.2.1).

Aus der klinischen Erfahrung hat es sich zudem hilfreich gezeigt, ganz bewusst den eigenen »Normwert« zu überprüfen und ggf. zu adjustieren: initiale Zweifel der Patientinnen und Patienten an der Behandlung und am klinischen Setting sind so häufig, dass man sie als »Normwert« ansehen kann, selbst wenn es dem eigenen Anspruch, Wunsch oder Selbstbild (vgl. Selbst-als-Kontext) widerspricht. Hierzu gehört, Gedanken wie »Die Patientin muss doch unsere Behandlung als große Chance für sich wahrnehmen« bewusst wahrzunehmen (vgl. Hier und Jetzt), Abstand zu dem Gedanken zu gewinnen (vgl. Defusion) und anzuerkennen, dass Patientinnen und Patienten an unserer Therapie zweifeln dürfen, auch wenn dies in uns unliebsame Gefühle oder Gedanken hervorruft (vgl. Akzeptanz). Dies ermöglicht, gelassener mit dieser Art Situationen umzugehen und uns auf das zu fokussieren, was uns und den Patientinnen und Patienten für die Behandlung wichtig ist (vgl. Werte) und gemeinsam in diesem Sinne zu handeln (vgl. Engagiertes Handeln) – von Anfang an »gemeinsam in einem Boot« zu sitzen.

Letzterer Aspekt ist eine besonders wichtige Komponente der ersten Visite bzw. der ersten Kontakte, nämlich die Verknüpfung der Behandlung mit handlungsleitenden Werten, d. h.: Was ist mir im Leben so wichtig, dass ich diese Behandlung und alles, was damit zusammenhängt, auf mich nehme? Selbst oder gerade wenn diese individuellen Werte – wie oft bei schweren psychischen Erkrankungen – zunächst nicht spürbar und präsent sind, ist es von großer Bedeutung für die anstehende Behandlung, die persönlichen Werte der Person von Beginn an zu fokussieren und zur Sprache zu bringen, da dies den Perspektivwechsel von einer Symptombeseitigung (vgl. Vermeidungsziel/Weg-Bewegungen) hin zu Vitalität und Lebenssinn (vgl. Annäherungsziel/Hin-Bewegungen) unterstützt.

Praktisches Beispiel

Die Patientin Frau H. (58 J.) erscheint zur ersten Visite bei Frau Dr. M., Frau H. ist wegen wiederkehrender Panikattacken in Behandlung gekommen. Die Attacken werden durch Brustschmerzen ausgelöst, die mit Ängsten verbunden sind, an einem Herzinfarkt zu sterben. Wegen der Heftigkeit der Panikattacken traut sich Frau H. seit einem Jahr nicht mehr, das Haus zu verlassen.

Dr. M.: Guten Morgen Frau H., was ist Ihnen wichtig, heute mit mir in der Visite zu besprechen?

Frau H.: Ach wissen Sie, ich weiß gar nicht so richtig... Ich bin ja jetzt schon den zweiten Tag hier und ich frage mich immer mehr, ob ich hier eigentlich richtig bin. Was soll mir das denn bringen?

Dr. M.: Das sind ja sehr wichtige Fragen, die Sie da beschäftigen. Gut, dass Sie die auch jetzt und hier ansprechen.

Frau H. nickt abwesend und knüllt mit verkrampften Händen ein Taschentuch zusammen.

Dr. M. (*Nimmt wahr, dass die Patientin in ihrer Anspannung gar keinen richtigen Kontakt zum Gegenüber aufnimmt und entschließt sich deshalb, zunächst den ACT-Prozess »Präsent sein im Hier und Jetzt« zu adressieren*): Diese Fragen werden wir gern gleich besprechen. Im Moment bemerke ich aber auch, dass Sie ziemlich angespannt scheinen. Können Sie mir denn sagen, wie es Ihnen gerade jetzt in diesem Moment geht?

Frau H. (*scheint überrascht*): Ja tatsächlich, ich krieg gar nicht so richtig Luft und meine Schultern sind auch total verspannt.

Dr. M.: Das kennen Sie sicher gut? Darf ich Ihnen etwas vorschlagen? (*Frau H. nickt zustimmend*) Wir können sicher viel effektiver miteinander reden, wenn Sie besser Luft bekommen und nicht so abgelenkt von den Verspannungen sind. Versuchen Sie doch zunächst bitte einmal, vor allem tief auszuatmen. Durch tiefes Ausatmen passt viel mehr Luft in die Lungen. Das Einatmen geht dann wie von selbst. (*Dr. M. macht einige Atembewegungen gemeinsam mit Frau H., deren Atmung deutlich ruhiger wird*) ... Okay... Lassen sie uns jetzt noch einmal Ihre Fragen anschauen.

Frau H. nickt.

Dr. M.: Die eine Frage war, »Was soll mir das denn bringen?«, richtig?

Frau H. nickt.

Dr. M. (*Nimmt bei sich den Impuls bewusst wahr, die Patientin durch Argumente von der Richtigkeit der Therapie überzeugen zu wollen. Aus Erfahrung weiß sie jedoch, dass dies oft nicht hilfreich im Sinne ihrer Werte als Behandlerin ist und fokussiert stattdessen den Beziehungsaufbau über Selbstoffenbarungen (über die eigenen Werte sprechen) und das Erfragen der Werte der Patientin*): Die Antwort darauf ist auch mir wichtig: Ich möchte Sie gern unterstützen, etwas zu erreichen, was Ihnen wirklich am Herzen liegt. Wenn diese Behandlung Ihnen also helfen könnte: Was wäre dann anders als es jetzt ist?

Frau H.: Naja, meine Ängste wären weg.

Dr. M.: Okay, nehmen wir mal an, es würde Ihnen zumindest deutlich besser gehen mit den Ängsten – was würden Sie denn dann wieder tun, was Sie jetzt nicht mehr tun, weil die Ängste Sie so im Griff haben?

Frau H.: Ich könnte mich wieder frei bewegen, raus gehen. Einfach mein Leben leben.

Dr. M.: Das sind für mich sehr wichtige Sachen, die Sie da sagen. Wenn ich Sie richtig verstehe, ist Ihnen die Freiheit, sich zu bewegen, etwas Wichtiges. Und was es für Sie bedeutet, Ihr »Leben zu leben«, das ist für uns besonders wertvoll zu erfahren. Das setzen wir hier in der

Therapie ganz oben auf die Rangliste, weil sich danach unsere ganze Therapie ausrichtet: Was Ihnen wichtig ist und was Ihnen am Herzen liegt… wo Sie wieder hinwollen. Wie klingt das für Sie, wenn ich das so sage?

Frau H. *(nickt)*: Ich kann mir noch nicht richtig vorstellen, wie das funktionieren soll, aber ich will es versuchen.

4.2.3 Vorbehalte gegenüber bestimmten Angeboten und Therapien

Für Patientinnen und Patienten, die ohne Vorerfahrung mit stationären oder tagesklinischen Behandlungen in eine Klinik kommen, sind manche Angebote und Therapien, wie etwa die komplementären Therapien (Kunst- und Kreativtherapie, Ergotherapie, Tanz- und Bewegungstherapie oder Musiktherapie etc.), aber auch Psychotherapien, oft Neuland. So erschließt sich ihnen häufig der Sinn dieser Therapien nicht. Andere haben Probleme, sich auf die Inhalte bzw. die Methoden bestimmter Therapien einzulassen, sei es wegen Schmerzen, Antriebminderung oder aus Scham. Typischerweise auftretende Gedanken können z. B. sein: »Ich bin doch hier wegen meiner Ängste und jetzt soll ich basteln?«, »Sport? Ich war schon als Kind unsportlich und jetzt habe ich auch noch Rückenschmerzen, deswegen bin ich doch hier, also kommen Sie mir nicht mit Rumhüpfen und Purzelbäumen« oder »Ich brauche keine Seelenklempner, ich habe einfach zu viel gearbeitet« etc. Diese oder ähnliche Vorbehalte gegen bestimmte Therapien werden im klinischen Rahmen dann auch immer wieder direkt von Patientinnen und Patienten gegenüber dem Team formuliert, gerade zu Beginn der Behandlung. Gleichzeitig existieren im klinischen Rahmen häufig explizite oder auch weniger klare Regeln und Vorschriften zum Umgang mit Therapieteilnahmen und den Konsequenzen im Falle von Regelverstößen. Wie lässt sich also mit solchen Aussagen von Patientinnen und Patienten am besten umgehen, wenn wir auch hierbei nach der ACT arbeiten wollen?

Zum einen können die zuvor beschriebenen Strategien im Umgang mit aufkommenden Gedanken und Gefühlen bei den Teammitgliedern und zur eigenen Wertorientierung auch hier hilfreich sein. Zum anderen kann es sinnvoll sein, die im jeweiligen Team herrschenden Regeln zunächst genauer zu identifizieren und zu explizieren. Also etwa: Ist es verpflichtend, dass alle Patientinnen und Patienten am multimodalen Programm teilnehmen? Oder aber: Sollen die Patientinnen und Patienten frei wählen können, welche Therapieangebote sie wahrnehmen und welche nicht? Oder gelten individuelle Absprachen mit jeder Person, die sich in Behandlung begibt? Wie werden die Konsequenzen bei Abweichung von Absprachen gehandhabt? Im Anschluss können die explizierten Regeln sowie die Handhabung von Konsequenzen mit Blick auf die gemeinsame psychische Flexibilität des therapeutischen Teams geprüft werden, d. h. es kann etwa evaluiert werden, ob diese Regeln im Dienste der gemeinsamen Werte als Team stehen (Hin-Bewegungen unterstützen) oder primär der Vermeidung unangenehmer innerer Ereignisse dienen (Weg-Bewegungen darstellen).

Praktische Hinweise für den Umgang mit Therapieteilnahmen

Grundsätzlich ist es das Ziel im Rahmen der ACT, jede Person darin zu begleiten, ein selbstbestimmtes und an den eigenen, individuellen Werten orientiertes Leben zu führen – mit allen möglichen Widrigkeiten im Inneren und Äußeren. Es ist also letztlich nur sehr individuell zu entscheiden, inwiefern ein bestimmtes Verhalten in einer bestimmten Situation eine Hin-Bewegung darstellt, d. h. den eigenen Werten näher bringt, oder als Weg-Bewegung einzuordnen ist, d. h. der Vermeidung unangenehmer innerer Ereignisse dient, und wie flexibel eine Person zwischen diesen möglichen Orientierungen wechseln kann. Gleichzeitig widerspricht es einem ACT-Ansatz aus der Erfahrung im klinischen Kontext nicht, Regeln aufzustellen, welche die Teilnahme am Therapieplan der Station unterstützen bzw. regeln sollen – idealerweise individuell angepasst an eventuelle körperliche Einschränkungen und/oder Art und Schweregrad der psychopathologischen Symptomatik. Im Gegenteil: Es den Patientinnen und Patienten von Anfang an vollständig zu überlassen, ihre Therapieeinheiten wert-orientiert selbst zu wählen, kann je nach Art und Schwere des Krankheitsbildes eine Überforderung darstellen. Nehmen wir z. B. eine schwer depressive Patientin, die von sich selbst fordert, »immer 150 % zu geben«, und Schuldgefühle im Zusammenhang mit ihrer Leistungsminderung im Rahmen der Depression empfindet. Hier wäre es kontraproduktiv, wenn das Team insbesondere zu Beginn darauf verzichtet, mit der Patientin Strategien zur Entlastung – auch in Bezug auf den Therapieplan – festzulegen. D. h. noch bevor die Erarbeitung von wert-orientierten Zielen das engagierte Handeln der Patientin hilfreich leiten kann. Ebenso wäre es voraussichtlich nicht hilfreich, z. B. bei einem Patienten, der im Rahmen chronischer Rückenschmerzen körperliche Aktivitäten fast vollständig vermeidet, die Teilnahme am Ausdauertraining von Anfang an komplett freizustellen. D. h. bevor im Rahmen der ACT die aversiven inneren Ereignisse, z. B. Gedanken wie »Das wird nicht auszuhalten sein«, genauer betrachtet wurden und die beobachtbaren Vermeidungen, z. B. Schonverhalten, im Sinne von Weg-Bewegungen von wichtigen Lebenszielen eingeordnet werden konnten.

Praktisches Beispiel

Frau K., eine Patientin mit chronischen Rückenschmerzen und seit Jahren bestehendem Vermeidungs- und Rückzugsverhalten, ist auf dem Weg zum Ruheraum, obwohl gerade das Nordic Walking-Training beginnt. Die Physiotherapeutin (PT) sieht sie und spricht sie an.
PT: Frau K., wo wollen sie denn hin, unsere Gruppe startet gleich.
Frau K: Ich will mich hinlegen, mir geht's nicht so gut.
PT: Gibt´s denn etwas Besonderes?
Frau K: Nein, ich bin einfach erschöpft und der Rücken, sie wissen ja…
PT: Ja, ich weiß, Sie sind wegen der Rückenschmerzen hier. Ausdauersport ist ein sehr wichtiger Teil der Schmerztherapie, man weiß aus vielen Studien, dass Ausdauersport einen sehr positiven Effekt hat, sowohl auf das Lebensgefühl insgesamt, aber auch auf den Schmerz. Und Nordic Walking ist eine sehr schonende Ausdauersportart.
Frau K: Sie meinen, ich soll da mitlaufen, obwohl es mir nicht gut geht?
PT: Könnte das für Sie vielleicht einen Schritt in Richtung Ihrer Ziele darstellen: Wieder mobiler werden? Mehr am Leben teilnehmen?
Frau K.: Sie verstehen das nicht, ich bin so erschöpft.

PT: Das tut mir leid zu sehen, dass es Ihnen nicht gut geht. Ist es in Ordnung, wenn wir kurz gemeinsam schauen, was grad passiert?
Frau K. nickt.
PT: Nehmen wir mal an, Sie legen sich hin. Was wird dann kurzfristig mit dem Erschöpfungsgefühl?
Frau K.: Ich kann mich entspannen, es geht mir besser.
PT: Okay, das kann ich gut nachvollziehen und das ist Ihre Erfahrung. Hinlegen bringt kurzfristig Entlastung. Ist es das, was Sie häufig tun – sich hinlegen?
Frau K. nickt.
PT: Sie haben das in den letzten Jahren oft so gemacht. Und was ist Ihre Erfahrung? Hat es Sie dahin geführt, wo Sie hinwollen: Wieder mobiler werden? Mehr am Leben teilnehmen?
Frau K.: Worauf wollen Sie hinaus?
PT: Sind Ihre Schmerzen davon insgesamt weniger geworden? Fühlen Sie sich insgesamt fitter, haben Sie mehr Elan und Lebensfreude?
Frau K.: Nein, natürlich nicht, sonst wäre ich jetzt ja nicht hier.
PT: Okay, lassen Sie uns das kurz zusammen anschauen, was jetzt in diesem Moment passiert: Sie haben jetzt in diesem Augenblick die Wahl, etwas zu tun, weil es kurzfristig hilft, nämlich sich hinlegen, sich zurückziehen. Langfristig hat es Sie bisher nicht dahin geführt, wo Sie hinwollen. Sie können jetzt aber etwas zu tun, was Bereitschaft und Überwindung kostet – was aber langfristig helfen kann, sich wieder vitaler zu fühlen und mehr am Leben teilzunehmen, also dahin zu kommen, was Ihnen wichtig ist.
Frau K. wirkt einen Moment nachdenklich und zögert. Dann geht sie zur Garderobe und zieht sich ihre Trainingsjacke über.
Frau K.: Okay, ich kann's ja mal versuchen.

4.2.4 Die Mühen der weiten Ebene – Umgang mit Motivationstiefs

Ein typisches Phänomen im Rahmen des Behandlungsverlaufs sind Schwankungen der Motivation. Aber woran genau erkennen wir, dass eine Patientin oder ein Patient sich nicht mit der Intensität für die festgesteckten, werte-geleiteten Ziele einsetzt, wie wir als Therapeutinnen und Therapeuten es für produktiv und angemessen ansehen? Klare Motivationstiefs oder auch andere Blockaden in der Behandlung entgehen dem therapeutischen Team kaum und löst dort eine Vielzahl inneren, meist aversiven Erlebens hervor. Meist sprechen schon die non-verbalen Reaktionen der Teammitglieder in den Teamrunden eine deutliche Sprache, z. B. in Form von Augenrollen oder dem Geräusch von vehement durch die Lippen ausgeblasener Luft, sobald der Name einer Person in einer Teamsitzung fällt.

Die Verhaltensweisen von Patientinnen und Patienten in Phasen geringer Therapiemotivation können dabei durchaus große Unterschiede aufweisen. Die meisten dieser Verhaltensweisen lassen sich den Vermeidungsstrategien zuordnen, die Russ Harris (2011) unter dem Akronym »DOTS« zusammenfasst:

- **D** steht für »Distractions«, also »sich ablenken«: am Handy spielen, während der Therapieeinheiten mit Mitpatientinnen plaudern etc.
- **O** steht für »Opting out«: zu spät oder gar nicht in der Tagesklinik erscheinen, im Bett oder im Ruheraum verschwinden, wenn Therapieeinheiten angesagt sind etc.
- **T** steht für »Thinking«: sich in Grübelschleifen verlieren, in den Therapiesitzun-

gen stets in der Vergangenheit bleiben und sich über erlebtes Unrecht beschweren, sich in Tagträumen oder Zukunftssorgen verlieren etc.
- **S** steht für »Substances«: Alkohol- oder Drogenrückfälle während der Therapie, aber auch Übergebrauch bzw. funktionaler Einsatz von Bedarfsmedikation etc.

Typischerweise kommt es zu Verärgerung, Frustration und Ratlosigkeit beim Team, sobald DOTS bei einer Patientin oder einem Patienten die Oberhand gewinnen. Wenn wir mit der ACT arbeiten, ist genau diese emotionale Reaktion des Teams ein wertvoller Hinweis. Was kann uns unsere Verärgerung Wertvolles über die Patientin oder den Patienten und unsere therapeutische Beziehung zu ihr/ihm mitteilen? Hier lohnt es sich also, genau hinzuschauen und den Kontext, z. B. anhand folgender zwei Aspekte, zu analysieren:

- Was will die Person selbst in der Behandlung erreichen? Was liegt ihr am Herzen? Was glaubt sie, was sich ändern sollte und wer etwas ändern sollte? Ist sie zu diesem Zeitpunkt überhaupt bereit für eine Veränderung?
- Was wollen wir selbst bei dieser Person erreichen? Worum geht es uns, was liegt uns am Herzen?

Wenn ein Team diese beiden Seiten des jeweiligen Geschehens anschauen und mögliche Antworten formulieren kann, wird meist deutlich, an welchen Stellen Diskrepanzen vorliegen. Die Arbeit nach dem Ansatz der ACT bedeutet zudem, im Team die Bereitschaft für folgende Prozesse zu fördern:

- Das eigene Unbehagen wahrzunehmen (vgl. Hier und jetzt), das entstehen kann, wenn Patientinnen und Patienten sich in Bezug auf die Therapie nicht so verhalten, wie wir selber es gerne hätten.
- Dieses Unbehagen zunächst anzunehmen (vgl. Akzeptanz), ohne dem Impuls zu folgen, sofort zu reagieren und z. B. einen unmittelbaren Veränderungsdruck auf die Patientinnen und Patienten auszuüben.
- Bei der Wahrnehmung dieses Unbehagens zunächst einen Perspektivwechsel herzustellen: Was ist der Patientin oder dem Patienten wichtig (vgl. Werte) und wie geht sie oder er aktuell mit Barrieren um, was denkt und fühlt sie oder er in Bezug auf diese Barrieren und sich selbst etc.? (vgl. Akzeptanz, Defusion und Selbst-als-Kontext). Was ist mir selbst in Bezug auf meine Arbeit mit dieser Patientin wichtig, was liegt mir selbst am Herzen? (vgl. Werte)
- Aus diesem Perspektivwechsel heraus die nächsten Handlungsschritte abzuleiten (vgl. Engagiertes Handeln)

Praktisches Beispiel

In der Teambesprechung einer Tagesklinik kommt Herr N. zur Sprache. Herr N. ist wegen schlecht einstellbarem Diabetes mit schmerzhafter Polyneuropathie, Adipositas und einer langjährig bestehenden Depression seit drei Wochen in Behandlung der Einrichtung.
Ergotherapeutin: Also, bei mir macht er zwar mit, lässt sich aber lieber von mir die Aufgaben geben. Es kommt wenig eigene Initiative.
Physiotherapeutin: Na, das ist ja wenigstens etwas. Bei mir zieht er sich total raus. Zweimal hat er einfach gesagt, er muss sich hinlegen, statt zur Therapiestunde zu kommen. Einmal war er dabei und hat die ganze Zeit auf der Bank gesessen.
Schwester: Morgens kommt er meistens zu spät. Er sagt, er schläft schlecht und will auch früh erst mal nur Blutdruckmessen und dann was zur Beruhigung und gegen Schmerzen. Er scheint mir richtig fixiert darauf.

Ärztin: Ja, auch in der Visite können wir kaum was anderes besprechen, als Medikamente rauf und runter. Und Massagen will er. Da kann er richtig fordernd werden. Aber selbst nichts machen... Da geht er mir dann ganz schön auf die Nerven.
Psychologin (*nimmt die Frustration des Teams wahr und geht zum Flipchart*): Okay, ich spüre gerade eine Menge Ärger bei uns. Das ist ein wichtiges Zeichen, dass das, was wir wollen, nicht mit dem zusammenpasst, wie wir es angehen, richtig? (*Einige im Team nicken*). Was haltet ihr davon, wenn wir uns das mal gemeinsam anschauen und auf dem Flipchart zusammentragen, was hier grad vorgeht. Lasst uns einmal in einer ACT-Matrix zusammentragen, was wir über Herrn N. wissen und was wir beobachten können:
1. Was ist ihm wichtig und liegt ihm am Herzen?
2. Welche inneren Barrieren gibt es für ihn?
3. Wie geht er damit um? ...

Im Folgenden trägt das Team eine kurze Fallkonzeption anhand einer ACT-Matrix zusammen (► Kap. 13), aus der deutlich wird, dass Herr N. in Vermeidungsverhalten verstrickt ist. Es wird offensichtlich, dass der Patient zum jetzigen Stand der Therapie vor allem weniger Beschwerden haben möchte: keinen Schmerz, weniger Angst und Sorgen, weniger Erschöpfung und Lustlosigkeit, und dass er offenbar annimmt, dies könne durch Medikation, Massagen und Ausruhen erreicht werden. Diese vermeintlichen Lösungsstrategien setzt er seit Jahren ein, ohne nachhaltigen Erfolg. Stattdessen sind sein Schmerzproblem und seine depressive Verstimmung nunmehr erheblich chronifiziert. Auf der anderen Seite zeigt die ACT-Matrix, dass das Team noch wenig über die Werte weiß, an denen Herr N. sich orientiert. Außerdem ist dem Team offensichtlich noch nicht ganz klar, mit welchen schwierigen inneren Ereignissen im Sinne von Gedanken, Gefühlen, Regeln und Selbstkonzepten Herr N. fusioniert ist. Es wird deutlich, dass der Druck und die Frustration vieler Teammitglieder daraus resultieren, dass das Team eine klare Idee hat, wo es bei Herrn N. hingehen sollte (z. B. sich mehr bewegen, Gewicht reduzieren, an Gruppenaktivitäten teilnehmen etc.), wohingegen der Patient sehr wahrscheinlich an einem anderen Punkt des Behandlungsverlaufs steht. Aus der ACT-Matrix leitet das Team folgende Schritte ab, die in den nächsten Tagen gemeinsam mit Herr N. angegangen werden sollen:

1. Bessere Klärung der Werte als Hilfe zur Motivation und auch für das bessere Verstehen des Patienten durch das Team
2. Verbesserung der Selbstwahrnehmung im Sinne von Achtsamkeit. Förderung der Wahrnehmung und Verbalisierung von Gedanken und Gefühlen bei dem Patienten.

Wenn es dem Team gelingt, Herrn N. bei der Klärung der Werte zu helfen und die Präsenz im Hier und Jetzt zu verbessern, können in den folgenden Wochen weitere Schritte folgen, wie etwa die Förderung der Bereitschaft zur Akzeptanz schwieriger Gefühle (Frustration, Lustlosigkeit, innere Unruhe) und Defusion von selbstentwertenden bzw. wenig hilfreichen Gedanken (»Ich kriege nichts auf die Reihe«, »Die Ärzte sollen mir endlich helfen«, »Es ist eh alles zu spät«).

4.2.5 Vorbereitung der Entlassung bzw. Entlassmanagement

Im Verlauf der Behandlung, aber besonders auch im Zusammenhang mit der Entlassung können bei Patientinnen und Patienten eine Vielzahl an aversiven Gedanken und Gefühle auftauchen, die es therapeutisch möglichst gut im Sinne der Behandlungsziele zu handhaben gilt. Dies ist im Allgemeinen wichtig, aber insbesondere bei längeren Aufenthalten in der Klinik oder Tagesklinik, bei Patientinnen und Patienten mit chronischen Erkrankungen, bestehender Residualsymptomatik und hoher (interpersoneller) Funktionalität der Symptomatik zu berücksichtigen. Entsprechend geplant, gezielt und rechtzeitig ist das individuelle Entlassmanagement organisatorisch und therapeutisch zu gestalten.

Bei Patientinnen und Patienten spielen mit Blick auf die Entlassung aus der Klinik oder Tageklinik häufig verschiedene belastende Gefühle und Gedanken eine wichtige Rolle: dies können Ängste vor der Zeit nach der Entlassung sein, mit dem Übergang verbundene Verunsicherung und Ungewissheit, Traurigkeit aufgrund des nahenden Abschieds von Menschen, Sorge vor dem »Zurückfallen« in alte Muster, Angst vor erneuter Exazerbation der Symptomatik, Überforderungserleben, Scham- und Schulderleben rund um den krankheitsbedingten Ausfall bei Kontaktaufnahme mit Arbeitgeberinnen und Arbeitgebern oder auch bei Wiederaufnahme länger brachliegender sozialer Kontakt etc.

Aus einer ACT-Perspektive ist es wichtig, dieses menschliche Erleben rund um die anstehende Entlassung bewusst wahrzunehmen und zu benennen, als valide zu markieren und anzunehmen und im Sinne von auftauchenden inneren Barrieren zu betrachten. Um dann schauen zu können, welche Handlungsimpulse daraus erwachsen und ob diese dann Handlungen im Sinne der Werte und Ziele der Patientin oder des Patienten unterstützen (Hin-Bewegungen) oder diesen im Wege stehen (Weg-Bewegungen auslösen). Eine direkte Adressierung möglicher belastender Gedanken und Gefühle und eine Handhabung derer vor dem Hintergrund der ACT-Kernprozesse ist also dringend anzuraten. Analog dazu lassen sich auch andere akute Belastungen, intensiv erlebte Zustände und Krisen der Patientinnen oder Patienten im Behandlungsverlauf im Sinne der ACT handhaben.

Praktisches Beispiel

Therapeutin Frau M. hat Frau Z. mit einer schweren psychotischen Symptomatik (ausgeprägtes Misstrauen, Schuldwahn) sowie einer schweren Zwangserkrankung (umfangreiche Schutzrituale, Kontaminationsängste, Waschzwänge etc.) über ca. sechs Monate behandelt. Der Verlauf war schleppend, die Behandlungserfolge begrenzen sich auf eine deutliche Entlastung und Begrenzung einer drohenden Ausweitung der seit Jahrzehnten bestehenden chronischen Symptomatik. Die Patientin kann zeitnah wieder in das ambulante Setting wechseln, wo bereits mehrere Hilfsangebote installiert sind, wie etwa eine betreute Wohnform und Wiedereingliederungshilfe. Die Patientin ist in der ersten Rücksprache zum Entlasstermin sehr aufgebracht und formuliert, sie könne jetzt noch nicht gehen und habe Angst vor der Verschlimmerung von Schuld- und Verfolgungserleben und dem Wiederauftreten suizidaler Gedanken.

Frau Z.: Sie verstehen das nicht, es ist wirklich unmöglich, dass ich Ende nächster Woche entlassen werden soll. Ich kann mir das nicht vorstellen.

Therapeutin Frau M.: Beschreiben Sie mir doch gerne einmal genauer, was in Ihnen im Moment vorgeht.

Frau Z.: Ich fühle mich doch morgens immer so schuldig und wenn ich dann aufstehe und in die Tageklinik komme, wird es besser. Wenn ich nicht mehr herkomme, werde ich liegenbleiben und mich quälen. Ich kann das aber auch keinem Betreuer sagen, die werden sich lustig machen.

Therapeutin Frau M.: Das heißt, Sie haben Gedanken wie »Ich kann nicht entlassen werden« und »Die Schuldgefühle werden wieder mehr werden« ... und »Die Betreuer werden sich lustig machen«? Ist das richtig?

Frau Z.: Ja.

Therapeutin Frau M.: Was taucht noch auf?

Frau Z.: Ich denke, ich falle allen zur Last. Fühlt sich schlimm an.

Therapeutin Frau M.: Da ist ein Gedanken wie »Ich falle allen zur Last«, und ein Gefühl wie »schlimm«. So wie »nicht okay« oder »Scham«?

Frau Z. nickt.

Therapeutin Frau M.: Da ist es ja sehr verständlich, dass Sie den Gedanken haben »Ich kann nicht entlassen werden«, wenn wir berücksichtigen, dass Sie auch Gedanken haben wie »Die Schuldgefühle werden wieder mehr werden« oder »Die Betreuer werden sich lustig machen« oder dieses unangenehme Gefühl von »schlimm«, was auch auftaucht.

Therapeutin Frau M. (*Nimmt wahr, dass sie den Gedanken hat »Vielleicht hast Du Dich nicht genug angestrengt, Du hättest mehr für Frau Z. tun müssen«, sowie den Impuls, den Aufenthalt erneut zu verlängern. Gleichzeitig kennt sie dies von sich als eine Weg-Bewegung, welche der Vermeidung des Gefühls, nicht zu genügen, dient. Sie fragt sich, was ihr in der Behandlung für Frau Z. wichtig ist, nämlich »unterstützend zu sein« und entscheidet sich, nach den Werteorientierungen der Patientin zu fragen und diese zu reaktivieren*): Das heißt, es treten eine ganze Reihe Ereignisse in Ihrem Inneren auf, so wie innere Barrieren, die Sie ja auch an anderer Stelle schon kennengelernt haben. Wozu laden sie Sie ein, was empfehlen diese unangenehmen Gedanken und Gefühle?

Frau Z.: Na, dass ich unbedingt noch nicht gehen kann!

Therapeutin Frau M.: Ja, das verstehe ich. Wenn Sie sich an das erinnern, was Ihnen für sich und Ihr Leben wichtig ist ... Erinnern Sie sich? Führt Sie dies dann in diese Richtung oder davon weg?

Frau Z.: Hm, das war unabhängiger werden, irgendwie selbstbestimmter. Da bin ich aber ja noch nicht.

Therapeutin Frau M.: Das kann sein. Ist es Ihnen denn wichtig, auch wenn Sie noch nicht dort sind?

Frau Z. nickt.

Therapeutin Frau M.: Und diesen unangenehmen Gedanken und Gefühlen zu folgen und in der Tagesklinik zu bleiben, würde Ihnen das dabei hilfreich sein? Unabhängiger und selbstbestimmter zu werden.

Frau Z.: Ja klar, weil ich dann irgendwann weiß, wie ich diese quälenden Gedanken loswerde.

Therapeutin Frau M.: Gut, dass Sie das sagen, das kommt mir bekannt vor. Sie haben ja schon viel Zeit und Mühe und Kraft investiert, um die Gedanken und Gefühle loszuwerden oder nicht zu spüren, die sie Sie schon so lange quälen...

Frau Z.: Ja, leider. Ich erinnere mich... bisher sind sie davon nicht weggegangen, nur zwischendurch.

Therapeutin Frau M.: Wie würde »unabhängiger und selbstbestimmter sein« denn mit Blick auf die Entlassung aussehen? Was brauchen Sie dazu, um sich in diese Richtung zu bewegen? Was braucht es auch im Umgang mit diesen unangenehmen Gedanken und Gefühlen, die ja

ganz verständlicherweise auftauchen? Wie können Sie sie vielleicht in Richtung »unabhängiger und selbstbestimmter sein« mitnehmen? Denn es ist Ihnen ja wichtig, dort hinzukommen.
Frau Z.: Vielleicht könnten wir nochmal schauen, was ich alles gelernt habe und was funktioniert. Und mit wem ich darüber sprechen kann.
Therapeutin Frau M.: Sehr gerne.

Praktische Hinweise für das Behandlungsteam im Umgang mit herausfordernden Situationen rund um Entlassungen von Patientinnen und Patienten

Um selbst konsistent, klar und überzeugt aus therapeutischen Motiven heraus zu handeln, kann es für die Mitglieder des Behandlungsteams wichtig sein, die eigenen Motive im Umgang mit der Entlassung der betreffenden Person zu hinterfragen. Stellen Sie sich selber z. B. folgende Fragen (vgl. Kasten zu ▶ Kap. 4.2.1.):

- Welche möglichen unangenehmen Gedanken und Gefühle tauchen bei mir selber auf, wenn ich an die Entlassung der betreffenden Person denke?
  z. B. Angst, etwas übersehen zu haben, Enttäuschung über »unzureichende« Fortschritte und Resignation
- Wie habe ich bisher darauf reagiert? Wie bin ich diesen inneren Barrieren aus dem Weg gegangen oder habe dagegen angekämpft?
  z. B. den Aufenthalt immer weiter verlängern, abrupte Entlassung oder Passivität
- Wie möchte ich als Behandlerin oder Behandler sein? Welchem Wert gilt es in diesem Fall zu folgen? Was ist mir so wichtig, dass ich dieses unangenehme Erleben zugunsten der Behandlungsziele der Patientin oder des Patienten auf mich nehmen möchte? Wie kann ich dies konkret tun?
  z. B. »Hilfreich und wirksam im Beruf sein« und »transparent sein«, d. h. Rücksprache mit Kolleginnen und Kollegen halten, gezielte Termine zur Entlassplanung vereinbaren, Patientinnen und Patienten die Motive im Zusammenhang mit den Behandlungszielen und dem Zeitpunkt der Entlassung mitteilen etc.

4.2.6 Hinweise für weiterführende praktische Beispiele

Weitere Anregungen und praktische Beispiele für Gesprächssituationen in ganz verschiedenen therapeutischen Kontexten finden sich in vielen Lehrbüchern und Praxisratgebern zu ACT. Besonders empfohlen seien an dieser Stelle folgende Quellen:

- Harris (2014) Schwierige Situationen in der Akzeptanz- und Commitment-Therapie: Mit hohem Praxisbezug und sehr humorvoll beschreibt Russ Harris genau diejenigen Gesprächssituationen, die auch ihn immer wieder ins Schwitzen oder auf die Palme bringen. Mit großer Klarheit werden Wege aufgezeigt, wie wir uns stets aufs Neue aus den Verstrickungen lösen können.
- Vilatte, Vilatte und Hayes (2016) Mastering the Clinical Conversation: Eine Art klinische Gebrauchsanweisung für die »Relational Frames Theory« (RFT), bzw. auf Deutsch »Bezugsrahmentheorie«, die der ACT zugrunde liegt. Die für viele sehr

kopflastige RFT wird in diesem Werk aus dem Sprachlabor heraus und direkt in den Therapieraum gebracht. Mit vielen Gesprächsbeispielen, die anschaulich und verständlich analysiert werden.
- Waadt, Martz und Gloster (2015) Arbeiten mit ACT: Ein Praxisbuch, in dem Therapeuten anhand spannender Fälle aus ihrer eigenen Praxis aufzeigen, wie sie persönlich mit den Klienten auf der Basis von ACT arbeiten. ACT wird hier nicht erklärt, sondern durch die Schilderungen direkt erlebbar.
- Burian R (2015) Der Stahlhelm des Sozialisten. ACT im Konsiliardienst bei Patienten mit körperlichen Erkrankungen: Ein Buchkapitel, in dem es praxisnah um die Anwendung von ACT-orientierten Interventionen außerhalb der typischen Indikation geht, nämlich im Rahmen von konsiliarischen Kurzkontakten bei Menschen mit körperliche Erkrankungen. Zu finden im o. g. Buch von Waadt et al. (2015): »Arbeiten mit ACT«.

4.3 Worauf ist zu achten? – Fußangeln und Fallstricke

Bei der Integration von ACT in typische therapeutische Interaktionen, d. h. in den klinischen Alltag, gilt – wie bei jeder anderen Form der Intervention –, dass die Behandlerin oder der Behandler Zeitpunkt und Art der Intervention gewissenhaft vor dem Hintergrund der Behandlungsziele zum gegenwärtigen Zeitpunkt prüft. Dabei kann die Frage hilfreich sein: »Wofür möchte ich gerade …?« oder »Wofür ist es hilfreich, wenn ich … mache?«

Mindestens genauso relevant kann es für das Behandlungsteam sein, die Integration neuer Perspektiven und Ansätze in der jeweiligen Situation auch vor dem Hintergrund eigener Erfahrungen und Kompetenzen kritisch zu hinterfragen. Je akuter und krisenhafter eine Situation ist, desto eher finden Menschen Sicherheit, indem sie auf die bekannten und stark automatisierten Verhaltensmuster zurückgreifen. Das gilt für Patientinnen und Patienten wie für Behandlerinnen und Behandler. Dies bedeutet, dass die Anwendung und das Einüben von neuen Perspektiven und Herangehensweisen durch das Team sinnvollerweise immer in Situationen beginnt, die sich diejenigen gut zutrauen, wo eine mäßige Verstrickung in eigene schwierige Gefühle oder Gedanken besteht und/oder wo wechselseitige Unterstützung verfügbar ist. Beim Erwerb neuer Kompetenzen im klinischen Alltag und für die Gestaltung von alltäglichen Interaktionen mit Hilfe der ACT ist also auf eine ausreichende Balance zwischen der Bereitschaft, etwas Neues zu wagen, und einer Überforderung des Teams durch einen zu hohen Anwendungs- und Veränderungsdruck zu achten. Die Anwendung neu erlernter Interventionen »auf Teufel komm raus« kann in schwierigen Situationen, d. h. Krisen- oder Notsituationen, bei (noch) fehlender Routine entsprechend kontraproduktiv sein. ACT als therapeutisches Prinzip zu leben, heißt auch dahingehend flexibel zu sein, auf Altbewährtes zurückzugreifen oder auf eine Gelegenheit für eine ACT-Intervention zu verzichten, wenn es für den jeweiligen Kontext hilfreich und sinnvoll ist, d. h. in der Situation, für den betreffenden Patienten oder die betreffende Patientin und die jeweilige Behandlerin oder den Behandler. Gleichsam wächst die Erfahrung mit der Anwendung von ACT im klinischen Alltag fast automatisch mit der konkreten Anwendung von ACT im klinischen Alltag, so dass bei zunehmender Verinnerlichung der ACT-Kernprozesse durch das Teams immer mehr »InterACTion« möglich und hilfreich wird und dann mehr oder weniger spontan bei den verschiedenen Teammitgliedern in alltäglichen Interaktionen auftritt.

4.4 Was ist das Wichtigste für die InterACTion im klinischen Alltag? – Fazit und Ausblick

Die Arbeit im stationären und tagesklinischen Rahmen bietet generell eine Vielzahl an Möglichkeiten, das therapeutische Wirken nicht nur auf den Therapieraum zu beschränken. Dies gilt auch für die Arbeit mit ACT im klinischen Setting und kommt diesem Ansatz sehr entgegen, da es bei der ACT viel um Prinzipien zur Förderung psychischer Flexibilität geht, die Menschen im Allgemeinen betreffen und damit für viele alltägliche Situationen und Interaktionen relevant sind. Anhand der oben erläuterten Beispiele möchten wir dazu ermutigen, den klinischen Behandlungsrahmen und alle stattfindenden Interaktionen auch als Chance zum Vermitteln und (Vor-)Leben psychischer Flexibilität zu betrachten. Auch und gerade bei bestehender, teils hoher Symptombelastung der Patientinnen und Patienten.

Ein wichtiger Faktor der Anwendung und Förderung von ACT-bezogenen Kompetenzen und Fähigkeiten bei Patientinnen und Patienten im klinischen Alltag, d. h. erfolgreicher InterACTion, sind die Teammitglieder und deren Verinnerlichung der Kernprozesse, die zu psychischer Flexibilität beitragen:

- Sind die Mitglieder des Teams offen und bereit für Gefühle, Gedanken und Körperreaktionen, auch wenn sie schwierig und unbehaglich sind? Dies ist eine Frage der Präsenz im Hier und Jetzt (Achtsamkeit) sowie der Bereitschaft und Akzeptanz.
- Macht sich das Team eigene Selbstkonzepte und Rollenerwartungen im Zusammenhang mit der Arbeit immer wieder bewusst und nimmt unterschiedliche Blickwinkel und Perspektiven auf sich selber ein? Dies ist eine Frage des Perspektivwechselns bzw. des Selbst-als-Kontext.
- Inwieweit machen sich die Mitglieder des Teams ihre eigenen Werte in Bezug auf die Arbeit mit den Patientinnen und Patienten, aber auch miteinander, stets aufs Neue bewusst? Und lassen diese handlungsleitend sein? Dies ist eine Frage der Werteklärung, aber auch der Präsenz im Hier und Jetzt (Achtsamkeit).
- Kann das Team aus dieser Offenheit und Bereitschaft sowie den gemeinsamen Werten heraus, als Team und individuell Handlungsschritte ableiten, die in der direkten Interaktion mit den Patientinnen und Patienten hilfreich sind, um diese in ihrem Heilungsprozess (mit ACT gesprochen: ein sinnvoll gelebtes Leben führen) zu unterstützen?

Ziel der multidisziplinären Arbeit nach der ACT ist es, alle Teammitglieder in der Weiterentwicklung dieser Kompetenzen zu unterstützen, so dass die ACT-Prozesse sowohl in der InterACTion mit Patientinnen und Patienten als auch in der InterACTion der Teammitglieder untereinander wirksam werden und psychische Flexibilität im Dienste der Gesundheit und der Lebenszufriedenheit aller Beteiligten befördern können.

Literatur

Burian R (2015) Der Stahlhelm des Sozialisten. ACT im Konsiliardienst bei Patienten mit körperlichen Erkrankungen. In: Waadt M, Gloster

A, Martz J (Hrsg.) Arbeiten mit der Akzeptanz- und Commitment-Therapie. Bern: Hogrefe Verlag. S. 241–275.

Harris R (2011) ACT leicht gemacht. Freiburg: Arbor Verlag.

Harris R (2014) Schwierige Situationen in der Akzeptanz- und Commitment-Therapie (ACT). Weinheim, Basel: Beltz Verlag.

Vilatte M, Vilatte JL, Hayes SC (2016). Mastering the Clinical Conversation. New York: The Guilford Press.

Waadt M, Martz J, Gloster A (2015) Arbeiten mit der Akzeptanz- und Commitment-Therapie (ACT). Bern: Hogrefe Verlag.

Teil II – ACT im multiprofessionellen Klinikalltag

Multiprofessionelle Arbeit mit der ACT im voll- oder teilstationären Setting einer psychiatrischen oder psychosomatischen Abteilung – Überlegungen zum Kontext

Albert Diefenbacher, Ronald Burian und Nina Romanczuk-Seiferth

Es dürfte unbestritten sein, dass das therapeutische Milieu als »heilsame Umgebung« einen wichtigen Faktor für die Genesung der in psychiatrischen oder psychosomatischen Einrichtungen behandelten Patientinnen und Patienten darstellt. Das ist im Grunde allen Mitgliedern eines multiprofessionellen Teams klar: Alle gehen davon aus, dass man gemeinsam am Behandlungserfolg arbeitet und beteiligt ist. Dabei wird jedoch eher selten reflektiert, wie die unterschiedlichen Vektoren der Aktivitäten verschiedener Berufsgruppen in einer Art Kräfteparallelogramm zusammenwirken, um den Patientinnen und Patienten dabei zu helfen, sich in die geeignete Richtung zu entwickeln. Bereits an dieser Stelle wird klar, dass eine unterschiedliche (Selbst-)Einschätzung unterschiedlicher Professionen die jeweilige Wichtigkeit oder Rolle für den therapeutischen Erfolg, bei aller gegenseitigen Wertschätzung, unterschiedlich beurteilen können. Dabei kann der ärztliche Primat hinsichtlich der Behandlungssteuerung im Krankenhaus die Ärztin oder den Arzt unter Umständen durchaus überfordern: nämlich wenn bei einer Patientin oder einem Patienten gegen Ende der Behandlung sozialmedizinische Probleme (wie z. B. Gestaltung der Wohnsituation) deutlich in den Vordergrund treten, die Behandlung aber fälschlicherweise nun nicht dem Sozialdienst übertragen wird, sondern die Ärztin oder der Arzt (oder auch die Psychologin oder der Psychologe) in den Visiten nach wie vor einen primär medizinischen Ansatz verfolgt, da sie oder er sich einer Führungsrolle verpflichtet fühlt. Dies lenkt aber möglicherweise vom Ziel ab und beeinträchtigt den Erfolg der Behandlung.

Optimalerweise können hierbei auftretende Konflikte im Rahmen von Team- oder Fallsupervisionen besprochen und konstruktiv weiterentwickelt werden. Allerdings zeigt sich in der täglichen klinischen Praxis, dass die Bereitschaft zur Teilnahme an Supervisionen von Teammitglied zu Teammitglied oder auch von Team zu Team durchaus unterschiedlich sein kann: Vom begeisterten Einfordern externer Supervision bis hin zur Ablehnung einer solchen; oder wenn Letzteres wegen entsprechender Verpflichtung durch die Dienstvorgesetzte oder den Dienstvorgesetzten nicht gelingt, ein mögliches passives Teilnehmen an einer 90-minütigen Supervisionssitzung, was möglicherweise von der externen Supervisorin oder dem Supervisor nicht wahrgenommen oder nicht thematisiert wird.

Grundsätzlich gilt, dass Therapeutinnen und Therapeuten unterschiedlicher Professionen »verstehen müssen, dass sie nicht als Individuen arbeiten, sondern in sozialen und ökologischen Bezügen« und dass sich aus der »Gestaltung des sozialen Netzes (in der Klinik) […] auch unmittelbar therapeutische Ansätze« ergeben (Linden 2011, S. IX). Dieses Zusammenwirken wird zumeist erschwert, wenn die einzelnen Mitarbeiterinnen und Mitarbeiter unterschiedliche psychotherapeutische Ausbildungen oder grundsätzliche Einstellungen hinsichtlich der Behandlung von Menschen mit psychischen Erkrankungen haben, die jeder und jede in einem individuellen Ansatz bei den Patientinnen und Patienten fruchtbar zum Einsatz bringen will. Im besten Fall sollte hier ein Abgleich in fallbezogenen Teambesprechungen (z. B. soziotherapeutische Sitzungen) stattfinden.

Beispielhaft sei hier auf eigene Erfahrungen mit der Implementierung von ACT zurückgegriffen: Überlegungen im Kontext der Einführung von ACT im zunächst teil-, dann auch vollstationären Bereich veranlassten uns dazu, dieses Problem durch Thematisierung in unterschiedlichen Formen unserer externen Supervisionen anzugehen. Dabei erscheint uns wesentlich, dass die Supervisionen explizit auf einer transparent gemachten Grundlage der Orientierung an ACT stattfinden. Interessant (und vielleicht auch beispielhaft) erscheinen uns etwa Erfahrungen im Bereich der Gerontopsychiatrie und -psychotherapie, und dabei vor allem auf einer Station für Menschen mit Verhaltensauffälligkeiten bei demenziellen Erkrankungen. Hier gab uns die Zurückhaltung der ärztlichen Weiterbildungsassistentinnen und -assistenten bei der Rotation auf diese Station den Anlass, diese Zurückhaltung näher zu erfragen. Dabei zeigte sich eine gewisse Scheu, sich mit dem auf dieser Station sichtbar werdenden Thema des sich nähernden Lebensendes zu beschäftigen. Die Psychoanalytikerin Grete Bibring hat bereits 1956 die Problematik »junge Ärzte müssen sich um ältere Patienten (Elternfiguren) kümmern« unter folgendem Aspekt diskutiert: Möglicherweise führt es zu Konflikten, wenn nach gerade stattgefundener z. T. vielleicht konflikthafter Ablösung aus dem eigenen Elternhaus nun plötzlich die Elternfiguren auf einer kranken, geschwächten und hilfebedürftigen Ebene gewissermaßen zurückkommen und vermehrt Rücksicht einfordern (Bibring 1956). Ihr Ansatz war es, sich in Gruppenarbeit mit den in diesen konflikthaften Situationen entstehenden Übertragungs- und Gegenübertragungsreaktionen auseinanderzusetzen (Kratz und Diefenbacher 2016).

Was hat dies nun mit ACT zu tun? Grundsätzlich gilt, dass gerade für die Arbeit mit Patientinnen und Patienten mit medizinisch nicht heilbaren (z. B. demenziellen) Erkrankungen eine Selbstreflexion über das eigene Lebensende hilfreich sein kann, was aber möglicherweise in einer an Leistungsfähigkeit und Jugendlichkeit orientierten Gesellschaft schwerfallen mag (Schindler-Marlow 2014). ACT als Haltung und Therapieansatz beinhaltet wesentlich auch die Diskussion von individuellen Werten in Auseinandersetzung mit der eigenen Endlichkeit, und erscheint uns daher geeignet, gerade in diesem Setting einen offenen Umgang mit diesem Thema entwickeln zu helfen (Drossel und McCausland 2015, Burian 2015). Hierbei ist wichtig, dass es sich um einen teambezogenen Ansatz handelt, sodass insbesondere das Pflegepersonal sich einbringen kann und soll, welches schließlich 24 Stunden rund um die Uhr an sieben Tagen in der Woche mit demenziell erkrankten Patientinnen und Patienten arbeitet, die z. T. bei aller erlebten Gebrechlichkeit ein recht herausforderndes Verhalten zeigen können. Hier wird umsichtig und kritisch zu beachten sein, inwieweit bei einigen Mitarbeiterinnen und Mitarbeitern in der Pflege und auch anderen Berufsgruppen, die dauerhafte Arbeit mit dieser Klientel eine etwaige Überforderung darstellt. Es ist dann Aufgabe der Dienstvorgesetzten, gemeinsam zu erörtern, inwieweit der Erwerb von Kenntnissen und Fertigkeiten für diesen speziellen Bereich eine Weiterentwicklung unterstützt (z. B. Validation; Romero 2019). Oder aber auch, inwieweit externe Beratung oder spezielle pflegerische Supervision in Angriff genommen werden muss (z. B. bei Organisationen wie »Pflege in Not«; www.pflege-in-not.de, Zugriff am 20.08.2020). Hier wird zudem deutlich, dass es sich bei der Implementierung eines solchen Ansatzes letztlich um den Beginn einer Organisationsentwicklung, eines Change-Managements handelt: Es geht nicht nur um die Einführung einer neuen Technik (ACT), sondern auch um die Entwicklung einer gemeinsamen Haltung des Teams mit gemeinsamen Werten, was dazu beitragen soll, dass die unterschiedlichen Vektoren auf der Station sich zu einem für die Patientinnen und Patienten nützlichen Parallelogramm bündeln lassen. Dies aber bedeutet, dass von Seiten der Dienstvorgesetzten und der Leitung der Abteilung auch die Bereitschaft vorhanden sein muss, ggf. – im Konsens zu entwickeln – eine Umstrukturierung der Station einschließlich Veränderung der Zuordnung (z. B. Arbeitsfelder) von Mitgliedern des dort bislang arbeitenden Teams vorzunehmen (Diefenbacher 2019). Idealerweise sind also alle Beteiligten, inklusive Dienstvorgesetzte und Abteilungsleitung, in einen werteorientierten Veränderungsprozess einbezogen (vgl. »Prosocial«-Prozesse; www.prosocial.world, Zugriff am 29.07.2019). Zudem kann der Prozess der gemeinsamen Klärung von Werten sowohl Schwierigkeiten (z. B. Ängsten vor Veränderungen, Widerwillen, Überforderungsgefühle etc.), als auch Phasen der Akzeptanzbildung und aktive Handlungen wie Umstrukturierungen und Umverteilung von Arbeitsfeldern nach sich ziehen.

Im zweiten Teil unseres Buches zu »ACT in Klinik und Tagesklinik« soll es um die Arbeiten mit der Akzeptanz- und Commitment-Therapie im multiprofessionellen Klinikalltag gehen. Hierzu haben wir Beiträge aus unterschiedlichen Perspektiven zusammengestellt. Zum einen finden sich in diesem Abschnitt Kapitel zur Arbeit mit der ACT aus Sicht unterschiedlicher Professionen, die an der Behandlung in Klinik und Tagesklinik beteiligt sind, im Detail die Ärzteschaft (▶ Kap. 6), die psychologische Psychotherapie (▶ Kap. 7 und 8), die Pflege (▶ Kap. 9), Ergo- und Kunsttherapie (▶ Kap. 10), Physiotherapie (▶ Kap. 11) und Tanz- und Bewegungstherapie (▶ Kap. 12). Anzumerken ist an dieser Stelle, dass hier die möglichen Perspektiven keineswegs vollständig sind, z. B. wären ebenso Beiträge zur Arbeit mit ACT aus der Sozialarbeit oder aus der Musiktherapie denkbar und spannend. Zum anderen enthält dieser Teil des Buchs Kapitel, die auf die Besonderheiten der Behandlung nach ACT im Gesamtsetting einer Klinik fokussieren (▶ Kap. 5) sowie auf die psychotherapeutische Arbeit in verschiedenen kliniktypischen Behandlungsformaten, wie Einzelpsychotherapie (▶ Kap. 7) und Gruppenpsychotherapie (▶ Kap. 8), und die Gestaltung von typischen Elementen der interdisziplinären Zusammenarbeit und Qualitätssicherung mit der ACT, wie Team- und Fallbesprechungen (▶ Kap. 13) bzw. Supervisionen von klinischen Teams (▶ Kap. 14), eingehen. Viel Freude beim Lesen und Umsetzen!

Literatur

Burian R (2015) Der Stahlhelm des Sozialisten – ACT im Konsiliardienst bei körperlichen Erkrankungen. In: Waadt M, Martz J, Gloster A (Hrsg.) Arbeiten mit der Akzeptanz- und Commitment-Therapie (ACT). Ein Fallbuch. Bern: Hogrefe. S. 241–274.

Diefenbacher A (2019) Aufbau eines Zentrums für Menschen mit intellektueller Entwicklungsstörung und psychischer Erkrankung in Berlin. In: Sappok T (Hrsg.) Psychische Gesundheit bei intellektueller Entwicklungsstörung, Ein Lehrbuch für die Praxis. Stuttgart: Kohlhammer. S. 495–501.

Drossel C, McCausland C (2015) Zu Hause ist dort, wo unsere tiefsten Ängste wegfallen können: ACT in der Begleitung Angehöriger von Menschen mit neurokognitiven Störungen. In: Waadt M, Martz J, Gloster A (Hrsg.) Arbeiten mit der Akzeptanz- und Commitment-Therapie (ACT), Ein Fallbuch. Bern: Hogrefe. S. 97–129.

Kratz T, Diefenbacher A (2016) Geistesgegenwärtig behandeln, psychosomatische Medizin bei verwirrten Patientinnen und Patienten und ihren Angehörigen im demenzsensiblen Krankenhaus. In: Ehm S, Giebel A, Lilie U, Prönneke R (Hrsg.) Geistesgegenwärtig behandeln, Existenzielle Kommunikation, Spiritualität und Selbstsorge in der ärztlichen Praxis, Neukirchener Verlagsgesellschaft. S. 199–214.

Linden M (2011) Therapeutisches Milieu, Healing Environment in medizinischer Rehabilitation und stationärer Behandlung. Berlin: Medizinisch Wissenschaftliche Verlagsgesellschaft.

Romero B, Geschke K (2019) Selbsterhaltungstherapie für Menschen mit Demenz. InFo Neurologie und Psychiatrie 21: 28–36.

Schindler-Marlow S (2014) Ärztinnen und Ärzte in NRW nehmen die Demenz in den Blick. Rheinisches Ärzteblatt 4: 22–24.

5 Besonderheiten von ACT im voll- und teilstationären Rahmen

Charles Benoy, Barbara Annen und Patrick Jeger

5.1 Wozu die Arbeit mit ACT im stationären und teilstationären Rahmen? – Einführung

Wenngleich in der psychiatrischen Versorgung ein breiter Konsens darüber besteht, möglichst ambulant vor stationär zu behandeln, ist die stationäre Behandlung weiterhin ein wichtiger Baustein in der allgemeinen psychiatrischen Versorgung und die Indikationen für intensivere integrierte psychiatrisch-psychotherapeutische Behandlungen in einem stationären oder teilstationären Setting sind unbestritten. Nicht nur in Situationen akuter Selbst- oder Fremdgefährdung, sondern beispielsweise auch bei ausgeprägten Handlungsdefiziten, Einschränkungen in der globalen Funktionsfähigkeit, der Notwendigkeit kontinuierlicher Verhaltensbeobachtungen und/oder Alltagsbegleitungen sowie der Indikation zur akuten Entlastung des sozialen Umfeldes sind stationäre Behandlungen ausdrücklich indiziert und unverzichtbar (vgl. Benoy und Schumann 2015). Die ausgewiesene Stärke der teilstationären psychiatrisch-psychotherapeutischen Behandlung liegt im Bereich des alltagsrelevanten Copings. Patientinnen und Patienten erlernen neue Verhaltensweisen, die sie in ihrem konkreten Lebensumfeld erproben und implementieren lernen. Die stationäre und teilstationäre Behandlung ist somit ein bedeutsamer Baustein der psychiatrisch-psychotherapeutischen Versorgung, in der die ACT zunehmend als therapeutische Grundorientierung Anwendung findet. Für ACT spricht zusätzlich zum evidenzbasierten Ätiologie- und Behandlungskonzept vor allem die transdiagnostische Herangehensweise, das flexibel handhabbare und primär auf die Förderung von Kernkompetenzen fokussierte Methodenspektrum sowie die übergreifende Anwendbarkeit auf unterschiedlichste und interdisziplinäre stationäre Behandlungskontexte (Benoy et al. 2015). Des Weiteren geht man davon aus, dass ca. 25–50 % der psychiatrischen Patientinnen und Patienten nicht in ausreichendem Maße von üblichen leitlinienkonformen Behandlungen profitieren und gerade diese sogenannten therapieresistenten Patientinnen und Patienten, die oftmals im stationären oder teilstationären Setting behandelt werden, von der alternativen ätiologischen und therapeutischen Herangehensweise von ACT profitieren können (vgl. Gloster et al. 2015).

5.2 Was wissen wir zur Evidenz? – Empirische Daten und Stand der klinischen Forschung zur Anwendung von ACT in einem stationären und teilstationären Behandlungssetting

Die Studienlage bezüglich multimodaler stationärer psychiatrisch-psychotherapeutischer Behandlungsansätze ist ingesamt als dünn zu bezeichnen, was höchstwahrscheinlich auf die methodische Komplexität dieses spezifischen Forschungszweiges zurückzuführen ist. Die Literatur weist ausdrücklich auf diese Forschungslücke hin (vgl. Gaudiano und Herbert 2006), d. h. dieser Missstand geht über ACT-bezogene Ansätze hinaus. Die zunehmende Evidenz der ACT bei chronifizierten und therapieresistenten psychischen Erkrankungen (vgl. Clarke et al. 2014, Clarke et al. 2012, Gloster et al. 2015) lässt jedoch die Annahme zu, dass sich ACT-basierte Behandlungsangebote auch speziell für das stationäre Setting und die in diesem Setting behandelten komplexen psychischen Erkrankungen anbietet. Vereinzelte Studien unterstreichen bereits die positiven Effekte der ACT im stationären Setting. So scheint sie mit höheren Symptomregredienzen und geringeren Rehospitalisierungsraten bei Psychosen (Bach und Hayes 2002, Gaudiano und Herbert 2006, Tyrberg et al. 2017a) und besseren Therapieerfolgen im Vergleich zu bestehenden stationären Behandlungsangeboten bei Suchterkrankungen (Petersen und Zettle 2009, Svanberg et al. 2017, Thekiso et al. 2015) einherzugehen.

Eine Beobachtungsstudie zu einem transdiagnostischen ACT-basierten stationären Setting für chronifizierte und therapieresistente Patientinnen und Patienten konnte zudem mittlere bis hohe Effektstärken bzgl. Symptomabnahmen und Verbesserungen der psychischen Flexibilität, Lebensqualität und des globalen Funktionsniveaus aufzeigen (Benoy et al. 2019). Auch konnte ein ähnlich positiver Effekt der ACT im Vergleich zu KVT im stationären Setting aufgezeigt werden (Pleger et al. 2018). Tyrberg et al. (2017b) weisen weiterführend ausdrücklich auf den Nutzen der ACT für die psychiatrisch-pflegerische Arbeit im stationären Setting hin. Wenngleich die Wirksamkeit der ACT im stationären Behandlungssetting somit noch nicht ausreichend belegt ist, gibt es bis dato bereits berechtigte Annahmen dazu, dass sich ACT als therapeutische Grundhaltung multimodaler, integrierter, stationärer, psychiatrisch-psychotherapeutischer Behandlungsansätze ausdrücklich anbietet. Auch das genaue Vorgehen im stationären Kontext ist bis dato unseres Wissens nicht beschrieben, was wir als Grundlage dafür nehmen, unsere Umsetzungen der ACT in drei unterschiedlichen stationären Einrichtungen im vorliegenden Kapitel zu beschreiben und zu reflektieren.

5.3 Wie sieht die Behandlung aus? – Besonderheiten der ACT im stationären und teilstationären Rahmen, klinische Beispiele und Übungen

Wie bereits vielfach beschrieben, versteht sich die ACT als flexibler und kontextabhängiger Ansatz. Auch für die stationäre Umsetzung der ACT gibt es kein rigides, vorgeschriebenes oder manualisiertes Vorgehen. Vielmehr versteht sich die ACT als übergeordnete Haltung und Vorgehensweise, die flexibel auf äußere und situative Kontexte angepasst werden kann sowie eine übergeordnete gemeinsame Sicht- und Denkweise ermöglicht. Setzt man sich mit der Frage auseinander, was die Besonderheiten der ACT im stationären und teilstationären Rahmen sind, so führt dies zwangsläufig zu der Frage, was die Unterschiede zu alternativen therapeutischen Ansätzen sind. Als wir uns als Autorenteam dieses Beitrags zur Ausarbeitung des vorliegenden Kapitels austauschten, mündete dies in zwei aus unserer Sicht relevante Fragestellungen, um die Besonderheiten der ACT im stationären und teilstationären Rahmen zu illustrieren: Welches sind die Gemeinsamkeiten unserer drei stationären ACT-basierten Behandlungsansätze? Und worin unterscheiden sich diese von anderen stationären therapeutischen Vorgehensweisen?

Im Austausch und der Diskussion dieser Fragen wurde ersichtlich, dass die Besonderheiten der ACT in einem stationären Setting nicht in den einzelnen Behandlungsbausteinen liegen und sie sich hier nicht speziell von anderen psychiatrisch-psychotherapeutischen Konzepten unterscheiden. Die Behandlungsprogramme können ganz unterschiedlich an das äußere Setting und die Bedürfnisse aller Betroffenen angepasst sein. Ein großer Vorteil der ACT liegt darin, dass es ein transdisziplinärer Ansatz ist, der somit auch über alle einzelnen Therapieangebote hinweg zum Tragen kommt, unabhängig davon, ob diese bereits bestehend sind und die ACT-Haltung sozusagen darübergestülpt wird, oder ob man bei der Konzeptualisierung einer neuen Abteilung einzelne Bausteine neu zusammensetzt. Zudem kann es sowohl auf Stationen mit einem eher interaktionellen und gruppentherapeutischen Fokus, als auch auf einer Abteilung mit einzeltherapeutischem Schwerpunkt gleichermaßen als therapeutische Grundausrichtung dienen. Bezüglich der einzelnen therapeutischen Bausteine wie z. B. Gruppentherapien, Bezugspersonenarbeit der Pflegefachpersonen, milieutherapeutische Angebote, der Physiotherapie, musik- oder aromatherapeutischen Inhalten usw. unterscheidet es sich nicht von anderen integrierten psychiatrisch-psychotherapeutischen Ansätzen, welche eine interdisziplinäre und ganzheitliche Behandlung avisieren.

Vielmehr scheinen die Unterschiede zu anderen therapeutischen Konzeptualisierungen und somit die Besonderheiten der ACT für stationäre und teilstationäre Settings in einer alternativen therapeutischen Haltung zu liegen. Diese spiegelt sich vor allem im Krankheitsverständnis, der therapeutischen Zielformulierung und der Behandlungsmethodik wider.

Im Gegensatz zu weit verbreiteten Ansichten und häufigen Erwartungen von Patientinnen und Patienten und Behandlungspersonen in medizinischen Institutionen versteht die ACT Leiden nicht auf der Basis der Existenz psychiatrischer Symptome, die im Rahmen einer Behandlung sozusagen »wegtherapiert« werden müssen, sondern legt den Fokus auf persönliche verhaltensbezogene Funktionsanalysen und die zielgerichtete Förderung der Lebensqualität. Dies verändert auch das stationäre Behandlungsverständnis grundlegend. So wird in Folge einer gemeinsam gelebten Haltung durch alle involvierten

Fachpersonen im stationären Rahmen nicht nur das Krankheitsverständnis der Patientinnen und Patienten verändert, sondern auch das Aufgabenfeld und das Behandlungsziel jeder Fachperson im interdisziplinären stationären Setting neu definiert. Wenn das ganze therapeutische Setting nicht darauf ausgelegt ist, Symptome »weg zu machen«, sondern gemeinsam mit der Patientin oder dem Patienten an ihren oder seinen werteorientierten Zielen zu arbeiten, wirkt sich dies in sehr bedeutsamer Weise auf die therapeutische Zusammenarbeit aus. So ist beispielsweise nicht eine Berufsgruppe für das (Weg)Behandeln eines spezifischen Symptoms zuständig, sondern das ganze interdisziplinäre Team und jede einzelne behandelnde Person sieht sich vielmehr mit der Fragestellung beauftragt, was sie im speziellen zur Zielerreichung beitragen kann bzw. wie sie die Patientinnen und Patienten dabei unterstützen kann, werteorientierter zu handeln, um sich ein erfüllteres Leben zu ermöglichen. In dieser Haltung begegnet man nicht nur den Patientinnen und Patienten auf Augenhöhe, sondern auch die interdisziplinäre Zusammenarbeit und die Verantwortungs- und Aufgabenteilung wird flexibler und gemeinschaftlicher definiert. So ist beispielsweise nicht die Physiotherapeutin oder der Physiotherapeut für Schmerzen, die Psychiaterin oder der Psychiater für psychiatrische Begleitsymptomatik, die Pflegefachperson für die Tagesstrukturierung und die Psychotherapeutin oder der Psychotherapeut für belastende Erinnerungen zuständig, sondern alle sind gemeinsam beauftragt zu erarbeiten, wie die Patientin oder der Patient bei der Förderung werteorientierten Verhaltens unterstützt werden kann. Diese veränderte Sicht- und Herangehensweise und die damit alternative Haltung jeder unserer Fachpersonen und des ganzen Teams ist unser Ansicht nach die Besonderheit der ACT, worin sich auch stationäre Behandlungssettings maßgeblich neu gestalten. Um genauer zu illustrieren, dass die Besonderheit nicht im Inhalt oder der spezifischen Methodik, sondern in der Haltung liegt, illustrieren wir weiterführend drei Implementierungen stationärer ACT-Behandlungen in drei unterschiedlichen Schweizer Spitälern.

Beispiel 1: Universitäre Psychiatrische Kliniken Basel

Im Jahre 2012 wurde in den *Universitären Psychiatrischen Kliniken in Basel* eine offen geführte ACT-Abteilung geöffnet, welche sowohl im stationären als auch im tagesstationären Setting Menschen mit chronifizierten und therapieresistenten rezidivierenden Depressionen, Angst-, Zwangs- und somatoformen Störungen behandelt. Der Hauptbestandteil dieses Behandlungssettings sind tägliche transdiagnostische Gruppentherapien, welche aus vier wöchentlichen Blocks mit den Themen Akzeptanz- und Bereitschaft, stabiles Ich, kognitive Defusion sowie Werte und engagiertes Handeln aufgebaut sind. Ergänzt wird dieses gruppentherapeutische Angebot durch zwei psychotherapeutische ACT-Einzelsitzungen sowie ein wöchentliches pflegerisches Bezugspersonengespräch. Des Weiteren finden wöchentliche Psychoedukationsgruppen (z. B. Schlafhygiene, Frühwarnzeichen, Pharmakologie, Angehörigenarbeit), Meditations-, Achtsamkeits-, Aromatherapie-, Bewegungs- und tägliche milieutherapeutische Gruppen statt. Ein weiterer Baustein ist eine Basic-Body-Awareness-Gruppe, welche physiotherapeutisch geleitet wird, und das ACT-Konzept unserer Ansicht nach sehr gut ergänzt. Alle diese Angebote bestanden bereits zuvor als Behandlungsangebote in der Klinik. Durch eine intensive ACT-Schulung aller Berufsgruppen sowie hochfrequenten interdisziplinären Interventionen, Supervisionen und Weiterbildungen wird das gemeinsame ACT-Krankheitsverständnis, der daraus resultierende Umgang mit Symptomen sowie die konsequente ACT-Haltung und Sprache gegenüber den Patientinnen und Patienten sichergestellt. Wenngleich auch pharmakologisch behandelt wird, gibt es keine ärztliche Visite. In wöchentlichen interdisziplinären Rapporten und Teamsitzungen tauscht sich das Team über nützliche Interventionen aus und bespricht jeweils den Bezug zu den werteorientierten Zielen der Patientin oder des Patienten. Die Fallkonzeptualisierungen werden jeweils mit Hilfe des ACT-Hexaflexes ausgearbeitet, in welchem das Leiden und die daraus resultierenden Behandlungsschwerpunkte und Interventionen ausgearbeitet werden. Im Laufe regelmäßiger Evaluationen des Behandlungskonzeptes hat sich jedoch der Umgang mit dem Hexaflex verändert. Zu Beginn war das Hexaflex auch in den direkten Kontakt mit den Patientinnen und Patienten integriert. Infolge der Erfahrung, dass dies zu Konfusionen oder zu ausschweifenden kognitiven Auseinandersetzungen bei vielen Patientinnen und Patienten führte, wurde das Hexaflex nach und nach aus der Behandlung zurückgezogen. Um vielmehr eine Haltung zu vermitteln – statt fälschlicherweise Strategien gegen Symptome erlebbar zu machen – bewegt sich die Arbeit hin zur Nutzung des sogennanten Triflex. Dieses integriert die ACT-Kernkompetenzen in drei Fertigkeiten (Präsent sein – Sich öffnen – Tun, was wichtig ist). Zusammenfassend wurde bei der Implementierung also auf Bestehendes zurückgegriffen und durch intensive interdisziplinäre Schulungen vor allem die Haltung, der Therapiefokus und die Sprache mit Patientinnen und Patienten an ACT angepasst.

Beispiel 2: Behandlungszentrum für Psychosomatik der Solothurner Spitäler in Olten

Im *Behandlungszentrum für Psychosomatik der Solothurner Spitäler in Olten* besteht seit 2011 ein offen geführtes, stationäres Angebot nach ACT zur Behandlung von psychosomatischen Krankheiten (z. B. chronische Schmerzstörungen), Traumafolgestörungen, Angststörungen und Depressionen mit im Vordergrund stehenden körperlichen Beschwerden sowie schwerer Adipositas. Der anfängliche, an der 2. Welle orientierte KVT-Ansatz wurde zunehmend in Richtung Achtsamkeit, Akzeptanz und Werteorientierung umorientiert und die ACT wurde durch die Klinikleitung als evidenzbasierte Behandlungsausrichtung festgelegt. Das interdisziplinäre Angebot besteht heute aus psychotherapeutischen Einzelsitzungen und störungsübergreifenden gruppentherapeutischen Sitzungen, Bewegungstherapie, medizinischer Kräftigungstherapie, Kunsttherapie, Sozialberatung sowie durch die Pflege geleitete, zweimal tägliche Achtsamkeitsgruppen, aromatherapeutische sowie milieutherapeutische Angebote und wöchentliche pflegerische Einzelgespräche. Weiterhin wird zur Ergänzung des ACT-Programms eine Einführung in MBSR (Mindfulness Based Stress Reduction, Kabat-Zinn 2011) vermittelt. Das ganze Team bildet sich in der ACT durch Fortbildungen und Supervision weiter. Bereits beim Vorgespräch wird die therapeutische Herangehensweise nach ACT skizziert und die wichtigsten Behandlungselemente werden vorgestellt (Achtsamkeit, Orientierung am Wertesystem der Patientin bzw. des Patienten, neue Wege erforschen im Umgang mit den Beschwerden). Nach Eintritt findet in den ersten zwei Wochen die diagnostische Phase statt. Neben der störungsbezogenen Diagnostik nach ICD-10 wird eine ACT-spezifische Fallkonzeptualisierung anhand der ACT-Matrix (vgl. Polk et al. 2016) im Kernteam (Fallführende Psychologin bzw. Psychologe oder Assistenzärztin bzw. Assistenzarzt, Bezugspflegende oder -pflegender) mit der Patientin oder dem Patienten erarbeitet. Durch die Struktur der Matrix beginnt sich die Patientin oder der Patient damit zu beschäftigen, wie sie oder er bisher auf die eigenen Beschwerden reagiert hat, wie wirkungsvoll dies war und wie es sich auf die eigene Lebensführung ausgewirkt hat (vgl. Kreative

Hoffnungslosigkeit, welche wir so jedoch nicht gegenüber der Patientin bzw. dem Patienten benennen). Es werden anhand dieser Analyse Ziele für den Aufenthalt entwickelt, die im Einklang mit den Wertigkeiten der Patientin oder des Patienten stehen. Wöchentliche, ärztlich geleitete Visiten, interdisziplinäre Rapporte und Intervisionen dienen der Prozesskontrolle und -steuerung sowie zur Besprechung medikamentöser Fragen. So wird beispielsweise in der Intervision die mit den Patientinnen und Patienten erstellte Matrix durch Beobachtungen und fallkonzeptuelle Gedanken vertieft, interdisziplinäre Ziele werden abgeleitet sowie die Arbeitsteilung im Team besprochen. In der vierwöchigen Behandlungsphase begleitet die Matrix die Patientinnen und Patienten, die durch die Teilnahme an einer ACT-Gruppe die sechs Kernprozesse (Defusion und Bereitwilligkeit, Kontakt zum gegenwärtigen Moment und stabiles Selbst, Werterichtungen und engagiertes Handeln) in praktischen Übungen erlernen. Das Gruppenmanual orientiert sich an dem Programm »Living with chronic pain« (Vowles und Sorrell 2007), wobei sich die adaptierte Version nicht nur auf körperlichen Schmerz, sondern auch generell auf psychische Leidenszustände bezieht. Die ACT-Prozesse sind keine Entitäten, sondern dienen der Vergrößerung der persönlichen Wahlfreiheit und Flexibilität. Um dies präsent zu halten, hat sich die Matrix als zentrales Arbeitsinstrument beim Team und den Patientinnen und Patienten gut etabliert. Das funktionale Denken kann so jederzeit in Form der »HIN oder WEG«-Frage aufgeworfen werden. In den letzten zwei Wochen liegt der Behandlungsfokus auf der Austrittsplanung. Im stationären bzw. teilstationären Rahmen umgesetzte neue Verhaltensmuster sollen im persönlichen Umfeld verankert werden, sodass es idealerweise zu einer längerfristigen und sich verstärkenden Kursänderung kommen kann.

Beispiel 3: Psychotherapiestation im Psychiatriezentrum Münsingen

Die *Psychotherapiestation Münsingen (PTM) im Psychiatriezentrum Münsingen (PZM)* wurde 2015 mit dem Team einer allgemeinen Therapiestation entwickelt. Dieser Konzeptionsauftrag stand in dem Kontext, das gesamte Behandlungsangebot des PZM weiter zu spezifizieren und neben der psychiatrischen Akutbehandlung ein spezifisches psychotherapeutisches Behandlungsangebot für Depressionen, Angst-, Zwangs- und Traumafolgestörungen zu schaffen, sowohl für die psychiatrisch-psychotherapeutische Anschlussbehandlung von vorgängig akut behandlungsbedürftigen Patientinnen und Patienten, wie auch solche aus der ganzen Schweiz. Dazu wird mit jeder Patientin und jedem Patienten vor dem Eintritt ein aufwändiges Indikationsprozedere durchgeführt: Hier erfolgt zum einen eine (trans-)diagnostische Beurteilung. Zum anderen wird mit der Patientin bzw. dem Patienten ein Vorschlag für ihr bzw. sein individuelles Behandlungskonzept entworfen, wobei ihr oder ihm ACT als Therapiemethode vorgestellt wird und die Patientin oder der Patient auch die Möglichkeit erhält, die Station zu besichtigen und sich den Wochenplan erläutern zu lassen. Das Wochenprogramm umfasst neben diversen milieutherapeutischen Gruppen, die mehrheitlich von Pflegefachkräften durchgeführt werden, eine Achtsamkeitsgruppe, eine spezische ACT-Gruppe, eine Selbstsicherheitsgruppe, eine Psychoeduktionsgruppe sowie musiktherapeutische, bewegungstherapeutische, kunsttherapeutische und physiotherapeutische Gruppen. Daneben beinhaltet das Programm zwei psychotherapeutische Einzelgespräche, ein fachpflegerisches Bezugspersonengespräch, eine fachmedizinische Eintrittsuntersuchung und weitere medizinische und sozialarbeiterische Gespräche, je nach aktuellem Behandlungsbedarf. Alle Mitarbeiterinnen und Mitarbeiter erhalten eine ACT-Schulung und eine regelmäßige externe ACT-Supervision wird angeboten. Eine Visite im klassischen Sinne wird nicht durchgeführt. Alle Patientinnen und

Patienten werden aber regelmäßig oberärztlich vorgestellt und diskutiert. Die Station ist trialärztlich, psychologisch und pflegerisch geleitet. Gegenwärtig beschäftigt sich das Team verstärkt damit, wie die Abläufe optimiert und Prozesse übersichtlich dokumentiert werden können, wie Kernteams (fallführende Therapeutin bzw. Therapeut und Bezugsperson) sich besser um die Patientin bzw. den Patienten herum koordinieren können und die Qualität der Gruppentherapien effizienter gestaltet werden kann. Die Fallkonzeptualisierung wird in erster Linie auf der Matrix aufgebaut, die für jede Patientin und jeden Patienten in den ersten drei Wochen erarbeitet werden soll. Als hilfreich ergänzend erlebt wird zudem die Arbeit mit Lebenslinien. Die Behandlungsplanung baut auf der Fallkonzeption auf, der GAS (Goal attainmentscaling, Kiresuk und Lund 1979) und der Pflegeplanung. Die Inhalte dieser Instrumente fließen in den so genannten »Interprofessionellen Rapport« ein. Dieses »Gefäß« ist über die ganze Behandlung mindestens fünfmal vorgesehen und stellt eine Plattform dar, in der für alle ersichtlich die Kernteams den Stand ihrer Arbeit mit der Patientin oder dem Patienten sowie die angestrebten nächsten Schritte beschreiben.

Gemeinsamkeiten der drei Praxisbeispiele

Ableitend aus diesen drei Darstellungen aus der Praxis lassen sich die Besonderheiten der ACT im stationären Setting gut veranschaulichen. Die Besonderheit von ACT im stationären und teilstationären Setting liegt eben nicht in den einzelnen Therapiebausteinen, den behandelten Diagnosen oder den Kontext-spezifischen Interventionen (z. B. ärztlichen Visiten). Auch kann der Implementierungskontext (Neuaufbau vs. Neuorientierung einer Abteilung) unterschiedlich sein. Die Besonderheiten der ACT liegen vielmehr im Verständnis, in der Haltung sowie der therapeutischen Sprache und dem therapeutischem Umgang mit psychischem Leiden. Dabei macht die ACT über die hierfür notwendige starke interdisziplinäre Zusammenarbeit, den Umgang auf Augenhöhe aller Beteiligten sowie die ständige Ausrichtung jeder Intervention an den spezifischen Werten der Betroffenen die stationäre Behandlung mittels ACT so besonders. Im Umkehrschluss sind es auch genau diese Aspekte, welche sich für eine erfolgreiche Implementierung von ACT in einem stationären Rahmen wichtig erweisen, und daher eine Besonderheit der ACT als Therapieansatz darstellen, wenn man diese in ein stationäres oder teilstationäres Setting zu übertragen beabsichtigt.

Diese Besonderheit in der Haltung gegenüber der Behandlung und den zu Behandelnden lässt sich unserer Erfahrung nach sowohl im interdisziplinären Team, wie auch direkt mit den Betroffenen sehr gut anhand einer Metapher veranschaulichen. Eine geeignete Beispielmetapher ist dem Kasten *Praxistipp* zu entnehmen.

Praxistipp: Metapher bzw. Demonstration »Die schwere Tasche« zur Veranschaulichung des Krankheitsverständnisses und des Therapierationals nach ACT[4]

Vorbereitung: Patientin bzw. Patient und Therapeutin bzw. Therapeut halten einen mit ein paar nicht zu schweren Gegenständen bepackten Rucksack. Dieser symbolisiert das Problem, das zum Aufsuchen einer Behandlung geführt hat. Fragt man in diesem Stadium, was die Patientin oder der Patient am liebsten damit machen würde, so wird meist geantwortet:

---

4 nach Marianne Lücking, anlässlich eines Workshops zu Chronischen Schmerzen in Winterthur, 2012.

wegwerfen, abgeben. Dann kann empathisch nachgefragt werden, wie gut das bisher funktioniert hat. Es wird nun zu einem Experiment eingeladen und mit der Frage: »Sind Sie dazu bereit?« das Einverständnis dazu geholt.

1. Instruktion: Die Tasche soweit wie möglich mit beiden Händen von sich weghalten. Wie fühlt das sich im Körper an? Die meisten Patientinnen und Patienten finden es anstrengend und ermüdend. Während des stationären Aufenthaltes wird versucht, etwas aus der Tasche auszupacken (symbolisiert durch Herausnehmen eines Gegenstandes) mit den vermutlich bekannten lösungsorientierten Methoden (z. B. mit Medikamenten, Fango etc.). Bei Aufnahme der Patientin oder des Patienten ist oft noch nicht bekannt, wie groß dieser Anteil sein wird. Wenn das Team nun aber zu viel Gewicht auf das Lösen und »Wegmachen« dieser Probleme legt, dann tut es unter Umständen das Gleiche, was die Patientin oder der Patient schon sehr lange versucht hat und was bislang offensichtlich nicht funktioniert hat. Denn auch wenn das Gewicht weiter von Derjenigen oder Demjenigen weg ist, das Wegdrücken ist dennoch kräftezehrend. Und darüber hinaus: Hat man die Hände frei für Tätigkeiten, die man gerne machen möchte? Wie wirkt sich das »weggehaltene Problem« auf zwischenmenschlichen Kontakt aus? Meistens halten die Patientinnen und Patienten die Tasche vor sich und können so ihr Gegenüber weniger gut sehen oder mit der Umwelt interagieren.

2. Instruktion: Wie kann ich es mir leichter machen, ohne etwas wegnehmen zu müssen? Gibt es andere Arten, die Tasche zu tragen? Meistens nehmen die Patientinnen und Patienten intuitiv die Tasche näher an den Körper, d. h. sie lassen mehr Berührung zu und die Tasche (das Problem) verschwindet aus dem Blickfeld. Sie nehmen das Problem zu sich, »nehmen es an«, was dabei hilft, den Begriff der Akzeptanz als aktives Verhalten, das Verständnis menschlichen Leidens sowie das Therapierational nach ACT erfahrbar zu machen.

5.4 Worauf ist zu achten? – Fußangeln und Fallstricke

Eine Erfahrung, die sicherlich viele Kolleginnen und Kollegen mit Erfahrungen mit der Arbeit nach ACT teilen werden, ist, dass die alternative Sichtweise und Haltung der ACT auch zu Konfusionen, Verwunderung oder Widerstand führen kann. Des Weiteren kann man sich auch und insbesondere im stationären Rahmen fragen, wie diese Haltung mit verschiedenen institutionellen, krankheitsbedingten und/oder persönlichen Kontexten vereinbar ist. Solche Situationen können sich bei erster Betrachtung wie ein Fallstrick oder eine Fußangel anfühlen. Einen möglichen Umgang mit solchen schwierigen und herausfordernden Aspekten der Implementierung von ACT in einem stationären Setting wollen wir daher im Folgenden näher erläutern.

Sollten Medikamente als »Wegmacher« nicht tabu sein auf einer ACT-Station?

Wie oben ausgeführt, ist eine medikamentöse Behandlung entlang der entsprechenden Leitlinien im klinischen Setting durchaus in den funktional-kontextualistischen Bezugsrahmen integrierbar und muss nicht in eine unreflektierte Kontroll- und Kampfstrategie münden. Denn damit bestünde die Gefahr, »mehr vom Gleichen« zu bieten, was die Fokussierung auf die Symptomeleminierung zusätzlich vergrößern würde. Um diese Hürde achtsam zu umschiffen, kann Flexibilität in der Wahl der Länge des Verhaltensausschnittes hilfreich sein: dient die Medikation kurzfristig einer Erleichterung (WEG-Bewegung), jedoch längerfristig der Ermöglichung einer HIN-Bewegung? Beispielsweise nimmt die Patientin oder der Patient eine analgetische Bedarfsmedikation, um mit einer Freundin einkaufen zu gehen. Aber manipuliert sie dann nicht zunächst die Intensität der Missempfindung, was auf eine mangelnde Bereitschaft und Offenheit gegenüber unangenehmen inneren Ereignissen verweist? Bereitschaft ist zwar definiert als eine »ganz-oder-gar-nicht-Entscheidung«, hingegen kann die geplante Aktivität sehr wohl an das jeweilige Befindlichkeitslevel angepasst werden, wie es die Metapher der Sprunghöhe verdeutlicht (Hayes et al. 2014, S. 334). Die Höhe des Sprungs ist wählbar, während der Sprung selbst dem Gesetz von »ganz oder gar nicht« folgt. Teils kann ein Ausweg aus diesem Dilemma auch die Verkleinerung des betrachteten Verhaltensausschnittes sein: Zunächst reagiert die Patientin oder der Patient in unserem Beispiel vermeidend, da sie oder er nicht bereit ist, mit diesen Schmerzen einkaufen zu gehen. Nach Einnahme des Medikaments und geringerer Belastung, entschließt sie oder er sich für eine Einkaufstour und ist nun bereit, den Schmerz mitzunehmen. Wir haben hier also viele kleine Momente der Wahl zwischen Kontrolle und Bereitschaft. Angesichts starkem Unbehagen mit Vermeidung zu reagieren, kann adaptiv sein. Das klinische Ziel ist es, diese Entscheidungsmomente herauszuarbeiten. Die Patientin oder der Patient lernt so eine bewusste Entscheidung zu treffen, anstatt im »Autopilotmodus« zu reagieren. Gerade bei starken Empfindungen, wie körperlichen Schmerzen oder schwerer depressiver Antriebslosigkeit ist es wichtig, sich zu fragen, wozu man heute bereit ist und was helfen kann, mit diesen unangenehmen Empfindungen zu sein und zu handeln. Die letzte Frage impliziert die Hinwendung zum erlebenden Selbst, welche durch Mitgefühl und achtsames Erkennen gekennzeichnet ist. So kann auch die Medikamenteneinnahme als Akt der Selbstfürsorge in einem werteorientierten Kontext geschehen. Beispielsweise können diese Erleichterungs- und Zentrierungsstrategien dann in den Notfallkoffer gepackt werden.

Sind ärztliche Visiten hilfreich oder verstärken sie möglicherweise das medizinische »Weg-machen«-Verständnis der Patientinnen und Patienten?

Manche Kliniken führen ärztliche Visiten durch. Auch hier stellt sich die Frage, nach dem »Wozu«? Zur Sicherung der Behandlungsqualität, zur Evaluation der Fortschritte und frühzeitigem Erkennen von Problemen kann dieses Vorgehen sinnvoll genutzt werden. Jedoch besteht auch die Gefahr, dass es bei den Patientinnen und Patienten Erwartungen an eine passive Problemkontrolle (»Reparatur«) analog den somatischen Visiten schürt: »Wieso sind die Symptome immer noch so stark vorhanden, da muss es doch eine medikamentöse Strategie geben, die sie verschwinden lässt«. Für die beteiligten Fachleute besteht das Risiko, diesem Druck nicht standzuhalten und ihrerseits in eine passive Symptomkontrolle und Lösungssuche mit einzusteigen. Eine gute Schulung des ärztlichen Teams ist daher unerlässlich, um den Fokus auf der Funktionalität und auf Verhaltensaspekten zu halten. Damit dennoch mühsam errungene Fortschritte zu einem annehmenden und eigenaktiven Umgang nicht gefährdet werden, arbeiten manche ACT-Stationen beispielsweise analog mit (ober-)ärztlich geleiteten Gruppen und verzichten gänzlich auf ärztliche Visiten klassischer Art. Zur individuellen Beantwortung der Frage, ob bei der Implementierung von ACT in einem Team ärztliche Visiten eingeplant werden sollen, hilft es, sich achtsam und offen der Frage zu widmen, *wem* und *wozu* dies im Speziellen dient.

Was ist zu tun, um gemeinsam auf die Vermeidungen des Behandlungsteams zu achten?

Nicht nur bei den Visiten besteht die Gefahr, in eine unreflektierte Helfer-Rolle zu verfallen. Wenn eine Patientin oder ein Patient weinend und aufgewühlt in einer Therapiestunde reagiert, wie groß ist die Verlockung, möglichst schnell wieder »gute Gefühle« zu evozieren? Halten wir als Fachleute aus, dass sich die Patientinnen und Patienten phasenweise nicht gut fühlen? Die Erfahrung, dass die Hinwendung zu den (negativen) Gefühlen neue Erfahrungen schafft und neue Räume öffnet, kann diese automatische Tendenz der gemeinsamen Vermeidung eindämmen und die Bereitwilligkeit der Therapeutin bzw. des Therapeuten erhöhen. In Intervisionen und Supervisionen sollte daher immer wieder ein Augenmerk darauf gerichtet werden. Zudem kann bereits in der Implementierungsphase ein gemeinsamer Kontext festgelegt werden, in welchem sich alle Beteiligten achtsam dieser Frage zuwenden, z. B. in Teamsitzungen oder in der Supervision.

Wie geht man mit Regeln in einem nach der ACT gestaltetem Setting um?

In einer nach ACT arbeitenden Abteilung sind Augenhöhe, Eigenverantwortlichkeit und Wahlfreiheit zentrale Aspekte des Therapierationals. Denn gemäß dem ACT-Ansatz ist neben der Vermeidung für uns verbale Wesen das Befolgen rigider mentaler Regeln der zweite pathogene Mechanismus, der die Erfahrungsoffenheit einschränkt und zu Verhaltenserstarrung führen kann. Aber daraus darf nicht abgeleitet werden, dass Regeln per se schlecht und einschränkend sind. Genauso wie beim individuellen Umgang mit Regeln stellt eine nach ACT arbeitende Abteilung immer wieder die Frage, wozu die Regel gut ist. Dient sie der Patientensicherheit? Macht Sie das Leben des Personals leichter? Ist sie therapeutisch sinnvoll? Möchte man daran festhalten und folgt dabei den eigenen Werten? Trägt sie örtlichen Gegebenheiten Rechnung? Grundsätzlich gilt, dass starre Regeln Erfahrungsräume einschränken, und auf psychotherapeutischen Stationen möchte man genau diese Erfahrungsräume zulassen und systematisch nutzen, damit die Patientin oder der Patient Antezedenzen und Konsequenzen des eigenen Verhaltens erkennen und erleben kann. Regeln erleichtern gleichzeitig das Zusammensein und sichern den Umgang besonders für Patientinnen und Patienten in krisenhaften Lebensmomenten. Beispielsweise ist die Regel, dass man sich bei Ausgängen abmeldet, so sie denn individuell abgesprochen ist, für die therapeutischen Zusammenarbeit hilfreich und wichtig, und widerspricht dem ACT-Rational insofern nicht.

Das Finden einer gemeinsamen Sprache des Teams als Chance, aber auch Herausforderung – was ist wichtig?

Eine gemeinsame Sprache des Teams ist für die Orientierung der Patientinnen und Patienten zweifellos von eminenter Bedeutung. Dazu erweist es sich als hilfreich, im Team die wichtigsten Begriffe gemeinsam zu diskutieren und sich auf Bedeutungen und Wortwahlen zu einigen – gerade auch dort, wo in der Literatur etwas unterschiedliche Gewichte gelegt werden. Dieser Sprachgebrauch kann jedoch nicht in Stein gemeißelt werden. Jedes Team entwickelt fortlaufend eine eigene dynamische Prägung von Begriffen, je nach therapeutischen Anforderungen, strukturellen Sachzwängen und konzeptionellen Entwicklungen im Feld. Entscheidend dabei ist, dass sich für Team und Patientinnen und Patienten das Wesentliche – und damit ist die Haltung von ACT gemeint – als hilfreich und nützlich erweist. Damit diese Haltung als selbstorganisierter Prozess weiter entwickelbar bleibt und genutzt werden kann. Dabei dürfte es sich als hilfreich erweisen, an diesen »Geist« zu appellieren und ihn quasi einzufordern, damit eine lebendige und adaptionsfähige Teamkultur – im Gegensatz zu einer sektirerischen– erfahrbar und tragfähig werden kann. Als unterstützend hierfür hat sich gezeigt, wenn die Patientengruppen über laufende Auseinandersetzungen des Teams mit dem Konzept offen informiert werden. Diesen gesamten Prozess unterstützen Teamsupervision, Retreats o. ä. und die von der Leitung und dem Team als hoch prioritär gewichtete Bedeutung des Teams und einer gelebten ACT-Haltung.

Wie geht man ACT-isch mit Notsituationen und Kurzkontakten um, ohne die Vermeidung des Patienten oder der Patientin zu unterstützen?

»Nur ganz kurz, Frau Doktor: Ich muss mich gleich entscheiden. Sagen Sie mir doch, was ich antworten soll!« Die Delegation von Verantwortung ist in Gruppen von Patientinnen und Patienten weitverbreitet, wenn eine Entscheidung weh tut und die Fachperson doch vermeintlich allwissend ist. Für die betroffenen Fachpersonen ist es dann ebenso verlockend, ohne große Diskussion und mit »hoher Kompetenz« ein Problem rasch vom Tisch zu schaffen. Dies entspricht aber nicht der Grundannahme von ACT, dass wertegeleitetes Handeln selbstbestimmt sein soll. Die Investition von wenigen Minuten lohnt sich dann, d. h. kurz nachzufragen, wie die Patientin oder der Patient merken kann, dass sie oder er sich mit welcher Entscheidung zu welchem persönlichen Wert hinbewegen kann. Ähnlich kann auch zum Umgang mit Krisen argumentiert werden. Jede Krise beinhaltet das Potential, Fremdbestimmung aufzuzwingen. Diesem Impetus sollten ACT-orientierte Therapeutinnen und Therapeuten nicht blind folgen, sondern auch hier vorerst zurückmelden, dass diese Krisenhaftigkeit einen gewissen Druck überträgt, und dann z. B. zurückfragen, welche Handlungsoption für die Patientin oder den Patienten eine HIN-Option und welche eine WEG-Bewegung darstellt.

Wie kann das Team mit nachvollziehbaren Wünschen oder Vorwürfen der Patientinnen und Patienten umgehen?

Wir als Behandelnde möchten schlussendlich auch, dass es der Patientin oder dem Patienten besser geht. Umso schmerzlicher und kränkender kann einen eine Aussage wie »*Aber ich komme doch in Behandlung, damit es mir besser geht...*« treffen, was unreflektiert zu einem Gegenvorwurf (z. B. »Machen Sie nun doch endlich täglich ihre Achtsamkeitsübungen!«) führen kann. Damit ließe sich die Behandlerin oder der Behandler in der Regel aber selber auf eine WEG-Bewegung ein. Abhilfe schafft das achtsame Erkennen, dass auch wir immer wieder in derartige Fallen tappen können. Es ist schwierig, jeden Tag mit Leid konfrontiert zu sein. Wie gerne möchten Professionelle hilfreich sein und sehen, dass es der Patientin oder dem Patienten besser geht. Zudem werden die Behandlungsfortschritte mit Befindlichkeitsfragebögen geratet, d. h. schlussendlich kann der Druck bestehen, dass der Behandlungserfolg in der Statistik ersichtlich wird. Statt Selbstkritik empfiehlt sich für ACT-orientierte Behandlungsteams die eigene ACT-Praxis, d. h. etwa ein kurzer Bodyscan, um sich dem Moment gewahr zu werden, oder die Praxis von Selbstmitgefühl. Entlastend kann es zudem sein, der Patientin oder dem Patienten empathisch zu vermitteln, dass wir gerne seinen oder ihren Schmerz (oder

Angst, Traurigkeit etc.) wegnehmen würden, dass dies aber leider aus der Erfahrung heraus nicht (vollständig bzw. langfristig) funktioniert und wir daher mit ihr oder ihm neue Wege des Umgangs erforschen wollen.

Was tun, wenn Behandelnde zu früh zu viel wollen?

Besonders am Anfang der Behandlung sieht die Patientin oder der Patient das Problem als erratischen Block und hat meist kaum Zugang dazu, dass die eigenen Konzepte über das Problem und die automatisierten Reaktionstendenzen etwas sind, was das Problem vergrößert. Gleichzeitig ist es nur menschlich, wenn Behandelnde auf raschen Fortschritt in der Behandlung hoffen, z. B. Akzeptanz der Patientinnen und Patienten für ihre Probleme »erwarten«, selbst wenn diese noch zu stark mit hinderlichen Gedanken fusioniert sind. Als eine Art »Fallstrick des Absolutismus« kann es daher therapeutisch hinderlich sein, in diesem fusionierten Zustand Akzeptanzbewegungen vorzuschlagen bzw. von der Patientin bzw. dem Patienten zu verlangen. Dies kann, selbst wenn konkrete Zielvorstellungen bei der Patientin bzw. bei dem Patienten vorhanden sind, diese unerreichbar erscheinen lassen. Patientinnen und Patienten könnten sich dann nicht ernst genommen, nicht verstanden oder gedrängt fühlen, was zu therapieschädigendem Verhalten, Therapieabbrüchen oder sogar zu suizidalen Handlungen führen könnte. Aus der Erfahrung ist es in einem frühen Stadium der Behandlung von Vorteil, wie beim Entwirren eines Wollknotens an mehreren Seiten anzusetzen und bereits alle drei Hauptprozesse (Präsent sein – Sich öffnen – Tun, was wichtig ist) einfließen zu lassen: Neben der »Kreativen Hoffnungslosigkeit« bereits Übungen zum Wahrnehmen im Hier und Jetzt anzubieten und dabei die momentane Erfahrung zunächst auf neutrale oder angenehme Körperempfindungen zu lenken. Hier können die im sogenannten Fokussing oft verwendeten Freiraumübungen (Päckchenpacken, guter Ort im Körper, Partialisieren; vgl. Kersig 2014) hilfreich sein. Es geht nicht von Anfang an um ein Wegschaffen der Probleme oder ein direktes Löschen der (teilweise langjährigen) Kontroll- oder Vermeidungsstrategien, sondern erstmal um ein Distanz- und Raumschaffen. Auch die Prozesse *Werte* und *engagiertes Handeln* können früh (und mit Fokus auf dem Hier und Jetzt) angewendet werden und den herausfordernden Prozess der Öffnung entlasten; eine von den Patientinnen und Patienten hierzu sehr geschätzte Übung ist beispielsweise die Bohnenübung (siehe Kasten). Von Beginn an alle Prozesse in den Therapieprozess einzubauen hilft somit, sich individueller den Möglichkeiten der Betroffenen anzupassen.

Suizidalität

Nach Chiles und Strosahl (2004) wird Suizidalität aus der ACT-Perspektive als Lösungsversuch für unerträgliches, unvermeidbares und unaufhörlich erlebtes Leid gesehen. Nur Menschen sind Kraft ihres Denkens in der Lage, Vorstellungen durch Bezugsrahmungen (Tod = kein Leiden) zu bilden. Die Herangehensweise ist hier, das momentane Leiden anzuerkennen, die Fluchtsuche des Kopfes mit Verständnis einzuordnen (z. B. »Das schlägt der Kopf vor«), aber empathisch auf die Konsequenzen mit Bezug zu den Werten der Patientin oder des Patienten hinzuweisen (z. B: »Dann verlieren Sie auch den Kontakt zu Ihren Kindern«) und vorzuschlagen, in der Therapie andere Umgangsmöglichkeiten mit dem Schmerzvollen zu erarbeiten. Äußern Patientinnen oder Patienten im stationären Rahmen drängende Suizidgedanken oder Suizidwünsche oder sind gar erste Planungsschritte eruierbar, so rückt für die Therapeutin oder den Therapeuten die ACT-Haltung mit sich selbst und der Umgang mit dem eigenen Erleben in den Fokus. Um sich selbst in solch akuten Situationen weiterhin offen, präsent und achtsam der Frage hingeben zu können, was nun das beste Vorgehen für die Patientin oder den Patienten und andere Betroffene darstellt – im Gegensatz zu eigenen Vermeidungsmotiven wie der Angst vor einer falschen Entscheidung oder der Fusionierung mit früheren Erinnerungen usw. – ist es für Fachpersonen wichtig, das ACT-Rational gleichermaßen auf sich selber anzuwenden.

Bohnenübung (Quelle unbekannt)

Die Geschichte handelt von einem Grafen, der ein Lebenskünstler par excellence war. Er trug stets Bohnen in der rechten Hosentasche. Passierten auch noch so kleine Dinge, die ihm wichtig und wertvoll waren, sein Herz berührten – sei es ein gutes Gespräch, die ersten Frühlingssonnenstrahlen oder eine gute Tasse Kaffee – so wanderte eine Bohne in die linke Hosentasche. Abends zählte er die Bohnen in der linken Tasche und durchlebte noch einmal den berührenden Moment. Und war auch nur eine Bohne gewandert, so hatte es sich gelohnt, den Tag zu erleben.

Über diese Übung lässt sich mit den Patientinnen und Patienten in ein Gespräch darüber kommen, was sie berührt und ihnen am Herzen liegt, sodass wir das Thema »Werte« einführen können. Gerne berichten die Patientinnen und Patienten dann immer wieder von ihren »Bohnenmomenten«.

5.5 Was ist das Wichtigste für den klinischen Alltag – Fazit und Ausblick

- Für den Einsatz der ACT im stationären psychotherapeutischen Setting spricht vor allem der flexible und störungsübergreifende Behandlungsansatz.
- Es gibt kein manualisiertes Vorgehen der ACT im stationären Setting und viele Implikationswege sind möglich, weshalb es als therapeutische Grundausrichtung in jeden Behandlungskontext integriert werden kann.
- Die therapeutische Grundhaltung (z. B. Krankheitsverständnis, therapeutische Sprache und Umgang mit psychischem Leiden) wird als Hauptmerkmal und Besonderheit der ACT hervorgehoben.
- Um diese Haltung möglichst in alle Bausteine der integrierten psychiatrischen Behandlung einzubinden, wird eine gemeinsame Schulung des gesamten interdisziplinären Behandlungspersonals empfohlen.

Literatur

Bach P, Hayes SC (2002) The use of acceptance and commitment therapy to prevent the rehospitalization of psychotic patients: a randomized controlled trial. J Consult Clin Psychol 70: 1129–1139.

Benoy C, Bader K, Schumann I (2015) Akzeptanz- und Commitment-Therapie: ein transdiagnostischer Ansatz. PSYCH Up2date 9: 237–255.

Benoy C, Meyer A, Knitter B, Pinhard K, Walter M, Gloster AT (2019) Akzeptanz- und Commitment-Therapie mit therapieresistenten Störungen im stationären Setting. Eine Beobachtungsstudie. Z Klin Psychol Psychother 48(2): 90–100.

Benoy C, Schumann I (2015) Behandlung von Zwangserkrankungen: Zur Indikation eines stationären Settings. Psychiatrie & Neurologie 4: 2–4.

Chiles JA, Strosahl K (2004) Clinical Manual for Assessment and Treatment of Suicidal Patients. Washington, D.C.: American Psychiatric Association Publishing.

Clarke S, Kingston J, James K, Bolderston H, Remington B (2014) Acceptance and Commitment Therapy group for treatment-resistant participants: A randomized controlled trial. J Contextual Behav Sci 3: 179–188.

Clarke S, Kingston J, Wilson KG, Bolderston H, Remington B (2012) Acceptance and commitment therapy for a heterogeneous group of treatment-resistant clients: A treatment development study. Cogn Behav Pract 19: 560–572.

Gaudiano BA, Herbert JD (2006) Acute treatment of inpatients with psychotic symptoms using Acceptance and Commitment Therapy: Pilot results. Behav Res Ther 44: 415–437.

Gloster AT, Sonntag R, Hoyer J, Meyer AH, Heinze S, Ströhle A, Eifert G, Wittchen HU (2015) Treating treatment-resistant patients with panic disorder and agoraphobia using psychotherapy: A randomized controlled switching trial. Psychother Psychosom 84: 100–109.

Hayes SC, Strosahl K, Wilson KG (2014) Akzeptanz- & Commitment-Therapie. Paderborn: Junfermann.

Kabat-Zinn J (2011) Gesund durch Meditation. München: Otto Wilhelm Barth.

Kersig S (2014) Freiraum finden bei Stress und Belastung. Freiburg: Arbor Verlag.

Kiresuk T, Lund SH (1979) Goal attainment scaling: Research, evaluation and utilization. In: Schulberg HC, Baker F (Hrsg.) Program evaluation in the health fields (Vol.2). New York, NY: Human Science Press.

Polk KL, Schoendorff B, Webster M, Olaz FO (2016) The essential guide to the ACT Matrix: A step-by-step approach to using the ACT Matrix model in clinical practice. Oakland, CA, USA: New Harbinger Publications.

Petersen CL, Zettle RD (2009) Treating inpatients with comorbid depression and alcohol use disorders: A comparison of acceptance and commitment therapy versus treatment as usual. Psychol Rec 59: 521–536.

Pleger M, Treppner K, Diefenbacher A, Schade C, Dambacher C, Fydrich T (2018) Effectiveness of Acceptance and Commitment Therapy compared to CBT+: Preliminary results. Eur J Psychiatry 32: 166–173.

Svanberg G, Munck I, Levander M (2017) Acceptance and commitment therapy for clients institutionalized for severe substance-use disorder: a pilot study. Subst Abuse Rehabil 8: 45–51.

Thekiso TB, Murphy P, Milnes J, Lambe K, Curtin A, Farren CK (2015) Acceptance and Commitment Therapy in the Treatment of Alcohol Use Disorder and Comorbid Affective Disorder: A Pilot Matched Control Trial. Behav Ther 46: 717–728.

Tyrberg MJ, Carlbring P, Lundgren T (2017a) Brief acceptance and commitment therapy for psychotic inpatients: A randomized controlled feasibility trial in Sweden. Nord Psychol 69: 110–125.

Tyrberg MJ, Carlbring P, Lundgren T (2017b) Usefulness of the ACT model for nurses in psychiatric inpatient care: A qualitative content analysis. J Contextual Behav Sci 6: 208–214.

Vowles KE, Sorrell JT (2007) Life with Chronic Pain: An Acceptance-based Approach Therapist Guide and Patient Workbook. Unpublished Manuscript.

6 ACT und ärztliches Handeln

Herbert Assaloni

»Achtsamkeit und Mitgefühl können in der Beziehung trainiert und kultiviert werden, sie fördern das Wohlbefinden und stärken die Resilienz von Ärztinnen und Ärzten, und tragen damit zu einer Verbesserung der Behandlungsqualität bei.« (Ronald Epstein)

6.1 Wozu das ärztliche Handeln mit ACT verbinden? – Einführung

Die ärztliche Sozialisation in der Medizin kann es Ärztinnen und Ärzten schwer machen, den ganzen Menschen im jeweiligen Moment bewusst wahrzunehmen. Medizinerinnen und Mediziner sind darauf trainiert, Wissensinhalte abzurufen und allgemeingültige, von Personen und Situationen unabhängige Regeln anzuwenden, während sie auf der Suche nach Erklärungen, Diagnosen und störungsspezifischen Interventionsmöglichkeiten sind.

Patientinnen und Patienten kommen mit ihren Lebens- und Lerngeschichten und mit ihren jeweiligen sozialen Situationen in die ärztliche Behandlung, sie leiden an akuten, chronischen, unheilbaren oder lebensbedrohlichen Krankheiten und konfrontieren die Ärztin oder den Arzt nicht nur mit ihren Erwartungen und Sehnsüchten, mit ihrer Verzweiflung und ihrer Angst, sondern auch mit existentiellen, ethischen und spirituellen Themen wie Angst vor dem Sterben, Verlust, Behinderung, Umgang mit Fehlern und Sinnfragen. »Empathie-Distress« ausgelöst durch überwältigende Emotionen und das Leiden der Patientinnen und Patienten, innerer Druck durch Ansprüche an sich selbst und an die Rolle als Ärztin oder Arzt sowie äußere, strukturelle Einflüsse können ein flexibles werteorientiertes ärztliches Handeln erschweren, Burn-out und Arbeitsunzufriedenheit begünstigen.

Ärztliches Handeln erfordert eine flexible Aufmerksamkeit nach außen und innen, das Wahrnehmen subtiler eigener Regungen in der Begegnung mit den Patientinnen und Patienten, die mit dazu beitragen, auch intuitiv zu erfassen, woran die Person leidet und was sie braucht. Die Formulierung gedanklicher Annahmen und die Bereitschaft, Konzepte und Hypothesen auch wieder loszulassen, wenn sie sich als nicht hilfreich erweisen, die Fähigkeit, unterschiedliche Perspektiven einnehmen zu können und ein mitfühlender Umgang mit Leiden, sind ebenfalls wichtige ärztliche Fertigkeiten, die mit Hilfe von ACT trainiert werden können.

> **Reflexion**
>
> In der ACT fragen wir Patientinnen und Patienten häufig von Anfang an nach Werten, nach übergeordneten Handlungsmustern und nach Qualitäten, die für Jemanden persönlich wichtig sind. Vielleicht halten Sie beim Lesen hier selber einen Moment inne und fragen sich: »Welche Werte leiten mich in meinem Handeln als Ärztin oder als Arzt?« und »Welchen inneren Hindernissen und äußeren Schwierigkeiten begegne ich dabei?«

6.2 Was wissen wir zur Evidenz eines an ACT orientierten ärztlichen Handelns? – Empirische Daten und Stand der klinischen Forschung

Nach unserem Wissen liegen bislang keine Studien vor, in denen die Anwendung von ACT speziell durch Ärztinnen und Ärzte untersucht wird. Die Evidenzbasierung von ACT im Allgemeinen und Speziellen wird im vorliegenden Buch an jeweiliger Stelle ausführlich besprochen. Es existieren Adaptationen von ACT, die auch besonders für das ärztliche Handeln interessant sind: Kirk Strosahl und Patricia Robinson stellen in ihren Arbeiten zur »Fokussierten ACT (FACT)« eine Methodik vor, nach der ACT effizient in der Primärversorgung angewendet werden kann. Hier geht es vor allem um Kurzinterventionen zur Verhaltensmodifikation (Robinson et al. 2010). Viele Interventionen und die in FACT vertretene Grundhaltung sind durchaus auch auf das Kliniksetting wirkungsvoll übertragbar. Darüber hinaus gibt es in der Literatur einige Einzelfalldarstellungen, in denen ein an ACT orientiertes ärztliches Handeln beschrieben wird (Burian 2015, Assaloni 2013).

6.3 Wie sieht ein ACT-orientiertes ärztliches Handeln im klinischen Alltag aus? – Klinische Beispiele und Übungen

6.3.1 Subjektivierendes ärztliches Handeln

Ärztliches Handeln im Sinne einer Kunst meint nicht nur »behandeln« von Symptomen und Organen mit Medikamenten, chirurgischen Eingriffen und anderen medizinischen Maßnahmen, sondern auch »begleiten« der ganzen Person, die an Beschwerden oder einer Krankheit leidet. Gerade chronisches Leiden, das oftmals nicht »gelöst«, sondern nur durchlebt werden kann, erfordert Unterstützung beim Einüben von Akzeptanz, Befähigung zu Verhaltensänderung in kleinen Schritten, Ermutigung beim Aufbau einer gesunden Lebensführung, Vermittlung von Hoffnung und Begleitung bei der Sinnfindung und Werteklärung.

> **Reflexion**
>
> Denken Sie an eine bestimmte Patientin oder einen bestimmten Patienten, die oder der Sie gerade beschäftigt und fragen Sie sich: Mit wem habe ich es zu tun? Was sagt dieser Mensch und wie sagt sie oder er es? Wie sind Gesichtsausdruck, Körperhaltung, Stimmlage? Welcher Mensch möchte sie oder er sein? Worunter leidet sie oder er? Was kann sie oder er gut? Was kann ich an ihr oder ihm wertschätzen? Wie erlebe ich mich im Kontakt mit ihr bzw. ihm? Welche Erwartungen richtet sie oder er auf mich? Wie will ich mit diesen Erwartungen umgehen?

Es braucht in vielen Fällen eine ärztliche Haltung, die den umfassenderen Kontext der Patientin oder des Patienten berücksichtigt, die Funktion der Symptome und des Verhaltens untersucht und dem Impuls widersteht, aus einem rein mechanistischen Verständnis heraus, lediglich am Problem orientiert, »symptomatisch« und »problemorientiert« zu (be-)handeln. Auch das »Nichts-Tun« und das Schweigen können ärztliches Handeln sein, bei denen eine mitfühlende, achtsame, akzeptierende Präsenz heilsame Kommunikation fördert und effektive Therapie unterstützt.

Erfahrungsgeleitetes-subjektivierendes ärztliches Handeln (Merl 2011) geschieht in der Begegnung mit einem leidenden, Hilfe suchenden Menschen. Dabei ist die aufmerksame Wahrnehmung der Patientin bzw. des Patienten auf sinnlich-körperlicher und nonverbaler Ebene genauso wichtig, wie die Selbstwahrnehmung der Ärztin oder des Arztes und die Fähigkeit, die Aufmerksamkeit flexibel pendelnd sowohl nach außen zur Patientin bzw. zum Patienten als auch nach innen, zum eigenen Erleben zu richten. Eine entsprechende Übung zum »Pendeln« von Aufmerksamkeit findet sich im folgenden Kasten.

> **Pendel-Übung**
>
> Laden Sie sich selbst ein, einen Moment innezuhalten, entspannen Sie alles, was Sie entspannen können, und richten Sie die Aufmerksamkeit auf die sinnliche Wahrnehmung in diesem Moment: Was sehen Sie, was hören Sie? Ist da ein Geruch, eine Tastempfindung, ein Geschmack? Beobachten Sie jetzt, wie die Luft durch die Nase einströmt, ihre Lungen füllt und dann wieder ausströmt. Erlauben Sie sich, sich zu öffnen für gegenwärtige Empfindungen in Ihrem Körper und achten Sie auf Ihren Geist: Ist Ihr Geist ruhig oder aktiv? Welche Gedanken können Sie wahrnehmen? Pendeln Sie dann mit frischer Aufmerksamkeit, mit »Anfängergeist« zum Sehen, Hören, Riechen, Tasten, Schmecken zurück.

6.3.2 Aufbau einer vertrauensvollen Beziehung – Patientinnen und Patienten mit einer ACT-Haltung begegnen

In Anlehnung an die Bindungstheorie (Bowlby 1988) ist es die Aufgabe einer therapeutischen Beziehung, eine sichere, haltende, fürsorgliche Umgebung bereitzustellen, die Vertrauen ermöglicht und Entwicklung fördert. Eine Umgebung, in der es möglich ist, sich schwierigen Erlebnisinhalten und Erfahrungen zuzuwenden, sie zu untersuchen und eine hilfreiche innere Beziehung dazu aufzubauen. Dies gilt auch für die »Arzt-Patient-Beziehung«, die Merkmale einer Bindungsbeziehung aufweist. Die Patientin oder der Patient vertraut sich der Kompetenz und Fürsorge der Ärztin oder des Arztes an, und wenn die Beziehung gelingt, ist der zwischenmenschliche Kontext Katalysator für Heilung und Veränderung und ebenso wichtig wie spezifische Behandlungsmaßnahmen durch Medikamente oder medizinische Eingriffe.

Menschen mit chronischen psychischen und psychosomatischen Erkrankungen haben oft lange Leidensgeschichten mit vielen erfolglosen Behandlungen hinter sich. Ihnen von Anfang an mit einer ACT-Haltung zu begegnen, könnte helfen, besser auf Funktion und Kontext der medizinischen Maßnahmen zu achten und Verstrickungen mit fusionierten Erwartungen, Erklärungsversuchen und Vermeidungsmanövern vorzubeugen. Die Frage nach den Werten, nach dem Menschen, der sie sein wollen, angesichts von Beschwerden und Leiden, kann den Fokus des ärztlichen Gesprächs und die Richtung der Behandlung verändern (Assaloni 2015). Konkret könnte eine Formulierung, welche diese Haltung vermittelt, so aussehen: »Ich sehe, dass Sie leiden und auch mir fällt es schwer, Sie leiden zu sehen. Am liebsten möchte ich etwas tun, was Ihr Leiden sofort wieder gut macht. Ich weiß aber, dass dies nicht so schnell geht, wie ich es gern tun würde. Dennoch möchte ich Ihnen helfen, weniger zu leiden, mit allem was mir zur Verfügung steht. Ich möchte gerne verstehen, was Sie bisher alles unternommen haben, um die Beschwerden loszuwerden. Können Sie mir bitte helfen nachzuvollziehen, wie die bisherigen medizinischen Maßnahmen funktioniert haben? Ich möchte auch verstehen, wie Ihr Leben aussehen würde, wenn das Symptom nicht mehr bestünde, was würden Sie dann gerne tun? Auf wen in Ihrem Leben hätte das Auswirkungen? Und wenn Sie noch etwas länger mit diesen Beschwerden leben müssten, welcher Mensch möchten Sie im Umgang damit sein? Welche Qualitäten sind Ihnen dabei wichtig?«

Fallbeispiel 1

Ein junger Mann kommt auf Empfehlung seines Arbeitgebers und seiner Familie, die ihn dazu drängen, sich medikamentös behandeln zu lassen. Dem sozialen Umfeld war aufgefallen, dass er sich mehr und mehr zurückgezogen hatte und häufig gekränkt auf Unstimmigkeiten in zwischenmenschlichen Situationen reagiert hatte. Er selbst leidet seit mehreren Monaten an Stimmungsschwankungen mit Verlust von Lebensfreude und Interessen, Angstgefühlen, erhöhter Reizbarkeit und innerer Unruhe mit Gedankenkreisen, insbesondere Gedanken, in denen es um die eigene Fehlerhaftigkeit und Wertlosigkeit geht. Der umgängliche und sozial gut eingebettete Patient, seine Angehörigen und Kolleginnen und Kollegen haben große Heilserwartungen an ein Medikament, das seine unangenehmen Gedanken und Gefühle beseitigen könnte. Die Diagnostik ergibt eine mittelgradige bis schwere depressive Episode begünstigt durch Konflikte in der Partnerschaft und Schwierigkeiten des Patienten, eigene Bedürfnisse wahrzunehmen und einzubringen. So fällt es ihm zum Beispiel schwer, sich bei an ihn herangetragenen Erwartungen selbstfürsorglich abzugrenzen, und er erschöpft sich darin, es allen recht machen zu wollen, während sich Ressentiments aufbauen und körperliche Beschwerden in Form von Magenschmerzen und Kopfschmerzen zunehmen.

Der Patient äußert den Wunsch nach einer medikamentösen Behandlung. Der Arzt weiß jedoch, dass eine alleinige Medikation die Beschwerden zwar lindern kann, aber keinen längerfristig hilfreichen Lernprozess in Gang setzt. Dieser ist aber nicht nur bei der erfolgreichen Bewältigung der Depression hilfreich, sondern stellt auch einen Rückfallschutz dar, wenn die Medikation irgendwann auch wieder abgesetzt werden soll. So erfolgt nach eingehender Aufklärung über Vor- und Nachteile der Verwendung von Psychopharmaka eine Besprechung von kurzfristigen und langfristigen Zielen aus einer ACT-Perspektive. Es wird vereinbart, mit einer niedrigen Dosis zu beginnen und den Schwerpunkt auf die Beobachtung von Veränderungen im eigenen Erleben und Verhalten zu legen. Der Patient soll täglich aufschreiben, welche Gedanken, Gefühle und Körperempfindungen er bemerkt, dazu die jeweilige Situation und wie er sich bei Auftreten von Symptomen gegenüber diesen verhält, d. h. wie er innerlich und äußerlich darauf reagiert. Mit dieser Intervention wird angeregt, Fertigkeiten zu trainieren, die psychologische Flexibilität fördern können: Selbst-als-Kontext, Defusion und Akzeptanz durch Beobachten, Benennen und verschiedene Perspektiven dazu einnehmen. In der wöchentlichen Besprechung können die Erfahrungen anhand des Protokolls evaluiert und auftretende Schwierigkeiten besprochen werden. Das Beobachten von Gedanken, Gefühlen und Körperempfindungen wird in den Sitzungen jeweils auch kurz eingeübt in Form von kurzen Achtsamkeitsübungen, z. B. die bewusste Wahrnehmung von Sinnesreizen in Alltagssituation (Kochen, Duschen, Spazierengehen etc.), und durch Fragen, die auf das Erleben im gegenwärtigen Moment abzielen, z. B. (Was merken Sie jetzt gerade? Was spüren Sie in Ihrem Körper? Was erleben Sie jetzt in diesem Moment, während Sie mir das erzählen?). Wichtig ist aus einer ACT-Perspektive vor allem auch die Frage nach der Zweckmäßigkeit der medikamentösen Behandlung und wie diese erkannt bzw. gemessen werden kann. Neben Reduktion der unerwünschten Symptome als mögliche nicht auszuschließende Nebenerscheinung werden der Umgang mit den Symptomen und damit mit sich selbst als weiterer Fokus der Behandlung thematisiert und die Frage nach Werten und wertekongruenten Verhaltensweisen gestellt. Diese Parameter und kleine Schritte in diese Richtung werden mit in das Verhaltensprotokoll aufgenommen. Der Patient wird auch angehalten, die Einnahme des Medikaments bewusst mit einer gesundheitsförderlichen Aktivität zu verbinden. In diesem Fallbeispiel hatte der Patient die Idee, jeweils vor Einnahme des Medikaments eine bestimmte Körperübung zu machen, die ihn stärkt und vitalisiert. Von der Ärztin oder dem Arzt verstärkt werden im Verlauf solche Verhaltensweisen, die im Sinne der ACT psychologisch flexibel sind: das Beobachten des inneren Erlebens aus einer Selbst-als-Kontext Perspektive (»Ich habe diesen Gedanken, ich bin mehr als dieser Gedanke, ich kann den Gedanken beobachten«), das Wahrnehmen und Benennen von Körperempfindungen (sich dem Erleben zuwenden, statt es automatisch abzulehnen und Widerstand zu entwickeln), das Protokollieren von innerem Erleben, Situationen und eigenen Verhaltensreaktionen (Erweiterung der Kontextsensitivität) und deren Konsequenz im Kontext eigener Werte (Förderung von funktionaler Kohärenz). Schwankungen der Symptome und Symptomreduktion im Verlauf werden zur Kenntnis genommen, jedoch nicht explizit verstärkt. Auf diese Weise kann das Medikament auf niedriger Dosis behalten und allfällige Nebenwirkungen können klein gehalten werden. Mit zunehmender Selbstwirksamkeit und Flexibilität entsteht beim Patienten von selbst der Wunsch, das Medikament wieder langsam auszuschleichen, obwohl weiterhin gelegentlich Symptome vorhanden sind.

6.3.3 Umgang mit medikamentöser Behandlung aus ACT-Sicht

Das Fallbespiel oben illustriert, wie die Verschreibung eines Medikaments die Patientin oder den Patienten bei ihren oder seinen Erwartungen abholt und parallel dazu eine ACT-Perspektive eingeführt werden kann, die der Person nachhaltig dabei hilft, Fertigkeiten zu trainieren, die psychologische Flexibilität fördern.

Wir können Medikamente als kontextuelle Stimuli verstehen, auf die die Patientin oder der Patient mit ihrem oder seinem, auch sprachlichem Verhalten reagieren kann. Die verbale Formulierung »Möge dieses Medikament mir helfen, mich effektiv und flexibel zu verhalten und Fortschritte in Übereinstimmung mit meinen Werten zu machen« wird als zusätzliche Möglichkeit der Bezugnahme und im Verlauf immer mehr anstelle von »Ich nehme ein Medikament, damit dieser Gedanke, diese Empfindung weggeht« eingeführt.

Gerade bei Patientinnen und Patienten mit chronischen Schmerzstörungen und chronischen psychosomatischen Erkrankungen kann es sinnvoll sein, an der Unterscheidung zu arbeiten, ob das Medikament ausschließlich ein als aversiv erlebtes Empfinden beseitigen oder gleichzeitig ein werteorientiertes Verhalten ermöglichen und unterstützen soll. Die Patientin oder der Patient wird angehalten, gut auf mögliche Kosten der Medikamenteneinnahme in Hinblick auf die eigene Lebensqualität zu achten. Und sie oder er wird mit der Möglichkeit vertraut gemacht, selbst wählen zu können, welchen Aspekt sie oder er im Kontext der medikamentösen Therapie betonen möchte.

Aus einer ACT-Perspektive kann es auch nützlich sein, den Begriff der »persönlichen Arznei« einzuführen. Dies betont die Bedeutung von Maßnahmen, bei der man selbst wählt und aktiv handelt, indem man etwas macht, was das Wohlbefinden und gleichzeitig das Sinnerleben fördert, z. B. einen Spaziergang im Wald, bewusst Pause einlegen und Musik hören, irgendeine beliebige Handlung bewusst langsam ausführen, sich einem Menschen anvertrauen usw. So lässt sich eine Arznei, die man schluckt, um ein Symptom loszuwerden, ergänzen mit einer Handlung, die sich im Sinne einer persönlichen Medizin mit einem frei gewählten Wert verbinden lässt und die Wirkung der Behandlung ganzheitlich unterstützt. Diese Herangehensweise verfolgt das Ziel, Patientinnen und Patienten Schritt für Schritt von einer passiven Heilserwartung (»der Arzt macht mich gesund«) zu einem engagierten Verhalten zugunsten persönlicher Werte zu begleiten und zu ermutigen.

Ein anderer Aspekt ist die Förderung der Therapieadhärenz, z. B. bei Patientinnen und Patienten, die aufgrund psychotischer Erkrankungen einen längerfristigen Rückfallschutz benötigen. Hier stehen die Orientierung an Werten sowie die Stärkung der Fähigkeit zur Akzeptanz im Vordergrund. Eine ACT-orientierte Haltung kann aber auch nützlich sein, wenn es darum geht, eine Patientin oder einen Patienten dabei zu unterstützen, ein Medikament abzusetzen (▶ Fallbeispiel 2).

Fallbeispiel 2

Die ca. 30-jährige Patientin nimmt seit knapp zehn Jahren ein Antidepressivum. Versuche, es abzusetzen, sind bisher jeweils daran gescheitert, dass sie große Angst vor einem Rückfall in »ein depressives Loch« hatte. Bei jedem Absetzversuch haben sich ziemlich bald Beschwerden wie erhöhte Sensibilität gegenüber Zurückweisung, Gefühle von Scham und Selbstunsicherheit, Gedankenkreisen mit »dunklen«, belastenden Gedanken, Niedergeschlagenheit und Traurigkeit mit einem Aspekt von Verzweiflung und Hoffnungslosigkeit eingestellt. Die

Angst vor diesen Symptomen war so bestimmend, dass die Dosis umgehend wieder erhöht wurde. Für die Patientin ist dies eine Bestätigung dafür, dass sie in ihrem Kern einen Defekt hat und wertlos ist. Sie fürchtet, »lebenslang vom Medikament abhängig zu bleiben«. Die Anamnese ergibt, dass sich die Patientin in der Adoleszenz aufgrund einer Kieferfehlstellung wiederholten Operationen unterziehen musste, was in dieser Zeit nicht nur sehr schmerzhaft, sondern auch sozial schwierig war – aufgrund längerer Fehlzeiten und negativer Selbstattributionen ihre Attraktivität und ihr Aussehen betreffend. In dieser Zeit entstanden Verhaltensmuster von Rückzug und sich selbst entwertende Überzeugungen, die chronische Schamgefühle und eine depressive Entwicklung begünstigten.

Mit dem Wunsch nach Familiengründung und Schwangerschaft begab sich die junge Frau erneut auf die Suche nach einem alternativen Weg ohne antidepressive Medikation, wenn auch begleitet von vielen Zweifeln und Ambivalenz hinsichtlich der Frage, ob sie »mit ihrer Konstitution« überhaupt als Mutter geeignet sei. Mit einer ACT-Haltung kann die Ärztin oder der Arzt ihr Mut zu machen, einen neuen Umgang mit ihren Gedanken und Gefühlen zu finden, der vielleicht in kleinen Schritten eine Reduktion einer psychopharmakologischen Behandlung möglich macht. Die ACT-Prozesse der Gegenwärtigkeit (Hier & Jetzt), Akzeptanz, Defusion und Selbst-als-Kontext ermöglichen eine Beziehung zum inneren Erleben, die auf Bewusstheit und hierarchischer Bezugnahme beruht (»Ich merke, ich habe diesen Gedanken, ich bin mehr als dieser Gedanke; ich merke, ich habe dieses Gefühl, ich kann Worte finden für dieses Gefühl, ich bin mehr als dieses Gefühl, ich kann Raum schaffen dafür, ich kann es halten und ihm mit einer freundlichen, mitfühlenden Haltung begegnen«). Das Einführen und Üben dieser Prozesse in Form von Metaphern und kleinen wiederholten Übungen (z. B. kurzes informelles Üben von Achtsamkeit und bewusstes Erleben der Sinneserfahrung bei Alltagsaktivitäten wie Essen, Duschen und repetitiven Tätigkeiten im Haushalt usw., Selbstmitgefühlspausen (Neff und Germer 2018), wenn schwierige Gefühle im Alltag auftauchen) baut Kompetenzen der Selbstregulation auf, ermöglicht einen Perspektivwechsel auf nicht hilfreiche Überzeugungen und eröffnet damit neuen Spielraum im Umgang mit schwierigen inneren Erfahrungen. Ein begleitendes Protokoll unterstützt die langsame Reduktion des Medikaments, den Aufbau von Achtsamkeits- und Akzeptanzstrategien und fördert das Vertrauen in die Selbstwirksamkeit. Das Führen eines Tagebuchs kann außerdem weiteren Zwecken im Verlauf dienen, wie z. B. schriftliche Aufarbeitung belastender Erfahrungen aus der Perspektive eines mitfühlenden Selbst oder Antizipation eines zukünftigen Selbst, das Dankbarkeit für die gegenwärtigen Bemühungen ausdrückt. In diesem Fallbeispiel waren die bewusste Verbindung mit dem Wert, eine Familie gründen und Mutterschaft erleben zu wollen, sowie bestimmte Qualitäten in der Beziehung zum Partner wirksame Motivatoren, die neuen Strategien zu erlernen und sich den Ängsten mutig zu stellen.

6.3.4 Psychische Flexibilität in der Arzt-Patient-Beziehung

Die ACT vertritt die Ansicht, dass alle zentralen ACT-Prozesse auch für die Ärztin bzw. den Arzt relevant sind und dass die flexible Grundhaltung in ACT am besten genutzt werden kann, wenn Ärztin oder Arzt die ACT-Prozesse auf das eigene Erleben und Verhalten im Kontext der Behandlung und darüber hinaus anwendet.

> **Reflexion**
>
> Was ist mir jetzt mit dieser Patientin oder diesem Patienten wichtig? Wie möchte ich mich ihr bzw. ihm gegenüber verhalten? Was braucht sie oder er gerade jetzt am meisten, um sich günstig zu entwickeln? Ist das, was ich jetzt gerade mache, in Übereinstimmung mit meinen übergeordneten, langfristigen Zielen? Entspricht es auch den Werten der Patientin oder des Patienten? Bin ich jetzt ganz hier und präsent oder schweife ich ab? Kann ich einen beobachtenden Blickwinkel einnehmen mit flexibler Fähigkeit, sowohl meine als auch die Perspektive der Patientin oder des Patienten wahrzunehmen? Bin ich mir bewusst darüber, was die Patientin oder der Patient denkt, fühlt, braucht und was ihr oder ihm übergeordnet wichtig ist?

Die Ärztin oder der Arzt achtet, wie alle anderen Mitglieder im Team, im Kontakt mit Patientinnen und Patienten darauf, Zeichen für psychische Flexibilität oder Inflexibilität bei sich selbst und beim Gegenüber zu erkennen und reagiert darauf möglichst so, dass werteorientiertes Verhalten gefördert wird.

Die Haltung der Ärztin oder des Arztes gegenüber dem eigenem inneren Erleben, eigenen Gedanken und Gefühlen und eigener Präsenz während der Interaktion mit Patientinnen und Patienten und dem Team ist Teil des zwischenmenschlichen Geschehens und beeinflusst sowohl das Verhalten der Ärztin oder des Arztes selbst, als auch die Reaktionen der Anderen sowie die Effektivität des Teams und damit den Verlauf der Behandlung. Die Kernprozesse von ACT, die psychische Flexibilität fördern, sind charakteristisch für ein sicheres, unterstützendes und heilsames Umfeld und sie stellen Verhaltensprozesse dar, die sowohl bei der Ärztin bzw. dem Arzt, den Teammitgliedern als auch bei Patientinnen und Patienten gefördert werden sollen.

6.3.5 ACT-Prozesse in der ärztlichen Haltung

Wenn es darum geht, die therapeutische Beziehung zu nutzen und zu stärken (Pierson und Hayes 2007), werden psychotherapeutisch tätige Ärztinnen und Ärzte, die mit ACT arbeiten, die Kernprozesse grundsätzlich in ähnlicher oder gleicher Weise anwenden, wie es auch psychologische Psychotherapeutinnen oder Psychotherapeuten tun werden. Dies im Einzelnen zu beschreiben, würde den Umfang dieses Kapitels sprengen. Es sei deshalb an dieser Stelle exemplarisch auf zwei Prozesse eingegangen, in denen eine Ärztin oder ein Arzt vielleicht auf spezifische Weise gefordert ist, da sie das ärztliche Selbstverständnis besonders berühren.

Akzeptanz

Akzeptanz ist ein zentraler Prozess in zwischenmenschlichen Beziehungen. Gemeint ist, eine Offenheit und ein Interesse für das Erleben des Anderen, eine forschende Neugier, ohne diesen Prozess zu sehr von eigenen Bewertungen, Erwartungen und Interpretationen stören zu lassen. Akzeptanz meint nicht Zustimmung um jeden Preis oder Desinteresse an Veränderung, vielmehr ist Akzeptanz dessen, was ist, oft der erste Schritt in Richtung einer Veränderung.

Auf Seiten der Ärztin oder des Arztes bedeutet Akzeptanz, die Bereitschaft, eigenes Erleben auch transparent anzusprechen, wenn es angemessen ist, und damit auch als Modell für Akzeptanz zu dienen, während sie oder er sich gleichzeitig im Sinne der eigenen Werte und für die Werte der Patientin oder des Patienten engagiert. Dies sei im Folgenden anhand von einem Fallbeispiel aus einer Visitensituation dargestellt (▶ Fallbeispiel 3).

Fallbeispiel 3: Visitensituation

Patient Herr D.: »Frau Doktor, die Tabletten helfen nicht, da ist immer noch diese Unruhe und der unerträgliche Schmerz. Ich halte es nicht aus. So ist das Leben nicht lebenswert.«

Mit Blick auf die ACT-Prozesse erkennt die Ärztin nicht nur am Inhalt, sondern auch an der angespannten Körperhaltung und an der gereizten Stimmlage des Patienten die fehlende Bereitschaft, das momentane Erleben anzuerkennen und vermutet, dass der Patient fusioniert ist mit der Bewertung »unerträglich« und den Worten »ich halte es nicht aus«. Der Patient erwartet offenbar, dass er mit Hilfe der Medikation die Unruhe und den Schmerz loswerden kann und dass ein sinnvolles Leben erst möglich sein wird, wenn die Symptome beseitigt sind. Die Ärztin nimmt bei sich selbst in diesem Moment ebenfalls eine leichte Anspannung wahr und den Impuls, sofort reagieren zu wollen, um dem Patienten Herrn D. und sich in dieser unangenehmen Situation Erleichterung zu verschaffen. Möglicherweise löst der Ärger des Patienten bei der Ärztin auch ein Gefühl von Insuffizienz und Unsicherheit aus, weil sie sich kritisiert fühlt, und die emotionale Aktivierung führt zu einem merkbaren leichten Pulsanstieg und einer Veränderung des Atemflusses. Wenn die Ärztin versucht, dieser Unsicherheit, die im Kontakt mit Herrn D. auftritt, dadurch zu entkommen, dass sie sich besonders kompetent zeigen will, führt das mit großer Wahrscheinlichkeit zu einer Störung auf zwischenmenschlicher Ebene, die der Patient mehr oder weniger bewusst wahrnehmen wird. Die Ärztin könnte in dieser Situation zum Beispiel allgemeine Bemerkungen über die Wirkungsweise der Medikation machen und Herrn D. auf diese Weise zu beschwichtigen versuchen oder reflexartig die Dosis erhöhen oder über alternative medikamentöse Optionen sprechen.

Es ist eine Herausforderung, mit dem Schmerz einer anderen Person konfrontiert zu sein. Wenn es nicht gelingt, den Schmerz des Anderen und die eigene Reaktion darauf anzuerkennen und akzeptierend »zu umarmen«, können verschiedene automatische und langfristig nicht hilfreiche Handlungen die Folge sein. Die Ärztin kann indirekt die Botschaft senden, dass Herr D. nicht das ganze Leid zeigen soll, sie kann das Erleben des Patienten ignorieren, sich abwenden oder sogar die Behandlung beenden wollen. Wichtig ist, dass die Ärztin die eigene emotionale Aktivierung und ihre Tendenzen zur Erfahrungsvermeidung bemerkt, als normale Reaktion anerkennt und sich dafür interessiert. Dazu braucht es die Fähigkeit, im Kontakt mit Herrn D. das Tempo zu verlangsamen, um in eine Präsenz zu kommen, die flexibles Handeln ermöglicht. In diesem Beispiel in der Visitensituation könnte das so aussehen: Wenn die Ärztin geübt ist, die Veränderung im eigenen körperlichen Erleben zu bemerken, kann sie bewusst die Atmung verlangsamen, die Aufmerksamkeit auf die eigene Körperhaltung und den eigenen Gesichtsausdruck legen, die Region um die Augen entspannen und sich durch bewusste Wahrnehmung des Kontakts mit dem Boden oder dem Stuhl zentrieren, bevor sie mit warmen Blick und ruhiger Stimme antwortet: »Ich höre, dass Sie unerträgliche Schmerzen haben, das tut mir leid. Ich kann verstehen, dass Sie die Beschwerden loswerden wollen und große Hoffnung in die Medikation legen. Ich spüre den Druck und sehe Ihren Schmerz. Können wir für einen Augenblick würdigen, wie schwer es ist, die Unruhe und die Anspannung auszuhalten? Können wir einen Moment zusammen bei dieser Erfahrung verweilen und wenn wir das jetzt tun, beobachten, was wir dabei erleben? Können Sie mir mehr darüber erzählen, was Sie jetzt, während Sie mir zuhören, körperlich wahrnehmen, wie meine Worte bei Ihnen ankommen?« Es könnte sein, dass Herr D. sich durch die präsente Antwort der Ärztin wahr- und ernstgenommen fühlt und dass er etwas weicher wird, vielleicht zeigt er eine Träne, vielleicht kommt ein Seufzer, vielleicht öffnet er sich und beginnt eine Dimension seines Leidens anzusprechen, die bisher nicht zur Sprache kam.

> **Reflexion**
>
> Erinnern Sie sich an eine Situation im klinischen Alltag, in der Sie mit einer Erwartung einer Patientin oder eines Patienten konfrontiert waren und stark darauf reagiert haben? Wie sind Sie damit umgegangen? Was haben Sie gedacht, was empfunden, wie haben Sie sich verhalten? Haben Sie sich hingezogen gefühlt zur Patientin oder zum Patienten oder distanziert? Hatten Sie irgendwelche Gedanken darüber, wie Sie sich fühlen oder verhalten müssten? Gab es irgendein Gefühl oder einen Gedanken, den Sie nicht haben wollten? Wie hat sich Ihr Verhalten ausgewirkt, kurzfristig und langfristig?

Selbst-als-Kontext

Das eigene Erleben und Handeln von einer Perspektive im Hier und Jetzt aus zu beobachten und sprachlich zu benennen – »ich bin jetzt hier und ich sehe/fühle/denke…«–, ist eine zentrale Fähigkeit, um ein Selbst zu erleben, das nicht fusioniert ist mit Konzepten von sich selbst. Fusion mit Selbstkonzepten, zum Beispiel »ich bin ein kompetenter Arzt« oder »ich bin ein inkompetenter Arzt« kann die Flexibilität der Ärztin oder des Arztes einschränken. Von der Perspektive des Selbst-als-Kontext aus kann die Ärztin oder der Arzt mehr in der eigenen Wahrnehmung ruhen, sie oder er beobachtet, was in ihr oder ihm selbst, im Gegenüber und zwischen ihnen im Hier und Jetzt vor sich geht und wählt bewusst, welches Handeln gerade zweckmäßig und zielführend ist. Sie oder er kann wählen zwischen Engagement und sich zurücklehnen, zwischen achtsamem Sprechen und aufmerksamen Zuhören, dem Geben von Instruktionen und Stille, je nachdem, was die Situation erfordert und der Patientin oder dem Patienten am meisten dient. So könnte die Ärztin oder der Arzt im obigen Beispiel einfach still werden und mit weichem Blick und leisen, empathisch-haltenden Lauten wie »mmh« oder »ooh« präsent bleiben, während sie oder er innerlich den Schmerz von Herrn D. und alle eigenen Reaktionen zulässt, mit einer mitfühlenden Haltung im Sinne des »Tonglen«, einer Praxis, bei der das Leidvolle eingeatmet, und Güte, Wärme und Freundlichkeit ausgeatmet werden (Gilbert und Choden 2014). Diese Haltung kann zu einer starken Präsenz und einer intensiven Verbindung mit der Patientin oder dem Patienten beitragen. Die Beziehung erhält eine zusätzliche Dimension von Geduld, Menschlichkeit und Stille, in der sich natürliche, heilsame Kräfte entwickeln können, die nicht gemacht, sondern zugelassen werden können.

6.3.6 Mit ACT auf die eigene Gesunderhaltung achten

Zwack et al. (2011) haben in einer Studie 200 qualitative Interviews mit Ärztinnen und Ärzten unterschiedlicher Fachrichtung und Berufserfahrung in Klinik und Niederlassung durchgeführt und dabei nach Strategien gefragt, die ihnen helfen, um langfristig gesund, zufrieden und leistungsfähig zu bleiben. Dabei zeigte sich, dass Akzeptanz, Selbstbewusstheit und Reflexivität sowie Handlungsorientierung wesentliche Grundeinstellungen der Resilienz bei den Befragten darstellen. Diese Haltungen entsprechen den Prozessen der psychischen Flexibilität, von Robinson et al. (2010) prägnant mit »offen, bewusst und engagiert« zusammengefasst. Außerdem wurden neben »gesundheitsfördernden Aktivitäten in der Freizeit« am häufigsten »Gratifikation durch befriedigende Beziehungen zu den Patientinnen und Patienten« und »Effektivität in der Behandlung« von den Befragten genannt. Somit scheint es sinnvoll zu sein, dem Aufbau effektiver und befriedigender Arzt-Patient-Beziehungen einen hohen Stellenwert einzuräumen und Fertigkeiten bei Ärztinnen und Ärzten zu trainieren, die Resilienz stärken.

Auch wenn es bisher keine Studien gibt, die ein ACT-Training spezifisch für Ärztinnen und Ärzte untersucht haben, so gibt es doch Untersuchungen betreffend die Anwendung von ACT hinsichtlich Stressreduktion und dem Aufbau von Selbstfürsorge bei anderen Berufen, die im Gesundheitswesen tätig sind (z. B. Rudaz et al. 2017). Es ist anzunehmen, dass diese Ergebnisse auf Ärztinnen und Ärzte übertragbar sind, was etwa in Form von spezifischen Schulungen und Seminaren konkret umsetzbar wäre. In Winterthur und Zürich wurden bereits zwei- bzw. eintägige Selbsterfahrungsgruppen für Ärztinnen und Ärzte durchgeführt, um ACT-Fertigkeiten, Präsenz und Mitgefühl in Beziehung einzuüben und sich im Lernprozess gegenseitig zu unterstützen. Im Zentrum standen dabei formale und informelle Achtsamkeitsübungen, Körper- und Wahrnehmungsübungen, Mitgefühlspraktiken und Selbstreflexion zu Werten und Selbstfürsorge.

> **Reflexion**
>
> Wie können Sie gut für sich selbst sorgen? Wie erleben Sie Ihre privaten und beruflichen Beziehungen? Welche Beziehungen sind unterstützend und nährend? Bei welchen Aktivitäten können Sie sich erholen und auftanken? Wie ist Ihre Balance zwischen beruflichem und privatem Leben?

6.4 Worauf ist bei der Anwendung von ACT im ärztlichen Handeln zu achten? – Fußangeln und Fallstricke

Das ärztliche Handeln nach ACT bietet einige besondere Herausforderungen, vier wichtige betrachten wir hier noch einmal genauer:

1. Wie lässt sich am besten umgehen mit Aussagen wie: »Es ist immer gleich schlecht, es wird nicht besser«, »Machen Sie etwas, Sie sind doch der Arzt, da muss man doch etwas machen können« oder »Ich bin bisher einfach nur noch nicht richtig behandelt worden, man hat die Ursache meiner Beschwerden noch nicht gefunden« o. ä.? Ärztinnen und Ärzte sind oft mehr als alle anderen in einem Behandlungsteam damit konfrontiert, dass Patientinnen und Patienten erwarten, sie oder er werde ihr Problem lösen oder reparieren. Diese mechanistische Einstellung kann die Ärztin oder den Arzt in Schwierigkeiten bringen, vor allem wenn es um chronische Gesundheitsprobleme geht. Sie oder er wird sich eventuell in eine Rolle gedrängt sehen, die den Grundhaltungen der ACT widerspricht. Wenn eine Person mit rigiden Erwartungen in die ärztliche Behandlung kommt, kann es daher nützlich sein, von der Regel auszugehen, dass die Patientin oder der Patient – aus ihrer oder seiner eigenen aktuellen Perspektive gesehen – auf jeden Fall Recht hat, d. h. dass ihr oder sein Verhalten in einem umfassenden Kontext in jedem Fall Sinn macht. Diese Haltung ermöglicht es, grundsätzlich alles innerlich zu bejahen, was die Patientin oder der Patient sagt und ausdrückt. Das schafft eine akzeptierende Umgebung und erleichtert es, den Bezug zu den Werten der Person herzustellen, weil das Ringen darum, wer Recht hat, wegfällt bzw. in den Hintergrund tritt.

2. Wenn Patientinnen und Patienten wenig Verständnis und Motivation für psychotherapeutische Arbeit mitbringen, vom

ärztlichen Personal Heilung von Symptomen erwarten und gleichzeitig wenig Bereitschaft aufweisen, eigene ungünstige Verhaltensweisen zu ändern, kann es angesichts des Erwartungsdrucks wichtig sein, dass die Ärztin oder der Arzt die ACT-Haltung in erster Linie für sich selbst anwendet, um flexibel und effektiv handeln zu können. Im ersten Schritt geht es darum, sich zu fragen: Was lösen die Erwartungen der Patientin oder des Patienten in mir aus? Welche Gefühle habe ich gegenüber ihr oder ihm? Kann ich Raum schaffen dafür? Was hilft mir, präsent zu bleiben und effektiv zu handeln? Wenn wir den Druck und unsere eigene unmittelbare körperliche Reaktion darauf bewusst wahrnehmen und annehmen, fällt es leichter, im Kontakt mit dem eigenen Erleben und mit der Patientin oder dem Patienten zu bleiben. Wenn wir beobachten, wie wir uns gegenüber unserem unmittelbaren Erleben innerlich verhalten, ob wir es ablehnen und den Impuls haben, auf eine Weise zu handeln, die dazu dient, dem Distress zu entkommen oder ob es möglich ist, unser Erleben zu akzeptieren, können wir bewusst verlangsamen, innerlich etwas Abstand nehmen und achtsam den nächsten Schritt wählen: z. B. uns selbst angesichts des Distress mit Mitgefühl begegnen. Neff und Germer (2018) empfehlen im dreischrittigen Vorgehen der »Selbstmitgefühlspause«, das unangenehme Erleben 1. achtsam anzuerkennen, sich 2. dann zu vergegenwärtigen, dass andere Ärztinnen und Ärzte ähnlich in Stress geraten können angesichts von Erwartungsdruck und schließlich 3. sich zu überlegen, welche Geste der Freundlichkeit sich selbst gegenüber in diesem Moment angebracht und möglich ist: eine Selbstberührung, ein inneres Lächeln, ein still nach innen gesprochenes Wort, das beruhigt, die bewusste Wahrnehmung der Lebendigkeit im Atem usw. Wenn es möglich ist, auf diese Weise impulsivem Handeln entgegenzuwirken und präsent zu bleiben, können wir überlegen, wie wir die Erwartung der Patientin oder des Patienten validieren und gleichzeitig darauf hinarbeiten können, das Ziel der Behandlung gemeinsam mit ihr oder ihm so zu formulieren, dass es langfristig hilfreich ist und das Leben verbessert.

3. Es kann schwer sein, erste konkrete Schritte der Veränderung anzustoßen. Um den Fokus von den Symptomen frühzeitig auf die Verhaltensebene zu verlagern, wird in der Behandlung von Anfang an nach persönlichen Werten gefragt, z. B. »Was genau meinen Sie, wenn Sie sagen »besser«? Was werden Sie tun, wenn es Ihnen besser geht, was werden Sie wichtig nehmen? Wofür möchten Sie, dass Ihr Leben steht? Wofür möchten Sie sich engagieren, wenn es Ihnen besser geht?«. Von einer ACT-Perspektive aus wird nicht nur gefragt »Warum hat die Patientin oder der Patient diese Beschwerden, warum ist sie oder er krank?«, sondern auch »Wozu möchte sie oder er gesund werden?«.

4. Menschen gehen in ärztliche Behandlung, eben weil sie gerade irgendwo feststecken und nicht weiterkommen, obwohl Sie sich darum bemühen. Wenn das ärztliche Handeln an ACT orientiert ist, wollen wir der Patientin oder dem Patienten dieses Paradox nahebringen, in dem wir uns manchmal befinden: Je stärker man sich bemüht das Problem zu lösen, umso schlimmer wird es. Da die Lösungsversuche Teil des Problems ist, ist es notwendig, die (bisherige) Lösungsstrategie loszulassen und alternativ zu handeln. Es geht darum, sich aus dem Paradox zu lösen, statt weiter zu überlegen, wie das Problem zu lösen ist. Oft bemerken Menschen dabei nicht, dass sie in einer Schleife festhängen, die paradoxerweise das Leiden verstärkt, und sie haben sich von dem entfernt, was wirklich wichtig ist für sie oder haben es gar völlig aus den Augen verloren und leiden an

Sinnlosigkeitsgefühlen. An dieser Stelle kann auch das Vermitteln von Hoffnung ein wesentlicher Teil ärztlichen Handelns sein (Assaloni 2017). Das Benennen des Paradoxons, dass gut gemeintes ärztliches Handeln im Sinne kurzfristiger Problem- bzw. Symptombehandlungen zu längerfristig erfolglosen Behandlungen beitragen und einen Kreislauf des Leidens aufrechterhalten oder sogar verstärken kann, ist oft ein wichtiger Schritt, sich neu auszurichten und gemeinsam mit der Patientin oder dem Patienten neue Wege zu beschreiten.

6.5 Was ist das Wichtigste für den klinischen Alltag? – Fazit und Ausblick

Die Anwendung der ACT und insbesondere einer ACT-orientierten Haltung kann im klinischen Alltag als Ärztin oder Arzt helfen, effektive therapeutische Beziehungen aufzubauen, einen mitfühlenden Umgang mit dem Leiden der Patientinnen und Patienten zu finden, die eigene Resilienz durch Training von Achtsamkeit, Präsenz und Mitgefühl zu stärken und durch die bewusste Verbindung zu den persönlichen Werten zu mehr Sinnerleben und Selbstbestimmung in der ärztlichen Tätigkeit zu finden. Eine mögliche Antwort auf die zu Beginn gestellte Frage nach den Werten, die das ärztliche Handeln leiten, könnte so aussehen: »Ich möchte den ganzen Menschen sehen, mit seinem Leiden und dem, was ihm wichtig ist. Ich möchte ihn ernst nehmen, möchte, dass er sich verstanden und akzeptiert fühlt, ich möchte ihm kompetent und effektiv dabei helfen, sein Leiden zu lindern und ihn dabei unterstützen, ein gutes, erfülltes Leben zu führen«.

Literatur

Assaloni H (2013) Achtsamkeitsprozesse und Werteorientierung in der Behandlung von traumatisierten Menschen. In: Knuf A, Hammer M (Hrsg.) Die Entdeckung der Achtsamkeit in der Arbeit mit psychisch erkrankten Menschen. Köln: Psychiatrie Verlag. S. 109–133.

Assaloni H (2015) Eine Träne auf dem Weg in die Freiheit – ACT und der Einbezug von kreativen Arbeitsweisen in der Behandlung einer Patientin mit chronischem Schmerz und Depression. In: Waadt M, Martz J, Gloster A (Hrsg.) Arbeiten mit der Akzeptanz- und Commitment-Therapie (ACT) – Ein Fallbuch. Bern: Hogrefe. S. 211–240.

Assaloni H (2017) Hoffnung schöpfen auf ein erfülltes Leben. Pro Mente Sana aktuell 4/17, Achtsamkeit und Recovery. S. 13–15.

Bowlby J (1988) A Secure Base. London: Routledge.

Burian R (2015) Der Stahlhelm des Sozialisten – ACT im Konsiliardienst bei körperlichen Erkrankungen. In: Waadt M, Martz J, Gloster A (Hrsg.) Arbeiten mit der Akzeptanz- und Commitment-Therapie (ACT) – Ein Fallbuch. Bern: Hogrefe. S. 241–274.

Epstein R (2017) Attending: Medicine, Mindfulness and Humanity. New York: Scribner.

Gilbert P, Choden (2014) Achtsames Mitgefühl. Freiburg: Arbor.

Merl T (2011) Ärztliches Handeln zwischen Kunst und Wissenschaft. Eine handlungstheoretische Analyse der ärztlichen Praxis im Kontext allgemeiner Entwicklungen im Gesundheitssystem. Inaugural Dissertation der Philosophisch-Sozialwissenschaftlichen Fakultät der Universität Augsburg.

Neff K, Germer C (2018) The mindful self-compassion workbook. New York: Guilford Press.

Pierson H, Hayes SC (2007) Using acceptance and commitment therapy to empower the therapeutic relationship. In: Gilbert P, Leahy RL (Hrsg.) The therapeutic relationship in the cognitive behavioral psychotherapies. London: Routledge. S. 205–228.

Robinson PJ, Gould DA, Strosahl KD (2010) Real Behavior Change in Primary Care. Oakland,CA, USA: New Harbinger.

Rudaz M, Twohig MP, Ong CW, Levin ME (2017) Mindfulness and acceptance based trainings for fostering self care and reducing stress in mental health professionals: A systematic review. J Contextual Behav Sci 6: 380–390.

Zwack J, Abel C, Schweiter J (2011) Resilienz im Arztberuf. Psychother Psych Med 61: 495–502.

7 ACT als Fokus der Einzelpsychotherapie in der Klinik und Tagesklinik

Claudia China und Ray Owen

»Leben ist was passiert, während wir eifrig Pläne machen.« (John Lennon)

7.1 Wozu die Arbeit mit ACT im Einzelsetting in Klinik und Tagesklinik? – Einführung

Im stationären Setting findet Einzelpsychotherapie zur Behandlung akuter Leiden oder im Verlauf chronischer Erkrankungen Anwendung. Anlass der Behandlung in einer (Reha-)Klinik oder Tagesklinik sind zum einen psychische Erkrankungen, aber auch schwere somatische Krankheiten, die hier in diesem Kapitel der Fokus konkreter Beispiele sein sollen. Herausforderungen wie chronischer Schmerz, Herzerkrankungen, Diabetes sowie Krebs begleiten Menschen manchmal über Jahre, ohne dass Aussicht auf Heilung besteht. Corbin und Strauss (2004) vergleichen in ihrem Modell der Krankheitsverlaufskurven die Verläufe chronischer Krankheiten mit einer Schiffsreise, die mit einem bestimmten Kurs beginnt, deren tatsächlicher Verlauf aber vorgefertigte Pläne umstoßen und unmöglich machen kann. Manchmal passiert dann – wenn die Seeleute glauben, Schiff und Kurs wieder unter Kontrolle zu haben – etwas, das wieder neue Anpassungsleistungen und höchste Flexibilität von Schiff und Besatzung erfordert. Verminderung der Leistungsfähigkeit sowie Veränderungen im Erscheinungsbild werden oft in Zusammenhang mit dem Selbstwert gebracht. Fragen nach der Sinnhaftigkeit des Lebens, nach Gerechtigkeit und Würde, (Mit-)Schuld an der Entstehung der Erkrankung, nach Zielen und Wünschen tauchen auf. Die während des Lebensverlaufs entwickelte Selbstkonzeption wird im Zusammenhang mit Rollenverlusten und Veränderungen des Körpers in Frage gestellt. Für die Patientin oder den Patienten kann es schwer sein zu verstehen, wie Psychotherapie helfen kann, wenn die Erkrankung selbst doch bleibt. Die Vermeidung erkrankungsbezogener Gedanken und Gefühle kann dazu führen, dass die Bereitschaft, Therapie überhaupt in Anspruch zu nehmen und sinnvolle Selbstmanagement-Fertigkeiten zu entwickeln, vermindert ist. ACT als transdiagnostischer Ansatz fokussiert auf die funktionellen Aspekte des Verhaltens in den gegebenen Kontexten und kann dabei helfen, ein so erfülltes und sinnhaftes Leben wie möglich zu leben – mit der Erkrankung selbst, mit den Auswirkungen der Behandlung und mit all den schwierigen Gedanken und Gefühlen, die dabei auftauchen.

7.2 Was wissen wir zur Evidenz zur Wirksamkeit von ACT im Einzelsetting? – Empirische Daten und Stand der klinischen Forschung

Eine Metaanalyse von A-Tjak et al. (2015) konnte aufzeigen, dass ACT bei psychischen Störungen und somatischen Erkrankungen effektiver als TAU (»treatment as usual«) und möglicherweise so effektiv wie etablierte psychologische Interventionen ist. Graham et al. (2016) berichten in ihrem Review zu ACT bei ausschließlich somatischen chronischen Erkrankungen eine bisher mangels hochwertiger Studien noch unbefriedigende Evidenzlage, die aber auf positive Effekte hinsichtlich psychischer Flexibilität und Selbstmanagement hinweist. Studien zu ACT bei chronischen Erkrankungen basieren mehrheitlich auf Gruppenbehandlungen. Die Behandlungen im Einzelsetting beschreiben meist Fallstudien und/oder fanden ambulant oder via Telefon statt. Gleichzeitig findet die offenbar starke Augenschein-Validität der ACT auch im Kontext chronischer somatischer Erkrankungen ihren Niederschlag in der inzwischen weiten Verbreitung dieses Ansatzes in diesem Feld. Die Studienlage speziell zur Verwendung von ACT im Einzelsetting im stationären Kontext stellt sich insgesamt also ausbaufähig dar.

7.3 Wie sieht die Behandlung mit ACT im Einzelsetting in Klinik und Tagesklinik aus? – Klinische Beispiele und Übungen

7.3.1 Arbeit im Einzelsetting

Der zur Verfügung stehende Zeitrahmen für Einzelgespräche variiert mit der jeweiligen Art der Klinik bzw. Institution. In der somatischen Rehabilitation der DRV z. B. bekommen Patientinnen und Patienten meist ein bis vier Einzeltermine während der drei bis vier Wochen umfassenden Maßnahme. Die Zuweisung geschieht vor allem durch das Team der Ärztinnen und Ärzte im Aufnahmegespräch oder in der Visite, wenn Patientinnen oder Patienten psychisch belastet wirken. Die Anzahl und Frequenz der Gespräche legen die Psychotherapeutin bzw. der Psychotherapeut mit der Patientin oder dem Patienten nach Bedarf und den zur Verfügung stehenden Ressourcen fest. In wöchentlichen interdisziplinären Teambesprechungen werden relevante Aspekte thematisiert. Eine Voraussetzung für die sinnvolle Anwendung von ACT im Einzelsetting in der Klinik und Tagesklinik ist ein informiertes Team, das die Zielrichtungen der ACT mitträgt, sich besser zu *fühlen* und nicht nur *besser* zu fühlen.

Im Einzelsetting kann eine intensive und vertrauensvolle therapeutische Beziehung aufgebaut werden, in der z. B. Scham – anders als in der Gruppe – weniger eine Rolle spielt. Patientinnen und Patienten sind in diesem Rahmen eher bereit, auch unangenehme Emotionen zu explorieren, und Interventionen und Übungen können in jeder Situation maßgeschneidert und spezifisch an die Reaktionen und Bedürfnisse angepasst werden. ACT unterstützt die Patientin oder den Patienten:

- bewusst die eigenen Gedanken, Gefühle, Empfindungen, Handlungsimpulse und Handlungen im aktuellen Moment wahrzunehmen,
- offen auch schwierigen Emotionen zu erlauben, da zu sein, ohne sie ändern oder vermeiden zu müssen,
- engagiert Verbindung mit ihren persönlichen Werten aufzunehmen und dafür aktiv zu werden.

Indem die Patientinnen und Patienten sich sicher fühlen können, ist eine deutlich intensivere erlebnisbasierte Arbeit und die Exploration aversiver und appetitiver verbaler Netzwerke möglich, was von Barnes-Holmes et al. (2018) als »drill-down« beschrieben wird.

7.3.2 Das A und O: Die therapeutische Beziehung

Einzelberatung und -psychotherapie findet am besten in vertraulicher Umgebung statt, d.h. in einem Raum, in dem Störungen weitgehend ausgeschlossen werden können. Zwischen Patientin bzw. Patient und Therapeutin bzw. Therapeut sollte kein Schreibtisch o.ä. stehen; liegt die Patientin oder der Patient im Bett, ist das Bett als Sitzplatz tabu. Um beim Bild der Schiffsreise zu bleiben, ist die Rolle der ACT-Therapeutin oder des ACT-Therapeuten am ehesten die einer Skipperin oder eines Skippers – engagiert von einer Person, die sich im Umgang mit Schiff und See nicht sicher fühlt: Die Patientin oder der Patient gibt die Richtung vor und die Skipperin oder der Skipper hilft beim Umgang mit Schiff und Wetterbedingungen und dabei, auf Kurs zu bleiben, wenn es schwierig wird. Vertrauensbildende Maßnahmen der Therapeutin oder des Therapeuten sind eine unbedingt wertschätzende, empathische Haltung und die Einordnung der präsentierten Problemlage in die normalen Bedingungen des Menschseins. Sätze wie »Wenn ich in Ihrer Situation wäre, würde ich mich wohl genauso fühlen« oder »Es ist ganz natürlich so zu denken oder zu fühlen, ... so funktionieren unser menschliches Herz und unser Verstand« sind oft hilfreich. Es ist essentiell, das therapeutische Vorgehen und Therapierational transparent zu vermitteln, mit anderen behandelnden Personen gut zu kooperieren, sich bereit zu erklären, Patientinnen und Patienten im Umgang mit ihrem Schmerz, ihrer Angst und Trauer zu begleiten und sie in ihren Entscheidungen zu respektieren.

7.3.3 Funktionelle Analyse (FA) im ACT-Kontext

Psychische Problemlagen werden im ACT-Modell vor allem mit dem Zusammenwirken von sprachlichen Prozessen und Verhalten in Verbindung gebracht (Hayes 2004). Der menschliche Umgang mit Sprache kann dazu führen, dass Verhalten von sprachlichen Regeln dominiert wird und andere möglicherweise relevante Quellen, wie die persönliche, gegenwärtige Erfahrung, in den Hintergrund treten und nicht mehr handlungsleitend sind. Dieser Prozess der kognitiven Fusion führt dann zu weiteren Problemen. Bezugsrahmungen von Zusammenhängen, Gründen und Vergleichen führen zu Bewertungen und Vorhersagen und oft zu dem Versuch, unangenehmes Erleben zu vermeiden. Das Vermeidungsverhalten selbst erhöht dann die persönliche Bedeutung des vermiedenen Erlebens (z. B. Angst). Kognitive Fusion geht mit einem Verlust des Kontaktes zur gegenwärtigen Erfahrung einher, während die Patientin oder der Patient damit beschäftigt ist, Lösungen zur Vermeidung z. B. beängstigender zukünftiger Ereignisse zu finden. Schließlich wird auch das Selbst zum Objekt bewertender Gedanken, und Patientinnen und Patienten sehen sich als Versager, Opfer und als eine Last für andere. Die Betroffenen stecken alle Energie in den Kampf mit dem Problem und engagieren sich weniger in Aktivitäten, die vor der Problemlage maßgeblich zur Lebensqualität beigetragen haben. Die Idee, erst einmal das Problem zu lösen, um dann wieder ein erfülltes und lebenswertes Leben führen zu können, liegt zwar intuitiv nahe, ist aber bei (chronischen) Erkrankungen häufig illusorisch. In der Funktionellen Analyse (FA) werden die oben geschilderten Zusammenhänge erhoben. Erste Fragen zur Funktionellen Analyse (so genannte A-B-C) sind:

- Welche Problemlage präsentiert die Patientin bzw. der Patient? In welchem Kontext (internal und external) tritt das Problemverhalten auf? (A - Antecedent)
- Was hat die Patientin bzw. der Patient schon alles unternommen, um mit dem Problem umzugehen? Gibt es Dinge, die sie oder er nicht mehr tut, seit das Problem besteht, d. h. gibt es Vermeidungsverhalten? (B - Behaviour)
- Welche kurzfristigen und langfristigen Konsequenzen hat dieses Verhalten für die Patientin bzw. den Patienten (C - Consequences)?

Dies geschieht im Bewusstsein der individuellen Komplexität jedes Menschen. Die folgende Grafik veranschaulicht Bestandteile des inneren und äußeren Kontexts der Patientin bzw. des Patienten:

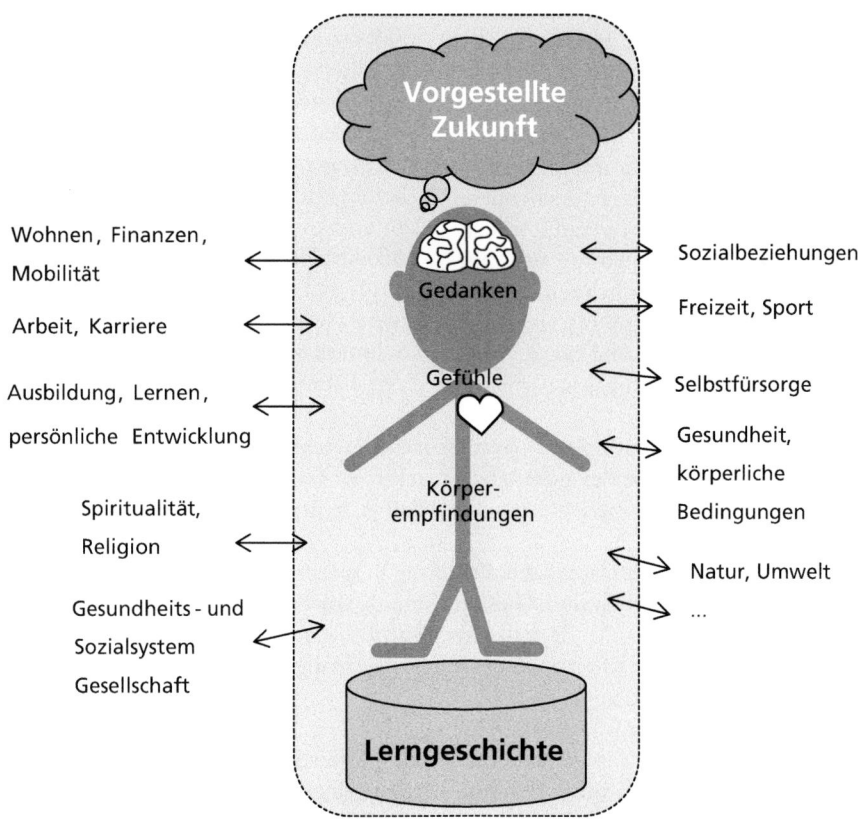

Abb. 7.1: Innerer und äußerer Kontext

7.3.4 Therapieplanung im Einzelsetting: Fokus auf Möglichkeiten werteorientierten Handelns

ACT unterstützt psychische Flexibilität durch die Förderung von Akzeptanz dessen, was außerhalb der eigenen Kontrollmöglichkeiten liegt und das Kontaktieren der motivationalen Energie, die im Engagement für die persönlich wertgeschätzten Lebensrichtungen liegt. Ab der ersten Stunde stellt die Therapeutin oder der Therapeut daher einen Kontext zur Verfügung, in dem es möglich ist, die Patientinnen und Patienten in Kontakt mit dem Erleben zu bringen, dass Versuche, Schmerz zu vermeiden, nicht nur oft nicht helfen, sondern zu zusätzlichem Leid führen und es einer offenen und bewussten Auseinandersetzung bedarf, um zukünftig offen und präsent erfolgversprechendere Wege zu gehen. Der Fokus verändert sich weg von der Schmerzvermeidung und hin zur Entwicklung von Möglichkeiten werteorientierten Handelns, was oft als große Erleichterung erlebt wird und sogar Spaß machen kann. Das Problem muss gar nicht zuerst gelöst sein, die Patientin oder der Patient kann sofort aktiv werden.

Im Folgenden werden wir darstellen, welche wirkungsvollen Vorgehensweisen in wenigen zur Verfügung stehenden Stunden möglich sind. Dies ist immer abhängig vom Auftrag der Patientin oder des Patienten und der Qualität der therapeutischen Beziehung.

Stunde 1

Jede erste Stunde beginnt mit der Auftragsklärung, d. h. was erwartet und wünscht die Patientin bzw. der Patient? Was ist der aktuelle Anlass für das Gespräch? Welche Problemlagen präsentiert sie oder er? Besteht akut Fremd- oder Selbstgefährdung? Der mögliche zeitliche Rahmen sollte ebenfalls geklärt werden. Eine erste Orientierung zur Einschätzung der Patientin bzw. des Patienten hinsichtlich ihrer oder seiner derzeitigen Möglichkeiten, sich bewusst, offen und engagiert zu verhalten, kann anhand von geeigneten Arbeitsblättern (z. B. nach Strosahl et al. 2012, siehe Onlinematerialien) vorgenommen werden. Der berichtete, erlebte Schmerz weist auf für die Patientin oder den Patienten bedeutsame Werte hin.

Zum Beispiel Sinnlosigkeit: Herr S. war Bauarbeiter und begeisterter Wanderer, bis seine Multiple Sklerose ihm beides unmöglich machte. Er fragt sich: »Welchen Sinn hat es, so weiter zu machen?« und überlegt, sich das Leben zu nehmen.

ACT-Perspektive (FA): Jahrelang hat er Erfüllung in spezifischen Verhaltensweisen gefunden, die nun nicht länger möglich sind. Dies löst Gefühle von Sinnlosigkeit, Unzufriedenheit und Niedergeschlagenheit aus (A). Er denkt über Suizid nach, um diesen Gefühlen zu entgehen (B). Der kurzfristigen Erleichterung steht eine längerfristige Verschlimmerung der leidvollen Gefühlslage gegenüber (C).

ACT-Intervention: Herr S. wird dabei unterstützt, den Schmerz durch den Verlust dieser Aktivitäten anzuerkennen und offen und bewusst zu erleben. Die Exploration der diesen Aktivitäten zugrunde liegenden bedeutsamen Werte ermöglicht es neue, körperlich mögliche Aktivitäten zu entwickeln und aufzubauen, die denselben Werten dienen. Dazu gehört den Patienten bei der Defusion von dabei auftauchenden evaluativen Gedanken wie »Aber es ist nicht so gut wie früher!« zu unterstützen.

Zum Beispiel eine Entscheidung treffen: Frau J. hat erfahren, dass sie genetisch bedingt ein deutlich erhöhtes Brustkrebsrisiko hat und kann sich nicht entscheiden, ob sie eine das Risiko verringernde Mastektomie vornehmen lassen soll. Sie hat Angst vor der Operation und ebenso davor, sich nicht operieren zu lassen.

ACT-Perspektive (FA): Sie ist in einem schweren Dilemma. Beide Möglichkeiten bedrohen etwas, dass für sie wertvoll ist – ihr Überleben und ihren Körper (A). Ihr Verstand versucht das Problem durch ständiges Grübeln zu lösen. Wenn sie über eine Möglichkeit nachdenkt, zwingt ihre Angst sie zur anderen Möglichkeit zu wechseln (B), so dass sie nicht zu einer Entscheidung findet (C).

ACT-Intervention: Frau J. wird darin bestätigt, dass es zunächst völlig sinnvoll für den Verstand erscheint, sich im Angesicht eines solchen Dilemmas so zu verhalten. Während der Exploration der bestehenden Möglichkeiten wird sie dabei unterstützt, auftauchende ungewollte Gedanken und Gefühle offen und bewusst zu erleben. Der Schwerpunkt liegt hier auf Förderung der Bereitschaft zur Exposition und ggf. auf Defusion, so dass sie die Auseinandersetzung mit jeder der Alternativen nicht weiter vermeidet und mit der auftauchenden Angst bereit ist umzugehen. Für beide Möglichkeiten wird darüber hinaus untersucht, welche Werte durch sie berührt sind, und wie die Patientin sich für diese Werte weiterhin einsetzen kann.

Stunde 2 und mehr

Die weitere Arbeit mit ACT ist weder Protokoll- noch Diagnosen-geleitet, sondern orientiert sich an den spezifischen Mustern psychischer Inflexibilität, wie die Patientin oder der Patient sie bietet, und die Therapeutin bzw. der Therapeut bewegt sich bedarfsgeleitet zwischen der Beförderung von Präsenz (Achtsamkeit und Selbst-als-Kontext), Offenheit (Akzeptanz und Defusion) und Engagement (Werte und engagiertes Handeln).

Zum Beispiel Herr E., 51 Jahre, verheiratet, drei erwachsene Kinder, Ingenieur, bis vor 13 Jahren enthusiastischer Extrem-Sportler. Vor zehn Jahren bekam er nach einer Kardiomyopathie eine Herztransplantation, dann vor sechs Jahren eine Krebs- und im letzten Jahr eine Herzklappen-OP. Seither habe er massive Schlafstörungen, fühle sich müde und antriebslos, könne sich kaum noch freuen und grüble viel. Inzwischen habe er sein Ehrenamt als Schwimmtrainer aufgegeben, mache selbst gar keinen Sport mehr, treffe sich kaum noch mit Freunden und vermeide immer öfter auch den Kontakt mit seiner Frau, obwohl er sie eigentlich als liebevoll und unterstützend erlebe.

ACT-Perspektive (FA): Auf das (A) Erleben von Kontrollverlust und die massive Einschränkung der körperlichen Leistungsfähigkeit reagiert der Patient mit (B) fortwährender ergebnisloser Lösungssuche (Rumination), mit evaluativen Gedanken darüber, was er für seine Familie und Freunde überhaupt noch wert sein könne, und dass er nur eine Last für alle sei. Er reagiert aktuell mit sozialem Rückzug und Vermeidung sportlicher Aktivität. Als kurzfristige Konsequenzen erlebt er (C) Erleichterung, indem er Konfrontation mit seinen Freunden und Gedanken vermeidet. Längerfristig erlebt er (C) Verstärkerverlust und eine deutlich geringere Lebensqualität.

ACT-Intervention: Die Therapieplanung für Herrn E. rückt wieder in den Fokus, wer und was ihm wichtig ist im Leben und unterstützt ihn dabei, sich dafür zu engagieren. Zur Werteklärung dient das Arbeitsblatt »Leben mit Werte-Energie« (siehe Onlinematerialien). Dem Ingenieur kommt zudem in der weiteren Arbeit das systematische Sortieren mit der Matrix (Polk 2011) sehr entgegen, um sich nicht mehr von seinen ruminativen Gedanken leiten zu lassen.

7.3.5 Achtsamkeit – immer dabei

Achtsamkeitsübungen im Einzelsetting dauern nur wenige Minuten und machen Patientinnen und Patienten mit dieser speziellen Art Aufmerksamkeit vertraut. Achtsamkeit kann weiter genutzt werden, um immer wieder aus Gedanken darüber, wie etwas ist oder sein sollte auszusteigen und in Kontakt mit der lebendigen Erfahrung des aktuellen Moments zu kommen. Darüber hinaus kann die Patientin oder der Patient die Position einer Beobachterin oder eines Beobachters der eigenen Körperempfindungen, Gefühle, Gedanken und Impulse erfahren, ohne mit ihnen verschmolzen zu sein. Auch die Bereitschaft, unangenehmes Erleben erst einmal aufmerksam und genau zu beobachten, steigt mit zunehmender Erfahrung. Im Einzelsetting kann die Übungsanleitung im Sinne eines Rapports genau an die Reaktionen der Patientin oder des Patienten angepasst werden. Eine Anleitung für die Einführung von Achtsamkeitsübungen sowie für eine Kurzübung stehen als Onlinematerialien zur Verfügung.

Gallo (2016) vergleicht die achtsame Perspektive mit der eines Sportreporters, der gerade live im Radio über ein Fußballspiel berichtet:

> Zwei Radiosender übertragen das Spiel. Auf Radiosender 1 berichtet der Reporter aus der Position einzelner Spieler vom Spielfeld aus. Wie würde diese Reportage für Sie klingen? Sie würden vielleicht hören, wie der Reporter herumläuft, heftig atmet, ruft, vielleicht an manchen Stellen flucht oder einfach versucht, mit heiler Haut davon zu kommen.
>
> Auf Radiosender 2 sitzt der Reporter oben in seiner Sendezentrale, von wo aus Reporter üblicherweise ein Spiel kommentieren. Aus dieser Perspektive kann er alle Spieler auf dem Feld sehen und Ihnen berichten, was auf dem Feld alles geschieht.
>
> Was würden Sie sagen, welcher Reporter gibt Ihnen nur einen eingeschränkten Blick auf das Spiel? Welchen der beiden Radiosender würden Sie wählen und warum?
>
> Für eine achtsame Perspektive (»Ich nehme wahr«), ist der Reporter von Radiosender 2, der einfach das Spiel beobachtet und ab und zu kommentiert, hilfreicher.

7.3.6 Defusion – bei evaluativen Gedanken auch immer dabei

Inventionen zur kognitiven Defusion sind für Patientinnen und Patienten potentiell verwirrend und können Abwehr provozieren. Um bereit zu sein, der Therapeutin oder dem Therapeuten hier zu folgen, ist eine tragfähige therapeutische Beziehung eine unerlässliche Grundlage. Die Therapeutin bzw. der Therapeut drückt Empathie für das Belastungserleben der Patientin oder des Patienten aus und kennzeichnet im Dialog evaluative Gedanken als das, was sie sind: Gedanken und nicht Tatsachen. Defusion kann sanft und wie selbstverständlich wie hier am Beispiel von Herrn E. eingeführt werden:

Herr E.: Irgendwie habe ich seit der Herzgeschichte das Gefühl, gar nicht mehr dazu zu gehören.
Therapeutin: Hmm, seit Jahren der Gedanke »Ich gehöre gar nicht mehr dazu«. Wenn Sie diesen Gedanken haben – »Ich gehöre gar nicht mehr dazu« –, welche anderen Gedanken tauchen dann noch auf?
Herr E.: Naja, die Freunde, mit denen ich früher trainiert habe, reden natürlich über ihr Training, ihre Wettkämpfe, und ich habe dann das Gefühl, wie ein Versager dazwischen zu sitzen. Ja, wenn ich dabei bin, haben sie weniger Spaß.
Therapeutin: Oh, dieser Gedanke ist hart, der Gedanke: »Ich bin ein Versager, wenn ich dabei bin, haben sie weniger Spaß«. Darf ich fragen, welche weiteren Gedanken aufkommen, wenn Sie diesen Gedanken »Ich bin ein Versager« denken?
Herr E.: Ja, klar: »Ich bin langweilig, ich bin eine Last, mein Körper verfällt«, gucken Sie mich doch an! Dieser Schwabbelbauch, diese Ärmchen, das war alles hart und Muskeln… (bekommt feuchte Augen)
Therapeutin: So viele Gedanken… Wie fühlen Sie sich, wenn Sie diese Gedanken denken? Ich sehe, dass Sie berührt sind, Ihre Augen sind feucht…
Herr E.: Ja, das fühlt sich furchtbar an. Traurig, und ich bin auch ärgerlich, dass ich einfach nichts machen kann!
Therapeutin: Oh ja, schon allein das Sprechen über diese Gedanken löst diese Gefühle aus…

An dieser Stelle bieten sich verschiedene Optionen an. Die Therapeutin kann weiter in Richtung Defusion gehen und z. B. den Unterschied zwischen beschreibenden und bewertenden Gedanken mit dem Patienten herausarbeiten (vgl. Blackledge 2015). Sie kann die Gedanken in Beziehung setzen zu den Werten des Patienten, indem sie den Patienten z. B. den Gedanken »Ich bin eine Last« auf eine Seite eines Zettels schreiben lässt und auf die Rückseite den mit diesem Gedanken verletzten Wert, etwa die Sorge um das Wohlergehen der Familie oder der Freunde. Dann kann sie Herrn E. fragen, ob er den Zettel wegwerfen möchte. Wahrscheinlich möchte der Patient den Wert nicht wegwerfen und kann so eine Idee davon entwickeln, dass er den schmerzhaften Gedanken als die Kehrseite eines Wertes akzeptieren kann. Oder die Therapeutin kann weiter auf das aktuelle Erleben der Gefühle fokussieren, um im Zusammenhang mit Defusion und dem Erleben des Selbst-als-Kontext, Akzeptanz und Bereitschaft zu fördern.

7.3.7 Akzeptanz und Bereitschaft

Am Beispiel einer weiteren Patientin, Frau G., wird hier eine alte buddhistische und sehr ACT-kompatible Praxis vorgestellt, die darauf abzielt, privates Erleben nicht nur uneingeschränkt zu akzeptieren, sondern noch einen Schritt weiter zu gehen und in einen Dialog mit dem Unangenehmen, Schwierigen, bisher Vermiedenen oder ängstlich Abgewehrten, zu treten. Das verwendete Bild ist, dass der Buddha bedrohliche Dämonen zum Tee eingeladen und gefragt hat, was sie brauchen und von ihm verlangen. Diese Übung kann für Patientinnen und Patienten sehr schwierig sein. Eine tragfähige Beziehung und das Einplanen ausreichender Zeit, um die Übung ordentlich abschließen zu können, sind essentiell. Übungen wie diese können im Einzelsetting leichter eine hohe Intensität entfalten als im Gruppensetting.

Übung »Tee trinken mit Dämonen«

Frau G., 56 Jahre, erlebt nach einer anstrengenden Zeit am Arbeitsplatz erstmals in ihrem Leben Antriebslosigkeit; sie sitze stundenlang zuhause, grüble, und wenn ihr Mann frage, ob sie z. B. spazieren gehen wollen, schaffe sie es nicht sich aufzuraffen. Sie verstehe das nicht, alles sei in bester Ordnung, ihr Mann würde alles für sie tun, die Kinder seien erwachsen. Ihren Beruf als Krankenschwester übe sie nach wie vor zuverlässig aus. Eine Besonderheit in ihrer Lebensgeschichte sei, dass sie mit einer folgenreichen Fehlbildung geboren wurde, die von Anfang an mit vielen Operationen und schmerzhaften Prozeduren behandelt worden sei. Für sie sei das aber immer normal gewesen, ihre Eltern seien pragmatisch damit umgegangen, und sie sei sogar gern im Krankenhaus gewesen, habe dort beim Spritzen reinigen geholfen, etc.

Frau G.: Vielleicht könnte ich die Energie aufbringen, mit meinem Mann etwas zu unternehmen, wenn er zwei- oder dreimal fragen würde, aber er geht immer sofort alleine.
Therapeutin: Was hindert Sie daran, Ihren Mann zu bitten:»Schatz, kannst Du mich bitte nächstes Mal noch ein- oder zweimal fragen? Das würde mir sehr helfen«?
Frau G.: (schaut überrascht) Nein, das kann ich nicht. Komisch, oder? Er würde bestimmt »ja« sagen.
Therapeutin: Ist es ok für Sie, für jetzt bei diesem Gefühl zu bleiben, das Sie haben, wenn Sie sich vorstellen, Ihren Mann zu fragen? Wollen wir uns das mal genauer anschauen?
Frau G.: Hmm.
Therapeutin: Ok, dann stellen Sie Ihre Füße jetzt bitte fest auf den Boden, und wenn Sie mögen, schließen Sie die Augen oder schauen Sie vor sich auf den Boden, bis die Augen vielleicht von selbst zufallen. Nehmen Sie ein paar tiefe Atemzüge und spüren Sie in Ihren Körper hinein. Wo im Körper spüren Sie dieses Gefühl?
Frau G.: Es sitzt hier in der Brust und im Hals (legt eine Hand auf die obere Brust und umschließt mit der anderen den Hals). Es macht mir den Hals ganz eng.
Therapeutin: Gut, nehmen Sie es einfach ganz genau wahr, sie können alles genauso lassen, wie es ist, brauchen nichts verändern. Schauen Sie es sich genau an, wo fängt es an, wo hört es auf? Welche Form hat es? Hat es eine Farbe? Ist es warm oder kalt, ruhig oder bewegt es sich?
Frau G.: Ja, es ist warm und dunkel und irgendwie fest. Nein, es bewegt sich nicht, aber es fühlt sich angespannt an. Wie eine Kugel...
Therapeutin: Können Sie sich vorstellen, dieses Gefühl, diese Form, die sie da spüren, jetzt aus Ihrem Körper herauszunehmen und vor sich auf den Boden zu setzen?
Frau G.: Hmm, ok. (bewegt beide Arme so, als ob sie etwas vor sich auf den Boden setzt)
Therapeutin: Wenn Sie sich das jetzt so anschauen, was da vor Ihnen sitzt – was sitzt da?
Frau G.: Da sitzt ein kleines, dunkles, rundes Etwas, das ein bisschen aussieht wie eine Kastanie mit dieser stacheligen Schale. Und es schaut mich ganz böse an.
Therapeutin: Können Sie es fragen, was es von Ihnen braucht? »Was brauchst Du von mir?«, »Was verlangst Du?«
Frau G.: (zum Fußboden) »Was brauchst Du von mir?« (schaut überrascht auf) Es sagt ganz zickig »Nichts! Lass mich in Ruhe!« ... Ich glaube, es hat Angst... Es hat ganz lange Wimpern...
Therapeutin: Oh, niedlich. Haben Sie eine Idee, was es vielleicht gerne mag? Schokolade oder so etwas?

> **Frau G.:** Ja, ich glaube schon, dass es Schokolade mag. Ich lege ihr mal ein Stück hin.
> **Therapeutin:** Nimmt sie es?
> **Frau G.:** Ja! Und ihre Form ist gar nicht so sehr wie eine Kastanie, sondern eher wie eine Klette… Das erinnert mich daran, dass meine Mutter mich immer »kleine Klette« genannt hat, wenn ich auf ihrem Arm bleiben und mit nach Hause wollte, wenn sie gegangen ist und ich im Krankenhaus bleiben musste. Sie hat dann immer gesagt, dass ich vernünftig sein soll, und dass sie mich doch brauchen, um die Verbände aufzuwickeln und zu helfen… Ich wäre so gern auf ihrem Arm geblieben, aber ich habe mich nicht getraut es zu sagen…
> **Therapeutin:** So, wie jetzt mit Ihrem Mann, wenn Sie nicht sagen mögen: »Ich fühle mich nicht gut, kannst Du bitte bei mir sein?«
> **Frau G.:** Ja, genau. (ist emotional sehr berührt)
> **Therapeutin:** (nach einer Weile) Was machen wir denn nun mit der kleinen Klette da auf dem Boden? Können Sie sie wieder zu sich nehmen? Die Kleine gehört ja irgendwie zu Ihnen, oder?
> **Frau G.:** Ja, natürlich! (beugt sich vor und nimmt vorsichtig mit beiden Händen auf) Komm her, Du kleine Klette. (legt die Hände auf die Herzgegend)

Die Patientin hat hier persönlich bedeutsame Arbeit in Richtung Akzeptanz, Selbstmitgefühl, Defusion und Selbst-als-Kontext geleistet. Die Übung eröffnete ihr Zusammenhänge zwischen ihrem aktuellen Vermeidungsverhalten und ihrer Lerngeschichte, eine Einordnung ihres für sie bisher unverständlichen Erlebens und Verhaltens sowie einen Ausblick auf zukünftig für sie sinnvolles Handeln in Anwesenheit der »kleinen Klette«, und sie hat eine freundliche Metapher für ihre Vermeidungstendenzen. Diese einzelnen Elemente können in weiteren Therapieschritten wiederaufgegriffen und geübt werden.

7.4 Worauf ist bei der Anwendung von ACT im Einzelsetting zu achten? – Fußangeln und Fallstricke

ACT im Einzelsetting in der Klinik und Tagesklinik kann nur sinnvoll angewendet werden, wenn alle Teammitglieder das ACT-Therapierational mittragen. In unserem Gesundheitssystem bewegen wir uns vor allem in einer Problemlöse-Kultur. Hier gehört es zu den Aufgaben der Psychotherapeutin oder des Psychotherapeuten, auch im Team Akzeptanz für eigene starke Emotionen zu befördern. Die Bereitschaft, Patientinnen und Patienten in der Konfrontation mit aversivem Erleben zu begleiten, ohne ihnen schnellstmöglich Erleichterung verschaffen zu wollen, braucht Fortbildung, Supervision und regelmäßigen interdisziplinären Austausch.

Eine mögliche Gefährdung der Patientinnen und Patienten kann bei begrenzten zeitlichen Ressourcen und den vielen zur Verfügung stehenden, faszinierenden erlebnisaktivierenden Übungen darin bestehen, zu wenig Zeit einzuplanen. Die Patientin oder der Patient braucht ausreichend Zeit und Raum, um Übungen im eigenen Tempo zu beenden und sich wieder ausreichend stabil zu fühlen, damit sie oder er beim nächsten Mal gern wiederkommt.

ACT-Techniken sollten immer Kontext-sensibel und im Bewusstsein des angezielten Ergebnisses angewendet werden, am besten auf der Grundlage einer einfachen Funktionellen Analyse (FA; ▶ Kap. 7.3.3).

7.5 Was ist das Wichtigste für den klinischen Alltag? – Fazit und Ausblick

Schon innerhalb weniger Einzelstunden kann in der Klinik und Tagesklinik intensiv erlebnisaktivierend und werteorientiert gearbeitet und bedeutsame Verhaltensänderungen, die zu mehr Lebenszufriedenheit führen, entwickelt werden. Bestehendes Vermeidungsverhalten und dem zugrundeliegende (verbale) Netzwerke, sowie die Kosten hinsichtlich der Lebensqualität können individuell erhoben und bearbeitet werden. Motivationale Energie, die im lebendigen Kontakt mit den persönlichen Werten entsteht, kann hier ungestört von Gruppenprozessen fokussiert genutzt werden. Mögliche Schwierigkeiten mit dem z. T. kontraintuitiven Vorgehen der ACT kann im Einzelkontakt direkt begegnet, Tempo und Intensität genau an die Patientin oder den Patienten angepasst werden.

- ACT-Interventionen im Einzelsetting sind flexibel und passgenau möglich
- ACT-Einzelsitzungen ermöglichen intensive erlebnisaktivierende Arbeit
- ACT-Interventionen im Einzelsetting in der Klinik und Tagesklinik sollten in ihrer Sinnhaftigkeit vom gesamten Team mitgetragen werden

Literatur

A-Tjak JGL, Davis ML, Morina N, Powers MB, Smits JAJ, Emmelkamp PMG (2015) A meta-analysis of the efficacy of acceptance and commitment therapy for clinically relevant mental and physical health problems. Psychother Psychosom 84: 30–36.

Barnes-Holmes Y, Boorman J, Oliver JE, Thompson M, McEnteggart C, Coulter C (2018) Using conceptual developments in RFT to direct case formulation and clinical intervention: two case summaries. J Contextual Behav Sci 7: 89–96.

Blackledge JT (2015) Cognitive Defusion in Practice. Oakland, CA: Context Press, New Harbinger.

Corbin JM, Strauss AL (2004) Weiterleben lernen. Verlauf und Bewältigung chronischer Krankheit. Bern: Huber.

Gallo F (2016) Inpatient treatment using act and the act matrix. (https://contextualscience.org/inpatient_treatment_using_act_and_the_act_matrix, Zugriff am 10.04.2019).

Graham CD, Gouick J, Krahé C, Gillanders D (2016) A systematic review of the use of Acceptance and Commitment Therapy (ACT) in chronic disease and long-term conditions. Clin Psychol Rev 46: 46–58.

Hayes SC (2004) Acceptance and commitment therapy, relational frame theory, and the third wave of behavior therapy. Behav Ther 35: 639–665.

Polk K (2011) Psychological Flexibility Training (PFT): flexing your mind along with your muscles. Kindle Edition.

Strosahl K, Robinson P, Gustavsson T (2012) Brief interventions for radical change. Oakland, CA: New Harbinger.

8 Gruppentherapien nach ACT gestalten

Mareike Samaan und Claudia Dambacher

8.1 Wozu die Arbeit mit ACT im Gruppensetting? – Einführung

In den meisten Kliniken und Tageskliniken für Psychiatrie, Psychotherapie und Psychosomatik stellt die Anwendung von Gruppenpsychotherapien den Standard der Behandlung dar. Dabei haben Gruppenpsychotherapien zum einen aus ökonomischer Sicht den Vorteil, dass mehrere Patientinnen und Patienten gleichzeitig behandelt werden können. Zum anderen bieten Gruppenpsychotherapien die Möglichkeit einer Interaktionsfläche, die über das klassische dyadische Modell in der Einzeltherapie hinausgeht: Häufig leben Patientinnen und Patienten sozial zurückgezogen, bevor sie eine stationäre oder teilstationäre Behandlung in Anspruch nehmen, da sie etwa über einen längeren Zeitraum arbeitsunfähig geschrieben sind, arbeitslos sind oder aufgrund von Antriebsschwierigkeiten, Ängsten oder Schamerleben das Verlassen ihrer Wohnung und damit soziale Kontakte vermieden haben. Im Rahmen von Gruppentherapieangeboten haben Betroffene die Möglichkeit wieder zu üben, mit anderen Personen in Kontakt zu treten und sich über unterschiedliche Problembereiche auszutauschen. Dadurch können Patientinnen und Patienten die Erfahrung machen, dass sie mit ihrem Problem nicht allein sind, was zu einer Entlastung durch Entstigmatisierung und auch zu einem Lernen am Modell beitragen kann.

Inzwischen gibt es eine Vielzahl von gut evaluierten störungsspezifischen Behandlungsmanualen, die speziell auf das Gruppensetting angepasst wurden. Weniger häufig fokussieren diese Anleitungen jedoch Gruppen im vollstationären Bereich. Insbesondere in Kliniken mit einem Versorgungsauftrag lassen sich zudem in den seltensten Fällen Patientinnen und Patienten mit homogenen Krankheitsbildern in den Gruppentherapien finden. Meist sind die Störungsbilder der Patientinnen und Patienten vielseitig und gehen über die häufig vorkommende unipolare Depression hinaus. Oft leiden die Patientinnen und Patienten hinsichtlich Art und Schweregrad unter verschiedenen psychischen und körperlichen Erkrankungen, die zudem durch ganz unterschiedliche Komorbiditäten gekennzeichnet sind. ACT verfolgt als primäres Ziel nicht die Reduktion von spezifischen Symptomen, sondern strebt eine Verbesserung der Lebensqualität an und kann somit als transdiagnostische Methode angewendet werden. Dadurch kann ACT eingesetzt werden, um die Vorteile von stationären und teilstationären Gruppen auszuschöpfen und gleichzeitig die unterschiedlichen Anforderungen von Gruppen mit gemischten Störungsbildern zu berücksichtigen.

8.1.1 Ziele dieses Kapitels

In diesem Kapitel möchten wir Möglichkeiten vorstellen, typische ACT-Interventionen in störungsübergreifenden Gruppenpsychotherapien erfahrungsorientiert anzuwenden. Wie bei den meisten ACT-Anwendungen, orientiert sich auch hier die Struktur der Sitzungen am Hexaflex-Modell (▶ Kap. 2). Die Erfahrung hat gezeigt, dass es sich anbietet, in den unterschiedlichen Gruppensitzungen jeweils auf eine Komponente des Hexaflex, ggf. auch über mehrere Sitzungen hinweg, zu fokussieren. Gleichzeitig sollen in jeder Sitzung auch die jeweiligen anderen Kernprozesse des Hexaflex Berücksichtigung und im Rahmen des »Hexadancing« nach Steven Hayes flexibel Anwendung finden. »Hexadancing« bedeutet, dass die Therapeutin oder der Therapeut in jeder Sitzung alle Komponenten des Hexaflex-Modells in den Therapieprozess miteinbindet und sich so fließend von einer Komponente zur nächsten bewegt. Wir persönlich – als kognitive Verhaltenstherapeutinnen – haben zudem positive Erfahrungen damit gemacht, je nach Gruppendynamik und Bedürfnis der einzelnen Patientinnen und Patienten beide Therapiemethoden miteinander zu kombinieren. Es besteht also ebenfalls die Möglichkeit, lediglich einzelne Übungseinheiten oder einzelne Gruppensitzungen in manualisierte und/oder störungsspezifische Konzepte zu integrieren.

8.1.2 Strukturierung von ACT-Gruppensitzungen

Im Vergleich zur kognitiven Verhaltenstherapie (KVT) gibt es für ACT bisher nur wenige Behandlungsmanuale. Die vorhandenen Manuale beziehen sich meist auf die Therapie spezifischer Störungen, wie beispielsweise ACT bei Angststörungen (Eifert und Gloster 2016), oder sind als allgemeiner Leitfaden für die Anwendung im Einzelsetting geschrieben (Harris 2011). In Bezug auf störungsübergreifende ACT-Gruppenpsychotherapiebehandlungen ist bisher lediglich im englischsprachigen Raum ein umfangreicher Leitfaden erschienen (Westrup und Wright 2017). Um ACT auch für »Einsteiger« im Gruppensetting anwendbar zu machen, haben wir ein Gruppentherapiemanual für transdiagnostische Gruppensettings entwickelt (Dambacher und Samaan 2020). Hierbei gilt zu beachten, dass sich für ACT kein klassisches »session-by-session«-Manual anbietet, da dies dem Vorgehen die nötige Flexibilität nehmen würde.

8.1.3 Die therapeutische Haltung

Egal in welcher Form, in welchem Ausmaß oder mit welchen Patientinnen und Patienten eine ACT-Gruppe angeleitet wird, empfiehlt es sich als Therapeutin oder Therapeut, eine offene, nicht-wertende und sokratische Haltung einzunehmen. Ziel soll es nicht sein, die Patientinnen und Patienten zu neuen Verhaltensweisen zu drängen. Patientinnen und Patienten soll es ermöglicht werden, anhand der Abwägung von kurz- und langfristigen Konsequenzen bisherige Verhaltensmuster in Frage zu stellen, um dann neue Möglichkeiten auszuprobieren, um mit ihrem inneren Erleben umzugehen.

8.2 Was wissen wir zur Evidenz? – Empirische Daten und Stand der klinischen Forschung zu ACT im Gruppensetting

Aus den Ergebnissen bisher veröffentlicher Metaanalysen (z. B. A-Tjak et al. 2015) lässt sich zusammenfassend ableiten, dass man bei ACT von einer wirksamen Therapiemethode sprechen kann. Hierbei gilt es jedoch zu beachten, dass in den Untersuchungen keine Trennung zwischen Einzel- und Gruppensetting vorgenommen wurde. Des Weiteren gehen die Ergebnisse unterschiedlicher Analysen dahingehend auseinander, inwiefern ACT mit bereits etablierten Therapieverfahren, insbesondere der KVT, mithalten kann. Zudem gibt es bisher kaum Studien, die sich mit der Wirksamkeit von ACT als Gruppentherapieansatz in der stationären Behandlung auseinandergesetzt haben. Aus diesen Gründen haben wir selbst eine erste Pilotstudie durchgeführt, die die Wirksamkeit von ACT im Vergleich zu einer Kombinationsbehandlung aus KVT und Interpersoneller Psychotherapie (IPT) untersucht hat (Pleger et al. 2018). Die Ergebnisse haben gezeigt, dass eine Behandlung mit ACT zu einer signifikanten Verbesserung depressiver Symptomatik bei Patientinnen und Patienten im stationären Setting führt. In unserer Untersuchung haben sich keine Unterschiede zwischen der Wirksamkeit von ACT und KVT gezeigt, was sich mit den meisten Forschungsergebnissen deckt (z. B. A-Tjak et al. 2018). In einer Replikationsstudie unserer Arbeitsgruppe ließen sich diese Ergebnisse zur Wirksamkeit von ACT- versus KVT-Gruppentherapien replizieren (Samaan et al. 2020)

8.3 Wie sieht die Behandlung nach ACT im Gruppensetting aus? – Klinische Beispiele und Übungen

Die Gestaltung einzelner ACT-orientierter Sitzungen oder einer gesamten ACT-Gruppenbehandlung kann beispielsweise an einem gängigen ACT-Behandlungsmodell, dem »Hexaflex«, ausgerichtet werden (▶ Kap. 2).

In jeder einzelnen Sitzung kann dann durch unterschiedliche erfahrungsorientierte Übungen, Metaphern oder Bilder einer der Kernprozesse fokussiert werden und unter Einbezug der fünf anderen Prozesse psychische Flexibilität gefördert werden. Dabei können die einzelnen Komponenten zum besseren Verständnis auch von einfachen Leitsätzen zusammengefasst werden (▶ Tab. 8.1).

Tab. 8.1: Leitsätze zu den einzelnen Kernprozessen der ACT (nach Harris 2011)

Sei präsent	
• Achtsamkeit • Selbst-als-Kontext	Anhand dieser Module können die Patientinnen und Patienten üben, weniger in der Vergangenheit oder Zukunft, sondern im Moment zu leben und eine mitfühlende Haltung gegenüber ihrem eigenen Selbst zu entwickeln.
Sei offen	
• Kognitive Defusion • Akzeptanz	In diesen Modulen können Patientinnen und Patienten in der Gruppe eine annehmende Haltung gegenüber ihrem inneren Erleben, also schwierigen Gedanken, Gefühlen und Körperempfindungen, entwickeln.
Tu, was dir wichtig ist	
• Werte • Engagiertes Handeln	Hier wird mit den Patientinnen und Patienten in der Gruppe erarbeitet, was ihnen im Leben eine Orientierung gibt, und wie es ihnen gelingt, trotz innerer Barrieren nach ihren Lebenswerten zu handeln.

Um ACT in der Gruppentherapie flexibel anwenden zu können, gibt es keine Vorgaben, wann welcher Prozess wie lange behandelt werden sollte. Dies kann entsprechend den Bedürfnissen der jeweiligen Gruppe erfolgen.

8.3.1 Struktur der Gruppensitzungen

Auch bei der Struktur jeder einzelnen Sitzung gibt es keine festen Vorgaben, die Therapeutinnen und Therapeuten können flexibel vorgehen. In der klinischen Praxis hat sich die folgende Struktur jedoch als gut anwendbar erwiesen:

1. Kurze Achtsamkeitsübung: 1–10 Minuten angepasst an das Thema der Stunde
2. Rückblick und Auswertung der Hausaufgabe
3. Kurzer Einstieg ins Thema der Stunde
4. Erfahrungsorientierte Übung
5. Auswertung der jeweiligen Erfahrungen und Anregung zum selbständigen Üben
6. Vorbesprechung und Festlegung der Hausaufgabe

> **Praxistipp**
>
> Inzwischen gibt es zahlreiche Bücher (z. B. Huppertz 2011), um Anregungen für unterschiedliche Achtsamkeitsübungen zu finden. Wir empfehlen solche Vorlagen lediglich als inhaltliche Orientierung zu verwenden, sie sollten nicht vorgelesen werden. Der Vorteil daran ist, dass die Therapeutin oder der Therapeut selbst ein Gefühl dafür entwickelt, wie viele Pausen notwendig sind, und die einzelnen Übungen genau an die Inhalte der aktuellen Sitzung oder an für die Patientinnen und Patienten relevanten Themen angepasst werden können.

8.3.2 Erfahrungsorientierte Übungen im Gruppensetting

Im Folgenden stellen wir zu jeder einzelnen Kernkomponente des Hexaflex eine Möglichkeit vor, in das Thema einzusteigen, und geben Anregung für erfahrungsorientierte Übungen, die sich im Gruppensetting als gut anwendbar erwiesen haben. Weitere Anregungen und die Umsetzung der Übungen können u. a. aus Dambacher und Samaan (2020) entnommen werden.

Achtsamkeit

Wie oben aus der vorgeschlagenen Sitzungsstruktur zu entnehmen ist, stellt Achtsamkeit auch bei ACT in Gruppen ein »Basiswerkzeug« für die Arbeit an allen Kernkomponenten dar. Achtsamkeit, also die bewusste, nicht-wertende Wahrnehmung des Hier und Jetzt, sollte auch für die Therapeutin oder den Therapeuten eine grundsätzliche Haltung darstellen und in jeder Sitzung bei den Patientinnen und Patienten gefördert werden. Dabei gibt es zwei Möglichkeiten, Achtsamkeit zu trainieren: Einerseits können sogenannte *informelle* Achtsamkeitsübungen genutzt werden, um zu üben, sich im Alltag allen Sinnesbereichen im Hier und Jetzt zu öffnen. Zum anderen können so genannte *formelle* Achtsamkeitsübungen eingesetzt werden, durch die die gezielte Wahrnehmung vom inneren Erleben gefördert wird. Formelle Achtsamkeitsübungen bilden eine wichtige Grundlage, um einen anderen Umgang mit wenig hilfreichen Gedanken, schwierigen Gefühlen und Körperempfindungen zu entwickeln.

Einführung in Achtsamkeit

Um in Achtsamkeit einzusteigen, kann der so genannte »Autopilotenmodus« eingeführt werden; also der Zustand, in dem wir unsere

Tätigkeiten automatisch und meist mit den Gedanken in der Vergangenheit oder Zukunft verbringen. Die Gruppe kann hierfür genutzt werden, damit sich Patientinnen und Patienten gegenseitig darüber austauschen können, in welchen Situationen sie sich typischerweise im Autopilotenmodus befinden. Im nächsten Schritt kann mit der Gruppe erarbeitet werden, was die Vorteile und auch die Nachteile dieses Autopiloten sein könnten.

Informelle Achtsamkeitsübungen

Bei der Anwendung von informellen Achtsamkeitsübungen sind der Kreativität keine Grenzen gesetzt. Es können Materialien in die Gruppe mitgebracht werden, die achtsam ertastet, geschmeckt, gefühlt, gesehen oder gehört werden können. Es gibt aber auch die Möglichkeit, gemeinsam mit der Gruppe den Therapieraum zu verlassen, um in der Umwelt die achtsame Wahrnehmung mit allen Sinnen zu üben.

Formelle Achtsamkeitsübungen

Wie oben bereits beschrieben, dienen formelle Achtsamkeitsübungen der gezielten Wahrnehmung und Auseinandersetzung mit dem inneren Erleben. Hierzu gilt zu beachten, dass für einige Patientinnen und Patienten nach innen gerichtete Achtsamkeitsübungen eine Konfrontation mit bisher vermiedenen oder unter Kontrolle gehaltenen Gefühlen und Gedanken sein kann. Um Patientinnen und Patienten langsam an die Auseinandersetzung mit dem inneren Erleben heranzuführen, kann in der Gruppe das Angebot gemacht werden, zunächst nicht die Augen zu schließen, sondern einen Punkt im Raum zu fokusieren. Oder kräftig mit den Füßen auf den Bogen zu drücken, sollten sie das Gefühl haben »überwältigt« zu werden. Hilfreiche Übungen, um nach Innen gerichtete Achtsamkeit zu trainieren, können die Folgenden sein:

- Körperreise (Huppertz 2011, S. 96) oder andere körperorientierte Übung
- Achtsames Wahrnehmen des Atems (Harris 2011, S. 258)
- Beobachten von Gedanken (Wengenroth 2017, S. 102)
- Ein Gefühl wahrnehmen (Huppertz 2011, S. 87)

Selbst-als-Kontext

»Selbst-als-Kontext« als Kernprozess ist häufig schwer zu greifen und rein verbal kaum erklärbar. Daher kann der Prozess in Übungen und Bildern erfahrbar gemacht werden. Fokus stellt der Perspektivwechsel dar: von einer Verschmelzung mit dem durch Erfahrungen und durch Rollen implizierten Selbstbild hinzu einer beobachtenden Perspektive auf sich selbst, das Erleben und die eigene Lebensgeschichte.

> **Praxistipp**
>
> Um die Patientinnen und Patienten nicht mit schwierigen Begrifflichkeiten zu überfordern, haben wir gute Erfahrungen damit gemacht, gar nicht vom »Selbst-als-Kontext« zu sprechen, sondern zum Beispiel vom Selbst, was alles beobachtet und nicht bewertet. In der Regel finden die Patientinnen und Patienten mit der Zeit eigene Begrifflichkeiten hierfür.

Einführung in Selbst-als-Kontext

Um in dieses Modul einzusteigen, kann direkt mit der »Himmel-und-Wetter«-Metapher (Harris 2011, S. 282) begonnen werden. Diese kann zum Beispiel als nach innen gerichtete Achtsamkeitsübung durchgeführt werden. In die Übung können imaginative Elemente eingebaut werden, wie die Vorstellung eines Himmels und verschiedener Wetterlagen. Dabei stellt der Himmel den stabilen Anteil des Selbst dar, der immer da ist und alles beobachten kann. Das Wetter hingegen ändert sich stets, wie das innere Erleben. In der Gruppe kann dann gemeinsam gesammelt werden, wofür das Wetter für jeden einzelnen stehen könnte, inwiefern eigene Erfahrungen aber auch typische Rollenmodelle das Selbst beeinflussen und was es bedeuten könnte, sich hiervon zu »entschmelzen«.

Vertiefende Übungen

Eine mögliche Übung, um die Flexibilität mit dem Selbst zu verdeutlichen, könnte »das Schachbrett« sein: In die Gruppensitzung wird ein Schachbrett mitgebracht. Alle Patientinnen und Patienten sollen sich um das Schachbrett versammeln. Bei dieser Übung kann eine Patientin oder ein Patient in den Fokus gesetzt werden. Die anderen Patientinnen und Patienten können beobachten. Es wird erarbeitet, dass die weißen und schwarzen Figuren das Innenleben der Patientin bzw. des Patienten darstellen, z. B. Schmerzen, bewertende Gedanken und Angst. Dann wird mit allen Patientinnen und Patienten die Rolle der Figuren und deren ständiger Kampf gegeneinander erarbeitet. Anschließend treten alle einen Schritt zurück. Es wird die Frage in den Raum gestellt, welche Rolle das Brett spielen könnte und gemeinsam erarbeitet, dass das Schachbrett der beobachtende Teil des Selbst darstellt, das den Kampf, welcher auf ihm geführt wird, beobachten kann, aber nicht beeinflusst oder darauf reagiert (in Anlehnung an Harris 2011, S. 284).

Akzeptanz

Ziel des Moduls »Akzeptanz« ist es, die Gruppe dabei zu unterstützen, bisherige Kontroll-, Kampf- und Vermeidungsstrategien eigenen Gefühlen, Gedanken und Körperempfindungen gegenüber, hinsichtlich ihrer kurz- und langfristigen Konsequenzen zu reflektieren – sogenannte kreative Hoffnungslosigkeit zu erzeugen – und im Anschluss daran eine offene und annehmende Haltung ihrem inneren Erleben gegenüber zu entwickeln.

Einführung in Akzeptanz

Hier kann direkt mit einer praktischen Übung, der »Chinesischen Fingerfalle«, eingestiegen werden: Es werden für alle Patientinnen und Patienten Fingerfallen in die Gruppe mitgebracht und ausgeteilt. Die Gruppe wird erst einmal dazu aufgefordert, auszuprobieren, was man damit machen kann. Sollten die Patientinnen und Patienten Unterstützung brauchen, kann die Therapeutin oder der Therapeut anleiten, dass nun alle einen Finger der rechten und der linken Hand jeweils in die beiden Enden stecken sollen, um zu beobachten, was passiert. Die meisten Patientinnen und Patienten werden intuitiv die beiden Finger auseinanderziehen und dabei bemerken, mit dieser Strategie nicht mehr aus der »Falle« zu kommen. Die Therapeutin oder der Therapeut sollte nicht zu früh eingreifen, sondern die Patientinnen und Patienten darin unterstützen, eigene Erfahrungen zu machen. Sobald sich die ersten Patientinnen und Patienten »befreit« haben, wird erarbeitet wie sie dies geschafft haben und von der Therapeutin oder dem Therapeuten zusammengefasst: Durch etwas, dass uns erst einmal völlig unlogisch erscheint, nämlich das »Aufeinander zubewegen« der Finger, werden die Finger schließlich befreit. Im Anschluss daran, werden mit den Patientinnen und Patienten Ideen gesammelt, was dies mit dem Umgang mit Gefühlen, Gedanken und Körperempfindungen zu tun haben könnte.

Ziel ist es, am Ende folgende Schlussfolgerungen mit den Patientinnen und Patienten zu erarbeiten:

- Bisherige Strategien im Umgang mit schwierigen Gefühlen sind zwar kurzfristig erleichternd, führen langfristig jedoch dazu, dass

wir nicht mehr den Dingen nachgehen können, die uns wichtig sind.
- Ein neuer, zunächst völlig kontraintuitiver Ansatz könnte daher sein, anstatt gegen das innere Erleben zu kämpfen oder es zu vermeiden, sich darauf zuzubewegen – wie die Finger in der Fingerfalle –, sich also den Gefühlen, Gedanken und Körperempfindungen zu öffnen.
- Wenn wir unsere Gefühle, Gedanken und Körperempfindungen bewusst wahrnehmen, kann dies langfristig dazu führen, dass uns unsere inneren Ereignisse nicht überwältigen, sondern, dass es uns gelingt, diese zu unseren lebenswerten Zielen mitzunehmen.

Vertiefende Übungen

Um diesen neu erarbeiteten Ansatz in der Gruppe einzuüben, sollten auch hier vor allem Achtsamkeitsübungen eingesetzt werden, durch die die Patientinnen und Patienten Kontakt zum inneren Erleben herstellen können. Hierfür können zum Beispiel die folgenden Übungen als Orientierung verwendet werden:

- Ein Gefühl wahrnehmen (Huppertz 2011, S. 87)
- Nein oder Ja zu ihrem Inneren (Wengenroth 2017, S. 68)
- Gefühlen Raum geben (Wengenroth 2017, S. 70)
- Emotionen akzeptieren (Harris 2011, S. 222 ff)

Defusion

Im Fokus von Defusion steht es, sich von »klebenden« Gedanken zu lösen, Verständnis für die Aufgaben und Fallstricke unseres Verstandes zu gewinnen und Gedanken als das, was sie sind, zu betrachten: Gedanken, nicht mehr und nicht weniger.

Einführung in Defusion

Um den Patientinnen und Patienten die Funktion des Verstandes und das Verschmolzensein mit Gedanken zu verdeutlichen, kann die Übung »Spaziergang mit dem Verstand« (Wengenroth 2017, S. 113) eingesetzt werden: Die Gruppe teilt sich in Tandems auf. Diese führen im Wechsel ein Rollenspiel durch, bei welchem jeweils die eine Person auf einen Wert zugeht. Die andere Person spielt jeweils den Verstand und versucht die Person verbal davon abzuhalten oder auf andere Themen zu lenken. Anschließend erfolgt der Wechsel sowie zum Ende der Erfahrungsaustausch in der Gruppe.

Vertiefende Übungen

Nun geht es darum, mit den Patientinnen und Patienten unterschiedliche Übungen durchzuführen, um Abstand zu Gedanken zu gewinnen, also Defusion zu praktizieren. Eine Möglichkeit, um unterschiedliche Defusionsansätze in eine Übung zu integrieren, ist ein sogenannter »Defusionsparkour«: Ähnlich wie bei einem Parkour beim Sport, müssen sich die Patientinnen und Patienten an unterschiedlichen Stationen verschiedenen Hindernissen – in diesem Fall ihren Gedanken – stellen. Um die hinderlichen Gedanken zu überwinden, wird an jeder Station eine andere Defusionsübung beschrieben, die die Patientinnen und Patienten anwenden sollen. Dabei werden zuvor die Übungen ausgewählt und eine Instruktion sowie das benötigte Material an der Station hinterlegt. Die Gruppe teilt sich in 2er-Grüppchen auf und absolviert jede Station für eine vorgegebene Zeit, je nach Sitzungslänge z. B. drei Minuten. Anschließend werden die Erfahrungen aus der Gruppe ausgetauscht. Anregungen für Defusionsübungen, um sie im Parkour zu nutzen, können Wengenroth (2017) oder Harris (2011) entnommen werden.

Werteorientierung

Der Fokus dieses Prozesses liegt darauf, sich wieder mit dem zu verbinden, was einem im Leben wichtig ist, die so genannten Werte. Die Werteklärung soll den Patientinnen und Patienten dabei helfen, sich darauf zu fokussieren, was ihnen im Leben eine Orientierung geben kann.

Einführung in Werte

Um in das Thema Werte einzusteigen, können die Patientinnen und Patienten dazu aufgefordert werden, sich in kleinen Gruppen zusammenzufinden und gemeinsam die folgenden Fragen zu diskutieren:

- Was ist mir wirklich wichtig im Leben?
- Wofür möchte ich stehen?
- Was möchte ich meinen Kindern vorleben?
- Wofür möchte ich einmal in Erinnerung bleiben?
- Was im Leben gibt mir Kraft und eine Orientierung?

Im Anschluss daran können die Ergebnisse in der Großgruppe ausgewertet und diskutiert werden. Die Therapeutin oder der Therapeut kann Werte, die von den Patientinnen und Patienten in der Diskussion genannt werden, an einem Flipchart sammeln und im Anschluss daran mit der Gruppe erarbeiten, was all diese Dinge gemeinsam haben und dann den Wertebegriff einführen.

> **Praxistipp**
>
> Der Begriff »Wert« kann bei den Patientinnen und Patienten erst einmal zu Verwirrung führen, weil sie diesen aus dem Alltag eher im Sinne einer moralischen Vorstellung oder im materiellen Sinne kennen. Daher ist es wichtig, dass man in der Einführung mit den Patientinnen und Patienten erarbeitet, welche Merkmale Lebenswerte besitzen, was mit Werten im Rahmen der Gruppenpsychotherapie gemeint ist und wie sich Lebenswerte von moralischen oder materiellen Werten abgrenzen.

Vertiefende Übungen

Um die Herstellung eines Kontakts zu den individuellen Werten der Patientinnen und Patienten zu unterstützen, kann die Grabsteinmetapher (Eifert und Forsyth 2008) eingebracht werden: »Für jeden von uns ist das Leben eines Tages zu Ende. Was wäre Ihnen wichtig, was auf Ihrem Grabstein stehen sollte? Woran sollen sich die Menschen erinnern, wenn sie an Sie denken? Wofür soll Ihr Leben stehen?« Die Patientinnen und Patienten können in der Sitzung mit der Aufgabe beginnen oder diese als Hausaufgabe machen. In der darauffolgenden Sitzung können die Patientinnen und Patienten ihre Ergebnisse vor der Gruppe vorstellen. Die Gruppe kann dann einzelne Patientinnen und Patienten unterstützen, mögliche Werte aus ihrem »Grabstein« herauszuarbeiten.

Wenn Patientinnen und Patienten bereits erste mögliche Werte für sich gesammelt haben, kann ein »Wertekompass« eingesetzt werden, um die Arbeit zu vertiefen: In der Gruppe werden anhand des Lebenskompass (Eifert und Forsyth 2008) individuelle Werte in verschiedenen Lebensbereichen, deren Wichtigkeit, Umsetzung in Handlungen und die Barrieren erarbeitet. Meistens können die Patientinnen und Patienten dabei feststellen, dass sich ihr Handeln diskrepant zu ihren Werten verhält (z. B.: »Freundschaft pflegen ist ein wichtiger Wert für mich, momentan ziehe ich mich jedoch überwiegend zurück«). Der Wertekompass bietet zudem einen guten Übergang in das Modul »Engagiertes Handeln«.

Engagiertes Handeln

Der Schwerpunkt beim engagierten Handeln liegt darauf, trotz innerer Barrieren – also schwierigen Gedanken, Gefühlen und Körperempfindungen – seinen Lebenswerten nachzugehen.

Einführung in Engagiertes Handeln

Um Engagiertes Handeln erfahrbar zu machen, kann die Metapher »Fahrgäste im Bus« in der Gruppe als erlebnisorientiertes Rollenspiel umgesetzt werden: Eine Patientin oder ein Patient steht hierbei im Fokus der Übung und spielt die Busfahrerin oder den Busfahrer, die oder der in Richtung eigener Werte fährt. Die anderen Gruppenmitglieder spielen ihre Fahrgäste, die innere (oder auch äußere) Barrieren darstellen. Die Busfahrerin bzw. der Busfahrer weist jedem Fahrgast eine Barriere, z. B. in Form eines schwierigen Gedankens zu, die sie bisher darin gehindert hat, sich in Richtung ihrer Werte zu bewegen und lädt jeden einzelnen Fahrgast in den Bus ein. Die Therapeutin oder der Therapeut fungiert als »Fahrlehrerin« bzw. »Fahrlehrer«, und unterstützt die Person dabei, das Steuer in der Hand zu behalten und in Richtung der eigenen Werte zu fahren, egal wie sich die Fahrgäste im Bus auch verhalten mögen. Anschließend werden die Erfahrungen der Busfahrerin bzw. des Busfahrers und die Beobachtungen der Gäste ausgetauscht (für eine mögliche Umsetzung siehe Videobeispiel der DVD 2 in Brakemeier und Jacobi 2017).

Vertiefende Übungen

Um Engagiertes Handeln zu vertiefen und dabei auf alle anderen Prozesse des Hexaflex einzugehen, kann mit den Patientinnen und Patienten ein Handlungsplan (Wengenroth 2017, S. 259 ff) erstellt werden: Anhand eines Flowcharts wird erarbeitet, wie aus Werten über die Durchführungen von Handlungen konkrete Ziele erreicht werden können. Zum Beispiel könnte eine Patientin den Wert haben, »eine gute Mutter zu sein«. Daraus könnte das Ziel abgeleitet werden, »mehr Zeit mit meinen Kindern verbringen«. Als Handlung könnte die Patientin dann festlegen, »jeden Sonntag eine Stunde gemeinsame Spielzeit«. Die Patientinnen und Patienten können dann in Kleingruppen ihre eigenen Handlungspläne erstellen und vor der Gruppe vorstellen. Als Vertiefung kann die Therapeutin oder der Therapeut dann mit den jeweiligen Patientinnen und Patienten herausarbeiten, was für innere Barrieren auftreten könnten (z. B. der Gedanke »das ist mir zu viel«) und wie sie dann im ACT-Sinne damit umgehen können (z. B. »ich bedanke mich bei meinem Verstand für diesen Gedanken und tue es trotzdem«).

> **Praxistipp**
>
> Achten Sie darauf, dass Ihre Patientinnen und Patienten sich nicht zu schwierige Handlungsschritte vornehmen. Wir haben es als hilfreich erlebt, mit den Patientinnen und Patienten kleinstmögliche Schritte in Richtung ihrer Ziele zu erarbeiten: »Überlegen Sie sich den kleinsten Schritt, den Sie gehen könnten, um sich Ihrem Ziel anzunähern. Nun überlegen Sie sich, was Sie noch Kleineres als das tun könnten.«

8.4 Worauf ist zu achten? – Fußangeln und Fallstricke

Die Möglichkeit, ACT im Rahmen von Gruppentherapien für Patientinnen und Patienten mit heterogenen Störungsbildern anwenden zu können, bietet viele Möglichkeiten, birgt für die Behandlerinnen und Behandler gleichzeitig aber auch einige Herausforderungen. Bisher gibt es keine Untersuchungen, für welche psychischen Erkrankungen ACT kontrainduziert sein könnte. Die klinische Erfahrung zeigt jedoch, dass die ACT-Methoden für Patientinnen und Patienten in akuten Krisenphasen sowie für solche mit Schwierigkeiten in der Emotionsregulation besonders konfrontativ sein können. Ebenso kann die bewusste Auseinandersetzung mit schwierigen Gedanken und Erinnerungen für Patientinnen und Patienten, die unter einer Posttraumatischen Belastungsstörung leiden, zunächst zu Ablehnung führen. Dies bedeutet jedoch nicht, dass diese Patientinnen und Patienten per se von ACT-Gruppen ausgeschlossen werden sollten. Die Therapeutinnen oder Therapeuten sollten jedoch berücksichtigen, dass bestimmte Übungen für unterschiedliche Patientinnen und Patienten konfrontativer sein können als für andere. Dass dies zunächst zu mehr psychischem Leiden führen kann, sollte stets transparent besprochen und validiert werden. Zudem kann es sich anbieten, KVT-spezifische psychoedukative Elemente einzubringen, die die Patientinnen und Patienten dabei unterstützen können, sich z. B. auf nach innen gerichtete Achtsamkeitsübungen einzulassen. Auch unterschiedliche kognitive Fähigkeiten der Patientinnen und Patienten spielen, wie in anderen Psychotherapiegruppen auch, eine Rolle. Hierbei gilt es, sich die erfahrungsorientierten Übungen zu Nutze zu machen.

8.5 Was ist das Wichtigste für den klinischen Alltag? – Fazit und Ausblick

Aus unserer klinischen Erfahrung heraus lässt sich ACT als Gruppentherapieansatz in stationären und teilstationären Gruppen mit Patientinnen und Patienten unterschiedlicher Störungsbilder und komorbiden Erkrankungen nicht nur sehr gut als Methode anwenden, sondern auch mit traditionellen Therapien wie der KVT sinnvoll kombinieren. Dies bringt für die Therapeutin oder den Therapeuten ein großes Maß an Flexibilität mit sich. Es muss nicht gleich ein völlig neues Stationskonzept erarbeitet werden, welches nur noch die Anwendung von ACT vorsieht; kommt man mit einigen Patientinnen und Patienten nicht weiter, können ACT-Interventionen genutzt werden, um eine neue Richtung auszuprobieren. Es gilt hierbei jedoch zu beachten, dass die ACT-Gruppenbehandlung und auch die Kombination von ACT und KVT bisher nicht hinreichend wissenschaftlich untersucht sind. Die Akkumulation umfassender Evidenz hierzu ist also ausstehend und für zukünftige Entwicklungen anzustreben.

Zusammenfassend:

- ACT lässt sich als Gruppentherapiemethode im stationären sowie teilstationären Setting für Patientinnen und Patienten mit unterschiedlichen Störungsbildern als

einzige Methode, aber auch in Kombination mit anderen Vorgehensweisen anwenden.
- ACT in Gruppen sollte sich z. B. an den sechs Kernprozessen des Hexaflex orientieren, diese jedoch nicht starr nach und nach abarbeiten, sondern flexibel in jeder Sitzung alle Komponenten beinhalten.
- ACT ist ein erfahrungsorientierter Ansatz, der aus praktischen Übungen und Metaphern besteht. Psychoedukative Elemente sollten nur dann angewendet werden, wenn sie dazu dienen, den Einstieg in bestimmte ACT-Interventionen zu erleichtern.

Literatur

A-Tjak JG, Davis ML, Morina N, Powers, MB, Smits JA, Emmelkamp PM (2015) A meta-analysis of the efficacy of acceptance and commitment therapy for clinically relevant mental and physical health problems. Psychother and Psychosom 84: 30–36.

A-Tjak JG, Morina N, Topper M, Emmelkamp PM (2018) A randomized controlled trial in routine clinical practice comparing acceptance and commitment therapy with cognitive behavioral therapy for the treatment of major depressive disorder. Psychother Psychosom 87: 154–163.

Brakemeier E-L, Jakobi F (2017) Verhaltenstherapie in der Praxis: Beltz Video-Learning, 3 DVDs mit 625 Minuten Laufzeit. DVD 2: Die dritte Welle der Verhaltenstherapie. Weinheim: Beltz Verlag.

Dambacher C und Samaan M (2020) Akzeptanz und Commitmenttherapie in der Gruppe. Weinheim: Beltz

Eifert GH, Forsyth JP (2008) Akzeptanz- und Commitment-Therapie für Angststörungen. Ein praktischer Leitfaden zur Anwendung von Achtsamkeit, Akzeptanz und wertgeleiteten Verhaltensveränderungsstrategien. Tübingen: dgvt-Verlag.

Eifert GH, Gloster AT (2016) ACT bei Angststörungen. Ein praktisch bewährtes Therapiemanual. Reihe: Therapeutische Praxis - Band 84. Göttingen: Hogrefe Verlag.

Harris R (2011) ACT leicht gemacht. Ein grundlegender Leitfaden für die Praxis der Akzeptanz- und Commitment-Therapie. 2. Auflage. Freiburg: Arbor Verlag.

Huppertz M (2011) Achtsamkeitsübungen. Experimente mit einem anderen Lebensgefühl. 85 Anleitungen für die Praxis. Paderborn: Junfermann Verlag.

Pleger M, Treppner K, Diefenbacher A, Schade C, Dambacher C, Fydrich T (2018) Effectiveness of Acceptance and Commitment Therapy compared to CBT+: Preliminary results. Eur J Psychiatry 32: 166–173.

Samaan M, Diefenbacher A, Schade C, Dambacher C, Pontow I, Pakenham K, Fydrich T (2020) A clinical effectiveness trial comparing ACT and CBT for inpatients with depressive and mixed mental disorders [published online ahead of print, 2020 Aug 7]. Psychother Res: 1–14. doi:10.1080/10503307.2020.1802080

Wengenroth M (2017) Therapie-Tools Akzeptanz- und Commitmenttherapie. 2. Auflage. Weinheim: Verlagsgruppe Beltz.

Westrup D, Wright MJ (2017) Learning ACT for Group Treatment. An Acceptance and Commitment Therapy Skills Training Manual for Therapists. Oakland, CA: New Harbinger Publications.

9 ACTisch pflegen

Veronika Kuhweide und Andrea Flatow
Unter Mitarbeit von Nina Romanczuk-Seiferth und Elizabeth Zimmermann

9.1 Wozu die Arbeit mit ACT in der Pflege? – Einführung

9.1.1 Das Pflegefach und therapeutische Methoden

Das Wort Therapie oder »therapeutisch« kommt aus dem Griechischen und bedeutet übersetzt Heilung und Pflege, »die Behandlung betreffend« (Psychrembel 2007, S. 1905), es umfasst alle Maßnahmen, die zur Genesung der Patientin oder des Patienten beitragen. Häufig werden sie jedoch mit der ärztlichen und psychologischen Tätigkeit in Verbindung gebracht. Laut Peplau ist die Pflege ein signifikanter therapeutischer und interpersonaler Prozess (Peplau 1952). In diesem Prozess steht die Förderung von Gesundheit im Vordergrund, mit dem Ziel, die Lebensqualität von Patientinnen und Patienten zu verbessern.

Die Professionalisierung des Pflegepersonals steht im Zentrum der generalistischen Berufsbildung. Schon Florence Nightingale vertrat die Ansicht, dass es neben dem ärztlichen Wissen ein eigenständiges pflegerisches Wissen geben sollte. Sie formulierte dies in ihren Schriften zur Krankenpflege, die als Gründungsschriften der Pflegetheorie gelten. Ihr als »Nightingalesches System« bezeichnetes Ausbildungsmodell sah entsprechend die Ausbildung von Berufsanfängerinnen und -anfängern vor allem durch erfahrene Pflegekräfte vor (Nightingale 1859). Unabhängig von den jeweiligen therapeutischen Schwerpunkten ist z. B. das Erstellen von Pflegediagnosen für die Behandlung und im Umgang mit Erkrankten im Pflegeprozess hilfreich und relevant. In Abhängigkeit von der in einer Abteilung angewandten Therapiemethode – wie z. B. der ACT – braucht es zusätzlich zur grundständigen Pflegeausbildung eine Schulung der therapeutischen Haltung und des therapeutischen Handelns im Kontext dieses Therapieverfahrens.

9.1.2 Das Pflegefach und ACT

Grundsätzlich bieten bekannte Prinzipien, die dem Pflegefach zugrunde liegen, einen sinnvollen Rahmen für die Arbeit mit einem Konzept wie der ACT. Beispielsweise das Pflegemodell nach Peplau (1988) oder das Prinzip der therapeutischen Gemeinschaft (vgl. Hilpert et al. 1981). Zudem stellt die Pflege im stationären bzw. tagesklinischen Rahmen ein System gelebter Werte dar, welche im Sinne von engagiertem Handeln im Rahmen der ACT für eine sinnstiftende berufliche Tätigkeit relevant sind. Im Pflegemodell nach Peplau sind dies z. B. folgende Aspekte der Pflege:

1. *Kongruenz*, d. h. im gesamten Ausdrucksverhalten übereinzustimmen: Denken, Fühlen und Handeln. Nichts vorzuspielen, sich so zu geben, wie man ist und empfindet.
2. Grundlegende *Wertschätzung* jeder Patientin und jedes Patienten als Mensch, unabhängig vom Krankheitsbild und vom jeweiligen Verhalten.

3. *Empathie*, d. h. die Fähigkeit, sich in andere Menschen einfühlen zu können und dies dann auch zurückzumelden. Dazu gehört auch die Fähigkeit, in der Beziehung zur Patientin oder zum Patienten das jeweils richtige Verhältnis von Nähe und Distanz zu erkennen und zu wahren.
4. *Selbstreflexion*, d. h. die Fähigkeit, sich selbst zu beobachten, die eigenen Normen und Wertvorstellungen in Frage zu stellen, und das eigene Handeln nach den jeweiligen pflegerisch-therapeutischen Erfordernissen zu richten.
5. *Konfliktfähigkeit*, d. h. bei Bedarf auch Härte in der Beziehung zeigen und negative Rückmeldungen seitens der Patientinnen und Patienten ertragen zu können.
6. *Kontaktbereitschaft und Verantwortlichkeit*, d. h. die Bereitschaft, zur Patientin oder zum Patienten aktiv Kontakt aufzunehmen und die Fähigkeit, die Beziehung mit der Patientin oder dem Patienten verantwortlich zu steuern, ohne die Person selbst aus der Verantwortung zu entlassen.

Aus den jeweiligen Werten, die pflegerischem Handeln zugrunde liegen, leiten sich konkrete Regeln für den Umgang miteinander ab, auf die sich Patientinnen und Patienten sowie Mitarbeiterinnen und Mitarbeiter gemeinsam verpflichten können und so eine gemeinsame Basis engagierten Handels im Sinne der ACT bilden können. Dieser gemeinsame, wertorientierte Ansatz gibt dem Team wie den Patientinnen und Patienten in der gemeinsamen Arbeit Sicherheit und schärft den Blick des Teams für die interdisziplinäre Zusammenarbeit. Aus Perspektive der ACT, die auf Annahmen des funktionalen Kontextualismus basiert, ist dies zudem stets kontextabhängig. Die gemeinsamen Werte und abgeleitete Regeln sind entsprechend für den jeweiligen Kontext – die Abteilung, Station, das jeweilige Team – zu definieren. Dies bedeutet auch, den Kontext der Behandlung, d. h. den Behandlungsrahmen, gezielt zu gestalten, um sowohl dem Team als auch den Patientinnen und Patienten ein Erkundungsfeld zu bieten, welches erlaubt, die Wirkung ihres Erlebens und Verhaltens auf sich und andere zu erkennen und zu mehr psychischer Flexibilität zu gelangen (vgl. auch Prinzipien der Milieutherapie; Heim 1978). In diesem Sinne ist auch die Schulung eines ganzen Pflegeteams bzw. des Teams mit allen Berufsgruppen in ACT ein besonders erfolgversprechender Ansatz, da sich hier häufig auch Werte in der gemeinsamen Arbeit herausbilden bzw. konkretisieren.

Die Arbeit mit ACT ist zudem gut kompatibel mit der Arbeit nach Pflegediagnosen. Pflegekräfte erstellen Pflegediagnosen nach NANDA (Herdman 2012) und formulieren eine Pflegeplanung mit spezifischen Merkmalen und Interventionen für die jeweilige Patientin oder den jeweiligen Patienten, was eine zielgerichtete Behandlung unterstützen soll (vgl. Peplau 1952). Beides wird im Pflegeteam reflektiert, im erweiterten Team z. B. in einer Fallbesprechung vorgestellt und auch mit den Patientinnen und Patienten besprochen. Da Pflegediagnosen die verschiedensten Bereiche umfassen – Interaktion, Kommunikation, Selbstbild, Selbstwahrnehmung, Rollen, Lebensprinzipien, Coping – sind diese gut mit einer Pflegeplanung mit Blick auf ACT-Prozesse vereinbar. Insbesondere Bereitschaftsdiagnosen, z. B. Bereitschaft für ein verbessertes Management der eigenen Gesundheit, eignen sich gut.

Für die alltägliche Arbeit des Pflegepersonals ist die ACT als therapeutischer Ansatz insofern bereichernd, als dass sie dem Pflegepersonal zum einen zusätzliches Handwerkzeug im Umgang mit den Patientinnen und Patienten bietet und zum anderen die Möglichkeiten betont, im Alltag immer wieder eine achtsame Haltung im Umgang mit Patientinnen und Patienten einzunehmen. Letztere erlaubt auch für die helfende, Schmerz und Leid lindernde Pflege einen Umgang auf Augenhöhe mit den Patientinnen und Patienten sowie eine wirksame Selbstfürsorge für das Pflegepersonal. Dies bringt für das Pflegefach vor allem einen Perspektivenwechsel mit sich – sowohl in der

Arbeit mit den Patientinnen und Patienten als auch hinsichtlich der Rolle der Pflege als Teil des interdisziplinären Teams. Eine Arbeit nach ACT in der Pflege bedeutet etwa, die Art der Fragestellungen im Kontakt mit Patientinnen und Patienten daran zu orientieren, was sinnstiftend für das Gegenüber ist oder was Patientinnen und Patienten ermöglicht, in die Interaktion mit anderen zu treten. Achtsames Zuhören bedeutet, sich mehr auf die Bedürfnisse der Patientinnen und Patienten einzulassen; weniger mit eigenem Wissen aufzuwarten. Das heißt auch immer im jeweiligen Moment offen zu sein für das, was geschieht, eher eine Partnerin oder ein Partner im Gespräch zu sein als die Gesprächsführung.

Für die pflegerische Arbeit auf Basis der ACT kann zudem die Bereitschaft der pflegenden Person hilfreich sein, eigene Strategien, Muster und persönlichen Werte im Kontext der Arbeit bewusst zu reflektieren und darüber zu kommunizieren. Dies bedeutet auch, für sich selber einen konkreten Bezug zu den ACT-Prozessen zu entwickeln, so dass die pflegende Person bis zu einem gewissen Grad ein gelebtes Verständnis für die Anstrengungen der Patientinnen und Patienten haben kann und auch als authentisches Gegenüber und Modell – für z. B. Bereitschaft und engagiertes Handeln – den pflegerischen Prozess unterstützen kann. Die Integration von Achtsamkeit als Grundlage des pflegerischen Handelns in den Berufsalltag, z. B. in Form von kurzen Achtsamkeitsübungen zu Beginn eines Pflegeteams, kann dabei sehr hilfreich sein (▶ Kap. 9.3.1).

9.2 Was wissen wir zur Evidenz hinsichtlich der Pflege nach der ACT? – Empirische Daten und Stand der klinischen Forschung

Nach bisherigen Recherchen existieren bisher (noch) keine relevanten Studien im deutschsprachigen Raum, die speziell Pflegekonzepte in der Verknüpfung mit ACT untersucht haben. Es existieren jedoch (laufende) Studien zur Wirkung von ACT im stationären Bereich z. B. an der UPK in Basel, d. h. im multidisziplinären Setting, indem die Pflege eine wichtige Position einnimmt.

Interessant für den Pflegeberuf sind zudem Studien, die sich mit der Förderung der Gesundheit und des Wohlbefindens bei Pflegekräften z. B. anhand von regelmäßiger Achtsamkeitspraxis beschäftigen. In einer aktuellen Übersichtsarbeit (Gilmartin et al. 2017) wurden Studien zur Nutzung von kurzen Achtsamkeitsinterventionen in helfenden Berufen und deren Effekte auf Wohlbefinden (z. B. die Höhe des Stresserlebens) und die Pflegetätigkeit (z. B. das Auftreten von Fehlern) zusammengestellt. Diese Arbeit kam zu dem Schluss, dass die Etablierung kurzer Achtsamkeitspraxis im klinischen Alltag für die Helfenden eine Reduktion von Stress, Angsterleben und Erschöpfungssymptomen sowie eine Verbesserung der Achtsamkeit und Resilienz im beruflichen Alltag unterstützen kann.

9.3 Wie sieht die Pflege mit ACT konkret aus? – Praktische Umsetzung und Erfahrungen

9.3.1 Umsetzung von ACT in der Pflege in einer voll- oder teilstationären Behandlung

Die Begriffe Therapie und »therapeutisch« werden im klinischen Alltag sehr häufig verwendet und dabei in erster Linie mit den Angeboten der ärztlichen und psychologischen Berufsgruppen verknüpft. Die pflegerische Arbeit zeichnet sich hingegen dadurch aus, dass sie eher im Alltag und im direkten täglichen Kontakt mit den Patientinnen und Patienten wirksam wird. Die Arbeit mit ACT in der Pflege beginnt daher mit der Förderung der eigenen Achtsamkeit und psychischen Flexibilität. Schulungen des Pflegepersonals können beispielsweise durch Kurse und Supervisionen hausintern sowie extern durch ACT erfahrene Kolleginnen und Kollegen stattfinden. Auch ist es möglich – und im Sinne einer Arbeit auf Augenhöhe auch sinnvoll und hilfreich –, dass Mitglieder des Pflegeteams und insbesondere neue Kolleginnen und Kollegen an ACT-Gruppentherapien gemeinsam mit Patientinnen und Patienten teilnehmen, um sich dem Konzept anzunähern.

Zudem ist es im Sinne einer kontinuierlichen Weiterentwicklung und Qualitätssicherung, die erlernten ACT-Kompetenzen in die Stationsabläufe zu integrieren und so ein alltägliches Übungs- und Erfahrungsfeld zu schaffen. Um also z. B. Achtsamkeit in der Pflege nicht nur als Haltung, sondern auch als gelebte Praxis umzusetzen, bietet es sich an, wenn sich Pflegekräfte z. B. in das Anleiten von Achtsamkeitsübungen einarbeiten und diese in der Arbeit mit Patientinnen und Patienten im Einzel oder in der Gruppe anbieten. Darüber hinaus kann es z. B. sinnvoll sein, andere Gruppenangebote (Morgenrunden etc.) oder auch Teamtermine (z. B. Pflegeteamsitzungen) mit einer gemeinsamen Übung zur Achtsamkeit zu beginnen.

Zur Förderung des Prinzips einer Pflege auf Augenhöhe mit den Patientinnen und Patienten hat es sich zudem bewährt, sogenannte Co-Leitungen einzuführen, d. h. strukturell-organisatorische Aufgaben und auch ACT-bezogene Aktivitäten der Gruppe im Wechsel auch an Patientinnen und Patienten abzugeben, wie etwa die Anleitung einer Achtsamkeitsübung.

Die Begleitung der Behandlung – orientiert an dem Ziel der ACT, psychische Flexibilität zu fördern und ein sinnstiftendes Leben zu ermöglichen – basiert im (teil-)stationären Rahmen auf der Arbeit eines professionellen Kernteams mit der jeweiligen Patientin oder dem jeweiligen Patienten. Das Kernteam setzt sich zusammen aus der jeweiligen Therapeutin oder dem jeweiligen Therapeuten (psychologisch, ärztlich) und der pflegerischen Bezugsperson und hat die Aufgabe, während des gesamten Behandlungsverlaufs gemeinsam die ACT-Prozesse mit der Patientin oder dem Patienten zu fokussieren und die Entwicklung hin zu mehr psychischer Flexibilität zu unterstützen. Um die Sicherheit im Umgang mit ACT in der Pflege zu fördern, kann es dabei hilfreich sein, mit der Erarbeitung von Werten und engagiertem Handeln für den beruflichen Alltag zu beginnen – z. B. anhand eines »Bulls Eye« (vgl. Harris 2009) oder einer einfachen Tabelle zu möglichen Werten und Zielen der Arbeit. Sehr hilfreich kann es auch sein, einen konkreten Fragenkatalog zu erstellen, in dem sich Fragen zu den verschiedenen ACT-Prozessen finden und der von allen als Anregung für Bezugspflegegespräche – z. B. einmal wöchentlich – mit Patientinnen und Patienten genutzt werden kann. Dies erlaubt dann, dass jede Bezugspflegeperson innerhalb der Pflegediagnosen und gemeinsam mit dem jeweiligen Kernteam frei und selbständig an den entsprechenden Prozessen mit den Patientinnen und Patienten arbeiten kann. Der kollegialen Unterstützung und Qualitätssicherung dienen zudem gemeinsame Fallsupervisionen, ACT-orientierte Teamsupervisionen oder Reflexionen der konkreten Beziehungsarbeit mit den Patientinnen und Patienten z. B. in einer pflegerischen Balint-Gruppe.

9.3.2 Erfahrungen zur ACT in der Pflege

Im Folgenden finden sich zwei Erfahrungsberichte von erfahrenen Pflegekräften, welche die Implementierung von ACT in der Pflege bzw. in multiprofessionellen Teams begleitet haben und die Arbeit mit ACT alltäglich erleben – als persönliche Perspektive aus der Pflege für die Pflege.

Zwei Interviews mit Pflegekräften, zum einen mit Andrea Flatow, Pflegekraft in einer psychosomatischen Tagesklinik des Ev. Krankenhauses Königin Elisabeth Herzberge Berlin und zum anderen mit Veronika Kuhweide, Pflegerische Abteilungsleitung einer Abteilung Verhaltenstherapie Stationär (VTS) der Universitären Psychiatrischen Kliniken Basel:

Wie haben Sie ACT kennengelernt?
Andrea Flatow: »ACT haben wir durch unseren Oberarzt kennengelernt. Der hat ACT bei uns eingeführt.«
Veronika Kuhweide: »Ich habe eine Fortbildung gesehen und gedacht: ›Ach, das interessiert mich!‹. Ich arbeite schon lange mit achtsamkeitsorientierten Therapien und ich glaube, es ist die erste Tagung in Winterthur [Schweiz] gewesen, 2011 oder so. Ich bin dort gewesen, Rainer Sonntag[5] hat das vorwiegend bestritten und die [Therapeutinnen und Therapeuten von der] Praxis vom beherzten Leben.«

Was hat Sie an ACT angesprochen oder was hat Sie skeptisch gemacht?
Andrea Flatow: »Angesprochen hat mich, Gefühle einfach so sein zu lassen, also so wie es im Moment ist. Immer wieder dieser Satz: ›So wie es jetzt ist, ist es in Ordnung‹. Ich bin dadurch gelassener geworden. Am Anfang haben wir als Pflege ja so gesagt: ›Oh Gott, jetzt schon wieder. Schon wieder ein neues Konzept!‹ Ich bin ja nun schon seit 35 Jahren in der Pflege und da war natürlich der erste Gedanke: ›Bitte nicht schon wieder was Neues‹. Das ACT-Konzept ist ja doch sehr umfangreich. Aber dann nach und nach – wir haben ja richtig Fortbildung gehabt und auch die ACT-Matrix[6] Gruppe mit Jan Martz[7] aus der Schweiz und das Achtsamkeitstraining, was wir jetzt ja auch im Team gemacht und durchgeführt haben – ist mir dann so aufgekommen, dass das auch bei mir die innere Unruhe betrifft und dass man das ja auch für sich selber nutzen kann, also nicht nur für Patientinnen und Patienten, sondern dass man das ja auch für sich gut nutzen kann, also für die Arbeit.
Auf jeden Fall aber auch fürs Private. Ich nutze das auf jeden Fall. Bei mir hat das die Selbsteinstellung sowieso umgestellt und die Lebensqualität ist – für mich – durch ACT viel leichter, viel einfacher geworden. Und natürlich dann auch in der Arbeit. Gruppenarbeit war für mich immer schwierig, weil ich aus dem stationären Bereich komme, und dann sollten wir ja im therapeutischen Bereich Gruppenarbeit machen. Und dann konnte ich viel anwenden, auch für mich, bevor ich eine Gruppe starte oder so.

---

5 Rainer Sonntag ist ACT-Trainer und Arzt aus Olpe/Deutschland.
6 Für Details zur ACT-Matrix siehe z. B. Kapitel 13.
7 Jan Martz ist ACT-Trainer und Arzt aus Winterthur/Schweiz.

Am Anfang war ich sehr unruhig. Aber dadurch, dass wir schon so viele Konzepte hatten, ging das. Ich habe dann auch schon gedacht: ›Das wird schon irgendwie werden‹. Ich kenn das ja, dass immer mal wieder neue Konzepte eingeführt werden, aber ich bin da eher ein positiver Mensch. Für mich war dann wichtig, wie ich das selber für mich anwenden kann. Gerade in den Therapieeinheiten, wo ich selber die Stunde leiten musste. Da war bei mir eher so Neugierde und eigentlich viele Fragen.«

Veronika Kuhweide: »An ACT hat mich beeindruckt, dass es zu einer Rollenänderung kommt, in der Haltung zu Patientinnen und Patienten und zur Arbeit. Also nicht ich muss etwas tun, sondern wir üben gemeinsam die Dinge miteinander. Und man ist nicht verantwortlich letztendlich für die Veränderung, den Erfolg. Das hat mich so gereizt an ACT. Und auch, dass es so ganz klares Handwerkszeug gibt. Das ist etwas, was wir in der Pflege nicht so lernen und das zu meinem systemischen Hintergrund gut gepasst hat.

Skeptisch an ACT hat mich dieses Erfolgsversprechende gemacht. Dieses: ›Ja, es wirkt!‹ Der Schwung vielleicht schon. Wie geht man damit um, wenn die Patientin oder der Patient eben nicht so begeistert ist, wenn sie oder er es nicht mag, die Gefühle belastend werden. Letztendlich muss die Patientin oder der Patient ja auch die Rolle ändern. Sie oder er ist nicht mehr der Empfänger, die oder der sich bedienen lässt mit allen guten Dingen, sondern sie oder er muss selber in Aktion treten. Auch das ist ja nicht so einfach für viele Leute, die sagen: ›Ich komme hierher, damit mir geholfen wird‹. Das ist ein anspruchsvoller Perspektivwechsel. Ich habe gedacht: ›Das klingt zu gut, um wahr zu sein! Wo sind denn die Stolpersteine und wie kann man mit Widerständen umgehen? Wie kann man das Ausweichen aufnehmen, das man ja doch immer hat?‹ Das Nicht-Mögen, das Frustriert-Sein, weil es nicht klappt, und solche Dinge. Kann man einfach eine Metapher an die andere hängen und dann sagen: ›Irgendwann wirkt es auch‹. ›Oder braucht es noch mehr?‹.«

Was ging Ihnen durch den Kopf und/oder Bauch, als es darum ging, ACT in Ihrer Abteilung einzuführen?

Andrea Flatow: »Insgesamt im ganzen Team sind wir zwei Pflegekräfte und ansonsten sind wir alles Therapeutinnen und Therapeuten, und dann ging das ständig über Fortbildungen. Wir hatten dann oft nach der Tagesklinik Fortbildungen. Viele Fortbildungen, viel war auch eigenständiges Lernen – ich habe mir dann einen MBSR-Kurs rausgesucht, einen Achtsamkeitskurs, und jetzt haben wir noch einen Selbstmitgefühlskurs gemacht. Das ging ja immer acht Wochen lang.

Ich habe gemerkt, dass mich das Thema doch interessiert und anspricht und deshalb habe ich mir immer noch selbstständig etwas gesucht, was man da noch mit dazu verwenden kann.«

Veronika Kuhweide: »Ich habe auf einer Stelle angefangen, wo ACT schon ein Jahr vorher eingeführt worden war. Mein Auftrag ist dann eigentlich gewesen, für die Pflege den pflegerischen Teil zu installieren und wir haben geschaut: Was braucht es denn eigentlich für eine Station, damit sie überhaupt als Abteilung funktioniert? Die unterschiedlichen Bedürfnisse der Berufsgruppen. Es war weniger das Ziel, ACT einzuführen, sondern der ACT einen Platz im Alltag einzuräumen; die Abläufe der Abteilung unter dem Gesichtspunkt zu strukturieren. Für die Pflege ohne therapeutische Fortbildung ist es immer, denke ich, auch eine Schwierigkeit: Grabe ich jetzt im Bereich anderer Berufsgruppen? Darf ich das jetzt überhaupt? Also mehr dieses Selbstverständnis: Jeder darf das tun! Und wenn es wirkt, dann ist es gut anzuwenden im Alltag.«

Was waren die wichtigsten Erfahrungen während der Implementierung, die Sie gerne weitergeben möchten?

Andrea Flatow: »Für die Einführungsphase würde ich mitgeben wollen, dass man sich Zeit gibt, für sich selber, und nicht gleich sagt: ›Kann ich nicht!‹. Sondern wirklich das erstmal selbst ausprobiert und macht. Ja, weil das war bei mir auch schwierig am Anfang. Wir machen als Pflegekräfte die ACT-Matrix-Gruppen mit den Patientinnen und Patienten und natürlich musste ich selber dann auch eine Matrix ausfüllen und machen. Und dann kann ich ja auch selber weitergeben, wie das für mich war, eine Matrix auch selber auszufüllen. Das kommt dann den Patientinnen und Patienten zugute oder auch den neuen Pflegekräften, denen wir das weitergeben. Dass das bei mir genauso schwierig war und dass das eben nicht leicht ist, für sich selber zu schauen: Was ist mir eigentlich wichtig, welche Barrieren stehen immer wieder im Wege? Aber genau das kann ich jetzt weitergeben, weil ich es selber mal gemacht habe. Ich glaube, so eine Matrix auszufüllen ist immer schwierig, aber wenn die Patientinnen und Patienten dann merken, dass wir selber anfangs genauso Probleme hatten … ›Oh Gott, was schreibe ich da nur hin?‹ … Es dann aber doch geht. Wenn man sich Zeit gelassen hat, um darüber nachzudenken. Das würde ich so weitergeben, dass man da trotzdem dranbleibt.«

Veronika Kuhweide: »Von ACT aus gesehen eigentlich dieses auf Augenhöhe versuchen zu bleiben. Also allen Widrigkeiten zum Trotz: Wir sind alle gleich; wir wollen alle das Gleiche. Also so die Werte der Abteilung immer wieder klarstellen. Und immer wieder gucken: Wo vermeiden wir selber? Ich glaube, das sind so die beiden Schwerpunkte gewesen. Vermeiden im Sinne von Teamkonflikten, vom eigenen Unwohlsein in bestimmten Dingen. Also das selber auch auf sich anzuwenden, das ist die Herausforderung gewesen. Also die Sprache auch in unsere anderen Arbeitsbereiche einfließen zu lassen.«

Was sind typische Situationen im Klinikalltag, in denen Sie ACT bewusst anwenden? Im Kontakt mit den Patientinnen und Patienten? Mit andern Teammitgliedern? Mit Ihnen selbst?

Andrea Flatow: »Oh ja, wenn ständig das Telefon klingelt, oder mein Schreibtisch überfüllt ist, und dann noch vielleicht zwei, drei Therapeutinnen oder Therapeuten zu mir kommen und auch noch Dinge anzusprechen haben, dann wende ich ACT an, um mich erstmal zu sammeln, zu sortieren, zu strukturieren und auch zu sagen: ›Nein. Moment. Stopp. Jetzt kommt erstmal eins nach dem anderen.‹ Also eigentlich kann man das jeden Tag nutzen. Auch im Kontakt mit Patientinnen und Patienten, im therapeutischen Bereich, wenn wir die Gruppen machen, da kann ich ACT für mich selber gut anwenden, um ruhig zu bleiben, und gerade auch immer wieder zu sagen: ›Ok, das ist jetzt so. Ja, die empfinden jetzt eben anders.‹ Das kann ich in der Gruppenstunde auf jeden Fall auch gut nutzen. In der Therapiegruppe kann ich das dann gut kommunizieren, da mache ich das auch mit den Patientinnen und Patienten, dass ich sage: Also im Moment fühle ich jetzt das und das, und ansonsten auch für mich. Gerade wenn es zu viel ist – also wir machen jetzt hier viel auch Achtsamkeitstraining, Atemmeditation –, dass ich dann eben mal tief durchatme.«

Veronika Kuhweide: »Ja, ich glaube gerade bei Dingen, die ich nicht gerne tun würde. Schwierige Gespräche mit Mitarbeiterinnen und Mitarbeitern, schwierige Situationen mit Patientinnen und Patienten, wo es erforderlich ist, konfrontativer zu sein zum Beispiel, wo man aber eigentlich gerne friedlich die Situation schaukeln würde. Das sind so die Situationen, wo man ACT anwendet. Bis hin dazu, dass wir inzwischen so weit sind, dass wir Achtsamkeitsübungen in unseren Teamsitzungen immer vor Beginn abhalten und für die Pflege auch einen Achtsamkeitstag haben, wo wir miteinander eine Gruppe machen. In der wir Achtsamkeitsübungen abhalten, die eben länger sind, als diese kurzen Einführungen.«

Seit Sie im Team mit ACT arbeiten, welche Unterschiede können Sie im Vergleich zu der Zeit davor bemerken? Was macht für Sie den Unterschied aus zwischen einer ACT-orientierten Pflege und der Arbeit mit ACT durch andere Berufsgruppen?

Andrea Flatow: »Oh ja, ich kann Unterschiede zu der Zeit vor ACT bemerken! Mich bringt nichts mehr so schnell aus der Ruhe und ich gehe nicht gleich in die Bewertung rein, sondern gucke erstmal: ›Ok, ja. Ist jetzt so.‹ Ich bin einfach viel gelassener geworden. Ich weiß gar nicht, ob es in der pflegerischen Tätigkeit mit ACT und den anderen Berufsgruppen bei der Anwendung von ACT wirklich Unterschiede gibt, weil wir das ja als Team machen. Gut ist ja, dass bei uns wirklich das ganze Team ACT macht. Wir können uns da gut austauschen. Und dadurch, dass wir alle mit ACT arbeiten, wissen wir auch alle, worum es geht. Die Matrix, die wir z. B. in der Pflege machen, kann dann gut therapeutisch in der Tanztherapie oder in der Kreativtherapie angewendet werden. ACT kann da gut überbrückend sein.«

Veronika Kuhweide: »Mir schwirren dann die Prozesse im Kopf rum. Wenn ich so denke: ›Hmm, jetzt könnte ich ein bisschen mehr Beobachter-Ich gebrauchen.‹ Oder: ›Ein bisschen weniger fusioniert sein, wäre auch hilfreich‹.

Es ist so, dass ACT in einem lebt, ist so mein Eindruck. Man kann nicht umhin, als es in die eigene Sprache zu integrieren, letztendlich ins eigene Leben. Das merke ich sowohl auf der Arbeit als auch privat, dass die Prozesse präsent sind. Grundsätzlich denke ich nicht, dass es einen Unterschied macht, ob man als Pflege mit ACT arbeitet oder als andere Berufsgruppe. Ich glaube aber, dass es mehr braucht als ACT. Es braucht ein therapeutisches Verständnis, es braucht ein Konzept. So wie die Psychologen eine Psychotherapieausbildung haben, auf die man ACT ja eigentlich abstützt. Also, es braucht eine Grundlage. Ich glaube, nur pflegerisch ohne irgendwelche anderen Gesichtspunkte – also z. B. so Phänomene wie Gegenübertragungen zu kennen – glaube ich, ist es schwierig. Es reicht nicht, nur ACT zu machen. Es braucht Fachwissen, das man zusätzlich zu ACT lernen muss. Wir machen z. B. Balint-Supervision, wir haben ein Pflegekonzept, dass konzeptionell die Arbeit strukturiert und zu ACT super passt.«

Welche Erfahrungen haben Sie gemacht, wie das ACT-Konzept bei Patientinnen und Patienten ankommt? Für wen ist aus Ihrer Erfahrung das Konzept besonders passend/ geeignet, für wen weniger?

Andrea Flatow: »Bei Patientinnen und Patienten kommt ACT sehr gut an. Zu 90 % habe ich mit ACT positive Erfahrungen gemacht. Es gibt einen ganz kleinen Prozentteil, die mit ACT noch nichts anfangen können. Da merke ich dann aber auch, dass die Patientinnen und Patienten vielleicht noch nicht bereit oder offen dafür sind, was zu verändern. Aber wir besprechen das ja immer vorher mit den Patientinnen und Patienten und wenn die sich dann öffnen können, dann kommt ACT bei ihnen sehr gut an. Aber auch wenn ich bei den Patientinnen und Patienten, die ACT nicht richtig annehmen, dann durch meine langjährige Berufserfahrung auf andere Konzepte zurückgreife, kann ich ACT ja trotzdem immer wieder mit einbeziehen.

Also, besonders geeignet ist – finde ich – ACT für Depressionspatienten, aber auch für Angst- und Panikpatienten, die immer so innere Unruhe haben, gerade mit dem Achtsamkeitstraining. Ein kleiner Teil auch für Borderline-Patientinnen und -Patienten, aber die bekommen dann auch immer noch so ein bisschen was extra dazu (z. B. Skillstraining), weil man ja auch immer gucken muss, was die Patientinnen und Patienten so mitbringen, wenn sie zu uns kommen. Also eigentlich würde ich sagen, dass man ACT bei allen Störungsbildern anwenden kann, das ist meine Erfahrung. Es kommt natürlich immer darauf an, wie offen die Patientinnen und Patienten dafür sind. Man kann ACT bei Menschen mit chronischen Schmerzen anwenden, aber auch bei psychosomatischen Patientinnen und Patienten, die z. B. mit Reizdarm oder Reizblase zu tun haben, da kann man das auch anwenden.«

Veronika Kuhweide: »In der Regel kommt ACT bei den Patientinnen und Patienten gut an. Sie schätzen ihre große Verantwortung eigentlich, die sie haben für ihre Behandlung. Auch wenn sie das manchmal auch als anstrengend empfinden. Aber das hat einen großen Teil der Selbstbestimmung. Und in der Psychiatrie zu sein, macht immer ein wenig Angst, dass man sich wie entmündigt vorkommt. Und ich glaube, da haben wir so etwas wie einen Bonus (durch ACT), dass Patientinnen und Patienten so viel Mitsprachen haben. In der Therapie, im Behandlungsplan, in dem, was ihre Ziele sind, und so weiter.«

Was würden Sie pflegerischen Kolleginnen und Kollegen mitgeben oder raten wollen, die in ACT einsteigen wollen?
Andrea Flatow: »Auf jeden Fall sollte man bei ACT offen sein, um sich selber nochmal kennenzulernen, und auch nochmal *anders* kennenzulernen vielleicht. Und eben auch zu gucken: Welche Gefühle und Gedanken habe ich selbst eigentlich? Und sich dann auch damit auseinanderzusetzen. Ich glaube, das ist für ACT das Wichtigste, weil ich ja dann auch genau damit arbeite. Ich glaube, das muss jede Pflegekraft für sich selbst entscheiden, ob man es schafft, offen für das Konzept zu sein. Will ich das oder nicht?

Ich finde, ACT ließ sich auch in der Einführungsphase in den Klinikalltag integrieren, aber man kann das eben auch privat anwenden.«

Veronika Kuhweide: »ACT-Kurs machen, es probieren und viel Austausch darüber machen. Über das, was Sie erleben, mit Menschen, die schon mehr Erfahrung haben!«

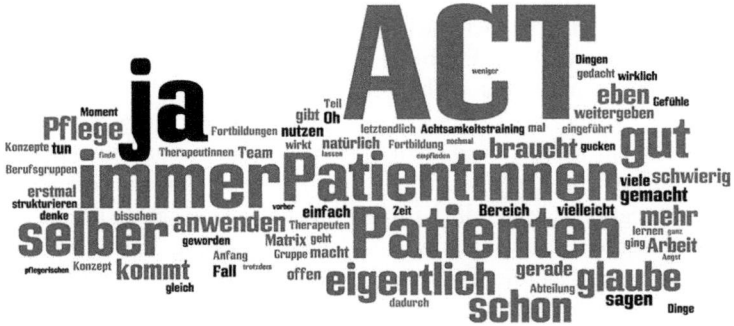

Abb. 9.1: Die häufigsten Wörter[8] in den Interviews mit Andrea Flatow und Veronika Kuhweide

9.4 Worauf ist zu achten? – Fußangeln und Fallstricke

Anders als im ambulanten Setting gibt es im Team in einer Abteilung, einer Station oder Tagesstation vielseitige verschiedene Bedürfnisse, die aufeinandertreffen und erfüllt werden müssen. Es »menschelt« sowohl unter dem Personal als auch unter den Patientinnen und Patienten und es gibt viele Einflüsse, wie Abhängigkeiten oder Koalitionen in der Zusammenarbeit im Team. D. h., diese Umstände gilt es zu berücksichtigen, darüber zu sprechen und schließlich immer den besten Konsens für alle zu finden.

---

8 80 Wörter, Größe skaliert nach Häufigkeit, übliche deutsche Wörter/Zahlen ausgeschlossen, erstellt mit Wordle.

9.5 Das Wichtigste für den klinischen Alltag – Fazit und Ausblick

Der pflegerische Wissenskanon und die praktische Erfahrung der Pflegekräfte lassen sich gut mit dem Ansatz der ACT verbinden und in Einklang bringen. Dies befördert eine Pflege, die sowohl ein gleichberechtigtes Nebeneinander, eine besondere Atmosphäre als auch eine spürbare Wirkung zu bieten hat.

Literatur

Gilmartin H, Goyal A, Hamati MC, Mann J, Saint S, Chopra V (2017) Brief mindfulness practices for healthcare providers –a systematic literature review. Am J Med 130: 1219-e1.

Harris R (2009) Wer dem Glück hinterherrennt, läuft daran vorbei. München: Kösel.

Heim E (1978) Milieu-Therapie. Erlernen sozialer Verhaltensmuster in der psychiatrischen Klinik. Bern: Verlag Hans Huber.

Herdman TH (2012) (Hrsg.) NANDA International Nursing Diagnoses: Definitions & Classification, 2012-2014. Oxford: Wilex-Blackwell.

Hilpert H, Beese F, Schwarz R. (1981) Psychotherapie in der Klinik. Berlin, Heidelberg, New York: Springer.

Nightingale F (1859) Notes on Nursing. What it is and what not. London: Harrison.

Peplau H (1952) Interpersonal Relations in Nursing: A Conceptual Frame of Reference for Psychodynamic Nursing. New York, NY: Putnam.

10 ACT ergo- und kunsttherapeutisch umsetzen

Mona Heinrich und Julia Kilian

10.1 Wozu die Arbeit mit ACT in der Ergo- und Kunsttherapie? – Einführung

Dieses Kapitel soll die Möglichkeiten aufzeigen, die sich für die Ergo- und Kunsttherapie aus den professionsübergreifenden Anwendungen von ACT-Inhalten ergeben. Eingebettete Erfahrungsberichte der Autorinnen beruhen sowohl auf der Arbeit in einem Setting, in dem die Akzeptanz- und Commitment-Therapie den Leitfaden für die gesamte therapeutische Arbeit darstellt, als auch aus einem Setting, in dem als psychotherapeutisches Konzept Ansätze aus der kognitiven Verhaltenstherapie mit Anteilen der ACT kombiniert eingesetzt werden.

Um die jeweiligen therapeutischen Interventionen aneinander anzupassen, empfiehlt sich in jedem Falle ein enger Austausch im multiprofessionellen Team. In ebendiesem multiprofessionellen Team im stationären und teilstationären Setting stellen neben Ärztinnen und Ärzten, Psychologinnen und Psychologen, Pflegekräften, Sozialarbeiterinnen und Sozialarbeitern, Physiotherapeutinnen und -therapeuten und Tanztherapeutinnen und -therapeuten auch die Ergo- und/oder Kunsttherapeutinnen und -therapeuten einen festen und wichtigen Bestandteil dar.

10.1.1 Methoden der Ergotherapie und ACT

Die Ergotherapie vertritt die handlungsorientierten Aspekte einer Behandlung im stationären oder teilstationären Setting. Sie bezieht sich auf Betätigungsanliegen der Patientinnen und Patienten und nutzt erlebensorientierte Vorgehensweisen. Werteklärung und werteorientiertes Handeln stellen einen Grundbaustein der ergotherapeutischen Arbeit dar. So steht z. B. bei der Durchführung von Assessments, wie dem *Canadian Occupational Performance Measure* (COPM; Law et al. 2009), die individuelle Wichtigkeit von konkreten Betätigungen im Vordergrund. Somit werden anhand der Werte der Patientinnen und Patienten Ziele in der Ergotherapie formuliert und diese erlebnisorientiert und handlungsnah umgesetzt, was die grundsätzliche Kompatibilität der klassischen Ziele in der Ergotherapie und dem Ansatz der ACT deutlich unterstreicht.

In der Ergotherapie erhalten Patientinnen und Patienten zudem die Möglichkeit, kognitive und emotionale Inhalte der Einzel- und/ oder Gruppenpsychotherapie in kreativer Form zu vertiefen und zu personalisieren. Die Integration der ACT-Inhalte bietet vielfältige Möglichkeiten, die psychisch-funktionelle Behandlung zu gestalten. So kommen alle gängigen ergotherapeutischen Methoden (vgl. Scheiber 1995) zum Einsatz und können auf die ACT-Kernprozesse bezogen werden.

In der sogenannten *Kompetenzzentrierten Methode* können sowohl ausgewählte handwerkliche, gestalterische als auch alltagspraktische Tätigkeiten zum Einsatz kommen. Die Zielsetzung fokussiert dabei die (Wieder-) Gewinnung, Erhaltung sowie Stärkung von Fähigkeiten und Fertigkeiten (u. a. kognitiv, emotional, sozial sowie zur Alltagsbewältigung und eigenständigen Lebensführung). Hierbei bietet es sich besonders an, Bezug zu Werten und engagiertem Handeln zu nehmen. Die Durchführung einer konkreten Tätigkeit stützt zusätzlich das bewusste Wahrnehmen des gegenwärtigen Moments, hier lässt sich also gut ein Bezug zur Achtsamkeit herstellen.

Mit Hilfe der *Ausdruckszentrierten Methode* bietet sich die Möglichkeit, inneres Erleben durch bildnerische und gestalterische Medien zum Ausdruck zu bringen. Besonders ratsam ist bei dieser Methode daher ein enger Austausch mit der Leitung der psychotherapeutischen Gruppen oder den Therapeutinnen und Therapeuten, die Einzelsitzungen durchführen. So lassen sich unter Anwendung dieser Methode z. B. ACT-Metaphern gestalterisch aufgreifen. Besonders beim ausdruckszentrierten Arbeiten verschwimmen die Grenzen zur Kunst- und Gestaltungstherapie. Die Ergotherapeutin oder der Ergotherapeut ist jedoch bezüglich Interpretationen und Deutungen zurückhaltend. Abschließende Reflexionsrunden fördern die Introspektion der Patientinnen und Patienten, die durch Nachfragen von Therapeutenseite gezielt unterstützt werden kann.

Die *Wahrnehmungszentrierte Methode* (vgl. Scheepers et al. 2007) fokussiert die Sinnes- und Körperwahrnehmung der Patientinnen und Patienten, hier lassen sich also in Form eines Achtsamkeitstrainings gezielte Übungen zur äußeren als auch inneren Wahrnehmung integrieren.

Demgegenüber wird die *Interaktionelle Methode* angewandt, um das Miteinander sowie die Auseinandersetzung innerhalb einer Gruppe zu trainieren. Sie fokussiert die (Wieder-)Gewinnung, Erhaltung sowie Stärkung von sozioemotionalen Fähigkeiten (u. a. Kommunikation, Selbst- und Fremdwahrnehmung, Kooperation, Vertretung eigener Meinungen, Bedürfnisse, Interessen). Unter Berücksichtigung der Zielklärung lässt sich hier gut ein Bezug zu den eigenen Werten sowie zu engagiertem Handeln herstellen. Auch wird in interaktionellen Gruppen die Auseinandersetzung mit zugeschriebenen Rollen und dem Selbstkonzept gefördert. Im Sinne einer Förderung von »Selbst-als-Kontext«-Prozessen bietet es sich z. B. in Reflexionsrunden an, Bezug zum beobachtenden Selbst zu nehmen. Mit Blick auf Akzeptanz- und/oder Defusionsprozesse kann auch gezielt das innere Erleben während einer Übung beleuchtet werden (»Welche Gefühle/Gedanken tauchten während der Übung auf?«, »Wie wurde damit umgegangen?«).

10.1.2 Methoden der Kunsttherapie und ACT

Wie bereits oben ausgeführt, überschneiden sich die methodischen Herangehensweisen der Ergotherapie und der Kunsttherapie teilweise, insbesondere in der *Ausdruckszentrierten Methode*. Mit Blick auf die klassischen Methoden der Kunsttherapie zeigt sich in der Arbeit mit der Akzeptanz- und Commitment-Therapie schnell die Notwendigkeit, bisherige theoretische Ansätze der Kunsttherapie für die Anwendung im verhaltenstherapeutischen Kontext anzupassen. Im Fokus der Kunsttherapie liegt nicht das Ergebnis, sondern der gestalterische Prozess – das Handeln, Ausprobieren und Spielen mit unterschiedlichen Materialien – und das innere und äußere Erleben während des bildnerischen Schaffens. Daraus ergaben sich zwei wichtige Schnittpunkte der Kunsttherapie und der ACT: die Akzeptanz dessen, was außerhalb der persönlichen Kontrolle liegt, und das erlebnis- und erfahrungsorientierte Handeln (▶ Kap. 10.3.2).

10.2 Was wissen wir zur Evidenz? – Empirische Daten und Stand der klinischen Forschung

10.2.1 Evidenz zur Arbeit nach ACT in der Ergotherapie

Im Rahmen der Ergotherapie-Ausbildung gibt es im deutschsprachigen Raum üblicherweise kein Modul o. ä., welches eine Auseinandersetzung mit der Akzeptanz- und Commitment-Therapie vorsieht. Zudem existieren keine empirischen Studien, die sich mit einer Anwendung der ACT in der Ergotherapie befassen. In der EBP-Datenbank des DVE (Deutscher Verband der Ergotherapeuten e. V. 2019) findet sich bei der Suche nach Akzeptanz- und Commitment-Therapie zwei theoretische Überblicksarbeiten (Hönicke 2011, Rothenberger et al. 2011) zum Einsatz von ACT in der Ergotherapie bei Schmerzsyndromen. Die Autoren kommen zu dem Schluss, dass die ACT-Komponenten in der Ergotherapie wirkungsvolle Therapiebestandteile bei der Behandlung von Patientinnen und Patienten mit chronischen Schmerzen darstellen können und weitergehende Forschung dabei helfen könne, die ACT in der Ergotherapie besser bekannt zu machen. Bei einer Studie, die die Wirksamkeit von ACT im Rahmen einer multiprofessionellen stationären Therapie im Vergleich zu einer Kombinationsbehandlung aus KVT und Interpersoneller Psychotherapie (IPT) im gleichen Setting untersucht hat (Pleger et al. 2018), wurde auch das ergotherapeutische Angebot in den Vergleichsgruppen an die jeweiligen Psychotherapieverfahren angepasst. Die Studienergebnisse zeigten, dass die Behandlung nach ACT zu einer signifikanten Verbesserung depressiver Symptomatik führte. Die Untersuchung ergab weiterhin, dass ACT und KVT gleichermaßen wirksam sind. Weiterführende bzw. konkrete Studien mit Fokus auf ACT in der Ergotherapie sind also ausstehend.

10.2.2 Evidenz zur Arbeit nach ACT in der Kunsttherapie

Die systematische Integration der Kunsttherapie in den Rahmen eines modernen verhaltenstherapeutischen Ansatzes ist ein eher neues Feld, welches erst in den letzten Jahren vermehrt im Klinikalltag Einzug findet. Dass diese Entwicklung in der Vergangenheit so schleppend voran ging, mag auch daran liegen, dass der Kunsttherapie traditionell häufig psychodynamische und anthroposophische Theorien zu Grunde gelegt werden. Bis dato gibt es kaum Veröffentlichungen, die sich mit der Verbindung von Kunsttherapie und der Verhaltenstherapie auseinandersetzen (Pitschel-Walz 2018). Zur Verwendung der ACT als konzeptionellem Rahmen in der Kunsttherapie gibt es bisher, soweit bekannt, keine konkreten Untersuchungen.

10.3 Wie sieht die Behandlung nach ACT in der Ergotherapie und Kunsttherapie aus? – Klinische Beispiele und Übungen

10.3.1 Arbeit mit ACT in der Ergotherapie

Ergotherapeutische Angebote finden sowohl im stationären als auch teilstationären Rahmen primär im Gruppensetting statt, daher stellt die Ergotherapie zumeist einen wesentlichen Bestandteil im wöchentlichen Therapieplan dar. Jede Patientin bzw. jeder Patient eines (teil-)stationären Angebots nimmt daher vier- bis fünfmal pro Woche an ergotherapeutischen Angeboten teil. Um den Therapieplan für die Patientinnen und Patienten transparent und verständlich zu gestalten, empfiehlt es sich daher, den Schwerpunkt bzw. das Thema der jeweiligen Therapieeinheit im Plan aufzugreifen. Konkret bedeutet dies z. B., anstatt jeweils »Ergotherapie« in den Plan einzutragen, Formulierungen wie z. B. »Achtsamkeits- bzw. Wahrnehmungstraining«, »kreatives Gestalten/Kreativgruppe« oder »Ergotherapie nach ACT« zu nutzen. Diese Struktur kann sowohl für Patientinnen und Patienten als auch für die Therapeutinnen und Therapeuten mit Blick auf die konkreten Inhalte der Stunden unterstützend wirken.

Struktur der ergotherapeutischen Therapieeinheiten

Eine feste bzw. »starre« Struktur für die einzelnen Einheiten ist nicht empfehlenswert, jedoch stellt sich der klinischen Erfahrung nach in der Praxis eine gewisse Unterteilung des Ablaufs als hilfreich dar, z. B.:

1. Blitzlichtrunde (»Wie fühlen Sie sich jetzt in diesem Augenblick?«). Wichtig im Sinne von ACT hierbei: ausufernde Berichte eingrenzen und darauf lenken, welche Gedanken, Gefühle, Empfindungen im gegenwärtigen Moment präsent sind
2. Vorstellung des Themas
3. Erlebensorientierte Übung (siehe unten)
4. Abschluss und Reflexionsrunde. Wichtig hier: Deutungen und Interpretationen von Therapeutenseite minimieren, Fokus auf Selbstreflexion und Stärkung der Introspektion der Patientinnen und Patienten

Erlebnisorientierte Übungen

Im Folgenden werden anhand des »Hexaflex«-Modells (Hayes et al. 2012; ▶ Kap. 2) unterschiedliche ergotherapeutische Übungen und Interventionen dargestellt. Einige dieser Übungen lassen sich sowohl in der Ergo- als auch der Kunsttherapie anwenden.

Achtsamkeit

Die Förderung bewusster Wahrnehmung stellt ein grundlegendes Ziel in der therapeutischen Arbeit dar. Daher lässt sich Achtsamkeit in nahezu jedem ergotherapeutischen Angebot trainieren. Wie bereits in der Strukturierung beschrieben, unterstützen Blitzlichtrunden die bewusste Wahrnehmung des aktuellen Befindens in einem achtsamen Sinne.

Im Training wird zwischen äußerer (fünf Sinne) und innerer (Gedanken, Gefühle, Empfindungen, Impulse) Wahrnehmung differenziert. Das Achtsamkeit-/Wahrnehmungstraining wird in der Regel nach der Blitzlichtrunde mit einer ca. 5-minütigen Atemübung (Harris 2011, S. 258) begonnen. Hierbei wird die bewusste Fokussierung der Atmung verbal durch die Therapeutin oder den Therapeuten begleitet.

Übungen zur Förderung der äußeren Wahrnehmung lassen viel Spielraum für Kreativität. So kann mit unterschiedlichsten Utensilien ein bestimmter Sinn geübt werden oder auch in verschiedenen Handlungen überprüft werden, welche Sinne involviert sind (siehe Onlinematerialien, Arbeitsblatt »Achtsamkeit im Alltag«). Übungen in der Natur (z. B. achtsames Gehen, bewusst auf Geräusche achten etc.) sind für Patientinnen und Patienten sowie für die Therapeutinnen und Therapeuten eine willkommene Abwechslung. Auch in Kreativ- und Handwerksgruppen kann der Schwerpunkt auf die bewusste Wahrnehmung des verwendeten Materials gelenkt werden.

Übungen, die das Beobachten des inneren Erlebens fördern, sollten zunächst in Rücksprache mit den behandelnden Psychologinnen und Psychologen stattfinden. Teaminterne oder externe Fortbildungen hierzu können die Sicherheit im Umgang mit diesen Übungen bei Therapeutinnen und Therapeuten gezielt fördern (▶ Kap. 10.4.4). Einzelne Abschnitte aus der Übung »Innenleben Inventur« (Wengenroth 2012, S. 140) können etwa zum gezielten Beobachten von Gedanken, Gefühlen und Empfindungen genutzt werden.

Werteorientierung

Die Identifizierung von Werten im Leben der Patientinnen und Patienten spielt sowohl im Allgemeinen in der Ergotherapie als auch speziell in der ACT eine zentrale Rolle. So wird in ergotherapeutischen Modellen, wie z. B. dem *Model of human occupation* (Kielhofner 1995, 2002, 2008) hervorgehoben, welche hohe Relevanz die Werteklärung für die Wahl von bevorzugten Betätigungen sowie das Wohlbefinden eines Menschen hat. Um den Bereich persönlicher Werte zu sortieren und zu verdeutlichen, bietet es sich z. B. an, die Patientinnen und Patienten Werte-Collagen erarbeiten zu lassen. Bei dieser Übung geht es zunächst ausschließlich darum, Lebensbereiche zu benennen, die für die Patientinnen bzw. Patienten eine hohe Wichtigkeit haben – unabhängig davon, ob diese Lebensbereiche (Familie, Arbeit, Freizeit etc.) aktuell zur Zufriedenheit der Patientin bzw. des Patienten ausgelebt werden. Die Erarbeitung der Collage und das Nutzen von Bildern und Symbolen dabei dienen der Verdeutlichung eigener Werte und bieten zudem die Möglichkeit einer räumlichen Anordnung (»Welcher Wert steht aktuell im Fokus?«, »Woran wollen Sie arbeiten?«).

Die Gestaltung einer Wertekarte als einer weiteren möglichen Übung kann dabei unterstützen, einen bestimmten Wert hervorzuheben, bei dem eine Diskrepanz zwischen der Wichtigkeit und dem aktuellen Handeln deutlich wurde. Diese Karte beinhaltet den konkret formulierten Wert (z. B. »Es ist mir wichtig, eine fürsorgliche Mutter zu sein«) sowie ggf. einige konkrete Handlungen (z. B. »Jeden Tag mindestens 30 Minuten gemeinsam Zeit mit Spielen verbringen«). Zusätzlich kann die Karte kreativ gestaltet werden. Das Angebot, die Karte (DIN-A4 oder Visitenkartengröße für das Portemonnaie) im Anschluss zu laminieren, um sie haltbarer zu machen, wird in der Regel gerne von den Patientinnen und Patienten angenommen.

Engagiertes Handeln

Handeln und sich betätigen ist die Grundlage der ergotherapeutischen Arbeit und steckt bereits im Namen – Ergotherapie von griechisch »ergon«: sich betätigen, handeln. Entsprechend bietet die Ergotherapie eine Vielzahl an Interventionen, um den Prozess des engagierten Handelns mit den Patientinnen und Patienten zu bearbeiten bzw. zu fördern. Nach der Werteklärung und der Ableitung von konkreten Zielen und Handlungen, lassen sich diese im Rahmen der Ergotherapie praktisch trainieren. Alltagstätigkeiten, wie Einkaufen oder Kochen, stellen eine gute Möglichkeit dar, sich etwa dem Lebenswert Gesundheit und gesunde Ernährung anzunähern (z. B. wird die aktuelle Ausübung von

Tätigkeiten sowie die Zufriedenheit damit im *COPM* erfragt).

Selbst-als-Kontext

Im direkten Patientenkontakt empfiehlt es sich, zur Übung dieses ACT-Kernprozesses z. B. von Beobachter-Selbst zu sprechen, da der Begriff »Selbst-als-Kontext« schwer zu (be-)greifen ist. Hier ist es zudem besonders sinnvoll, an die Inhalte der Gruppenpsychotherapien anzuknüpfen und dort besprochene Metaphern aufzugreifen. Zu Beginn einer Ergotherapiestunde wird dazu die jeweilige Metapher gemeinsam in der Gruppe wiederholt, um sicherzustellen, dass jede Teilnehmerin und jeder Teilnehmer verstanden hat, was das jeweilige Bild verdeutlichen soll.

In der Praxis haben sich vor allem die »Himmel-und-Wetter«-Metapher (Harris 2011, S. 282) sowie die »Bühnen«-Metapher/«Das Leben als Theaterstück« (Harris 2011, S. 286) als gut umsetzbar erwiesen. Bei diesen Metaphern stellen Himmel bzw. Bühne jeweils den konstanten, unveränderbaren Teil des Selbst dar. Das Wetter bzw. die Protagonisten stehen für das innere Erleben, welches sich in einem stetigen Wandel befindet. So können für einzelne Gefühle, Empfindungen aber auch Rollen oder Eigenschaften, die sich die jeweilige Person zuschreibt, Symbole, Bilder oder auch abstrakte Darstellungen gewählt werden. Diese werden gestalterisch dann auf dem Himmel bzw. der Bühne platziert. In der Reflexion werden sowohl die Bilder und Symbole als auch die Anordnung thematisiert. Hierbei kann es deutlich werden, dass einzelne Anteile oder Rollen sehr viel Platz einnehmen (z. B. die Rolle als Mutter/Vater) und dass andere (z. B. Partnerschaft oder Selbstfürsorge) dadurch ggf. weniger Berücksichtigung finden (▶ Abb. 10.1a).

> **Praxistipp**
>
> Da beim Malen/Zeichnen der »Himmel-und-Wetter«-Metapher oder der »Bühnen«-Metapher/«Das Leben als Theaterstück« die einzelnen Anteile starr platziert werden, können diese ggf. auch separat angefertigt werden, um auf Himmel/Bühne beweglich zu bleiben. Auch können andere Gestaltungsformen genutzt werden, z. B. aus einem Karton eine Bühne gebaut werden. Die einzelnen Anteile können im Anschluss hineingestellt oder -gegangen werden.

Kognitive Defusion

Bei diesem ACT-Kernprozess werden Fähigkeiten und Fertigkeiten trainiert, in Abstand zu den eigenen Gedanken zu kommen, z. B. beobachtend mit den eigenen Gedanken umzugehen. Es geht dabei nicht um eine Einteilung in gute und schlechte Gedanken, obwohl die Bewertung von inneren Ereignissen wie Gedanken als positiv oder negativ bei den meisten Menschen zunächst tief verankert ist. Vielmehr geht es um die Entwicklung der Fertigkeit, die eigenen Gedanken beobachten zu können, ohne dabei den Inhalt eines Gedankens (z. B. »Ich schaffe das nicht«) als absolute Wahrheit anzusehen und sein Verhalten danach auszurichten. Die Therapeutin oder der Therapeut kann diesen Prozess durch ihren eigenen, möglichst bewertungsfreien Sprachgebrauch unterstützen, indem sie oder er unterschiedliche Gedanken eher beschreibend oder als »hilfreich« oder »weniger hilfreich« bezeichnet, anstatt sie als »gut« oder »schlecht« bzw. »richtig« oder »falsch« zu klassifizieren.

Als kreative Übung bietet es sich an, den Verstand – also den Produzenten aller Gedanken, ganz gleich ob hilfreich oder nicht – kreativ gestalten zu lassen. Diverse Materialien können dafür genutzt werden, z. B. stellt

Modellieren mit Ton eine Option dar. Durch das plastische Arbeiten mit dem hohen Gewicht des Tonmaterials kann die Schwere des Verstandes verdeutlicht werden. Alternativ dazu kann natürlich auch hierzu gemalt oder gezeichnet werden. Die Wahl der Materialien wird bei dieser Übung sinnvollerweise der Patientin oder dem Patienten überlassen, um ein möglichst passendes Bild/Symbol für den eigenen Verstand zu finden. Die Therapeutin oder der Therapeut kann bei Bedarf zu Beginn einige Anregungen geben (z. B. plappernder Papagei, Platte mit Sprung, Ameisenhügel, Denkmaschine etc. oder auch etwas Abstraktes). Die »Verbildlichung des eigenen Verstandes« unterstützt die Patientin oder den Patienten dabei, Abstand zu nicht hilfreichen und/oder belastenden Gedanken zu bekommen und kann zudem dabei helfen, das Beobachten von Gedanken zu üben (▶ Abb. 10.1b).

Akzeptanz

Im Fokus des Kernprozesses der Akzeptanz steht zunächst zumeist die Wahrnehmung von Gefühlen und körperlichen Empfindungen. Die Patientinnen und Patienten setzen sich mit bisherigen Verhaltensweisen in Bezug auf ihre Empfindungen und Gefühle auseinander, z. B. vermeiden, dagegen ankämpfen, festhalten etc.) und werden auf der Suche nach einem zugewandten, raumgebenden und akzeptierenden Umgang mit ihren Gefühlen unterstützt. Wahrnehmungszentriertes Arbeiten und die Fokussierung des inneren Erlebens stellen eine Möglichkeit dar, vorhandene Gefühle und Empfindungen im Körper zu verorten und zu betrachten. Die Anwendung der ausdruckszentrierten Methode kann diesen Prozess unterstützen, indem das eigene innere Erleben greifbarer und dadurch handhabbarer gemacht wird.

Eine Übung hierzu bezieht sich vor allem auf die Zusammenhänge von körperlichen Empfindungen und Gefühlen sowie die Verortung dieser im Körper. Dazu kann entweder auf einem Paketpapier der Körperumriss der Patientin oder des Patienten aufgezeichnet oder auf einem großen Blatt (mindestens DIN-A2) ein etwas kleinerer Umriss eines Körpers aufgezeichnet werden. Im nächsten Schritt werden die relevanten Empfindungen und Gefühle an den passenden Stellen im Körper eingezeichnet/gemalt. Auch hier wird wieder Bezug zu Farben und Formen genommen, z. B. Anspannung sitzt an Kiefer und Händen oder Angst im Bauchbereich als eine schwarze Kugel, die nach unten drückt. Wichtig hierbei ist, dass sich alle eingezeichneten Empfindungen und Gefühle innerhalb des Körpers befinden. In der Reflexion werden die Patientinnen und Patienten dabei unterstützt, Gefühle ebenso wie Körperempfindungen konkret zu benennen. Die Ergotherapeutin oder der Ergotherapeut verzichtet dabei auf eigene Deutungen oder Interpretationen, sondern regt lediglich die individuelle Reflexion der Patientinnen und Patienten an (▶ Abb. 10.1c).

Eine weitere Übung hierzu ist das Gestalten einer »Gefühlsbarriere«. Damit ist ein Gefühl gemeint, das sich im Alltag als hinderlich zeigt und werteorientiertes Handeln erschwert (z. B. Scham, Wut, Trauer, Angst etc.). Zur Gestaltung können wieder unterschiedliche Materialien verwendet werden (Ton, Mal- und Zeichenmaterial, Speckstein, Stoffe o. ä.). Die Patientinnen und Patienten werden dazu angeleitet, auf möglichst viele Details zu achten. *Welche Form, welche Farbe, welche Größe hat das Gefühl? Ist es schwer oder leicht? Beweglich oder starr?* Im Anschluss kann dieses Gefühl in Form des gestalteten Objekts mitgenommen werden, auch um zu verdeutlichen, dass unsere Gefühle nicht immer angenehm und trotzdem ein Teil von uns sind (▶ Abb. 10.1d).

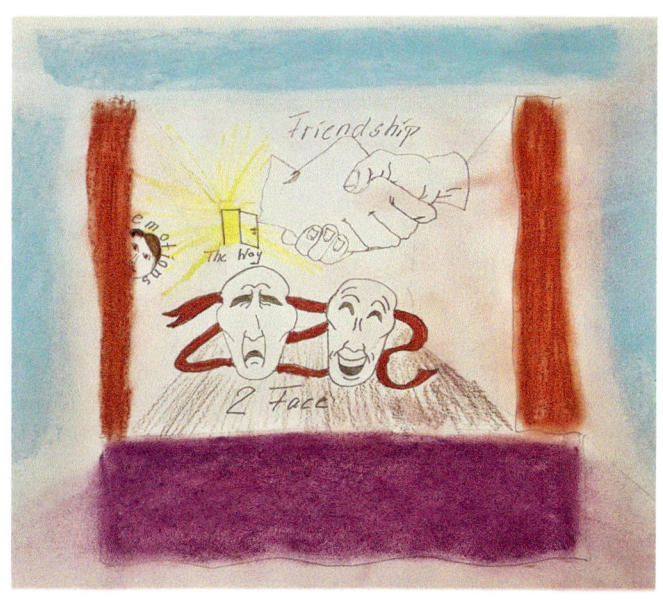

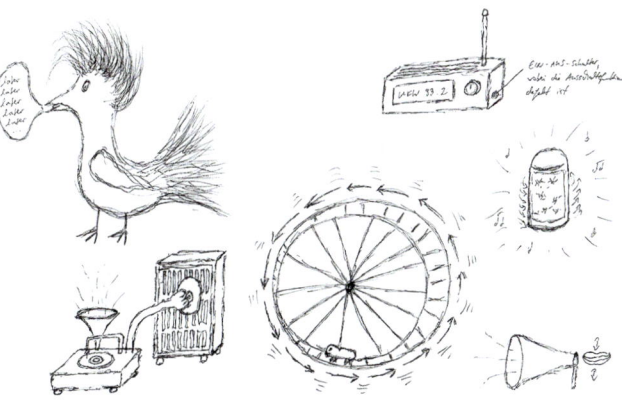

Abb. 10.1:
Beispielhafte Werke aus der Ergotherapie zu verschiedenen Prozessen
a (oben): Zeichnung zum Prozess »Selbst-als-Kontext« bzw. zur »Bühnen«-Metapher;
b (unten): Zeichnung zum Prozess »Kognitive Defusion« bzw. den Verstand gestalterisch darstellen.

10.3.2 Arbeit mit ACT in der Kunsttherapie

Künstlerische Therapien sind mittlerweile ein fester Bestandteil in multiprofessionellen Teams, wie man sie häufig in psychiatrischen und psychosomatischen Kliniken vorfindet. Mit ihren ausdruckszentrierten Methoden und damit einhergehenden Förderung von prä- und/oder nonverbalen Inhalten stellen sie eine wichtige Ergänzung zu anderen therapeutischen Methoden dar. Mit der Arbeit nach ACT in einem klinischen Kontext ergibt sich ein neues Aufgabenfeld für die Kunsttherapie. Da es bisher soweit bekannt keine konkreten Untersuchungen zu ACT in der Kunsttherapie gibt, ist es wichtig, dieser Pionierarbeit gerecht zu werden, indem Kunsttherapeutinnen und -therapeuten bspw. im Rahmen von Fortbildungen und Selbsterfahrung ausreichend

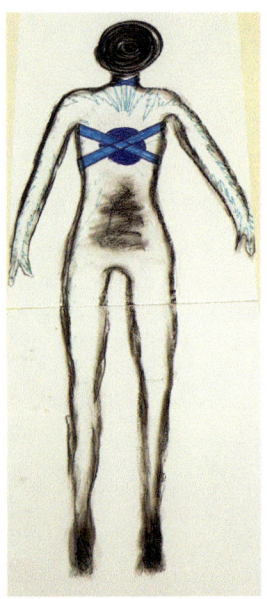
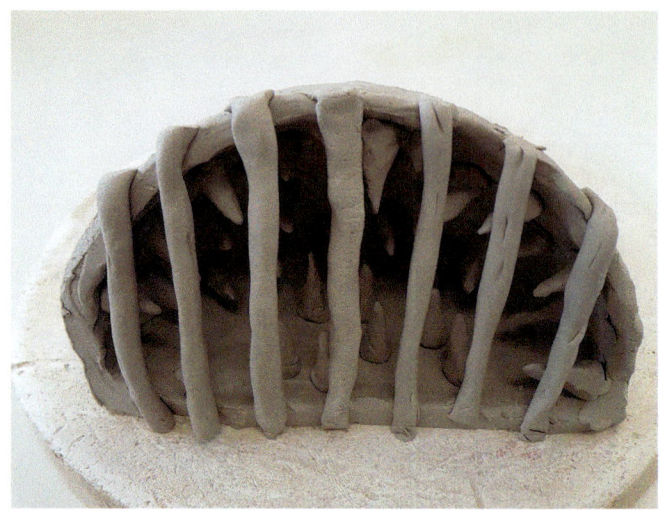

Abb. 10.1: Beispielhafte Werke aus der Ergotherapie zu verschiedenen Prozessen
c (links): Zeichnung zum Prozess »Akzeptanz« bzw. körperliche Empfindungen und Gefühle verorten und gestalten; d (rechts): Werkstück zum Prozess »Akzeptanz« bzw. eine Gefühlsbarriere modellieren. – Fortsetzung

theoretische und praktische Kenntnisse zu ACT erwerben. Auf Basis der ACT und klinischer Erfahrungen mit der jeweiligen kunsttherapeutischen Arbeitsweise im klinischen Kontext konnten wir erste theoretische Konzepte entwickeln und den Transfer in den Klinikalltag gestalten. Bisherige Erfahrungen, Beobachtungen und Überlegungen möchten wir an dieser Stelle gerne teilen.

Wie bereits ausgeführt, bilden sich wichtige Schnittstellen von Kunsttherapie und ACT in der Akzeptanz dessen, was außerhalb der persönlichen Kontrolle liegt, und im erlebnis- und erfahrungsorientierten Handeln. Arbeiten Kunsttherapie und ACT innerhalb eines multiprofessionellen Teams Hand in Hand, ermöglicht dies den Patientinnen und Patienten neben der Verankerung von psychoedukativen Inhalten, bspw. durch die Gestaltung von Hilfsmitteln für die psychotherapeutische Arbeit, auch das Ausprobieren von neuen Handlungsmustern und Lösungsstrategien. Wie fühlt es sich an, der gemalten Angst gegenüber zu stehen und ihr in die Augen zu schauen? Was passiert, wenn ich gegenüber meinen Mitmenschen auf einem gemeinsamen Blatt Papier Raum einfordere oder Grenzen überschreite? Welche Möglichkeiten habe ich, wenn alles zerfließt – wie verwässerte Farbe – und mir die Kontrolle aus den Händen gleitet? ACTische Kunsttherapie benötigt dafür eine Herangehensweise mit einem besonderen Fokus. Durch die Methoden der Kunsttherapie gelangt die Patientin oder der Patient zu einer schöpferischen Haltung. Diese innere Haltung kann dabei hilfreich sein, stereotype Handlungsmuster zu durchbrechen und mit mehr psychischer Flexibilität zu reagieren.

»Wenn Bilder in Bewegung gebracht werden, werden fixierte Vorstellungen bewegt, wird der Mensch flexibler« (Müller 2008).

Hauptfokus in der Kunsttherapie basierend auf der ACT ist demnach die Unterstützung psychischer Flexibilität, welche auf den sechs Kernprozessen der ACT (vgl. Hexaflex- Modell; ▶ Kap. 2) fußt. Dieser Fokus begleitet jede einzelne kunsttherapeutische Einheit, sowohl im kreativen Gestaltungsprozess als auch in der therapeutischen Betrachtung (▶ Tab. 10.1). Dieses strukturierte, an der ACT orientierte Vorgehen erfüllt zwei wichtige Aufgaben: Zum einen dient es diagnostischen Zwecken im Sinne einer Erfassung des Ist-Zustands der Person mit Blick auf Prozesse psychischer Flexibilität und damit einhergehend auch des Auftrags für die Kunsttherapie. Zum anderen ist es auf diese Weise möglich, sowohl künstlerisch formale als auch inhaltliche Bedeutungsebenen in eine gemeinsame Teamsprache zu übersetzen und diese so bspw. in Teamsitzungen synergistisch mit in die gemeinsame Arbeit einbringen zu können.

Tab. 10.1: Hilfreiche Fragen zu den sechs Kernprozessen im Hexaflex-Modell der ACT in der Kunsttherapie.

Kernprozesse	Fragen
Werte	• Was ist der Patientin oder dem Patienten während der Gestaltung wichtig? • Was steht im Fokus des Bildes? • Für wen ist das Bild? • Welchem Thema widmet sie oder er sich?
Engagiertes Handeln	• Wie geht die Patientin oder der Patient in Bezug auf die Prozesshaftigkeit vor? • Welche Barrieren zeigen sich während der Gestaltung? Welche Barrieren zeigt das Material auf?
Selbst-als-Kontext	• Aus welcher Rolle heraus gestaltet die Patientin oder der Patient? • Welche Eigenschaften, Gefühle/Stimmungen und Gedanken beobachtet die Patientin oder der Patient während der Gestaltung und/oder Betrachtung der Gestaltung?
Kognitive Defusion	• Mit welchen Glaubenssätzen ist die Patientin oder der Patient verschmolzen? • Wie macht sich diese Fusion bemerkbar?
Akzeptanz	• Wie geht die Patientin oder der Patient mit Barrieren (inneren und äußeren im Sinne des Materials) um?
Hier & Jetzt	• Wie nimmt die Patientin oder der Patient die sinnlichen Eigenschaften der unterschiedlichen Materialien wahr? • Welchen Zugang zu vorherrschenden Gefühlen, Gedanken, körperlichen Empfindungen und Impulsen hat die Patientin oder der Patient? Werden bspw. körperliche Grenzen während der Gestaltung beachtet oder übergangen?

In der Kunsttherapie findet die Interaktion in der kunsttherapeutischen Triade – d. h. der Wechselwirkung von Therapeutin oder Therapeut, Patientin oder Patient und dem Werk bzw. dem gestalterischen Prozess – statt. Die Rolle der Therapeutin oder des Therapeuten im Sinne von ACT ist es, der Patientin oder dem Patienten innerhalb dieser Triade als unterstützende Begleitung auf dem Weg zur Klärung der eigenen, individuellen Werte zur Verfügung zu stehen. Die Patientin oder der Patient ist Expertin bzw. Experte für das eigene Empfinden und dem damit verbundenen Wissen, was in diesem Moment für sie oder ihn selbst gut und hilfreich ist. Entsprechend orientiert sich das kunsttherapeutische Handeln an keinem vorgeformten kunsttherapeutischen Manual, sondern gleicht einer

Forschungsreise zu inneren Empfindungen gemeinsam mit der Patientin oder dem Patienten. Hierzu kommen in der Arbeit mit ACT innerhalb der kunsttherapeutischen Triade sehr viel mehr Bereitschaft zur Offenheit und Selbstoffenbarung eigener schwieriger Erlebensinhalte seitens der Therapeutinnen und Therapeuten hinzu, als in der herkömmlichen kunsttherapeutischen Arbeitsweise. Dies verleiht dem Ansatz Authentizität und Augenhöhe, wie es ein Grundprinzip der ACT darstellt, und unterstützt die Patientinnen und Patienten bei mehr Eigenverantwortung. Leitfragen dabei sind: Was bemerke ich gerade? Welchen Impulsen möchte ich folgen? Welche weiteren Möglichkeiten gibt es im Rahmen der Kunsttherapie noch? etc.

In Tageskliniken besuchen die Patientinnen und Patienten in der Regel für mehrere Wochen an allen Wochentagen zu den Kernzeiten von acht bis sechzehn Uhr die Tagesklinik. Die meisten therapeutischen Angebote finden im Gruppensetting statt und werden durch 1–2 psychotherapeutische Einzelgespräche wöchentlich ergänzt. Die Gruppengrößen variieren und durch die wöchentlichen Entlassungen und Aufnahmen ist das Gruppengefüge im kontinuierlichen Wechsel. Die Kunsttherapie findet in der Regel mehrmals wöchentlich für 50 Minuten in zugehörigen Räumlichkeiten statt. Bei teils fluktuierender Personalbesetzung innerhalb des Teams der Tagesklinik kommt es jede Woche zu leichten Veränderungen des Therapieplans, d. h. auch hier ist ein hohes Maß an Flexibilität gefordert. Zusätzlich zu den Gruppenangeboten besteht die Möglichkeit, kunsttherapeutische Nachbesprechungen im Rahmen von Einzelgesprächen anzunehmen. Hier können etwa in der Gruppe entstandene Bilder/Werke betrachtet bzw. besprochen werden, um einen gemeinsamen Fokus für die nächsten kunsttherapeutischen Gruppen zu setzen. Es bietet sich an, der Gruppe jeweils zu Beginn der Woche ein Thema zur Gestaltung anzubieten, das sich am Wochenthema des jeweiligen ACT-Kernprozesses orientiert. Dabei ist es hilfreich, das Angebot explizit als Einladung zu formulieren, der Patientinnen und Patienten nachkommen können aber nicht müssen. Eigenen Gestaltungswünschen und Ideen kann gleichzeitig mit Wertschätzung und Neugier begegnet und Vorrang gegeben werden. Hilfreiche Fragen können sein: »Wonach ist Ihnen gerade innerhalb der Kunsttherapie? Wo zieht es Sie hin? Was brauchen Sie in diesem Moment?«. Diese Einstiegsfragen helfen auch im Sinne der Achtsamkeit dabei, eigenen Impulsen, Gefühlen und Gedanken zu lauschen und appellieren gleichzeitig an die Eigenverantwortung der Patientinnen und Patienten.

Im Folgenden werden verschiedene kunsttherapeutische Übungen aus der Praxis aufgezeigt, die sich an den ACT-Kernprozessen orientieren. Begleitend dazu finden sich Fragen, die sich für eine gemeinsame Bildbetrachtung und Verhaltensanalyse im Rahmen der Kunsttherapie anbieten.

Übung: Wertekarte mit Barrierenschleier

Auf der Tischmitte stapeln sich kleine Kisten, die randvoll gefüllt sind mit ausgeschnittenen Zeitungsmotiven. Als Nachschub dient ein Stapel illustrierter Zeitschriften. Verwendbar sind auch Papiere in unterschiedlichster Struktur und Musterung. Hochpigmentierte Stifte und Kreiden mit intensiver Farbabgabe liegen bereit. Inspiriert von diesen unterschiedlichen Materialien und deren sinnlicher Qualitäten, wird im Rahmen dieser Übung dazu eingeladen, auf einem festen Fotokarton, z. B. im Format A5, eine ganz persönliche Wertekarte zu gestalten. Es geht dabei weniger um eine Antwort auf die Frage: »Was ist mir in meinem Leben von besonderer Wichtigkeit?«, sondern vielmehr darum, dem damit verbundenen Gefühl spielerisch und intuitiv eine Gestalt zu geben. Leitfrage ist: »Zu welchen Materialien, zu welchen Farben und Mustern zieht es mich?«. In einem weiteren Schritt kann auf die gestaltete Wertekarte ein gleich großes Transparenzpapier gelegt werden, auf das verschiedenen Barrieren wahlweise gestaltet oder geschrieben werden können. Leitfragen sind: »Was trennt mich davon, klar meine Werte zu sehen?«, »Was schiebt sich mir immer wieder in den Fokus?«, »Was verschleiert die Dinge, die mir wichtig und wertvoll im Leben sind?« (▶ Abb. 10.2a).

Übung »Wertefahnen auf meinem Weg«

Zu den Prozessen »Werte« und »Engagiertes Handeln« lässt sich die Symbolik bzw. Bedeutung von tibetischen Gebetsfahnen nutzen. Gebetsfahnen sind kleine Rechtecke aus Stoff, die, oftmals mit Krafttieren und -symbolen, Gebeten und Mantren bedruckt, in den Wind gehängt werden. Durch das Flattern und Verwittern werden sie dem Himmel zugetragen. Analog dazu können mit Acrylfarben, unterschiedlichen Stoffen und Garnen handgroße Baumwollrechtecke mit Symbolen, Farben, Worten und Mustern gestaltet werden. An einer Schnur miteinander verbunden, dienen die farbenfrohen »Windpferdchen« als Unterstützer und positiver Anker, um den eingeschlagenen Weg in Richtung der eigenen Werte weiter zu beschreiten (▶ Abb. 10.2b).

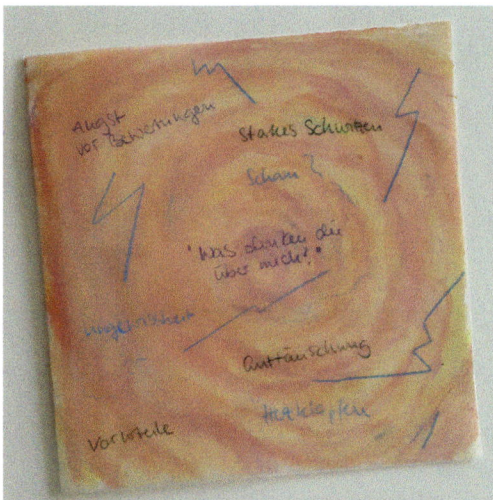 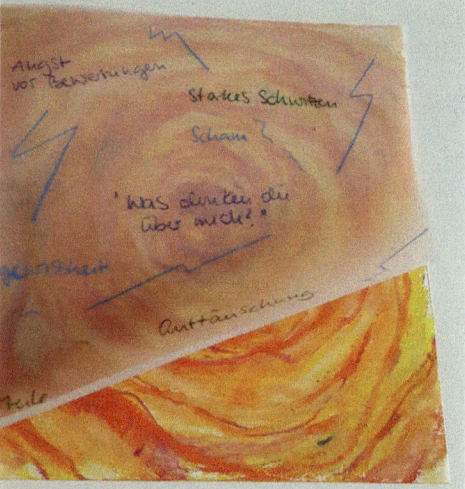

Abb. 10.2: Beispielhafte Gestaltungen aus der Kunsttherapie
a: Gestaltung zum Thema »Werte und Barrierenschleier«: Graphische Darstellung der eigenen Werte auf festen Karton und Darstellung der Barrieren auf Transparenzpapier, das wie ein Schleier davorgelegt werden kann.

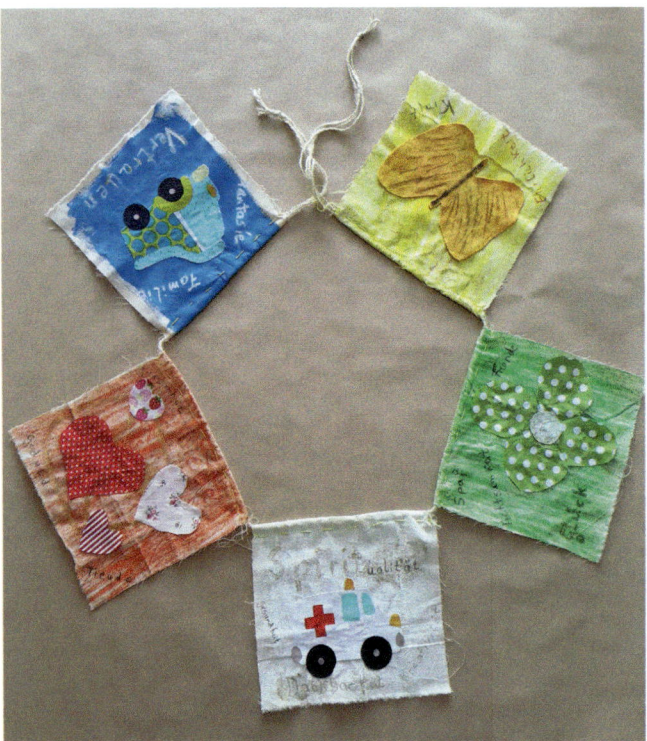

Abb. 10.2:
Beispielhafte Gestaltungen aus der Kunsttherapie
b: Gestaltung zu den Prozessen »Werte« und »Engagiertes Handeln« bzw. zum Thema »Wertefahnen auf meinem Weg«: Individuelle Werte werden wie auf Gebetsfahnen individuell gestaltet.
– Fortsetzung

Übung »Facetten meiner Selbst«

Selbstportraits innerhalb der Kreativ- oder Kunsttherapie einzubringen, kann ein Mammutprojekt sein. Gleichzeitig ist es eine tolle Möglichkeit, gemeinsam mit den Patientinnen und Patienten zu beobachten, mit welchen Gedanken wir fusionieren und inwieweit diese Gedanken unser Verhalten beeinflussen. Ein kleines Experiment an dieser Stelle: Was löst bei Ihnen folgender Satz aus: »Gestalte ein Selbstportrait«? Zum Abbau möglicher Barrieren lässt sich beispielsweise damit beginnen, gemeinsam mit den Patientinnen und Patienten mit geschlossenen Augen und der nicht dominanten Hand ein Selbstportrait zu zeichnen. Die Therapeutin oder der Therapeut gestaltet bei dieser Methode grundsätzlich mit. Es kann hilfreich sein, das Format etwas größer, z. B. mindestens DIN-A3, zu wählen und das Papier im Hochformat auf dem Tisch festzukleben. Es folgt ein Nachspüren: »Welche Gedanken tauchen bei der Betrachtung dieses »Selbstportraits« auf?«

In einem zweiten Schritt lässt sich z. B. dazu einladen, die entstandenen Flächen und Formen mit Farben, Mustern und Strukturen zu füllen, die Ausdruck des Selbst sind. Zur Orientierung und Inspiration kann es hilfreich sein, an dieser Stelle abstrakte Selbstportraits bekannter Künstler wie bspw. Sandra Silberzweig oder Gustav Klimt auszulegen. Leitfragen sind: »Welche Facetten besitze ich?«, »Was macht mich und meine Gestaltung aus?«.

Übung »Neue Bildkontexte gestalten«

Vor Gruppenbeginn liegen Bilder aus verschiedenen Zeitschriften in der Tischmitte aus. Dabei sollten viele unterschiedliche und konträre Motive angeboten werden, von Portraits bis Landschaftsfotografien, Zeichnungen und Illustrationen kann alles dabei sein. Aus diesen unterschiedlichen Motiven darf ein Bild, das als interessant oder spannend gesehen wird, ausgewählt werden. Es soll nun ein Teil des Bildes – entweder bewusst oder »blind« – herausgerissen oder geschnitten werden. In einem zweiten Schritt gilt nun die Einladung, dieses Bild in einen neuen Kontext zu setzen, indem es mit Farben und/ oder verschiedenen Materialien im Sinne einer Collage weitergestaltet wird. Da die Motive meist gegenständlich sind, kann es gerade zu Beginn notwendig sein, persönliche Gestaltungsansprüche und damit einhergehende Hemmungen abzubauen. An dieser Stelle kann die Geschichte des Bildes auch zunächst mit Worten aufgeschrieben und ggf. im Anschluss illustriert werden.

Übung »Gefühlscluster«

In einer Art »Mindmap« sammelt die Gruppe gemeinsam Gefühlszustände, die aktuell häufig auftreten und gegen die wir nur allzu gerne ankämpfen. Zu jedem einzelnen Gefühl gestaltet jede Teilnehmerin und jeder Teilnehmer dann ein kleines Quadrat in den Farben und Strukturen, wie sie bzw. er es als stimmig empfindet. Nach dieser Gestaltungsphase werden alle Gefühlsquadrate zu einem gemeinsamen Cluster auf einem großen Stück Papier angeordnet. Leitfragen hierzu sind: »Wie fühlt es sich an, dieses Cluster unserer ungewollten Gefühle zu betrachten?«, »Welche Formen, Bewegungen und Strukturen erkennen wir darin?«. Inspiriert von dem Farbcluster und dem gemeinsamen Austausch darüber kann zu weiterer Gestaltung eingeladen werden.

10.4 Worauf ist zu achten? – Fußangeln und Fallstricke

10.4.1 Das weiße Blatt als Barriere oder »Ich konnte noch nie malen«

Viele Patientinnen und Patienten sehen sich in der stationären oder tagesklinischen Behandlung mit schweren psychischen und/ oder körperlichen Symptome konfrontiert. Viele haben einen kräftezehrenden Kampf mit eben diesen hinter sich und spüren zu allem Leid nun noch die daraus resultierende Erschöpfung, Antriebs- und Motivationslosigkeit. Aus diesem inneren Erleben heraus offenbaren Patientinnen und Patienten häufig im ersten Kontakt mit der Ergotherapie oder Kunsttherapie mit einem verzweifelten Schulterzucken: »Ich bin nicht kreativ«; »Ich konnte noch nie malen« oder »Das wird ein Desaster!«. Es sind Glaubenssätze wie diese, die sich häufig zu scheinbar unüberwindbaren inneren Barrieren aufbauen und, verständlicherweise, Gefühle wie Verzweiflung, Hoffnungslosigkeit, Angst aber auch Aggression und Wut auslösen. Der kunsttherapeutische Auftrag an dieser Stelle besteht darin, für eine Atmosphäre zu sorgen, in der diese inneren Erlebnisweisen und Glaubenssätze ihre Daseinsberechtigung behalten, ohne als unüberwindbares Hindernis gesehen zu werden. Sozusagen aus dem »Aber« ein »Und« zu machen. So ist es nicht unüblich, dass in der ersten gemeinsamen Stunde Patientin oder Patient, der Glaubenssatz, die innere Barriere und die oder der Therapeut am Tisch sitzen und das rege Geschehen im Raum beobachten. Ziel ist es hierbei, sich zunächst selbst die Erlaubnis zu geben, »unkreativ« zu sein, nichts und niemandem gerecht werden zu müssen und gleichzeitig ein Teil des kreativen, oftmals chaotischen Geschehens und damit auch ein Teil der Gruppe zu sein. Gestalterische und kreative Therapieansätze rufen zudem bei manchen Patientinnen und Patienten Assoziationen zum Kunstunterricht hervor. Daher ist es besonders wichtig, stetig hervorzuheben, dass für diese Therapieform kein künstlerisches Talent notwendig ist. Aussagen wie: »Malen konnte ich noch nie« oder »Ich hatte schon immer zwei linke Hände« sind nicht selten und bieten gleichzeitig eine gute Möglichkeit, Bezug zu bestehenden Selbstkonzepten zu nehmen, z. B.: »Wozu führt es, wenn Sie Ihrem Verstand diesen Gedanken abkaufen?«, »Woran hindert Sie dieses Selbstkonzept?«.

10.4.2 Die Gruppenkonstellation

Eine weitere Herausforderung stellt die jeweilige Konstellation der Gruppe dar. Häufig zeigt sich eine hohe Varianz innerhalb der Gruppe, z. B. mit Blick auf das Abstraktionsvermögen oder andere intellektuelle Fähigkeiten, welche die Auswahl der passenden Übungen erschwert. So fällt es manchen Patientinnen und Patienten schwerer, die Themen und die damit verbundenen Übungen der ACT zu verstehen. Die Therapeutin oder der Therapeut kann in diesen Situationen komplexe Aufgaben in Teilschritte untergliedern oder die Aufgabenstellung einfacher formulieren.

10.4.3 »Ergo-/Kunsttherapie – ist das die Bastelstunde?«

Patientinnen und Patienten bringen nicht selten Vorurteile oder abwertende Einstellungen gegenüber ergo- oder kunsttherapeutischen Angeboten mit in die Therapie. Damit einhergehend ist auch die Therapeutin oder der Therapeut kontinuierlich mit den persönlichen Ansprüchen an die eigene Arbeit konfrontiert. Ein achtsamer und dadurch gelassenerer Umgang mit sich selbst, ermöglicht es in solchen Situationen, bewertende Gedanken – z. B. »Ich muss jedem gerecht werden« – wahrzunehmen, ohne sich darin zu verfangen, d. h. die ACT-Grundprinzipien auf sich selbst anzuwenden.

Vorurteile oder vage Vorstellungen von der Ergo- und Kunsttherapie betreffen aber nicht nur Patientinnen und Patienten. Häufig haben die Kolleginnen und Kollegen im multiprofessionellen Team nur eine grobe Idee dessen, was in diesen Therapieformen gemacht wird. Da sich ACT als Therapieansatz sehr gut mit der Kunst- und Ergotherapie verknüpfen lässt, ist es wünschenswert, im Team möglichst viel Transparenz in die alltägliche Arbeit der Kunst- und Ergotherapeutinnen und -therapeuten zu bringen. Eine Möglichkeit, die Kolleginnen und Kollegen über die Inhalte dieser Therapien zu informieren, kann es sein, einzelne Werkstücke oder Bilder von Patientinnen und Patienten z. B. in Fallbesprechungen einzubinden oder Hospitationen in der Kunst- oder Ergotherapie anzubieten, um so zu einem wirksamen Miteinander im multiprofessionellen Setting beizutragen.

10.4.4 Der Kampf mit den eigenen Monstern oder der Weg zu mehr Flexibilität im Klinikalltag

Verhältnismäßig kurze Therapieeinheiten, ein Therapieplan, der sich flexibel an personelle

Gegebenheiten anpassen muss, wöchentlich wechselnde Themen, wechselnde Gruppenkonstellationen und das daraus resultierende Beziehungsgefüge – jeder der genannten Punkte bzw. alle in Kombination formen zuweilen ein großes Monster, mit Namen wie »unendliche Herausforderung« o. ä., dem Therapeutinnen und Therapeuten gegenüberstehen und mit dem wir kämpfen. An dieser Stelle kann es hilfreich sein, die Prinzipien der ACT auf sich selbst anzuwenden, z. B. sich von persönlichen Erwartungen und Ansprüchen an sich bzw. die Kunsttherapie zu distanzieren und den Gegebenheiten mit Offenheit, Akzeptanz und Authentizität zu begegnen. Auch kann die Bereitschaft eine wichtige Rolle spielen, den Patientinnen und Patienten gegenüber ein Rollenmodell zu leben, d. h. innerem Erleben achtsam nachzuspüren, Barrieren und daraus resultierende Impulse zu bemerken und sich den im Moment vorherrschenden Erlebnissen zu öffnen. Teaminterne oder externe Fortbildungen hierzu können die Sicherheit der Therapeutinnen und Therapeuten im Umgang mit den ACT-Prozessen bei sich selber und bei Patientinnen und Patienten gezielt fördern und sind damit ein wichtiger Bestandteil der Arbeit.

10.5 Was ist das Wichtigste für den klinischen Alltag? – Fazit und Ausblick

Die Umsetzung von ACT-orientierten Themen lässt sich gut mit bestehenden ergo- und kunsttherapeutischen Methoden verbinden. Da die ACT als Therapieform bislang kein Bestandteil der ergo- bzw. kunsttherapeutischen Ausbildung ist, sind die Teilnahme an entsprechenden Fortbildungen und Hospitationen z. B. in den Psychotherapiegruppen der psychologischen Kolleginnen und Kollegen oder in anderen Kliniken ratsam.

Grundsätzlich ist die Arbeit im engen Austausch mit den Kolleginnen und Kollegen im Team empfehlenswert, um den Patientinnen und Patienten die Möglichkeit zu geben, ein konkretes Thema (z. B. Gefühlen Raum geben) mit unterschiedlichen Übungen und Zugängen zu adressieren.

Eine Reflexion bzw. Nachbesprechung einzelner Übungen ist sinnvoll, um die Introspektion der Patientinnen und Patienten zu fördern und eventuelle kognitive und emotionale Barrieren aufzudecken und deren Auswirkungen auf das praktische Handeln zu untersuchen.

Die Arbeit mit ACT ermöglicht es der Therapeutin oder dem Therapeuten, sich in einem therapeutischen Rahmen der Gruppe selbst als Mensch zu offenbaren. Diese Selbstoffenbarung ermöglicht es Patientinnen und Patienten wie Therapeutinnen und Therapeuten, sich auf Augenhöhe zu begegnen. Ein authentisches Auftreten der Therapeutin bzw. des Therapeuten als Rollenmodell unterstützt die Patientinnen und Patienten dabei, die Vielfalt des inneren Erlebens als »normal« zu betrachten (»Auch eine Therapeutin kann Sorgen oder Trauer verspüren und sich unsicher fühlen«). Wichtig ist dabei, dass jede Therapeutin bzw. jeder Therapeut orientiert an den eigenen Grenzen selbst entscheidet, was und wie viel sie oder er vor der Gruppe preisgeben möchte. Ebenso, wie es für die Patientinnen und Patienten gilt.

Literatur

Deutscher Verband der Ergotherapeuten e. V. (2019) (https://dve.info/ebp-datenbank/search/results, Zugriff am 15.06.19)

Harris R (2011) ACT leicht gemacht. Ein grundlegender Leitfaden für die Praxis der Akzeptanz- und Commitment-Therapie. 2. Auflage. Freiburg: Arbor Verlag.

Hayes SC, Strosahl KD, Wilson KG (2012) Acceptance and commitment therapy: The process and practice of mindful change. 2nd edition. New York, NY: The Guilford Press.

Hönicke M (2011) Akzeptanz und Commitment-Therapie als herausfordernder Ansatz für Ergotherapeuten im Schmerzmanagement. Ergotherapie und Rehabilitation 50(7): 28–30.

Kielhofner G, Marotzki U, Mentrup C (2005) Model of human occupation (MOHO). Grundlagen für die Praxis. Heidelberg: Springer.

Law M, Baptiste S, Carswell A, McColl MA, Polatjako H, Pollock N (2009) Canadian occupational performance measure. 4. Auflage. Idstein: Schulz-Kirchner Verlag.

Müller L, Müller A (2003). Wörterbuch der analytischen Psychologie. Ostfildern: Patmos Verlag.

Pitschel-Walz G (2018) Kunst und Verhaltenstherapie. In: von Spreti F, Marius P, Steger F (Hrsg.) KunstTherapie. Stuttgart: Schattauer, S. 31–34.

Pleger M, Treppner K, Diefenbacher A, Schade C, Dambacher C, Fydrich T (2018) Effectiveness of Acceptance and Commitment Therapy compared to CBT+: Preliminary results. European J Psychiatry 32(4): 166–173.

Rothenberger E, Weber-Bruderer M, Aegler B (2011) Cognitive Behavioural Therapy und Acceptance and Commitment Therapy in der Ergotherapie bei Klienten mit chronischen Schmerzen. Ergoscience 6(3): 90–97.

Wengenroth M (2012) Therapie-Tools Akzeptanz- und Commitmenttherapie (ACT). Weinheim: Beltz.

11 Anwendung der ACT-Prinzipien in der Physiotherapie: Das ACTivePhysio-Modell

Graciela Rovner[9]

11.1 Wozu die Anwendung der ACT-Prinzipien in der Physiotherapie – Einführung

Die Physiotherapie als Disziplin sieht sich mit wachsenden Herausforderungen konfrontiert in einer Gesellschaft, die unter einer Vielzahl von körperlichen und psychischen, teilweise auf die Lebensweise zurückzuführenden chronischen Erkrankungen leidet. Für deren Behandlung werden Kompetenzen in Verhaltens- und Lebensstilmedizin (engl.: Lifestyle Medicine) zu Grundvoraussetzungen. Die Lebensstilmedizin fördert die Prävention und Behandlung chronischer Krankheitsbilder durch Verhaltensänderungen in Bezug auf körperliche Aktivität, Ernährung, Nährstoffzusammensetzung, Erholungsfähigkeit sowie Senkung des Drogen-, Tabak- und Alkoholkonsums. Das Leistungsspektrum der Physiotherapie reicht dabei von der medizinischen Grundversorgung und ambulanten Pflege bis hin zu Spezialkliniken für Herz-Kreislauf- und Atemwegserkrankungen, Onkologie, Diabetes, Übergewicht und Schmerzzustände. Die Behandlungsziele gehen über die Wiederherstellung nach Erkrankungen bzw. Verletzungen hinaus und liegen auch in der Schaffung nachhaltiger Bewegungsmuster zur Steigerung des körperlichen, psychischen, emotionalen und sozialen Wohlbefindens (World Confederation for Physical Therapy 2019).

ACT-Prinzipien können in der Physiotherapie erfolgreich eingesetzt werden, um der Vielfalt dieser Anforderungen gerecht zu werden. Das so genannte ACTivePhysio-Modell (Rovner und Skinta 2018) bietet dafür einen Weg und eine Schritt-für-Schritt-Anleitung. Diese reicht von der Ersteinschätzung über die Verhaltensbeurteilung bis hin zur Anpassung des Behandlungsprogramms im Hinblick auf Therapieprozess und -tempo. In diesem Kapitel wird die Anpassung der therapeutischen Prinzipien und Prozesse der Akzeptanz- und Commitment-Therapie (ACT) im Bereich der Physiotherapie bei chronischen Erkrankungen – exemplarisch vor allem am Beispiel chronischer Schmerzerkrankungen – vorgestellt. Chronische Erkrankungen treten typischerweise als Kombination körperlicher, psychischer und sozialer Probleme zutage, was die Sinnhaftigkeit einer guten Integration verschiedener Dienste im Gesundheitssystem inklusive der Physiotherapie unterstreicht.

ACTivePhysio ist Teil des ACTiveRehab-Modells, einem umfassenden Organisationsmodell, das klinische Abläufe rationalisiert und die therapeutische Anpassung der zugrundeliegenden ACT-Prozesse für die berufsgruppenübergreifende Versorgung ermöglicht (Rovner und Skinta 2018). Dieses Kapitel wird durch die Inhalte von Kapitel 18 ergänzt, in dem beschrieben wird, wie

---

[9] Dieses Kapitel wurde eigens für dieses Buch in englischer Sprache verfasst, sachgerecht von Sabine Budnick ins Deutsche übersetzt und von Dr. Ronald Burian fachlich überarbeitet.

man die Ersteinschätzung bei Patientinnen und Patienten mit chronischen Schmerzerkrankungen vornimmt, die Verhaltensmuster der Patientinnen und Patienten untersucht und ihre Schmerzakzeptanz-Profile auswertet (▶ Kap. 18). Im vorliegenden Kapitel werden wir genauer darauf eingehen, wie wir Interventionen und Rehabilitationsprogramme modularisieren und auf die unterschiedlichen Bedürfnisse unserer Patientinnen und Patienten abstimmen können.

11.1.1 Warum ist es für Physiotherapeutinnen und -therapeuten wichtig, verhaltenstherapeutische Prinzipien zu verstehen? Ein Fallbeispiel für chronische Schmerzen

Physiotherapeut: Ich sehe, Sie humpeln.
Patientin: Naja, ich habe Angst, dieses Bein zu belasten, weil es dadurch noch schlimmer werden könnte... und es tut wirklich noch weh...
Physiotherapeut: Ah, verstehe... Sie haben also *diese Gedanken*, dass Sie Schaden anrichten könnten, wenn Sie das Bein richtig benutzen... obwohl Sie und ich und Ihr Arzt uns darauf geeinigt haben, dass da keine weitere Verletzungsgefahr besteht und dass Ihr Zustand nicht bedrohlich ist. Erinnern Sie sich daran?
Patientin: Naja – schon... das sagen alle, die anderen Physiotherapeuten, die Ärzte, aber trotzdem, ich hab' so eine Angst... Ich denke, dass ich mich immer noch weiter verletze und dann noch mehr Schmerzen bekomme.
Physiotherapeut: Okay, das verstehe ich, und wenn ich in Ihrer Lage wäre, hätte ich vielleicht auch diese Gedanken und mein Verstand würde mir auch sagen [hebt die Hand an sein Ohr und stellt alle Finger wie einen sprechenden Mund zusammen, während er sagt]: »Sei bloß vorsichtig, Du kannst Dich verletzen und noch mehr Schmerzen bekommen«. Ist es das, was Ihr Verstand Ihnen sagt?
Patientin: So ungefähr... ja.
Physiotherapeut: Tja, das passiert, wenn unser Verstand uns ein bisschen zu viel schützen will [sagt dies, um den Gedanken zu normalisieren, indem seine Funktion geändert wird: von einem katastrophalen Gedanken zu einem fürsorglichen Gedanken, wenn man annimmt, dass unser Verstand »normalerweise« nur gut auf uns aufpassen will]. Der Verstand ist dazu da, uns zu beschützen und immer zu versuchen, uns von Dingen abzuhalten, die gefährlich sein könnten, und sagt dann sowas wie: »Überleg Dir gut, ob *dies* oder *jenes* passieren kann.« Normalerweise müssen wir nicht automatisch auf die Warnungen unseres Verstandes eingehen, sondern haben gute Argumente, die wir ihm entgegenhalten können, um ihn zu beruhigen: »Oh ja, ich weiß, dass Autofahren gefährlich ist, aber ich muss jetzt fahren und werde meinen Sicherheitsgurt anlegen, okay?«. In Ihrem Fall wissen Sie doch, dass Ihre Schmerzen nicht auf eine Gewebsschädigung zurückzuführen sind. Ihre Muskeln, Gelenke und Knochen sind intakt. Sie wissen, dass die Schmerzen andere Gründe haben können und durch die Tatsache verstärkt werden, dass Sie dieses Bein nicht benutzen, dass es jetzt schwach ist, so dass es ganz normal ist, in den ersten 5–6 Wochen des regelmäßigen Trainings etwas Muskelkater oder Schmerzen zu haben, wo doch die Muskeln und Gelenke zum ersten Mal wieder belastet wurden. Und wenn Sie nun vermeiden, dieses Bein zu belasten und nicht anfangen, wieder normal zu gehen, könnte Ihnen das auf lange Sicht einige andere Probleme bereiten...

Patientin: Hm, also Sie meinen, dass ich damit neue Schmerzen auslösen kann? Wie die Schmerzen, die ich im Rücken und in der anderen Hüfte habe? Meinen Sie, das liegt daran, dass ich mich zu sehr auf die Seite lehne?
Physiotherapeut: Ja, genau! Fallen Ihnen noch andere Konsequenzen ein, die diese Schonhaltung haben könnte?
Patientin: Naja, so baue ich keine neue Kraft auf und dann könnte ich für immer humpeln…? Und keine längeren Spaziergänge durch den Wald mehr durchhalten, mit meinen Freunden, ich könnte nicht mehr mit meinem Enkel herumziehen oder… So hab' ich das noch gar nicht gesehen, aber Sie haben Recht! Das war zu kurz gedacht von mir.
Physiotherapeut: Ich denke, das ist auch normal für unser Gehirn. Aber wir müssen eine langfristige Vision vor Augen haben, auch wenn das bedeutet, kurzfristig Unannehmlichkeiten hinzunehmen, meinen Sie nicht auch? Also, sind Sie bereit, sich zu bewegen und etwas Gewicht auf dieses Bein zu verlagern? Und morgen auch, selbst wenn Sie mit stärkeren Schmerzen aufwachen sollten?
Patientin: Ja, versuchen wir's mal!

In diesem einfachen Dialog identifiziert der Physiotherapeut mehrere Verhaltensweisen und legt sie offen, während er die Patientin durch drei Hauptprozesse führt (siehe Infobox; ▶ Kap. 11.3.2). Dies geschieht, indem er das Bewusstsein dafür schärft, wie der »Verstand« mit uns spricht, um uns zu schützen. Darüber hinaus hilft er der Patientin, sinnvolle Aktivitäten als Motivatoren für Veränderungen zu benennen und zeigt, welche nachteiligen Folgen eine Schonhaltung haben kann. Zuletzt zeigt er einen realistischen Weg auf, offen für Unannehmlichkeiten zu sein, um langfristige Ziele zu erreichen.

Physiotherapeutinnen und -therapeuten stoßen mentale Verhaltensänderungen an. Dabei geht es nicht darum, eine Psychotherapie durchzuführen, sondern offenzulegen, wie wir über Bewegung und Alltagsfunktionalität denken. Damit fördern sie Veränderungsprozesse in der Art und Weise, in welcher Patientinnen oder Patienten in Bezug auf Schmerz, Aktivität und soziale Teilhabe zu ihrem Körper in Beziehung treten.

Dies sind die drei Kernprozesse, die die Flexibilität des Verhaltens und die Fähigkeit zur Veränderung fördern:

1. Einsicht und Gewahrsein (interozeptive und exterozeptive Wahrnehmung, d. h. des eigenen Körpers und der Außenwelt).
2. Fokussierung auf Werte und Ziele, um den Rehabilitationsplan danach auszurichten.
3. Entwicklung einer offeneren und bereitwilligeren Haltung, um mit den Beschwerden umzugehen, die diese Verhaltensänderungen mit sich bringen können (Hayes et al. 2011). Verhaltensflexibilität ist unsere Fähigkeit, Verhaltensänderungen vorzunehmen, und dies unabhängig von Symptomen oder Beschwerden.

Es geht in einer Intervention also nicht um die Beschwerden an sich, sondern darum, wie wir mit ihnen umgehen. Dies trifft nicht nur für chronische Schmerzen zu, sondern macht das Vorgehen nach der ACT zu einer transdiagnostischen Methode.

11.1.2 Prozessbasierte Physiotherapie mit ACT

Bei der Behandlung chronischer Krankheiten können Physiotherapeutinnen und -therapeuten auf eine Fülle aktiver Methoden (z. B. Körperliche Aktivitäten, Yoga, Förderung der Körperwahrnehmung usw.) zurückgreifen und verfügen daher über eine umfangreiche Sammlung an geeigneten Techniken und evidenzbasiertem Wissen. Die Integration von ACT-Prozessen in die Physiotherapie ermöglicht es, diese Methoden systematisch neu zu organisieren, indem die zugrundeliegenden Wirkmechanismen verdeutlicht werden. Dies erhöht die therapeutische Genauigkeit und beschleunigt die Prozesse in Richtung des gewünschten Ergebnisses.

Der therapeutische Prozess und die Chemie des Brotbackens

Ein erwünschtes Ergebnis jeder Intervention ist eine Veränderung, die idealerweise durch die Intervention selbst verursacht wird. Die Intervention setzt sich dabei aus einigen Techniken zusammen, die Veränderungsprozesse anstoßen und letztendlich zu diesem Ergebnis führen. Techniken und Prozesse sind aber nicht das Gleiche: Wenn ich meine Ausdauer steigern will (Ergebnis), muss ich meine kardiovaskuläre Kapazität verbessern (Prozess), d. h. ich muss laufen, Rad fahren, schwimmen, paddeln, schneller gehen, leichte Gewichte mit mehreren Wiederholungen heben oder Cross-Training machen. Dies alles sind Techniken, die kardiovaskuläre Prozesse anregen. Metaphorisch gesprochen ist eine physiotherapeutische Intervention wie Brot backen: Wir kennen die Zutaten, aber wir denken selten an die chemischen Prozesse bei der Brotherstellung – was passiert, wenn man 1. Mehl, Wasser, Hefe und Salz vermischt, 2. den Teig knetet, 3. gehen lässt und 4. bäckt. Jeder Schritt erfordert dabei unterschiedliche Vorgehensweisen, Gerätschaften, Arbeitsflächen und Temperaturen. Das Mischen erfordert Aufmerksamkeit, Präsenz und Bewusstsein für die Reihenfolge, in der die Zutaten gemischt werden, so dass bestimmte Proteine Ketten bilden, die den Teig binden und stärken; das Kneten erfordert eine weiche, aber entschlossene Bewegung, um Stärke in Zucker umzuwandeln; die Hefe verwandelt den Zucker in Kohlendioxid, wodurch sich Bläschen bilden, die den Teig bei der passenden Temperatur aufgehen lassen, und schließlich werden die Bedingungen im Backofen das gewünschte Ergebnis bringen: ein fantastisches Brot.

Unterschiedliche Bedürfnisse? Es gibt kein Patentrezept für alle Fälle

Verschiedene »Brote« passen zu verschiedenen Gerichten und erfüllen verschiedene Zwecke. Es kann sein, dass sie unterschiedliche Zutaten, Temperaturen und Zeiten brauchen, sowohl für die Hefe als auch im Ofen. Ähnlich ist es bei unseren Patientinnen und Patienten: sie reagieren unterschiedlich auf ihre Situation, egal ob sie körperliche, seelische und/oder sozial bedingte Leiden haben. Sie reagieren auch unterschiedlich auf die Behandlung, selbst bei gleicher Diagnose. So wie die meisten Brote ähnliche Grundzutaten haben, müssen alle unsere Patientinnen und Patienten die gleichen drei therapeutischen Kernprozesse durchlaufen (▶ Kap. 11.1.1).

An einem typischen Beispiel aus einem physiotherapeutischen Gruppentraining wird deutlich, wie unterschiedlich Patientinnen und Patienten mit ihren Problemen umgehen. In diesem Beispiel geht es um Schmerzen, es könnte aber auch auf andere Krankheitsbilder (wie z. B. Angststörungen oder funktionelle Störungen) übertragen werden.

Praxisbeispiel aus einer Physiotherapiegruppe

Während des Trainings einiger Schulterübungen für vier Patientinnen und Patienten mit gleicher Schmerzdiagnose, gleicher Anzahl von schmerzhaften Stellen (ausgedehnter Schmerz) und gleicher Intensität (7/10 auf der Visuellen Analog-Skala für Schmerzen, VAS), wählt eine Patientin, Greta, ein schweres Gewicht. Es ist offensichtlich, dass sie zunehmend angespannt ist, da sie ihre Schultern mit anhebt und auch in ihrer Mimik zeigt, dass sie große Schmerzen hat. Währenddessen erklärt Omar, ein anderer Patient, dass er heute nicht mitmachen könne, denn wenn er diese Bewegungen mache, käme er morgen früh nicht mehr aus dem Bett. Eine dritte Patientin, Sofie, sitzt in der Ecke und weint und die vierte, Ursula, führt ihre Bewegungen mit Sorgfalt, einer guten Haltung und ausreichend Gewicht aus, folgt den Bewegungen mit ihrer Atmung und hat Freude daran.

Wie kann Marie, die Physiotherapeutin, dieses Training und das Tempo anpassen und die Gruppe gemeinsam anleiten? Das kann sie nicht! Wahrscheinlich muss sie herumgehen und in jedem Einzelfall individuelle Hinweise geben: Zu Greta sagt sie vielleicht: »Bleibe locker in der Schulter, wir hatten uns doch auf dieses leichtere Gewicht geeinigt, hör´ auf deinen Körper und auf deinen Atem!«. Während sie Omar auffordern muss, die Übung wenigstens auszuprobieren und gleichzeitig auszusprechen, was sein Verstand ihm sagt (»Ich kann das nicht«), muss sie Sofie Empathie zeigen und sich die Zeit nehmen, herauszufinden, was mit ihr los ist. Währenddessen ist Ursula mit ihren Übungen fertig und beginnt, sich zu langweilen. Vielleicht fragt sie sich, ob dieses Programm überhaupt gut für sie ist, da sie nicht vorankommen kann, weil sie lange darauf wartet, dass die Physiotherapeutin ihr den nächsten Hinweis gibt.

Auch Marie beginnt sich zu fragen, warum sie Greta immer sagen muss, dass sie sich beruhigen soll, während sie andere, wie Omar, eher antreiben sollte. Sie ist auch frustriert, dass sie keine Zeit hat, Ursula dabei zu unterstützen sich weiterzuentwickeln und stattdessen sieht, wie ihr langweilig wird. Die Physiotherapeutin fühlt sich sehr gestresst, weil sie keine Zeit für Sofie hat oder umgekehrt an anderen Tagen nicht von ihr wegkommt und die Anderen vernachlässigt.

Nach einer solchen Sitzung ist die Physiotherapeutin am Ende erschöpft und erlebt sich nicht als wirkungsvoll. Eine Möglichkeit damit umzugehen ist es, zukünftig andere, transdiagnostische Gruppen zu bilden, d. h. die Patientinnen und Patienten nicht nach Diagnosen zu gruppieren, sondern nach ihren »Navigationsstilen«, d. h. nach ihren vorherrschenden Verhaltensmustern im Umgang mit dem Schmerz (▶ Kap. 18). Mit dieser Methodik des ACTiveAssessments ist es möglich, die Patientinnen und Patienten zügig einzuschätzen und verschiedenen Gruppen zuzuteilen. Die Trainingseinheiten können dann auch an ein verschieden gutes Ansprechen auf das Training und unterschiedliche Rehabilitationskapazitäten der Patientinnen und Patienten angepasst werden, da die Physiotherapeutin versteht, wie jede Patientin bzw. jeder Patient mit den Schmerzen umgeht. D. h., die Physiotherapeutin oder der Physiotherapeut lernt, das Verhalten der Patientinnen und Patienten in der Bewältigung der Situation zu analysieren, anstatt sich auf Symptome oder Diagnosen zu konzentrieren, die wenig über die jeweiligen Bedürfnisse oder die Bewältigungsstrategien der jeweiligen Person aussagen.

11.1.3 Was macht es hilfreich für Physiotherapeutinnen und -therapeuten nach ACT bzw. mit ACTivePhysio zu arbeiten?

»Warum sollten Physiotherapeutinnen und -therapeuten auf ein psychotherapeutisches Modell zurückgreifen?« fragen sich vielleicht Psychologinnen und Psychologen, Ärztinnen und Ärzte und vielleicht auch Physiotherapeutinnen und -therapeuten selbst, denn »Physiotherapie ist keine Psychotherapie!« Jedoch: zu verstehen, wie ein Mensch über seinen Körper und seine Bewegungen denkt, ist noch keine Psychotherapie, aber der Dreh- und Angelpunkt jeder Physiotherapie. Demnach ist das Hauptziel einer Physiotherapeutin bzw. eines Physiotherapeuten, Verhaltensweisen zu ändern, z. B. wie wir unseren Körper einsetzen, uns bewegen und mit Schmerzen umgehen. Und zu berücksichtigen, wie sich unsere Lebensweise auf unsere psychische Funktionsfähigkeit und letztlich auf unsere Gesundheit auswirkt. Wenn wir das verstanden haben, können wir jedwede Verhaltensänderung mittels bereits beschriebener Kernprozesse anregen und aufrechterhalten (▸ Kap. 11.1.1).

Im Lichte der oben genannten Beispiele lässt sich erkennen, inwiefern eine biomedizinische oder biomechanische Ausbildung allein nicht ausreicht, um Physiotherapeutinnen und -therapeuten zu unterstützen, unseren Patientinnen und Patienten wirksam dabei zu helfen, dysfunktionale oder ungesunde Bewegungsmuster zu verändern, oder diejenigen, die Schmerzen haben und deprimiert sind, zu motivieren, dennoch mit der Bewegung zu beginnen.

Physiotherapeutinnen und -therapeuten wissen, wie man den Bewegungsumfang bemisst und Reha-Programme erstellt, aber sehen auch, dass nicht alle Patientinnen und Patienten von ihnen profitieren. Viele Kolleginnen und Kollegen denken, dies läge an mangelnder Compliance, aber das eigentliche Problem ist, dass wir nicht wissen, wie wir Programme so gestalten können, dass sie der tatsächlichen individuellen Fähigkeit unserer Patientinnen und Patienten entsprechen, Verhaltensänderungen vorzunehmen und beizubehalten. Das Schwierigste bei der physiotherapeutischen Arbeit mit den Prinzipien der ACT ist, dass Physiotherapeutinnen und -therapeuten gewohnt sind, sich strikt auf die Beurteilung des (Bewegungs-)Verhaltens zu konzentrieren, um die Bedürfnisse der Patientinnen und Patienten zu verstehen – statt zu überlegen, was das, was die Patientinnen und Patienten erzählen – ihre »Geschichten« –, über ihre Bedürfnisse mitteilt.

11.2 Was wissen wir zur Evidenz? – Empirische Daten und Stand der klinischen Forschung

11.2.1 Die Herausforderungen

Einige ACT-Studien sehen körperliche Aktivität und physiotherapeutische Maßnahmen als Ergänzung zu einer psychologischen ACT-Intervention bei chronischen Schmerzzuständen, andere betrachten die Physiotherapie als von der Psychologie »durchdrungen«, da Physiotherapeutinnen und -therapeuten ihre Ausbildung in ACT durch Psychologinnen und Psychologen erhielten (Critchley et al. 2015, Casey et al. 2016). Es scheint jedoch erforderlich, eine Physiotherapie zu entwickeln, welche die Prinzipien der ACT in den Kern ihres Fachgebiets integriert – nicht als Ergänzung oder als psychologisch fundierte

Praxis, sondern als eigenständige Bestandteile der Physiotherapie (Jacobs et al. 2016).

Von großer Bedeutung ist dabei der Perspektivwechsel: weg von der biomedizinischen symptomatischen Sichtweise, die auf Einschränkungen abzielt, hin zum kontextuellem Verhaltensparadigma der ACT. Dieses fokussiert darauf, wie Menschen mit Symptomen und Einschränkungen umgehen und dabei die körperliche, psychische und soziale Leistungsfähigkeit zu erhöhen – auch im Angesicht von Schmerzen. Eine weitere Herausforderung besteht darin, seelisches und soziales Leiden als einen normalen und natürlichen Teil des Problems zu sehen und nicht als komorbide Krankheitsbilder, die zur Stigmatisierung von Patientinnen und Patienten beitragen können (Cohen et al. 2011, Synnott et al. 2015).

Und nicht zuletzt verlangt die ACT von Physiotherapeutinnen und Physiotherapeuten die Fähigkeit und Bereitschaft, das Gewahrsein eigener Stärken und Grenzen in Bezug auf Verhaltensflexibilität zu entwickeln und zu verstehen, wie sich diese auf Patientinnen und Patienten und die Therapie auswirken (Jacobs et al. 2016, Wilson et al. 2017).

11.2.2 Physiotherapie und ACT

Die Evidenz zur Anwendung von ACT speziell im Bereich chronischer Schmerzen wird in Kapitel 18 dargelegt (▶ Kap. 18). Physiotherapeutinnen und Physiotherapeuten, die mit ACTivePhysio auf der Basis der ACT-Prozesse arbeiten, werden sich auf die Prävention und Behandlung von durch die Lebensweise bedingten chronischen Erkrankungen (seelische Probleme, Schmerzen, Adipositas, Herz-Kreislauf-Erkrankungen etc.) konzentrieren, um den Patientinnen und Patienten bei wichtigen Verhaltensänderungen wirksam zu helfen.

Obwohl eine starke wissenschaftliche Evidenz dafür vorliegt, dass chronischer Schmerz kein rein körperlicher, mechanischer Zustand ist, sondern einen ganzheitlichen Ansatz erfordert, der es uns ermöglicht, die Mehrdimensionalität chronischer Schmerzen zu beurteilen und zu erfassen, werden Physiotherapeutinnen und Physiotherapeuten häufig immer noch nach einem biomedizinischen Paradigma ausgebildet, das sich eher auf die Verringerung von Symptomen als auf die Verbesserung der Leistungsfähigkeit konzentriert (Pincus et al. 2006). Viele physiotherapeutisch Tätige fühlen sich deshalb frustriert und unvorbereitet, wenn ihre Techniken nicht ausreichend wirksam sind: »Wir haben nicht viel zu bieten, nur ein offenes Ohr und ein paar Ratschläge, wenn möglich, aber ich kann nie sicher sein, ob dieser Rat angebracht ist« (Synnott et al. 2015). »Das, was wir ausrichten im Schmerzbereich, (ist) als Berufsgruppe nichts wert...« (Critchley et al. 2016).

ACTivePhysio-Interventionen zielen hingegen auf Bewegung und Leistungsfähigkeit ab, nicht auf Muskeln, Gelenke oder Symptome. Dafür kann die im Nervensystem verfügbare Neuroplastizität die Veränderung von Verhaltensmustern nachhaltig unterstützen (Cassilhas et al. 2016, Engeroff et al. 2018, Lunghi und Sale 2015) und die neurokognitive und emotionale Leistungsfähigkeit der Patientin oder des Patienten verbessern (Erickson et al. 2013). Es ist wissenschaftlich gut belegt, dass Lebensgewohnheiten unsere geistige und körperliche Gesundheit beeinflussen: So spricht vieles für eine pro-inflammatorische Wirkung bestimmter Lebensgewohnheiten (Bewegungsmangel, Rauchen und Trinken, ungesunde Ernährung) und den hemmenden Einfluss inflammatorischer Prozesse auf die Neuroplastizität. Andererseits scheinen ausgewogene körperliche Aktivität, gesunde Ernährung, Selbstfürsorge etc. anti-inflammatorische Wirkungen zu haben, die sich positiv auf unsere Fähigkeiten, Veränderungen vorzunehmen, auswirken können (Phillips 2017).

An dieser Stelle sei auch kurz auf den Forschungsstand zur Erfassung des Rehabilitationsbedarfs bzw. Profilerstellung und

Gruppeneinteilung nach Rehabilitationsbedarf eingegangen: Eine gruppenbasierte Rehabilitation bei Schmerzen ist nicht nur kosteneffizient (Luciano et al. 2017), sondern auch geeignet, auf soziale Isolation einzugehen und die gesellschaftliche Aktivität sowie die Schmerzakzeptanz zu erhöhen (Baranoff et al. 2016). Es ist nicht an sich kompliziert, Patientinnen und Patienten nach bestimmten Aspekten zu gruppieren, wohl aber sie so auszuwählen, dass man dabei möglichst homogene Gruppen von Patientinnen und Patienten mit gleichen Rehabilitationsbedürfnissen und ähnlich ausgeprägter Bereitschaft für physiotherapeutische Interventionen bildet. Eine solche Strategie zur Gruppenbildung setzt voraus, dass wir die unterschiedlichen Fähigkeiten und Bedürfnisse der Patientinnen und Patienten in Bezug auf die therapeutischen Komponenten klar erkennen können. Zum Beispiel ist es nicht immer hilfreich, Patientinnen und Patienten nach dem Grad ihrer Depression, ihrer psychosozialen Belastung (Backryd et al. 2018) oder nach ihrem Bewältigungsstil zu unterteilen (Rusu und Hasenbring 2008), da sie nicht immer rehabilitationsrelevante Unterschiede aufweisen (Rovner 2014).

11.3 Wie sieht das Vorgehen nach der ACT und mit dem ACTivePhysio-Modell in der Physiotherapie aus – klinische Beispiele und Übungen

Ausgehend vom Einschätzungsalgorithmus ACTiveAssessment werden mit ACTivePhysio im nächsten Schritt eine klinische Beurteilung, ein Profil des Funktionsniveaus und der Veränderungskapazität der Patientin oder des Patienten erstellt. Dies hilft in einer Gruppenbehandlung bei der Zuordnung zu einer Gruppe von Patientinnen und Patienten, die ähnliche Muster der Schmerzakzeptanz aufweisen. Anschließend leitet ACTiveBODY die Physiotherapeutin oder den Physiotherapeuten dabei, die ACT-Komponenten umzusetzen und die Gruppeninterventionen für die jeweilige Patientengruppe anzupassen.

11.3.1 Einschätzung der Schmerzakzeptanz-Muster (Navigationsstile) – eine patientenzentrierte zweistufige Bewertung

> Für das Verständnis der verschiedenen Schmerzakzeptanz-Muster, die auch als »Navigationsstile« bezeichnet werden, ist es sinnvoll, zunächst die entsprechenden Abschnitte im Kapitel 18 durchzuarbeiten (▶ Kap. 18.3, ▶ Kap. 18.4).

Wenn wir eine Beurteilung durchführen oder wenn wir Patientinnen und Patienten einen Fragebogen ausfüllen lassen mit der Fragestellung »Wie ist es jetzt?«, müssen wir uns daran erinnern, dass dies nur eine Momentaufnahme ist. Diese zeigt, wie die Patientin oder der Patient gerade mit ihren oder seinen

Schmerzen umgeht oder an diesem Punkt des Lebens feststeckt. Eine Beurteilung sollte jedoch wie ein Film aussehen, in dem wir die unterschiedlichen Schmerzakzeptanz-Muster einer Patientin oder eines Patienten im Laufe seines Lebens erkennen können.

Wenn beispielsweise eine Patientin oder ein Patient im Bedrohungs-Muster navigiert, müssen wir herausfinden, ob sie oder er auch Zugang zu anderen Mustern hat, z. B. über die Fähigkeit verfügt, in Unsicherheit zu navigieren oder die Ungewissheit nach dem Sturm auszuhalten. Oder ob sie oder er über ein energiegeladenes Muster verfügt, um Situationen eher angstgetrieben und vielleicht mit etwas Übereifer zu meistern (Kampf-Muster) oder eines, in dem sie oder er einerseits mit Neugierde forschen, sich aber auch zurücklehnen kann, um neue Energie zu tanken und zu wachsen (Sicherheits- und Wachstums-Muster).

Wenn wir jedoch auf eine Patientin oder einen Patienten im Kampf-Muster treffen, können wir unmittelbar darauf schließen, dass sie oder er Zugang zum Bedrohungs-Muster und zum Ambivalenz-Muster hat, das normalerweise die Grundlage des erstgenannten Musters bildet, aber wir müssen noch prüfen, ob sie oder er auch auf das Sicherheits- und Wachstumsmuster zugreifen kann und in der Lage ist, Energie zu tanken, bevor sie oder er die Batterien ganz »leer laufen lässt«.

Diese schrittweise und zweistufige Beurteilung wird uns Aufschluss über die angemessene Intensität der Rehabilitation geben. Ein hohes Tempo ist passend für Patientinnen oder Patienten, die Zugang zu verschiedenen Verhaltensmustern haben. Für die Patientinnen und Patienten hingegen, die viele Jahre in ein- und demselben Muster stecken geblieben sind und keinen Zugang zum Sicherheits- und Wachstums-Muster haben, sollte des Tempo langsamer sein, da es viele neue Verhaltensweisen zu erlernen gilt. Wobei sie möglichst Zugang zu einer Psychotherapie haben sollten, welche ihnen bei diesem Prozess hilft.

In Kapitel 18 werden die Schmerzakzeptanz-Muster als vier Quadranten dargestellt, je nachdem, wie die Werte des Chronic Pain Acceptance Questionnaire (CPAQ; Rovner et al. 2015, Rovner et al. 2019) auf der Matrix aussehen (▶ Abb. 18.1a und ▶ Abb. 18.1b). In Abbildung 11.1 können wir jedoch die Reihenfolge und den »Lernfortschritt« von einem Muster zum nächsten besser nachvollziehen (▶ Abb. 11.1). Diese schematische Art, die Profile der Verhaltensmuster zu sehen, ist praktisch, aber sie erweckt den Eindruck einer linearen Progression von einem Muster zum nächsten, was nicht den Gegebenheiten entspricht. Die Entwicklung läuft eher wie eine spiralförmige Bewegung nach oben ab. Es scheint, dass sich in unserem Entwicklungsprozess das Erlernen motorischer Fähigkeiten mit kognitiven und sozialen abwechselt, und dann geht es weiter mit verfeinertem motorischem Lernen, tieferen kognitiven und sozialen Fähigkeiten und immer so weiter. Jedes neue Unterfangen, jede neue Fähigkeit, die wir erlernen wollen, versetzt uns in eine »sturmähnliche« Situation von Unverständnis, Kämpfen und Scheitern, Verwirrung, dann Bewältigung und schließlich Integration und wirkungsvolle Anwendung in unserem Leben.

11.3.2 Die drei Säulen des ACT-Triflex-Modells

Nach dem Assessment der Schmerzakzeptanz-Muster (bzw. desjenigen Navigationsstils, den eine Patientin bzw. ein Patient aktuell zeigt, aber auch derjenigen Stile, zu denen sie oder er sonst Zugang hat – oder auch nicht) bewerten wir die drei grundlegenden ACT-Prozesse (Bewusstsein, Engagement und Offenheit) des sogenannten 3-Säulen-(»Triflex«-)Modells (Strosahl et al. 2013). Nach einem Gruppenvortrag über die Prozesse des 3-Säulen-Modells laden wir die Patientinnen und Patienten ein, ihre gesunden Ressourcen in Bezug auf die drei genannten Säulen einzuschätzen (▶ Kap. 18.4.).

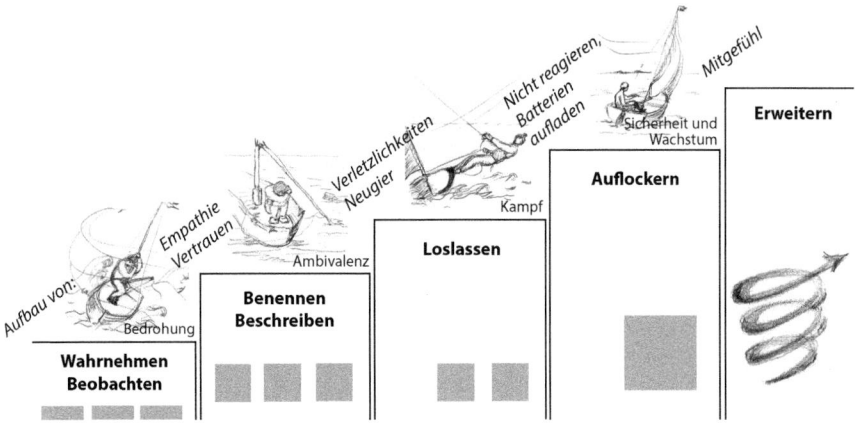

Abb. 11.1: Entwicklungsschritte zwischen den Schmerzakzeptanz-Mustern (Zeichnungen: Ronald Burian)

Kurz gesagt erklären wir,

1. dass der Prozess *Bewusstsein (Gewahrsein)* es uns ermöglicht, besser zu wissen, *was* wir tun können, um mit unserem Problem (in unserem Fall Schmerzen) umzugehen und was wir ändern müssen, um die Situation zu verbessern;
2. dass im Prozess *Engagement* das Motiv geklärt wird, *warum* wir uns ändern sollten, und *wie* diese Änderung zu bewerkstelligen ist (z. B. Reha-Plan und die zu unternehmenden Schritte),
3. dass *Offenheit* uns die Strategien liefert, die uns helfen, *dran zu bleiben* und Verhaltensänderungen *beizubehalten*.

All dies sind Kernprozesse der ACT und mit Bezug auf die Physiotherapie auch die Kernprozesse des ACTivePhysio-Modells. Wenn in einer Einrichtung das ACTiveRehab-Modell angewendet wird, werden die Patientinnen und Patienten bereits zu Beginn der Behandlung nach Navigationsstilen eingeteilt, so dass eine Gruppendiskussion der Triflex-Säulen gut möglich ist. Es besteht jedoch nicht immer Übereinstimmung zwischen den Einschätzungen der Fachkräfte und den Einschätzungen der Patientinnen und Patienten, vor allem nicht bei den beiden Gruppen mit geringem Engagement (Bedrohungs- und Ambivalenz-Muster), da sie, wenn sie in diesen Mustern »feststecken« oft eine gering ausgeprägte Fähigkeit zu Präsenz und Selbstreflexion aufweisen.

11.3.3 ACTiveBODY: das physiotherapeutische Instrument zum Embodiment der drei Säulen des Triflex

Bewusstsein, Engagement und Offenheit werden für die Patientinnen und Patienten im Akronym BODY zusammengefasst:

- B: Balance/Gleichgewicht, Stille, Gewahrsein/Bewusstsein und Stärke
- O: Offenheit, Willensstärke und Flexibilität
- D: Dynamisches Ausdauer-/Kardiotraining in Richtung der eigenen Werte der Patientinnen und Patienten, Schritt für Schritt (Engagement)
- Y: »Your way«, d. h. der Weg zu den eigenen Werten und einem aktiven Leben (Verhaltensflexibilität)

ACTiveBODY nutzt die ACT-Prozesse, um dauerhafte Veränderungen der Lebensgewohnheiten zu schaffen. Im Ansatz des ACTiveLifestyle liegt der Schwerpunkt auf der Unterstützung einer gesundheitsfördernden Lebensweise und der Unterstützung anti-inflammatorischer Prozesse. Im nächsten Abschnitt werden unterschiedlich zusammengesetzte Anwendungen dieser Werkzeuge schematisch für die einzelnen Fälle vorgestellt, die in Kapitel 18 genauer beschrieben werden.

11.3.4 Fallbeispiele aus der klinischen Praxis

Anmerkung: Die hier beschriebenen Praxisbeispiele beziehen sich auf die Fallbeispiele in Kapitel 18.

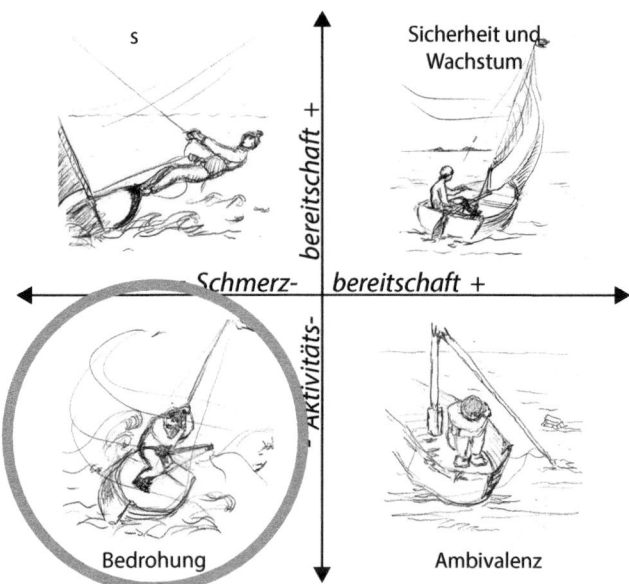

Abb. 11.2:
Bedrohungs-Muster
(Zeichnungen: Ronald Burian)

Sofie (Bedrohungs-Muster)

ACTiveAssessment: Bei der Reflexion der Schmerzakzeptanz-Muster in der Gruppe erkannte sich Sofie im Bedrohungs-Muster feststeckend wieder (Sturm-Metapher, ▶ Abb. 11.2, ▶ Kap. 18). Rückblickend auf ihr Leben berichtete sie von dem Gedanken, dass sie sich immer vor und zurück bewegt habe von einem Punkt, wo sie nicht wusste, wie es weitergeht (ein ambivalenter Zustand, für sie am schwierigsten auszuhalten) und zurück zur Krise. Das bedeutet, dass Sofie offenbar nicht die Fähigkeit besitzt, sich weiter vorwärts zu bewegen, hin zu einem sinnvollen Leben, statt einfach nur zu überleben. Dies ist ein Hinweis darauf, dass ein langsames Interventionstempo mit vielen Wiederholungen erforderlich ist, um neue Fähigkeiten zu erlernen.

Veränderungsprozess: Bei der Gruppendiskussion der drei Triflex-Säulen zeigte Sofie auf die mittlere Säule und stufte ihr »Bewusstsein« als gering ausgeprägt ein (▶ Abb. 11.3). »Ich fühle mich wie ein Roboter und nicht lebendig«. Dann zeigte sie auf die rechte Säule (»Engagement«) und sagte, dass sie sich nicht wirklich mit irgendeiner interessanten Sache beschäftige: »Es fühlt sich leer an«, aber dass sie zunächst einfach nur in der Lage sein wolle, ihr Baby zu füttern. Wir nutzten das als erstes Ziel für die Intervention. Zur Säule »Offenheit« sagte sie, dass »dieser ganze Schmerz«

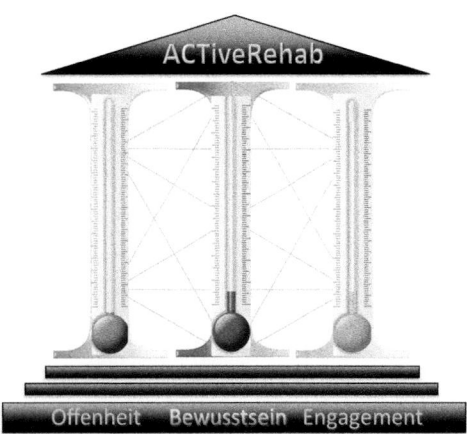

Abb. 11.3: Triflex-Säulen bei Sofie

und »dieser« Körper es nicht zuließen, offen zu sein, und dass offen zu sein immer ein Risiko bedeute. Es war noch zu früh, um an ihrer Offenheit zu arbeiten, das Wort Akzeptanz gab es in ihrem Wortschatz nicht und es hätte sie schon irritiert, es nur auszusprechen.

Reha-Plan: Wir beschlossen, an der mittleren Säule zu arbeiten, mit kurzen Momenten der Präsenz, um ihre Fähigkeit zu erhöhen, beim Füttern ihres Babys sitzen zu bleiben und präsent zu sein.

ACTiveLifestyle: Bei Patientinnen oder Patienten im Bedrohungs-Muster müssen wir uns zusammen mit Kolleginnen und Kollegen aus der Ergotherapie und Diätassistenz – sofern im Team vertreten – zunächst auf die wesentlichen Dinge konzentrieren. Bei Sofie begannen wir mit den »Wann«-Fragen: Wann stehen Sie auf? Wann gehen Sie unter die Dusche? Wann essen Sie? Wann gehen Sie nach draußen? Sie aß erst am späten Nachmittag, sie rauchte viel und trank Kaffee vor den Therapieterminen, sie verließ die Wohnung nur, um etwas zu Essen zu kaufen, und sie duschte nur ab und zu, ganz zu schweigen von ihrem Schlafmangel. Ab diesem Punkt wurde klar, dass Sofies Verhalten im Tagesablauf einen wesentlichen krankheits-aufrechterhaltenden Faktor darstellt. Einige Dinge sind leicht zu steuern, zum Beispiel wann wir essen und wann wir nach draußen gehen. Der Schlaf war stärker von ihrem Baby abhängig und Duschen war möglicherweise auch deshalb eine heikle Angelegenheit, weil sie das Baby nicht allein lassen konnte. Also begannen wir mit dem Essen. Sie sollte tagsüber alle drei Stunden essen. Also stellten wir eine Speisekarte zusammen, die zeigt, was sie essen kann und wie oft sie essen müsste. Sie sollte auch selbst eine Erinnerung in ihr Handy eingeben. Es musste Essen sein, das leicht und schnell zuzubereiten ist, wie Joghurt mit Früchten, Eier oder Thunfisch. Nicht, dass dies die gesündeste Diät wäre, aber es ist zumindest eine viel bessere Diät als nichts zu essen. Ihre nächste Aufgabe wäre, einmal am Tag mindestens 15 Minuten lang nach draußen zu gehen. Das war der Plan für die nächsten zwei Wochen und wurde begleitet durch 10-minütige Videokonferenzen alle drei Tage.

ACTiveBODY fokussiert hierbei auf das B im Akronym BODY: »Balance/Gleichgewicht, Bewusstsein und Kraft«. Balance erfordert *und* verbessert das Gewahrsein. Um eine grundlegende Balance zu erreichen, müssen wir uns funktionell auf das Rumpfkraft- und Widerstandstraining konzentrieren. Gleichgewichtsübungen müssen die Muskeln auf funktionelle, koordinierte und »intelligente« Weise stärken und ansprechen. Die Entwicklung beginnt bei a) Rumpfkraft und geht über b) Beinkraft zu c) Oberkörperkraft in Haltungen, die Gleichgewicht erfordern. In der Gruppe waren ausschließlich Teilnehmerinnen und Teilnehmer, die ähnliche Wege wie Sofie entwickelt hatten, mit ihren Schmerzen umzugehen. Alle arbeiteten mit sehr kleinen Bewegungen, die ihrer Atmung folgten, sie machten Basis-Yoga auf allen Vieren und die Kriegerübung, aber in geringem Umfang, und gingen dann zurück in die Kind-Haltung, um ihren Atem zu finden und ihren Rücken zu öffnen.

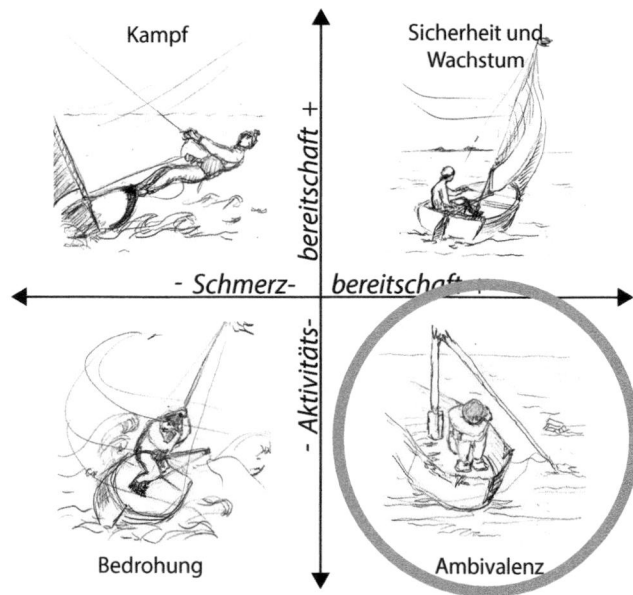

Abb. 11.4:
Ambivalenz-Muster
(Zeichnungen: Ronald Burian)

Omar (Ambivalenz-Muster)

ACTiveAssessment: Beim Nachdenken über die Schmerzakzeptanz-Muster in der Gruppe war Omar, wie alle anderen auch, unsicher, welchen der Navigationsstile er am häufigsten benutzt (▶ Abb. 11.4). Die Physiotherapeutin erklärte der Gruppe, dass er nach den CPAQ-Scores im Ambivalenz-Muster sein könnte, was bedeute, sich in vielen Dingen unsicher zu fühlen: in Bezug auf die Schmerzen, seinen Körper, das Gesundheitssystem, alles! Omar nickte wieder. Die Physiotherapeutin erklärte auch, dass ihre Erfahrung, an diesem Ort der Unsicherheit zu sein sowie mit anderen zu arbeiten, die ebenfalls das Gefühl haben, dort festzustecken, der schwierigste und schmerzhafteste Ort sei, an dem man festsitzen könne. Es sei ein Ort des Nichtwissens, der Leere und des Verlorenseins. Ein Ort, an dem wir nur wüssten, was wir *nicht* wollen im Leben, aber nicht, *was* wir wollen. Dieser Ort sei hilfreich, wenn wir aus einem Sturm herauskämen und eine neue Lebensrichtung festlegen müssten, nach einer Scheidung, nach dem Verlust des Arbeitsplatzes oder nach einem Umzug in ein anderes Land. Allerdings sei es nicht zweckmäßig, ohne einen Weg nach vorne dort auszuharren, nur um für längere Zeiträume möglichen Stürmen zu entgehen, denn das entzöge einem Lebensenergie. Es herrschte längeres Schweigen im Raum.

Veränderungsprozess: In der ersten Runde, noch bevor wir den Zustand der Unsicherheit normalisiert hatten (s. die obige Erläuterung), schätzte sich Omar in allen Säulen als ziemlich hoch ein, wobei eine beträchtliche Diskrepanz zu unserer Einschätzung bezüglich Omars Fähigkeiten, Veränderungen vorzunehmen, bestand (was bei der Arbeit mit dieser Gruppe häufig vorkommt) (▶ Abb. 11.5). Nach der »Normalisierung«, d. h. der Vermittlung des Wissens um die Navigationsstile in der Gruppendiskussion, war er jedoch zunehmend bereit zu reflektieren, dass er sich hauptsächlich mit Vermeidungsverhalten beschäftigte, nicht nur bei den Schmerzen, sondern auch in Beziehungen. Er steckte in diesem Muster fest, seit er nach dem Krieg in seinem Land nach Deutschland gekommen war. In seiner Heimat war er stärker engagiert gewesen und hatte ein aktives Leben geführt. In der Gruppe

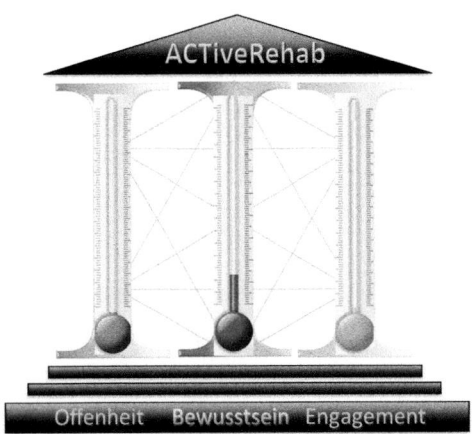

Abb. 11.5: Triflex-Säulen bei Omar

konnte Einigkeit erreicht werden, dass es wichtig sei, diese Leere zu spüren, die ein guter Ausgangspunkt sei, denn wenn etwas leer ist, dann gibt es Raum, den man mit neuer Bedeutung füllen kann.

ACTiveLifestyle: Omar äußerte, dass er das Rauchen aufgeben sollte, aber als ersten Schritt wollten wir erreichen, dass er sich darauf konzentriert, etwas hinzuzufügen, ein »Tu-das-stattdessen«-Ziel statt eines »Lass-das«-Ziels, weil das Erlernen neuer Verhaltensweisen effizienter ist und das Aufgeben bestehender Verhaltensweisen mehrere weitere Prozesse erfordert. So vereinbarten wir, dass er morgens, gleich nach dem Aufwachen, einen 15-minütigen Spaziergang machen (statt der ersten Zigarette) und stattdessen die erste Zigarette nach dem Frühstück rauchen würde, und dann am Nachmittag eine frische Frucht essen würde, statt beim Fernsehen eine Zigarette zu rauchen. Ziel dabei war es, pro-inflammatorische Verhaltensweisen zu verringern und die anti-inflammatorische zu verstärken. In kleinen Schritten. Dies sollte weitergeführt und dann eine ACT-basierte Raucherentwöhnung angeboten werden, aber nicht bevor er länger als 45 Minuten ohne Zigarette auskomme, was Teil des Reha-Plans wurde.

ACTiveBODY: In diesem Fall können wir das B (steht im Akronym BODY für Balance, Bewusstsein usw.) zusammen mit dem D (Dynamisches Ausdauer-/Kardiotraining usw.) verwenden: D ist der Teil des Modells, in dem wir anfangen, uns zu bewegen, sowohl metaphorisch als auch in der Wirklichkeit. Diese Kombination führt zu einer achtsamen Bewegung, bei der der Fokus nicht auf dem liegt, was getan wird, sondern auf dem Warum und Wie. Bevor wir uns jedoch bewegen, müssen wir eine Richtung oder Aktivität wählen (Y = Your way). Wir müssen die Motivation herausfinden und sowohl das Was als auch das Warum verbalisieren: Er vermisste den Kontakt mit der Natur (das Warum), er fühlte sich als Gefangener zu Hause (ein weiteres Warum), aber er hatte Angst, dass das Gehen (das Was) seinen Schmerz verstärken könnte, dessen Intensität er mit 9 von 10 Punkten angab. Auf die Frage, wie schmerzhaft es sei, nicht nach draußen gehen zu können, gab er 10 von 10 Punkten an. Wir beschlossen, mit fünf Minuten zu beginnen und zehn Tage lang um eine Minute pro Tag zu erhöhen, um schließlich einen 15-Minuten-Weg jeden Morgen zu erreichen, da es nicht viel Raum für die Erhöhung der Schmerzen gibt, wenn man verschlossen und festgefahren ist.

Motivation: Es ist wichtig, dass die Patientin oder der Patient selbst die Aktivität klärt und herausfindet, welche grundlegenden Bewegungen dafür erforderlich sind. Es gibt einige grundlegende Bewegungen, die Menschen, die ihre Beine benutzen können, ausführen müssen, um am Leben teilzunehmen, wie z. B. Gehen, Treppen laufen, Hinsetzen und Aufstehen. In diesem ersten Schritt werden wir Ausdauer in diesen Grundbewegungen schaffen. Die Kunst bestand also nicht nur darin, Omar dazu anzuregen, dies zu tun, sondern mit dem ACTivePhysio-Modell dahin zu führen, die gewünschte Aktivität selbst zu bestimmen und herauszufinden, welche grundlegenden Bewegungen dazu erforderlich sind (z. B.

mithilfe von Karten, die eine Person zeigen, die geht, Treppen läuft, aufsteht oder sich hinsetzt, balancierend auf einem Bein steht etc.).

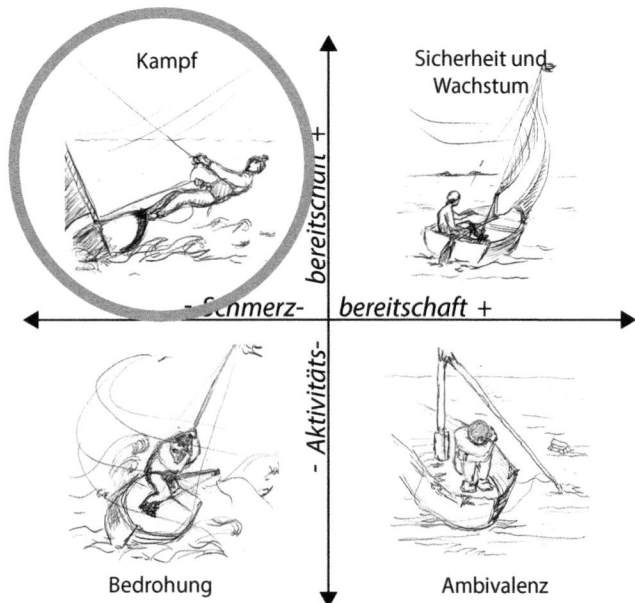

Abb. 11.6:
Kampf-Muster (Zeichnungen: Ronald Burian)

Greta (Kampf- Muster)

ACTiveAssessment: Greta konnte sich leicht im Kampf-Muster wiederfinden (▶ Abb. 11.6). Dies traf auch auf die anderen Mitglieder ihrer Gruppe zu. Sie haben viele Interessen, sie würden – metaphorisch – gerne zu verschiedenen Häfen segeln, am liebsten *gleichzeitig!* Sie beherrschen verschiedene Navigationstechniken und können Segelwettbewerbe gewinnen. Sie können auf die letzten beiden Navigationsstile zurückgreifen, für den Sturm und die Zeit nach dem Sturm. Da sie aber die ganze Zeit über die Kontrolle behalten wollen (selbst wenn der Sturm tobt), sind sie bald erschöpft. Diese Vorgehensweise führt zu einem endlosen Kampf und einer Achterbahnfahrt von Energie/keinen Schmerzen oben bis hin zu Müdigkeit/starken Schmerzen unten. Darüber hinaus äußert diese Gruppe oft, von Angst getrieben zu sein (z. B. ohne Leistung nicht anerkannt oder gemocht zu werden) und anderen helfen zu wollen, also gute Menschen sein zu wollen, aber am Ende erhielten sie nicht die Liebe, nach der sie sich sehnten, sondern nur Erschöpfung (▶ Abb. 11.7).

Veränderungsprozess: Bei der Diskussion über das Bewusstsein zeigt sich, dass es damit beginnt, dass ihr Verstand ihnen Dinge sagt wie »Ich kann alles« oder »Ich habe schon alles versucht«. Das schafft die Illusion, alles zu durchschauen. Allerdings können intelligente und problemlösende Köpfe sich so selbst etwas vorgaukeln: zum Schutz vor einer neuen (Ent-)Täuschung und weil sie von diesem ganzen Kampf schon reichlich müde sind. Es stimmt zwar, dass wir auf dieser Funktionsebene ein größeres Verständnis und Bewusstsein z. B. für unsere Körpersignale, unsere Werte und Ziele haben als in einer Krise oder nach einer Krise. Allerdings können wir überwachsam sein

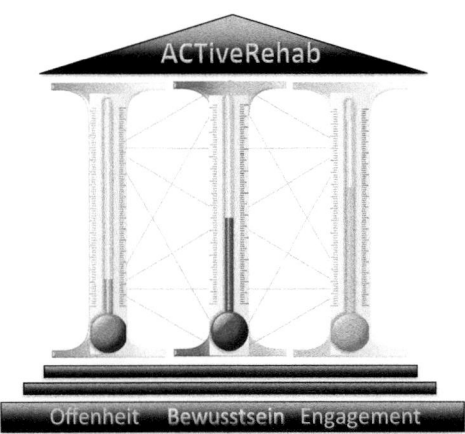

Abb. 11.7: Triflex-Säulen bei Greta

und auf all diese Körpersignale sowie auf unsere langen To-Do-Listen und viele Interessen, die wir haben, reagieren, ohne wirklich präsent zu sein und uns bewusst zu werden, dass wir eine Pause einlegen müssen, um neue Energie zu tanken. Während Omar (Ambivalenz-Muster) einen Antriebs- und Energiemangel zeigt, zeigt Gretas Verhaltensmuster (Kampf-Muster) das Gegenteil, das Übertreiben und den Mangel an Pausen, sich selbst Freiräume zu geben oder wieder aufzutanken.

ACTiveBODY: Mit Greta haben wir vereinbart, uns auf das O (Offenheit) im Akronym BODY zu konzentrieren, aber wir beginnen dabei immer mit dem B und dem D, um wieder mehr Balance und Stärke aufzubauen, und das auf einem höheren Niveau als bei der Arbeit mit Sofie. Offenheit bedeutet, flexibel zu sein, aber auch offen für Unannehmlichkeiten. Offenheit kann verkörpert werden, indem Flexibilität und Offenheit im Körper, in der Atmung, im Bewegungsmuster, bei der Unterbrechung einiger Abläufe usw. hergestellt werden. Yoga-Übungen, die dehnen *und* einen gewissen Schmerz verursachen, sind eine gute Möglichkeit, sich für »sichere Schmerzen« zu öffnen, wie z. B. die »Halbe-Taube-Haltung« (*Ardha rajakapotasana*), die eine Art Fluchtreflex auslöst. Zu lernen, in einer Haltung zu bleiben und ein sanftes, und dennoch herausforderndes Dehnungsniveau zu finden ohne ein »braves Mädchen« sein zu müssen, dafür mit Liebe und Mitgefühl mit sich selbst, hilft in vielen Dimensionen der Offenheit. In der Haltung zu bleiben, statt zu flüchten, bedeutet zu lernen, nicht zu reagieren.

ACTiveLifestyle: Greta navigiert oft im Kampf-Muster, sie weiß, dass sie ein starkes Bedürfnis nach externer Anerkennung hat und dass die Angst, diese Anerkennung nicht zu erhalten, eine starke Triebkraft ist. Also haben wir vereinbart, uns darauf zu konzentrieren, Selbstfürsorgeverhalten hinzuzufügen. Zusammen mit Greta überlegten wir, wie sie jeden Tag 1. ein gesundes Nahrungsmittel (Obst, Gemüse) hinzufügen, 2. ein oder zwei energiespendende und entspannende/öffnende Verhaltensweisen für fünf Minuten am Tag aufnehmen und 3. sitzende Tätigkeiten nach 50 Minuten mit einer Minute Bewegung unterbrechen könnte. All diese Dinge müssen konkret und im Detail (wann und wie) geplant werden. Greta wird mit einer morgendlichen sanften Dehnung und Rückenkräftigung mit ein paar Yoga-Übungen beginnen, sie wird drei Stunden nach dem Mittagessen eine Banane und beim Abendessen eine Möhre essen. Sie wird Erinnerungen im Computer oder Handy einprogrammieren, mit wechselnden ACTiveBody-Übungen zur Unterbrechung der sitzenden Tätigkeit. Die letzte Frage war, ob sie zu 90 % sicher sei, dass sie dies jeden Tag schaffen könne, und eine Woche lang nicht mehr als das.

Motivation: Im Falle von Greta ist die Motivation hoch oder möglicherweise zu hoch (wenn sie nicht am Boden liegt oder sich in einer ihre kurzen Krisen befindet), aber ihre Motive sind häufig, »für andere da zu sein« oder »eine gute Mutter/Frau/Tochter/Mitarbeiterin etc. zu sein«. Greta braucht Unterstützung, um eine Motivation für Selbstfürsorge zu finden. Rational versteht sie, dass Mitgefühl mit sich selbst wichtig ist, und sagt, dass es schwierig sei, sie es aber lernen wolle. Anders als bei Omar wird die Liste an Ideen endlos, wenn wir Greta anregen, ihre Motivationen selbst aufzuschreiben. Daher brauchen wir in diesem Fall nur die Idee der Selbstfürsorge und des Selbstmitgefühls als Hauptaufgabe in den Reha-Plan einzubringen.

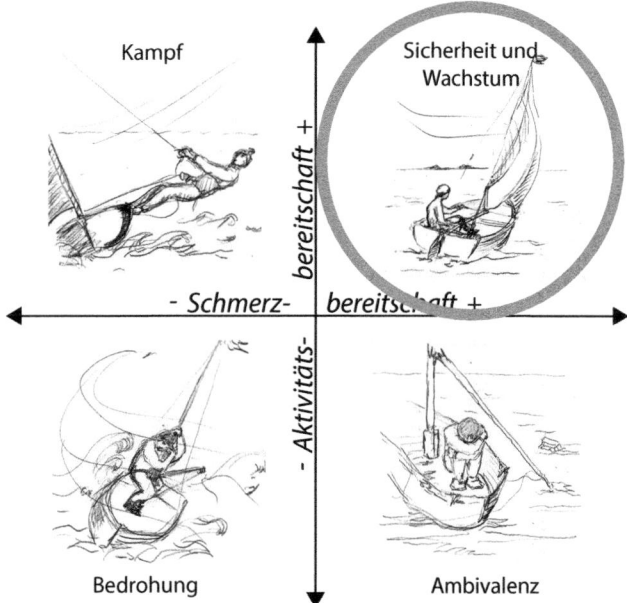

Abb. 11.8:
Sicherheits- und Wachstums-Muster (Zeichnungen: Ronald Burian)

Ursula (Sicherheits- und Wachstums-Muster)

ACTiveAssessment: Ursula und ihre Gruppe sprechen darüber, wie sie ihre Lebenssituation akzeptieren und bewältigen können (▶ Abb. 11.8). Sie haben sehr konkrete Fragen, wie sie in ihrer Situation besser navigieren können. Es wird deutlich, dass sie nicht erwarten, dass das Gesundheitssystem ihre Probleme löst oder behebt. Sie fühlen sich selbst dafür verantwortlich (Biguet et al. 2016). Ihre Neugierde und ihre Entdeckungsfahrten führen sie – metaphorisch – hin und wieder in unbekannte Gewässer mit unterschiedlichen Stürmen, Winden und Strömungen, so dass sie unter Umständen weiterführende Fähigkeiten erwerben und ihr Repertoire erweitern müssen und so ein neues Gefühl von Freiheit finden. Das Wichtigste bei dieser Gruppe ist, ihren Mitgliedern ein maßgeschneidertes, kurzes und sehr intensives Programm mit verschiedenen Situationen anzubieten, in denen sie alle Elemente der Säulen üben und vertiefen können.

Veränderungsprozess: Diese Säulen (▶ Abb. 11.9) spiegeln Ursulas eigene Bewertung wider. Sie weiß, dass sie sich ihrer selbst und der Anderen sehr bewusst ist; sie weiß, was für sie wichtig ist und sie kann eine ganze Menge Unannehmlichkeiten und Schmerzen ertragen. Sie sagt, dass der Schmerz eigentlich nicht das Schlimmste sei, sondern die Einschränkungen, die sie sich selbst auferlege, wenn sie Schmerzen habe. In Zusammenarbeit mit ihrer Gruppe konzentrieren wir uns auf die Vertiefung der Bewusstseinssäule, um neue Sichtweisen auf die alten Geschichten oder andere Bedeutungszuweisungen für unsere Gedanken und Erfahrungen zu finden. Wir überarbeiten und präzisieren unsere Werte, mit klaren

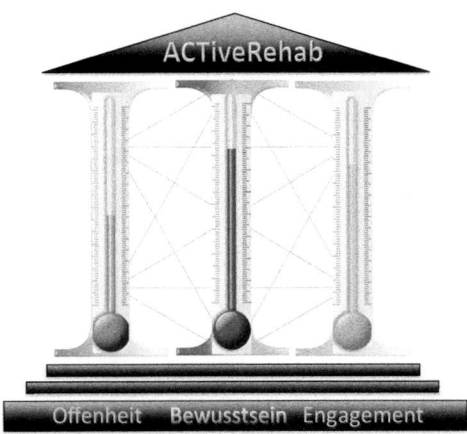

Abb. 11.9: Triflex-Säulen bei Ursula

Verhaltensweisen, die für diese Werte stehen. Wir erzeugen auch verschiedene schmerzhafte Situationen, in denen wir Offenheit für Schmerzen üben können.

ACTiveBODY: Mit dieser Gruppe erforschen und vertiefen wir alle Bereiche und hinterfragen unsere Grenzen – mit schwierigeren Balance-, Koordinations- und Kraftübungen für das B, mit kurzem und häufigerem Herz-Kreislauf-Training für das D und mit Offenheit und Flexibilität, sowohl passiv als auch aktiv. Wir können auch anfangen, mit Musik und Rhythmen zu arbeiten und die Atmung in die Bewegungen zu integrieren sowie zu beobachten, was unser Verstand uns sagt, während wir diese Bewegungen ausführen.

ACTive Lifestyle: Ursulas Lebensgewohnheiten sind recht gesundheitsfördernd, ebenso wie die der anderen Gruppenmitglieder. Es kann aber vorkommen, dass sie beim Training zu vorsichtig sind, zum Beispiel, wenn sie Angst haben, sich zu verletzen. Da sie jedoch die sinnvolle Kombination des ACTiveBODY-Modells mit den Prinzipien gesundheitsfördernder Verhaltensweisen verstehen, gestalten und planen sie ihre Lebensweise selbst.

Motivation: Diese Gruppe ist hochmotiviert und sollte in der Regel in der Grundversorgung mit einigen wenigen Terminen in einer Gruppe unter der Leitung einer Physiotherapeutin oder eines Physiotherapeuten bzw. einer Psychologin oder eines Psychologen behandelt werden, wenn die Physiotherapeutin oder der Physiotherapeut selbst nicht in verhaltenstherapeutischen Ansätzen ausgebildet ist. Patientinnen und Patienten, die Zugang zu diesem Verhaltensmuster haben, müssen als ihre eigenen Expertinnen und Experten, auf Augenhöhe behandelt und in die Behandlungsplanung einbezogen werden, anstatt dass wir auf unsere Expertise bestehen (ein Ansatz, der in der ACT nie empfohlen wird, und ganz besonders nicht mit dieser Gruppe, da dies die therapeutische Beziehung und das Vertrauen gefährden würde!). Wir brauchen ihnen nichts beizubringen (wie wir es bei denen getan haben, denen die Worte fehlten, wie Omar) oder ihnen beim Einlegen von Pausen und der Selbstfürsorge zu helfen (wie bei Greta). Ursula und ihre Gruppe waren sehr interessiert und neugierig auf die Säulen und konnten sie schnell als Prozesse in ihrem Leben begreifen. Das Wichtigste ist hier, Fragen zu stellen, damit sie selbst ihre eigenen Ideen, Metaphern und Übungen einbringen und Möglichkeiten finden, sie auf ihr Leben zuzuschneiden.

11.4 Worauf ist zu achten? – Fußangeln und Fallstricke

Fühlen oder nicht Fühlen? Ein Exkurs zum Ambivalenz- und Kampf- Muster

Das Navigationsmuster nach dem Sturm (Ambivalenz-Muster) kann Ausdruck von Verwirrung, Unsicherheit oder Hoffnungslosigkeit sein. Die schwierige Situation wird bewältigt, indem man versucht, nichts zu fühlen, sich nicht an all die zuvor erlittenen Stürme, Schwierigkeiten oder Traumata zu erinnern und sehr wachsam zu sein, für den Fall, dass ein weiterer Sturm aufziehen sollte. Dies ist ein normales Verhalten nach einer Krise, in der das Reden über solche Erfahrungen emotional überwältigend sein kann. Vermeidende Verhaltensstrategien können sein, diese »Schmerzen« durch Zähne-Zusammenbeißen und Anspannen der Muskeln zu betäuben, was die Empfindlichkeit gegenüber Schmerzen und Emotionen zunächst effektiv verringert, oder aber, sehr defensiv zu sein und zu versuchen, »potenzielle Stürme« abzuwehren. Dies hilft kurzfristig – aber wenn dieses Verhalten andauert oder wenn alle Schwierigkeiten durch Vermeidung gehandhabt werden, dann wird dieses Verhalten problematisch und dysfunktional: Es erfordert große Mengen an Energie und Wachsamkeit. In diesem Navigationsstil achten wir aufmerksam auf alles, was schief gehen kann, wir schützen uns selbst sehr stark (bis hin zu egoistischem Verhalten) und investieren all unsere Energie in die Unterdrückung von unangenehmem Erleben statt in das Vorwärtskommen, was zu einer permanenten Erschöpfung oder einem Gefühl der Frustration oder Depression führt. Eine solchermaßen entstandene Depression ist genau das: Sogar das Gute im Leben wird beiseite geschoben oder unterdrückt.

Wenn diese Patientinnen und Patienten jedoch beginnen, auf Schmerzempfindungen oder Gefühle zu achten, erleben sie mitunter zunächst mehr Schmerzen, was bei dem Versuch, Schmerzen zu lindern, widersinnig klingt (Wang et al. 2019). Es ist jedoch ein notwendiger Schritt in Richtung Genesung und zur Verbesserung der Fähigkeit, das Erlebte zu beobachten, die Aufmerksamkeit zu lenken, und das, was der Körper empfindet, einzuordnen und zu benennen, um die wahrgenommenen Informationen (Interozeption) zutreffend interpretieren zu können. Dieser Prozess muss also in Tempo und Intensität vorsichtig, mitfühlend und immer wieder motivierend angegangen werden, ermöglicht jedoch der Einzelnen oder dem Einzelnen, diesen Erfahrungen und Geschichten einen Sinn zu geben, um dann zur nächsten Phase überzugehen.

Im Kampf-Muster müssen wir uns ebenfalls (wie die Patientin Greta im Fallbeispiel) für schwierige Empfindungen, Gedanken und Gefühle öffnen und sie als Teil von uns selbst integrieren. Im daran anschließenden Prozess geht es darum, ihnen zu erlauben, da zu sein, ohne zwangsläufig auf sie zu reagieren. Im Fallbeispiel sehen wir, dass die Patientin hochgradig sensibel und aufmerksam auf alle Signale aus ihrem Körper achtet, auf ihre Erinnerungen und Erfahrungen und auch auf Signale von anderen. Sie kann diese beschreiben, und sie reagiert auf die meisten von ihnen, indem sie hauptsächlich versucht, das Unbehagen zu kontrollieren, das sie verursachen. Das Akzeptanztraining ermöglicht es der Patientin, ihre Reaktionen zu beobachten, zu benennen und zu fühlen und sich dann auch ihrer Reaktionsweise bewusst zu werden. Sie lernt auch, selbst einzuschätzen, ob eine Reaktion sie ihren Werten näherbringen wird oder nicht. Sie wird lernen, Aktion (ACTion) anstelle von Reaktion zu wählen. Dieses interessante Postulat steht ganz im Gegensatz zu dem, was viele von uns gelernt haben: Wenn du sehr empfindlich bist, musst du lernen, dich zu verschließen und dich vor diesen Gefühlen oder vor den Anderen zu schützen. ACT fördert genau den entgegengesetzten Weg, nämlich offen zu sein und das Gefühl zuzulassen, aber nicht unbedingt darauf zu reagieren – auch wenn dies zunächst mit einer Zunahme der Wahrnehmung schwieriger Empfindungen, Gefühle und Gedanken verbunden sein kann (Lindsay und Creswell 2017).

11.5 Was ist das Wichtigste für den klinischen Alltag? – Fazit und Ausblick

- Die Anwendung der ACT-Prozesse in der Physiotherapie umfasst die Ermittlung der individuellen Verhaltensmuster in Bezug auf die Beschwerden sowie die individuelle Fähigkeit zur Veränderung von Verhaltensmustern. Dies hilft bei der klinischen Entscheidung, welche ACT-Prozesse im ersten Schritt benötigt werden, in welchem Tempo sowie in welcher Dosierung sie adressiert werden sollen.
- Die Profilerstellung für Patientinnen und Patienten anhand der vorrangigen Verhaltensmuster in Bezug auf die Beschwerden (anstatt nach Diagnose oder Ausprägung der Symptomatik) ermöglicht es dem Behandlungsteam, nicht nur die Interventionen für jede Gruppe anzupassen, sondern auch ihren Nutzen für die jeweiligen Patientinnen und Patienten abschätzen zu können.
- ACT-basierte Physiotherapie geht über die Behandlung von Symptomen hinaus. Vielmehr richtet sich eine solche Therapie auf eine ganzheitliche Veränderung von Verhaltensmustern (Körperliche Aktivität, Ernährung, Tagesstruktur, Umgang mit Suchtmitteln etc.), wobei die Ziele sich an Sinnhaftigkeit und Lebenswerten der Patientinnen und Patienten orientieren.
- Für die systematische Anwendung der ACT-Prozesse im Gesamtbehandlungsplan steht mit ACTiveRehab ein umfassendes Organisations- und Therapiemodell zur Verfügung. Es dient der Optimierung des Angebots und der Umsetzung von ACT in einem Team mit verschiedenen Berufsgruppen in der medizinischen Rehabilitation.
- ACTivePhysio ist das ACTiveRehab-Modul für Physiotherapeutinnen und -therapeuten, die bei Patientinnen und Patienten mit chronischen Erkrankungen an Verhaltensänderungen im Alltag arbeiten wollen.

Einige Beispiele für Arbeitsmaterialien, die im ACTivePhysio-Modul verwendet werden, finden sich in den Onlinematerialien dieses Buches.

Literatur

Backryd E, Persson EB, Larsson AI, Fischer MR, Gerdle B (2018) Chronic pain patients can be classified into four groups: Clustering-based discriminant analysis of psychometric data from 4665 patients referred to a multidisciplinary pain centre (a SQRP study). PloS One 13(2): e0192623.

Baranoff JA, Hanrahan SJ, Burke ALJ, Connor JP (2016) Changes in Acceptance in a Low-Intensity, Group-Based Acceptance and Commitment Therapy (ACT) Chronic Pain Intervention. Int J Behav Med 23(1): 30–38.

Biguet G, Nilsson Wikmar L, Bullington J, Flink B, Lofgren M (2016) Meanings of »acceptance« for patients with long-term pain when starting rehabilitation. Disabil Rehabil 38(13): 1257–1267.

Casey MB, Lowry D, Hearty C, Neary R, Doody C (2016) Evaluation of a combined exercise and acceptance and commitment therapy group

based program for chronic pain. A pilot study. Manual Therapy 25: e97.
Cassilhas R, Tufik S, Mello M (2016) Physical exercise, neuroplasticity, spatial learning and memory. Cell Mol Life Sci 73(5): 975–983.
Cohen M, Quintner J, Buchanan D, Nielsen M, Guy L (2011) Stigmatization of patients with chronic pain: the extinction of empathy. Pain Med 12 (11): 1637–1643.
Critchley DJ, Holmes MG, Wileman V, McCracken L, Godfrey E (2016) »A light bulb moment!« Physiotherapists' experiences of delivering Physiotherapy informed by Acceptance and Commitment Therapy (PACT). Physiotherapy 102: e230–e231.
Critchley DJ, McCracken LM, Talewar R, Walker N, Sanders D, Godfrey E (2015) Physiotherapy informed by acceptance and commitment therapy for persistent low back pain: the pact study. Physiotherapy 101: e277–e277.
Engeroff T, Füzéki E, Vogt L, Fleckenstein J, Schwarz S, Matura S, Pilatus U, Deichmann R, Hellweg R, Pantel J, Banzer W (2018) Is Objectively Assessed Sedentary Behavior, Physical Activity and Cardiorespiratory Fitness Linked to Brain Plasticity Outcomes in Old Age? Neuroscience 388: 384–392.
Erickson KI, Gildengers AG, Butters MA (2013) Physical activity and brain plasticity in late adulthood. Dialogues Clin Neurosci, 15(1): 99–108.
Hayes SC, Villatte M, Levin M, Hildebrandt M (2011) Open, aware, and active: contextual approaches as an emerging trend in the behavioral and cognitive therapies. Annu Rev Clin Psychol 7: 141–168.
Jacobs CM, Guildford BJ, Travers W, Davies M, McCracken LM (2016) Brief psychologically informed physiotherapy training is associated with changes in physiotherapists' attitudes and beliefs towards working with people with chronic pain. Br J Pain 10(1): 38–45.
Lindsay EK, Creswell JD (2017) Mechanisms of Mindfulness Training: Monitor and Acceptance Theory (MAT). Clin Psychol Rev 51: 48–59.
Luciano JV, D'Amico F, Feliu-Soler A, McCracken LM, Aguado J, Penarrubia-Maria MT, Knapp M, Serrano-Blanco A, Garcia-Campayo J (2017) Cost-utility of Group Acceptance and Commitment Therapy for Fibromyalgia versus recommended drugs: An economic analysis alongside a 6-month randomised controlled trial conducted in Spain (EFFIGACT study). J Pain, 18(7): 868–880.
Lunghi C, Sale A (2015) A cycling lane for brain rewiring. Curr Biol, 25(23): R1122–R1123.
Phillips C (2017) Lifestyle Modulators of Neuroplasticity: How Physical Activity, Mental Engagement, and Diet Promote Cognitive Health during Aging. Neural Plasticity, 3589271.
Pincus T, Vogel S, Breen A, Foster N, Underwood M (2006) Persistent back pain – why do physical therapy clinicians continue treatment? A mixed methods study of chiropractors, osteopaths and physiotherapists. Eur J Pain 10(1): 67–76.
Rovner G, Skinta M (2018) ACTivePhysio: Acceptance and Commitment Therapy for the Physiotherapist in the area of chronic pain. In: Probst M, Skjaerven LH (Hrsg.) Physiotherapy in mental health and psychiatry: a scientific and clinical based approach. Edinburgh: Elsevier. S. 36–49.
Rovner GS (2014) Indicators for behavioral pain rehabilitation: impact and predictive value on assessment, patient selection, treatment and outcome. (Diss Göteborg Göteborgs universitet, 2014), Department of Clinical Neuroscience and Rehabilitation, Institute of Neuroscience and Physiology, Sahlgrenska Academy at University of Gothenburg, Gothenburg, Sweden. (https://gupea.ub.gu.se/handle/2077/35446, Zugriff am 10.09.2020).
Rovner GS, Vowles KE, Gerdle B, Gillanders D (2015) Latent Class Analysis of the Short and Long Forms of the Chronic Pain Acceptance Questionnaire: Further Examination of Patient Subgroups. J Pain, 16(11): 1095–1105.
Rovner GS, Johansson F, Gillanders D (2019) Cut-off-scores for the 8-item version of the Chronic Pain Acceptance Questionnaire (CPAQ-8) to identify different profiles of pain acceptance patterns, levels of funcion and behavioral flexibility. J Cont Behav Sci 14: 146–156.
Rusu AC, Hasenbring M (2008) Multidimensional Pain Inventory derived classifications of chronic pain: evidence for maladaptive pain-related coping within the dysfunctional group. Pain 134 (1-2): 80–90.
Synnott A, O'keeffe M, Bunzli S, Dankaerts W, O'Sullivan P, Sullivan K (2015) Physiotherapists may stigmatise or feel unprepared to treat people with low back pain and psychosocial factors that influence recovery: a systematic review. J Physiother 61(2): 68–76.
Strosahl K, Gustavson T, Robinson PA (2013) Brief Interventions for Radical Behavior Change: Principles and Practice of Focused Acceptance and Commitment Therapy. Oakland, CA, USA: New Harbinger Publications.
Verra ML, Angst F, Brioschi R, Lehmann S, Keefe FJ, Staal JB, de Bie RA, Aeschlimann A (2009) Does classification of persons with fibromyalgia into Multidimensional Pain Inventory subgroups detect differences in outcome after a standard chronic pain management program? Pain Res Manag, 14(6): 445–453.

Wang Y, Zhenzhen Q, Hofmann SG, Mei S, Xinghua L, Wei X (2019) Effect of Acceptance versus Attention on Pain Tolerance: Dissecting Two Components of Mindfulness. Mindfulness 10(7): 1352–1359.

Wilson S, Chaloner N, Osborn M, Gauntlett-Gilbert J (2017) Psychologically informed physiotherapy for chronic pain: patient experiences of treatment and therapeutic process. Physiotherapy 103(1): 98–105.

12 ACT in der Tanz- und Bewegungstherapie

Cornelia Hörmann

12.1 Wozu die Arbeit mit ACT in der Tanz- und Bewegungstherapie? – Einführung

12.1.1 Was ist Tanztherapie?

»Jeder Mensch ist ein Tänzer«, sagte Rudolf von Laban (1984), der berühmte Tänzer, Choreograf und Tanztheoretiker (1879–1958), und wann immer ich dieses Zitat in meinen Tanztherapiestunden anbringe, blicken mich erstaunte und neugierige Gesichter an.

Meine eigene Biografie führte mich von persönlichen intensiven Erfahrungen mit Tanz zur Tanztherapie. Es bewegte mich die Frage, welche Möglichkeiten wir Menschen im Kontakt miteinander, speziell in der gemeinsamen Bewegung, haben, um uns weiterzuentwickeln, in Bezug auf unseren Körper, unsere Eigenwahrnehmung, unsere Gedanken und Gefühle. Tanztherapie ist für mich – besonders nach zwölf Jahren Berufserfahrung – ein geeignetes Medium dafür.

Der Berufsverband der Tanztherapeuten Deutschlands definiert Tanztherapie wie folgt: »Tanztherapie ist künstlerische und körperorientierte Psychotherapie. Sie beruht auf dem Prinzip der Einheit und Wechselwirkung körperlicher, emotionaler, psychischer, kognitiver und sozialer Prozesse. Die Tanztherapie hat psychotherapeutische Theorie-Praxis-Modelle unterschiedlicher Schulen für die Anwendung von Bewegungs- und Gestaltungsprozessen modifiziert und weiterentwickelt. Insofern stellt die Tanztherapie eine verfahrensübergreifende Methode dar, die innerhalb tiefenpsychologischer, verhaltenstherapeutischer, systemischer und humanistischer Behandlungskontexte zur Anwendung kommt. Die Diagnostik beruht auf bewegungsanalytischen Verfahren. Zentrale Medien sind Bewegung und Tanz in Verbindung mit dem reflektierenden, therapeutischen Gespräch« (Berufsverband der TanztherapeutInnen Deutschlands 2018).

Methoden und Techniken, die in der Tanztherapie genutzt werden, entstammen dem künstlerischen Tanz, dies ist einer der Gründe, weshalb Tanztherapie zu den künstlerischen Therapien gezählt wird. In Kliniken und Tageskliniken wird die Tanztherapie oft als Tanz- und Bewegungstherapie bezeichnet, da – neben dem künstlerischen Ausdruck – Bewegung und Körper im Fokus sind. Einen fließenden Übergang gibt es somit einerseits zu Bewegungs- und Sporttherapien und andererseits zu anderen körperorientierten bzw. körperpsychotherapeutischen Methoden. Die Behandlungskonzepte in der Tanztherapie orientieren sich überwiegend am bio-psychosozialen Modell der Medizin (vgl. Quinten und Munzert 2017). Tanztherapeuten nutzen das Wissen der Tanzkunst über die Gestaltung von Metaphern und Symbolen in Bewegung, um die Konflikte und Probleme der Patienten auf der Bewegungsebene zu bearbeiten (Eberhard-Kaechele 2013, S. 1).

Tanztherapeutische Praxis verlangt, wie dies für viele sozialpsychologische und pädagogische Berufe gilt, eine Feinabstimmung der Vorgehensweise auf die Erfordernisse der

Bedingungen vor Ort. In meiner eigenen Arbeit leitete mich von Anfang an dabei die Frage: Welche Übungen oder Interventionen sind sinn- und wertvoll für unsere Patientinnen und Patienten, passen zu mir als Therapeutin und sind stimmig innerhalb des gesamten Settings? In den Tageskliniken, auf die ich mich mit meiner Berufserfahrung beziehe, arbeiten multiprofessionelle Teams. Die Patientinnen und Patienten sind von 8:00–16:00 Uhr in den tagesklinischen Räumen und erleben ein vielfältiges Programm unterschiedlicher Therapieformen. Für gewöhnlich sind sie ein- bis zweimal pro Woche in einer einstündigen Tanztherapieeinheit. Die Gruppengrößen liegen zwischen sechs und zehn Teilnehmerinnen und -teilnehmern. Meistens ist Tanztherapie nicht bekannt und auch der letzte eigene Tanz liegt schon weit zurück. In den offenen Gruppen, die in den Tageskliniken üblich sind, ist die erste Kontaktaufnahme und das Gewinnen einer Bereitschaft daher mein erstes Ziel. Tanztherapie ist ressourcenorientiert und bietet Unterstützung, um einen selbstfürsorglichen und achtsamen Umgang mit dem eigenen Körper zu erlangen, »Tanztherapie ist traditionell eine ressourcenorientierte Methode, die die Bewegungsimpulse von Patientinnen und Patienten aufgreift und würdigt, bevor die Konfrontation mit Defiziten stattfindet« (Eberhard-Kaechele 2017, S. 70).

In eigenen Therapiestunden erlebe ich Menschen, die unter gedrückter Stimmung, seelischer und körperlicher Angespanntheit, unter Ängsten und Schmerzen leiden. Im Verlauf der Therapiestunde biete ich mithilfe von Musik, Tanz und dem Einsatz von Materialien (Seile, Bälle, Tücher, Stäbe) Bewegungsanreize an. Die teilweise strukturierten, von mir angeregten Bewegungsimpulse, das freie Bewegen, das Spiegeln von Bewegungen und das spielerisch leichte Ausprobieren lässt die Teilnehmerinnen und Teilnehmer in Bewegung kommen. Der gerade stattfindenden Aktion die volle Aufmerksamkeit zu schenken, lässt die Teilnehmenden im jetzigen Moment sein. Bekannte, vielleicht verschüttete Ressourcen und Vorlieben werden innerhalb der Stunden wiederentdeckt.»Patientinnen und Patienten können in der Tanztherapie mit ihrer Hilfe Bewusstheit über das eigene Erleben und Verhalten erlangen und es können Veränderungsprozesse in die Wege geleitet werden« (Quinten und Munzert 2017). Manche dieser Veränderungsprozesse sind unmittelbar zu beobachten, werden unter Umständen mitgeteilt, z. B.: »Seitdem ich in der Tanztherapie bin, höre ich wieder Musik« oder »Ich mache mir beim Kochen jetzt öfter das Radio an, wenn niemand zusieht, tanze ich manchmal durch meine Küche«. Manche Veränderungen spielen sich leise im Hintergrund oder nur sehr verzögert ab.

12.1.2 Tanztherapie und ACT

An dieser Stelle möchte ich eigene Erfahrungen von Tanztherapie und dem Konzept der ACT teilen, um weitere Tanztherapeutinnen und -therapeuten mit wertvollen Hinweisen zu ermutigen, die ACT in ihr tanztherapeutisches Angebot zu integrieren, so denn die Klinik oder Abteilung, in der sie oder er tätig ist, nach dem ACT-Konzept arbeitet oder arbeiten möchte. Die Akzeptanz- und Commitment-Therapie wurde 2012 als Grundlage des therapeutischen Konzeptes in der psychosomatischen Tagesklinik eingeführt. Meine therapeutische Haltung vor ACT war wertschätzend und annehmend, dies wurde durch den Einsatz von ACT insofern nicht berührt. Verändert hat sich die Struktur, die stabiler geworden ist; das von allen Teammitgliedern benutzte Vokabular, das Wissen um die Kernprozesse und die Klarheit, die dies für uns mit sich bringt. Dadurch entsteht Transparenz, die es für unsere Patientinnen und Patienten leichter macht, die Therapien zu verstehen, ACT in den verschiedenen Therapieangeboten bewusster zu erfahren und das damit verbundene Wissen für den eigenen Weiterentwicklungsprozess zu nutzen.

Das Verknüpfende zwischen Tanztherapie und ACT findet sich für mich im Erleben des Moments, im nicht bewertenden Ausprobieren, im Erkennen von Barrieren und lang eingeübten Mustern und nicht zuletzt im Ausprobieren neuer Bewegungen, Handlungen und Strategien. All das erfordert und fördert innere und äußere Flexibilität und hilft gleichzeitig, festgezurrte Muster neu zu erleben. Russ Harris beschreibt es so: »Psychische Flexibilität ist also die Fähigkeit, präsent zu sein, sich zu öffnen und das zu tun, was wichtig ist.« (Harris 2014a, S. 29). Die sechs Kernprozesse, die über ACT angestoßen werden sollen – Kontakt mit dem jetzigen Moment, Defusion, Akzeptanz, Selbst-als-Kontext, Werte und Engagiertes Handeln – dienen letztlich dem Ziel, die Patienten zu befähigen, psychisch flexibler zu werden im Sinne der Erreichung eines wertegetragenen Lebens, d. h.: »Psychische Flexibilität ist die Fähigkeit, unserem Erleben des gegenwärtigen Augenblicks mit Gewahrsein und Offenheit zu begegnen und uns in unserem Handeln von unseren Werten leiten zu lassen« (Harris 2014a, S. 28). Flexibilität verlangt gleichzeitig nach Stabilität. Dies sind also Zustände, die sich als Gegensätze in der Tanztherapie körperlich gut erfahren lassen. Das Einnehmen von stabilen, gut verankerten Positionen beispielsweise oder das biegsame und anpassungsfähige Bewegen einzelner Körperteile ist vorstellbar. Beide Positionen und Erfahrungsräume geben in der verbalen Reflexion Hinweise auf mögliche Schwierigkeiten oder auch auf Ressourcen des Einzelnen oder der Einzelnen.

Die sechs Kernprozesse und die Orientierung auf psychische Flexibilität haben meiner tanztherapeutischen Arbeit eine verbesserte Struktur gegeben. Zugleich machten wir in den Fortbildungen bei der ACT-Einführung und in der nachfolgenden Praxis Prozesse durch, die uns spüren ließen, wie sehr wir als Therapeutinnen und Therapeuten im Rahmen unserer Arbeit selbst mit den Kernprozessen und zugehöriger Flexibilität bzw. Inflexibilität konfrontiert sind. ACT begleitet mich daher in meiner praktischen Umsetzung im klinischen Alltag. Als Therapeutin gehe ich mit einer klaren Vorstellung, mit meinem Wertesystem, wie ich als Tanztherapeutin arbeiten sollte, in den Kontakt mit Patientinnen und Patienten. Passen meine Anforderungen an mich mit der Realität zusammen? Wo erlebe ich Barrieren in meinem Tun, womit bin ich gedanklich fusioniert und wie schaffe ich es, flexibel und gleichzeitig stabil zu bleiben? Manche der Bestandteile von ACT, wie das Prinzip der Achtsamkeit, Element des ersten Kernprozesses, waren mir dabei bereits sehr vertraut, geht es doch in der Tanztherapie immer um die Fähigkeit, im Moment zu sein. Das Thema Werte führte bei mir selbst zu einer tieferen Überprüfung eigener Werte, die für mich bis dahin eine Selbstverständlichkeit gewesen waren. Mein Blick für diese Werte wurde geschärft und wurde zum bewussten Element in der Arbeit mit den Patientinnen und Patienten. Die psychische Flexibilität als übergeordnetes Ziel im oben beschriebenen Sinne hilft, Prozesse in der tanztherapeutischen Stunde zu organisieren, situativ zu intervenieren und Wirkungen der Aktionen zu beobachten und zu reflektieren.

12.2 Was wissen wir zur Evidenz? – Empirische Daten und Stand der klinischen Forschung

Nach bisherigen Recherchen existieren bisher (noch) keine relevanten Studien im deutschsprachigen Raum, die Tanz- und Bewegungstherapien in der Verknüpfung mit ACT untersucht haben.

Die Wirksamkeit von Tanztherapie hingegen wurde und wird in unterschiedlichsten Studien erforscht. Ich verweise hier daher auf Wirkfaktoren, die sich im Konzept der ACT analog wiederfinden. Koch und Eberhard-Kaechele (2014) nennen als solche u. a.: Ressourcenaktivierung, aktive Patiententeilnahme, Veränderungsbereitschaft, Verhaltensregulation, Selbstwirksamkeit und Achtsamkeit. *Ressourcenaktivierung* ist das Wiederentdecken der Freude an der eigenen Bewegung. Durch das handlungs- und kreativitätsorientierte Tun in der Tanz- und Bewegungstherapie wird *aktive Teilnahme* der Patientinnen und Patienten möglich. Ein weiterer wichtiger Faktor ist die *Veränderungsbereitschaft*. Das Wechseln der Perspektiven und das Erproben neuen Verhaltens wecken bei den Patientinnen und Patienten eine erhöhte Bereitschaft zur Veränderung. Ebenso verhält es sich mit der *Verhaltensregulation*: »Tanztherapie arbeitet direkt und einsichtsbasiert an der aktiven Erprobung neuer Verhaltensweisen und der Regulation bereits vorhandenen Verhaltens« (Eberhard-Kaechele 2009). In einer aktiven Therapieform wie der Tanztherapie wird die *Selbstwirksamkeit* direkt vom Patienten oder von der Patientin auf der Handlungsebene erfahren. Das Regulieren des Affektes ist über den Körper nachhaltiger und effektiver als über verbale Kommunikation möglich. Laut Michalak et al. (2012) gilt Tanztherapie als *Achtsamkeit* in Bewegung.

12.3 Wie sieht die Behandlung aus? – Praktische Umsetzung

In diesem Kapitel stelle ich anhand einiger Beispiele dar, wie eine Verknüpfung von Tanztherapie und ACT in der Praxis aussehen kann. Die Hauptthemen sind den Patientinnen und Patienten durch die Arbeit des gesamten Behandlungsteams meist zuvor bekannt. Durch die Einführung eines jeweiligen Kernprozesses jede Woche kann beispielsweise das Thema »Defusion« in den verschiedenen Therapiearten im jeweiligen Umfeld bearbeitet und erfahren werden. Die Tanztherapiestunden beginnen meistens mit einer verbalen Runde, um die Befindlichkeit der Einzelnen in diesem Moment zu erfragen. Nach achtsamen Startübungen folgt die Bewegungseinheit. Das Ergebnis des verbalen Austausches und das Schwerpunktthema leiten dabei durch die Stunde. Bewegungen und Gruppenrhythmen greife ich verbal und nonverbal auf und versuche, über Metaphern die ACT-Inhalte körperlich erfahrbar zu machen. Es bestehen verschiedene Erfahrungsmöglichkeiten in Bewegung: alleine, zu zweit oder als Gruppe. Die Teilnehmenden werden auf das Thema Eigenverantwortung und Selbstfürsorge hingewiesen. Sie entscheiden, wie sehr sich auf diese Stunde und den Verlauf einlassen. Die Therapiestunde endet in einem verbalen gruppentherapeutischen Gespräch über das zuvor Erlebte.

12.3.1 Flexibilität

Das Thema Flexibilität lässt sich beispielsweise vorwiegend über die tanztherapeutische Methode »Chace-Technik« erfahren. Die amerikanische Tanztherapiepionierin Marian Chace (1896–1970) entwickelte diese Methode in den 1960er Jahren im Rahmen ihrer Tätigkeit mit psychisch erkrankten Personen. Mit ihr werden Bewegungen der Teilnehmenden respektvoll gespiegelt, ohne darüber zu sprechen. Die Gruppe steht im Kreis, eine Person zeigt eine Bewegung und die anderen spiegeln bzw. imitieren diese. Die gezeigte Bewegung kann thematisch bezogen oder auch frei gewählt sein. Neben der Fähigkeit, sich in die Bewegung der anderen einzufühlen, erleben die Teilnehmenden eine neue Bewegungsqualität. Sie ist größer, kleiner, kraftvoller oder zarter als die, die sie selber in ihrem Bewegungsrepertoire haben. Sie geraten für einen kurzen Moment der Imitation aus ihrem bisherigen Muster. Dies scheint ein wichtiger Schritt in Richtung Veränderung, d. h. äußerer und innerer Flexibilität zu sein. »Beim Spiegeln nach Chace kommt es auf die Bewegungsqualität, also das ›Wie‹ und nicht das ›Was‹ der Bewegungen an. Es geht demnach nicht um ein mechanisches Imitieren, sondern um das Mitfühlen durch achtsames Mitbewegen. Die Förderung der Empathiefähigkeit findet beim therapeutischen Spiegeln vor allem auf der impliziten und nonverbalen Ebene statt« (Koch 2015).

12.3.2 Hier und Jetzt – Achtsamkeit

Im Aspekt der Achtsamkeit entdeckte ich die erste Verbindung zwischen Tanztherapie und ACT. Viele Tanztherapieeinheiten fangen mit einem wertfreien Hinwenden zum eigenen Körper an, für die ACT heißt es: »Achtsamkeitsübungen und der Fokus auf das Hier und Jetzt erfordern den Einbezug und das Erleben des Körpers. Die Fokussierung auf die Emotion und Emotionsregulation führt zur Wahrnehmung autonomer körperlicher Prozesse und des nonverbalen Verhaltens. Insgesamt also wird derzeit die kognitive Verhaltenstherapie zunehmend humanistischer und betont zunehmend die Aspekte des unmittelbaren Erlebens. Erleben und In-der-Welt-Sein implizieren, dass man sich des Körpers bewusst ist, durch den man *erlebt*.« (Tschacher und Storch 2010).

Es können Atem-, Dehnungs- oder Lockerungsübungen sein, mit denen eine Tanztherapieeinheit beginnt. Auch einfache Klopfmassagen, die auch ohne besonders geübte Techniken auskommen, können eingesetzt werden. Ziel ist es, den Atem, das Körperteil, das bewegt, ausgeschüttelt oder massiert wird, zu spüren, ohne dass etwas Besonderes erreicht werden muss. Es braucht demnach Aufmerksamkeit für das eigene Tun, es soll möglichst ohne Leistungsdruck geschehen und es bedarf der Fürsorge für sich selber. Patientinnen und Patienten, die häufig von einer Therapiestunde zur nächsten gehen, sind angefüllt mit Informationen, Gedanken und Gefühlen aus der letzten Therapieeinheit oder dem eventuell vorangegangen ärztlichen oder therapeutischen Gespräch. Nach einer verbalen Befindlichkeitsrunde in der Tanztherapie setze ich die ersten Übungen ein, um die Patientinnen und Patienten in den jetzigen Moment zu holen. Sie können sich ihrem Körper zuwenden, erleben und spüren, wie es ihm geht, sich unter Umständen durch tiefes Atmen gut mit Sauerstoff versorgen, durch Dehnung oder Massage Anspannung regulieren und einen Stopp zu dem zuvor Erlebten setzen.

Für manche Menschen ist dieser erste Schritt sehr einfach, andere haben große Schwierigkeiten, sich darauf einzulassen. Verschiedene Aspekte können dabei eine Rolle spielen: Wie vertraut ist der Einzelne mit Körperarbeit und Achtsamkeitsübungen, aber auch, welche persönlichen Themen und Abwehrmechanismen werden berührt? Eine hilfreiche therapeutische Begleitung ist hierbei empathisch und einfühlsam, ich ermuntere die Teilnehmenden, diese Übungen in jeder neuen Tanztherapiestunde wieder auszuprobieren und gegebenenfalls Unterschiede zu den ersten Erlebnissen zu bemerken. Es geht dabei z. B. um das schlichte Wahrnehmen der Atmung, das Spüren des Kontaktes der Füße oder der Aufrichtung des Rückens, all dies sind Achtsamkeitsübungen, die jeder in seinen Alltag integrieren kann.

12.3.3 Selbst-als-Kontext, Kognitive Defusion und Akzeptanz

»Geh du vor«, sagte die Seele zum Körper, »auf mich hört er nicht. Vielleicht hört er auf dich.« »Ich werde krank werden, dann wird er Zeit für dich haben«, sagt der Körper zur Seele.
(U. Schaffer)

Die drei Kernprozesse von ACT, »Selbst-als-Kontext«, »Defusion« und »Akzeptanz«, werden in diesem Abschnitt zusammenfassend betrachtet. Beispielhaft sei eine Übung, die mit unterschiedlichem Fokus nutzbar ist, d. h. die folgende Spiegelübung kann sowohl unter dem Blickwinkel »Akzeptanz«, »Defusion« oder auch »Selbst-als-Kontext« erfahren werden. In der Übung macht Person A Hand- und Armbewegungen, die sie frei wählt, vor. Person B versucht diese möglichst genau nachzuahmen. A wechselt in ihren Bewegungen, Musik unterstützt das Geschehen, Person B imitiert. Es folgt ein Rollenwechsel und Person B gibt Bewegungen vor, A spiegelt. Wenn diese Sequenz beendet ist, findet ein verbaler Austausch über das Erlebte, über Gefühle und Gedanken statt. Sind Erfahrungen gemacht worden, die aus dem Alltag bekannt sind und gibt es Erkenntnisse, die übertragbar sind? Die Rückmeldungen sind häufig sehr unterschiedlich. Manchmal ist das Erlebte sehr positiv, die Sequenz wird als ein harmonischer Gleichklang erlebt, für andere ist es schwierig, sich Bewegungen auszudenken oder die eigene Bewegung bei einer anderen Person zu sehen. Das Thema »Führen und Folgen« wird in dieser Übung häufig aktiviert und damit verbunden sind oft Themen wie Perfektionismus, Kreativität, Harmonie, Unterordnung oder Ohnmacht. ACT-bezogen ist es das Annehmen einer fremden Bewegung. Auch wenn es nur für einen kurzen Moment so ist, lässt sich der »folgende« Akteur auf eine neue Bewegung ein, er oder sie nimmt sie auf, lässt sie zu und akzeptiert sie für die Dauer der Spiegelung (▶ Abb. 12.1a–b).

In der verbalen Betrachtung wird das denkende Selbst sichtbar. Es analysiert, urteilt und plant. In der oben beschriebenen Übung ist es unser denkendes Selbst, das die angebotene Bewegung des anderen bewertet, die eigenen Bewegungen plant oder sich unter Druck setzt, damit z. B. »besondere« Bewegungen vorgemacht werden. Unser beobachtendes Selbst – welches Gefühle, Empfindungen und Gedanken beobachtend wahrnimmt – ist uns häufig nicht so bekannt und wird durch die verbale Rückmeldung stärker ins Bewusstsein gebracht.

Womit ist die vormachende oder folgende Person fusioniert? Welche gedanklichen Annahmen leiten sie in der Übung? Sind es beispielsweise Gedanken wie: »Ich bin viel zu unkreativ« oder »Ich kann das nicht, das ist mir zu schwierig«? Im anschließenden Erfahrungsaustausch fallen oft solche Sätze. In der Reflexion erkennen die Patientinnen und Patienten gemeinsam diese Gedanken, nehmen sie als Annahmen wahr und überlegen, wie es möglich sein könnte, Abstand zu nicht hilfreichen Gedanken zu gewinnen.

Eine Grundannahme, mit denen Teilnehmende häufig in eine Tanztherapieeinheit gehen, ist der Gedanke: »Ich kann nicht tanzen«. Manchmal stellen sie nach einer Stunde fest, dass sie sich bewegt, fast sogar getanzt haben, und es über das aktive Teilnehmen gelungen ist, Abstand zu belastenden Gedanken zu gewinnen.

Auch das Akzeptieren findet sich in jeder Tanztherapiestunde wieder. Es sind Schmerzen da, kann sich der Patient oder die Patientin trotzdem bewegen? Kann er oder sie selbstfürsorglich ausprobieren, welche Übungen und Bewegungen möglich sind und welche nicht? Kann er oder sie akzeptieren, dass es eine Pause braucht, obwohl die anderen weitertanzen? Im anschließenden reflektierenden Gespräch wird das Erlebte ins Bewusstsein gebracht.

12.3.4 Werte

Das Thema »Werte«, das für ACT bei der bewussten individuellen Lebenszielsetzung eine so große Rolle spielt, bereitete mir in der tanztherapeutischen Umsetzung zunächst Kopfzerbrechen. Patientinnen und Patienten beschreiben und besprechen ihre Werte in den psychotherapeutischen Sitzungen. Hilfreiche Materialien, wie der Wertekompass, Wertekarten oder das Arbeiten mit der Matrix unterstützten diesen Prozess. Doch welche Informationen braucht der Körper, um sich seinen Werten zu nähern? Das genaue Hinsehen und Herausfinden, was wichtig und wertvoll im Leben des Einzelnen ist, bedarf Bereitschaft und Öffnung für das Thema. Der Ausspruch: »Ich stehe mit beiden Beinen fest im Leben« beschreibt einen Zustand, in dem das eigene Leben selbst gestaltet wird und man mit den Anforderungen des Lebens gut zurechtkommt. Anhand des Bildes der fest verwurzelten Füße auf dem Boden bieten sich z. B. Übungen aus der Körpertherapie an. Beispielsweise sind dies Grounding-Übungen, mit denen der Boden als sicherer Ort unter den Fußsohlen oder auch mit anderen Körperteilen gespürt werden kann. Oder es ist möglich, es körperlich zu erleben, den eigenen Werten Raum zu geben: dazu explorieren die Teilnehmenden öffnende Bewegungen, unterstützt durch die Atmung wird dabei versucht, eine leichte Öffnung des Brustkorbes zu erreichen und geöffnete Bewegungen im Gegensatz zu geschlossenen Bewegungen werden ausprobiert und diesen nachgespürt.

Während in der Kunsttherapie das Thema Werte mit verschieden Materialien gestaltet werden kann oder in den psychotherapeutischen Gruppen Werte besprochen und festgehalten werden können, können in der Tanztherapie eigene Werte mithilfe eines Wertetanzes erfahren und verankert werden: in einer freien Explorationsphase bittet man dazu die Teilnehmenden, sich das Thema, das ihnen wichtig und wertvoll erscheint, vorzustellen. Dann versuchen alle, dafür eine Bewegung zu finden. Diese wird mithilfe der Chace-Technik geteilt, jedoch ohne verbal aufzudecken, was mit der Bewegung ausgedrückt wurde. Es gibt nicht nur ein Wort für diesen Wert, sondern auch eine Bewegung und ein Gefühl, welches hinter der Bewegung steht. Mit ihr kann spielerisch umgegangen werden, sie kann groß oder klein sein, wiederholt, verlangsamt oder beschleunigt werden. Durch das lebendige und kreative Agieren erlebt das Thema Werte einen neuen Zugang.

Um die Erfahrung in den Alltag zu integrieren, lässt sich der Erfahrung nach gut mit Körperankern arbeiten, mit denen die gefundene Bewegung so sehr konzentriert bzw. verkleinert wird, dass sie als Berührung oder Geste quasi mitgenommen werden kann. So kann uns der eigene Wert immer begleiten, uns gegebenenfalls unterstützen oder erinnert werden.

12.3.5 Engagiertes Handeln

»*Wanderer, es gibt keinen Weg, der Weg entsteht im Gehen*« *(Machado 1912).*

In dem Begriff »Engagiertes Handeln« liegt schon die Bewegung im Wort: Aufstehen–Losgehen–Ankommen–Verlaufen–Zurückweichen–Erreichen. Bei ACT heißt es: »Engagiertes Handeln bedeutet, von Werten geleiteten Handlungen mehr Raum zu geben. Es bedeutet auch flexibel zu handeln, sich also an die Herausforderungen einer Situation anzupassen und unser Verhalten je nach den Erfordernissen entweder beizubehalten oder zu ändern« (Harris 2014a, S. 335). Was bedeutet uns der Raum? Wie bewegen wir uns im Raum? Und wo ist die Verbindung zu ACT? Im Tanz und in der Tanztherapie ist die Bewusstheit über die eigene Raumnutzung elementar. In Tanztherapiestunden kann es bereits bei der Platzwahl anfangen. Wohin stelle ich mich an diesen oder jenen Ort im Raum, und warum? Für Tanztherapeutinnen und -therapeuten ist dabei die Raumharmonielehre von Rudolf von Laban hilfreich. Er erschließt darin das Verhältnis des Menschen zu dem ihn umgebenden Raum. Unser eigener Raum, den wir mit normal ausgestreckten Armen in Ruheposition erreichen, genannt unsere Kinesphäre, wird von jedem Menschen anders genutzt (vgl. Eurolab 2018).

Die Teilnehmenden können in Tanztherapiestunden verschiedene Erfahrungen zum Thema Raum machen. Zum »eigenen« Raum und zum Raum, in dem wir uns bewegen. Wir beschreiten ihn mit großen und kleinen Schritten, erreichen schnell oder langsam, direkt oder indirekt unser Ziel. Über das Ausprobieren kann eine neue Wachheit bzw. Bewusstheit in der Raumnutzung gewonnen werden. Die in den Therapiestunden gemachten Erfahrungen lassen sich gut auf den Alltag übertragen und auf den eigenen Prozess, der innerhalb eines Klinikaufenthaltes beschritten wird. Trete ich auf der Stelle, weiche zurück oder presche nach vorne? Suche ich meinen eigenen Weg, bewege ich mich in Richtung meiner Werte oder von ihnen weg? In dem Thema Raumnutzung sehe ich eine gute Verknüpfung von ACT und Tanztherapie (▶ Abb. 12.1c).

Häufig höre ich von Patientinnen und Patienten, die am Ende eines Klinikaufenthaltes stehen, dass das In-Bewegung-Kommen ihnen geholfen hat, engagiertes, wertegeleitetes Handeln zu beginnen.

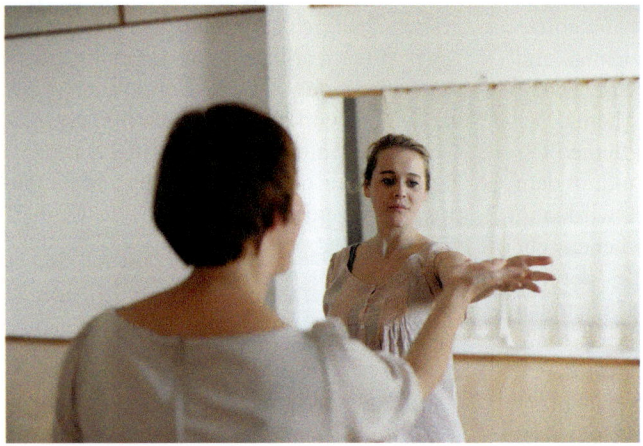

Abb. 12.1:
Exemplarische Darstellung möglicher Übungen in der Tanztherapie
a (links): Übung zum Prozess »Akzeptanz« oder »Spiegelungen« (Fotos: Barbara Dietl, www.dietlb.de)

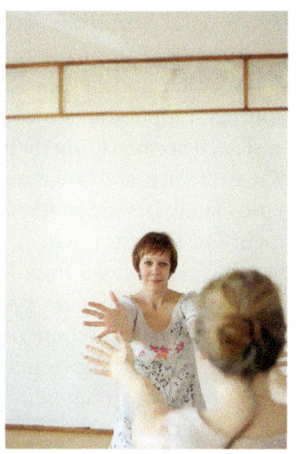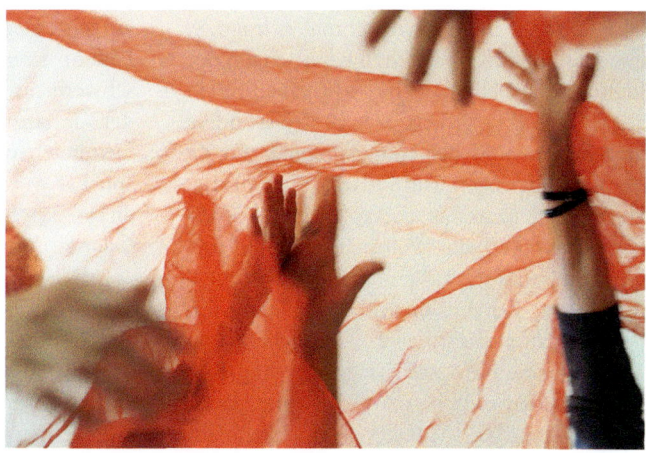

Abb. 12.1: Exemplarische Darstellung möglicher Übungen in der Tanztherapie
b (links): Übung zum Prozess »Akzeptanz« oder »Spiegelungen«; c (rechts): Übung zum Prozess »Engagiertes Handeln« (Fotos: Barbara Dietl, www.dietlb.de, Zugriff am 13.12.2020) – Fortsetzung

12.4 Worauf ist zu achten? – Fußangeln und Fallstricke

Wenn Patientinnen und Patienten zu Beginn eines Klinikaufenthalts oder eines Vorgesprächs erfahren, dass zu den Therapieangeboten auch Tanztherapie gehört, stellt sich häufig ein Schamgefühl ein. Die Sorge, was sie dort erwartet, wie solche Therapiestunden ablaufen, wie expressiv sie sein müssen, ist groß. Erinnerungen an mögliche negative Erfahrungen oder an langvergangene Tanzstunden erfüllen die Teilnehmenden mit Hemmungen und Angst. Ein häufig anzutreffender Umstand, den viele Tanztherapeutinnen und -therapeuten kennen.

Insbesondere in psychosomatischen Kliniken wird der eigene Körper oft als Feind empfunden. Aus Sicht der Patientinnen und Patienten hat sie dieser im Stich gelassen: Ihr Körper reagiert nicht so, wie er soll. Er schmerzt, meldet sich mit Störungen und hindert sie an einem »normalen« Leben. In der Tanztherapie wird immer wieder betont, dass es um Körperwahrnehmung geht, in der Verbindung zu ACT um ein möglichst wertfreies Hinwenden zu körperlichen Empfindungen. Es ist daher manchmal schwierig und mühsam, die Patientinnen und Patienten für körperliche Erfahrungen zu gewinnen. Scham und Hemmungen, die Sorge vor »falschen« Bewegungen oder auch die Angst vor Schmerzen hindern den Prozess des Ausprobierens oder des Öffnens.

Neben der Befürchtung, sich lächerlich zu machen, gibt es den Aspekt des gedanklichen Verstrickt-Seins: Grübeln, Konzentrationsschwierigkeiten, Gedankenabschweifen. Für das große Thema Abstand zu belastenden Gedanken hat ACT eine Vielzahl von Übungen parat, die dann direkt eingesetzt werden können.

Wenn ich bei Teilnehmenden starke Verunsicherung oder Ablehnung spüre, verfalle ich häufig in einen verstärkten Erklärungsmodus. Ich decke auf, was ich vorhatte, erkläre meine Überlegungen und warum ich genau diese Übung anbiete. Manchmal gelingt es, über das kognitive Verstehen Bereitschaft oder Interesse zu wecken, doch es kann auch genau das Gegenteil bewirken. Es gibt insbesondere in der Tanz- und Bewegungstherapie ein *Zu viel* an Erklärungen und verbaler Einführung. Das Besondere an Tanztherapie ist das körperliche Hinspüren, das Wahrnehmen von Empfindungen und das Erkennen der Zusammenhänge von Körper, Gefühl und Geist. Ein Beispiel dafür kann die ACT-Metapher »Tauziehen mit dem Monster« zeigen. In ihr gibt es ein Tauziehen zwischen zwei Personen. Einer symbolisiert das »Monster« – es steht für Angst, Depressionen, Schmerz etc. Das »Monster« versucht die Patientin oder den Patienten auf seine Seite zu ziehen, die Patientin oder der Patient strengt sich an, die Atmung wird schwerer, in Händen, Armen und Beinen ist der Kraftaufwand spürbar. Empfindungen wie weiterziehen oder loslassen können körperlich spürbar werden. Wie fühlt sich ein Loslassen an? Habe ich dann die Hände frei für anderes? Oder kommt das nicht in Frage für mich?

All diese kleinen Hinweise können Impulse für Veränderungen geben. Wenn die Beschreibung der Übung im Vorfeld schon zu aufklärend ist, kommt die oder der Agierende nicht wirklich ins Spüren. Ihre oder seine Aufmerksamkeit wird gleich auf kognitive Prozesse gelenkt und ist zu schnell bei einer vermeintlichen Lösung.

12.5 Das Wichtigste für den klinischen Alltag – Fazit und Ausblick

In den tanztherapeutischen Stunden erlebe ich immer wieder, dass Menschen Mut fassen, etwas Neues auszuprobieren. In diesem Rahmen gibt es keine falschen Bewegungen – ungewohnt für viele. Sie erleben sich lebendiger und es gelingt häufig, »aus dem Kopf heraus« zu kommen. Wenn spontane Ideen aufkommen, bestärke ich die Teilnehmenden, diese auszuprobieren. Das fördert Flexibilität und das spielerische Ausprobieren macht Spaß. Selbstfürsorge kennenzulernen und sich zu trauen, etwas einfach mal auszuprobieren, ist eine neue, ungewohnte Erfahrung und doch ein erster Schritt, um diesem Gefühl mehr Raum zu geben. Für mich sind die Erfahrungsräume, die wir mithilfe von ACT im klinischen Kontext öffnen, wichtig für unsere Patientinnen und Patienten. Es ist mir mit meiner Therapieform ein Anliegen, dass die Patientinnen und Patienten die in den Stunden gemachten Erfahrungen in den Alltag übertragen können. ACT ist sehr hilfreich dabei. Ich erlebe die Kernthemen als sehr lebensnah. Mein Wunsch: Unser Gesundheitssystem möge noch kleinschrittigere Übergänge ermöglichen, damit die Anstöße, die durch ACT im klinischen Setting erfolgen, auch danach weiter geübt werden können.

Russ Harris spricht von »Hexadancing« und meint ein fließendes Bewegen von einem Kernprozess zum nächsten, das uns Therapeutinnen und Therapeuten zu mehr kreativer Flexibilität innerhalb unserer Arbeit bringen kann (vgl. Harris 2014b, S. 36). Ich erlebe »Hexadancing« mit den Teilnehmenden im wirklichen Tanz in den einzelnen Tanztherapiestunden. Daher ist meine wichtigste Botschaft: Raus aus dem Kopf, seid mutig etwas auszuprobieren, um hin zur Freude und zur Lebendigkeit zu kommen.

»When you dance you can enjoy the luxury of being you.« (Coelho 2015)

Literatur

Berufsverband der TanztherapeutInnen Deutschlands e. V. (2018) (https://www.btd-tanztherapie.de, Zugriff am 16.07.2018).

Coelho P (2015) (https://twitter.com/paulocoelho/status/569123327102615553, Zugriff am 15.07.2018).

Eberhard-Kaechele M (2009) Von der Katharsis über die Kontrolle zur Ko-Regulation: Ausblick auf die Förderung der Affektregulation in der Tanztherapie. In: Trautmann-Voigt S, Voigt B (Hrsg.) Affektregulation und Sinnfindung in der Psychotherapie. Gießen: Psychosozial-Verlag. S. 115–151.

Eberhard-Kaechele M (2013) Die tanztherapeutische Arbeit mit Metapher und Symbolen bei psychischen Störungen. Workshop-Skript. Fachtagung »Interdisziplinärer Arbeitskreis Bewegungstherapie – Psychiatrie, Psychosomatik und Sucht«, Köln, 01.03.2013.

Eberhard-Kaechele M (2017) Tanztherapie in der Psychosomatik. Implikationen der Embodiment-Forschung, Zeitschr Sportpsychol, 24: 54–64.

Eurolab e. V. 2018 (https://www.laban-eurolab.org/lbbs/theorie, Zugriff am 22.07.2018)

Harris R (2014a) ACT leicht gemacht. 2. Aufl. Freiburg: Arbor Verlag GmbH.

Harris R (2014b) Schwierige Situationen in der Akzeptanz- und Commitmenttherapie (ACT). Weinheim, Basel: Beltz Verlag.

Koch S, Eberhard-Kaechele M (2014) Wirkfaktoren der Tanz- und Bewegungstherapie. körper tanz bewegung – Zeitschrift für Körperpsychotherapie und Kreativtherapie, 4: 150–159.

Koch S (2015) Empathieförderung durch Spiegeltechniken in der Tanz- und Bewegungstherapie. In: Roth M, Schönefeld V, Altmann T (Hrsg.) Trainings- und Interventionsprogramme zur Förderung von Empathie. Ein praxisorientiertes Kompendium. Berlin, Heidelberg: Springer. S. 157–175.

von Laban R (1984) Der moderne Ausdruckstanz. Wilhelmshaven: Heinrichshofen`s Verlag.

Machado A (1912) (https://www.point-zero.de/projekte/Spuren/spuren_1.html, Zugriff am 15.07.2018).

Michalak J, Burg JM, Heidenreich, T (2012) Mindfulness, embodiment, and depression. In: Koch SC, Fuchs T, Summa M, Müller C (Hrsg.) Body memory, metaphor and movement. Amsterdam: John Benjamins. S. 393–413.

Quinten S, Munzert J (2017) Editorial Themenheft Tanztherapie. Zeitschr Sportpsychol 24(2): 37–39.

Schaffer U (https://www.aphorismen.de/zitat/54696, Zugriff am 15.07.2018)

Tschacher W, Storch M (2010) Embodiment und Körperpsychotherapie. In: Künzler A, Böttcher C, Hartmann R, Nussbaum M-H (Hrsg.) Körperzentrierte Psychotherapie Im Dialog. Heidelberg: Springer. S. 161–175.

13 Team- und Fallbesprechungen ACTisch gestalten

Katrin Schudel und Sari Multamäki

13.1 Wozu die Arbeit mit ACT in Team- und Fallbesprechungen? – Einführung

13.1.1 Besonderheiten von Fall- und Teambesprechungen nach ACT

In einer Fallbesprechung geht es darum, den interdisziplinären Austausch zu pflegen, um relevante Informationen möglichst einfach an die verschiedenen Fachpersonen weiterzugeben und sich über die aktuelle Situation einer Patientin oder eines Patienten und das weitere Vorgehen auszutauschen. Hierbei stellt sich die Schwierigkeit, dass jedes Mitglied eines Teams über seine eigenen Vorstellungen, Methoden, Vorgehensweisen, Schwerpunkte und nicht zuletzt Wertesysteme verfügt. Der Inhalt dieses Austauschs unterscheidet sich nicht nur in Abhängigkeit von den Patientinnen und Patienten, sondern ebenfalls grundsätzlich im Zusammenhang mit den unterschiedlichen Teammitgliedern. Ferner können unterschiedliche Schwerpunkte gesetzt werden. In einer Teambesprechung können Symptomausprägungen, Biografisches, interaktionelles Verhalten, Therapiemotivation oder auch unwirksames therapeutisches Handeln diskutiert werden, abhängig davon, was als relevante Information gehandelt wird. Wollen wir nun mit einem ACT-Hintergrund eine Fallbesprechung führen, müssen wir uns fragen, was denn die für uns relevanten Informationen sind. Ein Fokus auf den Werten der Patientin oder des Patienten beispiels-weise kann einer Fallbesprechung eine ganz andere Richtung geben als ein Fokus auf klinischen Symptomen. Ein wichtiger Grundsatz von ACT ist die Arbeit auf Augenhöhe, was besonders in multidisziplinären Teams mit einem starken Hierarchiegefälle eine Herausforderung darstellen kann. Hierbei ist die eigene Haltung und das Leben nach den eigenen Werten der Teammitglieder (beispielsweise ein wertschätzender Umgang) entscheidend. Es scheint entsprechend naheliegend, dass ACT nicht nur in den Therapiestunden vermittelt wird, sondern als Haltung auch bei der Fallbesprechung im Zentrum steht.

13.1.2 Inhalte der Fall- bzw. Teambesprechung nach ACT

Ob im Rahmen der Fallbesprechung die aktuelle Lebenssituation, die Biografie, die Symptomanamnese oder das soziale Umfeld besprochen wird, hängt von der Relevanz bezüglich der aktuellen Problematik der individuellen Patientin oder des Patienten ab. Benötigt wird hierfür ein flexibler Umgang mit den Schwerpunkten des Austauschs. Ist eine Patientin oder ein Patient stark mit Ereignissen aus der Vergangenheit fusioniert, macht es durchaus Sinn, in der Fallbesprechung auf die Biografie einzugehen. Eine andere Patientin oder ein anderer Patient ist möglicherweise wenig im Kontakt mit dem Hier und Jetzt, hier wäre es spannend, im Team die Eindrücke von mehreren Situationen zu sammeln. Somit kann der Inhalt einer Fallbesprechung je nach Patientin bzw. Patient stark variieren. Eine wichtige Grundvoraussetzung für den Austausch in einem multidisziplinären Team ist eine gemeinsame Sprache, welche sich (auch) aus dem im Team verwendeten Fallkonzept ableitet. Hierbei kann im Kontext von einer Arbeit mit ACT auf bereits bestehende Modelle wie beispielsweise das Hexaflex (Hayes et al. 2012), die Matrix (Polk et al. 2016) oder das Triflex (Harris 2009) zurückgegriffen werden. Anhand dieser gemeinsamen Fallkonzeptualisierung können die Patientinnen und Patienten nun gemeinsam besprochen werden. Eine ACT-Teambesprechung kann sich demnach an den für die Behandlung wichtigen Prozessen orientieren, wobei das Ziel die Steigerung der psychischen Flexibilität und nicht primär die Reduktion von Symptomausprägungen oder die Orientierung an ICD-Diagnosen darstellt. Legt man beispielsweise den Fokus auf die sechs Kernprozesse des Hexaflex, so erlaubt dies, die Problematik der Patientinnen und Patienten in ihrer Ganzheit zu erfassen, anstatt sich nur auf einzelne Symptome zu konzentrieren. Ebenso wichtig ist es, die Abläufe und Interaktionen der Fallbesprechung selbst (und nicht nur die Interaktion mit den Patientinnen und Patienten) an den ACT-Grundsätzen zu orientieren. So kann beispielsweise auch die eigene Haltung an einem spezifischen Modell wie dem Triflex (Harris 2009) ausgerichtet werden. Ist das gesamte Team gemeinsam immer wieder *offen, präsent* und *tut, was wichtig ist*, hat man eine solide Basis für eine ergiebige Falldiskussion. D. h., nach ACT arbeiten bedeutet auch, immer wieder die wesentlichen Prozesse auf sich selber anzuwenden bzw. beim Team selber im Blick zu behalten. Z. B. kann eine Achtsamkeitsübung als Auftakt helfen, die Präsenz aller Beteiligten zu steigern, und als Aufforderung dienen, sich aktiv, engagiert und in Eintracht mit den eigenen Werten zu beteiligen sowie einen offenen und wertschätzenden Umgang untereinander und den Patientinnen und Patienten gegenüber zu pflegen, wobei auch Unsicherheiten und Fehler Platz haben dürfen.

13.2 Wie sieht die Gestaltung von Team- und Fallbesprechungen mit der ACT aus? – Beispiele und Erfahrungsberichte

Im Folgenden werden exemplarisch zwei verschiedene, reale Konzepte für Fallbesprechungen vorgestellt, welche in zwei unterschiedlichen Kliniken verwendet werden. Es handelt sich um Möglichkeiten, eine Team- oder Fallbesprechung zu konzipieren, wobei jedoch berücksichtigt werden muss, dass jedes Team bezüglich seines Klientels, des Therapieansatzes, den Teammitgliedern sowie deren individuellen Persönlichkeiten einzigartig ist. Die untenstehenden Beispiele können daher als Inspirationsquellen dienen, wobei für jedes Team individuelle Anpassungen sinnvoll sind.

13.2.1 Abteilung 1: Fallbesprechungen in multiprofessionellen Teams mittels der ACT-Matrix

Eine effiziente, zeitsparende und Ressourcen-schonende Möglichkeit, Fallbesprechungen in Teams zu gestalten, ist mit Hilfe der ACT- Matrix (Polk et al. 2016, S. 2). Mit einer Matrix können übersichtlich und kontinuierlich Informationen über die Patientinnen und Patienten und deren Behandlungsverläufe aus dem gesamten multiprofessionellen Team gesammelt, Therapieziele möglichst frühzeitig und gut strukturiert geplant und Therapieverläufe leicht evaluiert werden. Mittels der Matrix wird eine funktional-kontextualistische Sichtweise des Verhaltens in die Fallbesprechungen eingeführt; die Matrix als therapeutisches Instrument unterstützt dabei, die jeweilige Funktion vom Verhalten der Patientin oder des Patienten zu erkennen (Assaloni 2015). Der Blick auf die funktional-kontextuelle Bedingtheit des Verhaltens wird geschärft, bezogen sowohl auf das Verhalten seitens der Patientin oder des Patienten als auch seitens der Teammitglieder. In diesem Abschnitt wird zunächst der Aufbau und die Funktionsweise der ACT- Matrix erläutert, gefolgt von einer Darstellung einer möglichen Anwendungsart der Matrix in Teambesprechungen und ergänzt mit Erfahrungsberichten von Teammitgliedern, die einem multiprofessionellen tagesklinischen ACT-Team angehören.

Wie sieht eine ACT-Matrix aus?

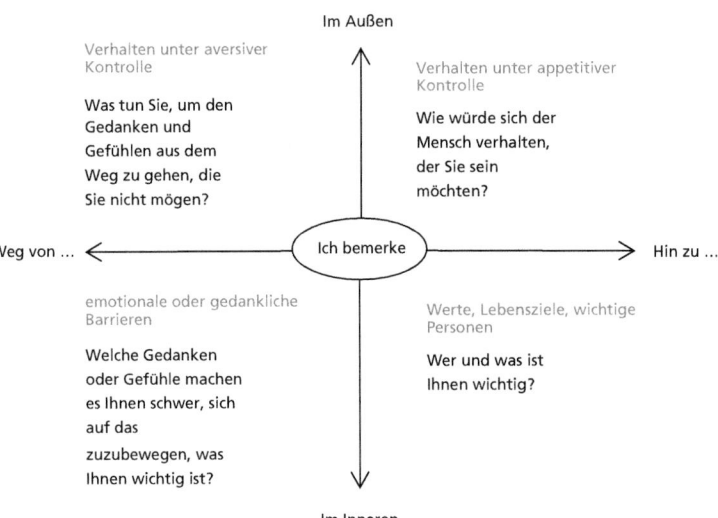

Abb. 13.1: Schematische Darstellung einer ACT-Matrix

Eine ACT-Matrix besteht aus vier Quadraten: eine horizontale und eine vertikale Linie kreuzen sich in der Mitte (siehe z. B. Martz und Hofer 2015). Unter der horizontalen Linie werden Ereignisse, die mit der mentalen Wahrnehmung beobachtbar sind und zu inneren Erlebnissen zählen, gesammelt und sortiert (Gedanken, Gefühle, Impulse, Bilder usw.). Diese mentalen Inhalte, das innere Erleben, können einerseits in unerwünschte, aversive, schmerzvolle, belastende, wie von alleine auftauchende Gedanken, Bilder, Sätze usw. (unteres Quadrat links) und andererseits in beabsichtigte, selbstgewählte, werteorientierte Gedanken und Formulierungen, die als Ideen des zukünftigen Handelns dienen (unteres Quadrat rechts), aufgeteilt werden (Assaloni 2015). Oberhalb der horizontalen Linie befinden sich Ereignisse der äußeren Welt, die mit den fünf Sinnen wahrnehmbar sind (sehen, hören, riechen, schmecken, spüren). Diese können grob in Vermeidungsverhalten (WEG-Handlungen, um eine kurzfristige Erleichterung vom aversiven inneren Erleben zu erfahren, oberes Quadrat links) und werteorientiertem Annäherungsverhalten (HIN-Bewegungen in Richtung der Werte, was für die Person wichtig ist, oberes Quadrat rechts) unterteilt werden. Auf der linken Seite der Matrix werden nun Informationen über als aversiv erlebte innere Ereignisse und über Verhaltensweisen gesammelt, die aus Versuchen resultieren, unangenehme innere Zustände zu beenden oder auf ein erträgliches Maß zu reduzieren. Auf der rechten Seite der ACT-Matrix werden Informationen über Werte der Person (von der Patientin oder dem Patienten als wertvoll und sinnhaft erlebte Lebensrichtungen; wie sie oder er sich als Mensch in verschiedenen Lebensbereichen verhalten und handeln möchte) festgehalten, sowie Wissen über Verhaltensweisen, die mit diesen Werten übereinstimmen (wertegeleitete Handlungen). Je nach Kontextbezug, je nach Situation, in der das Verhalten auftritt, kann es entweder als Vermeidungsverhalten oder aber auch als Annäherungsverhalten in die entsprechenden Matrixbereiche einsortiert werden. Laut ACT entsteht das menschliche und psychische Leid nicht per se aus belastenden, schwierigen und schmerzhaften Gedanken und Gefühlen, sondern aus den langfristigen Kosten unserer Versuche, diese durch Beseitigung, Kontrolle, Unterdrückung oder anderweitige Beeinflussung zu vermeiden. ACT zielt hauptsächlich darauf ab, Menschen dabei zu unterstützen, statt sich in endlosen Kämpfen mit dem inneren Erleben zu verstricken, diesbezügliches Vermeidungsverhalten aufzugeben und stattdessen die eigene Lebenszeit und -energie auf ein wertegeleitetes, vitales und erfülltes Leben zu richten und auf entsprechende Annäherungsziele zuzugehen (Eifert 2011).

Mithilfe der Matrix als ein ökonomisches Werkzeug können Behandlerinnen und Behandler Situationen in- und außerhalb der Therapiestunde leicht in Vermeidungs- oder wertegeleitetes Verhalten einordnen, psychische Flexibilität der Patientinnen und Patienten erhöhen und ein zunehmend werteorientiertes Leben fördern (Waadt et al. 2015).

Das von Martz und Hofer geschriebene Kapitel »Auf dem Elefanten zum Herzen reiten« (Martz und Hofer 2015) beinhaltet eine »lebendige« Einführung in die Arbeit mit der ACT-Matrix. In diesem Kapitel wird anhand eines realen Beispiels anschaulich gezeigt, wie eine ACT-Matrix in der Therapiesitzung entstehen und im weiteren Therapieverlauf immer weiter ergänzt und verfeinert werden kann. Diese Vorgehensweise lässt sich gut auf die Teambesprechung mittels der Matrix übertragen. In der Veröffentlichung »Therapie-Tools für ACT« (Wengenroth 2017) gibt es verschiedene Arbeitsblätter, um sich mit der ACT-Matrix vertraut zu machen, zu üben und sowohl in Kontakten mit Patientinnen und Patienten als auch für das eigene Leben anzuwenden. Am Ende dieses Kapitels finden Sie Literaturhinweise vor, ergänzt mit frei verfügbaren, mitunter deutschsprachigen, Online-Ressourcen für die Anwendung der Matrix.

Praktische Vorgehensweise – eine Möglichkeit

Die Akzeptanz- und Commitment-Therapie ist die therapeutische Grundlage in zwei psychosomatischen Tageskliniken des Königin Elisabeth Herzberge-Krankenhauses in Berlin. Die jeweils multiprofessionellen Teams bestehen aus Ärztinnen und Ärzten, Psychologinnen und Psychologen, Sozialarbeiterinnen und Sozialarbeitern, Kunsttherapeutinnen und -therapeuten, Physiotherapeutinnen und -therapeuten, Ergotherapeutinnen und -therapeuten, Mitgliedern des Krankenpflegeteams, Tanztherapeutinnen und -therapeuten und Sporttherapeutinnen und -therapeuten. In den wöchentlichen Fallbesprechungen wird pro Fall eine Matrix erstellt und im Laufe der Behandlung wöchentlich, jeweils mit dem aktuellen Datum versehen, immer weiter ergänzt. Neue Patientinnen und Patienten werden von den Teammitgliedern, die diese aufgenommen haben, vorgestellt. Alle wesentlichen Informationen (das Datum, Name, Alter, Beruf, Familienstand, Anzahl und Alter möglicher Kinder, Schulbildung, mögliche psychiatrische Diagnosen, körperliche Erkrankungen, besonders belastende momentane Umstände, potentielle Stressoren, Dauer der Krankschreibung, Dauer der Berentung, sonstige belastende Ereignisse in der Biografie, das professionelle Helfernetzwerk) werden in den unteren Bereich einer Flipchart- Seite eingetragen. Oberhalb dieser Information wird eine große Matrix gezeichnet. Das Teammitglied, das die Matrix erstellt, kann dann beginnen, aus dem Erzählfluss der Behandelnden für die Behandlung bedeutsame Informationen in die Matrix einzuordnen: über welche Probleme und Symptome (belastende Gedanken, Gefühle, Empfindungen, Schmerzen, Erinnerungen, Intrusionen, innere Regel, Impulse, Dränge etc.) berichtet die Patientin oder der Patient? Worunter leidet sie oder er? Was tut sie oder er bereits, um diese Probleme zu lösen, zu lindern, loszuwerden, zu ertragen? Wie sind diese Lösungsversuche von außen sichtbar? Woran hindern sie oder ihn die Probleme und deren Lösungsversuche? Wie würde sie oder er leben, wenn die Leiden nicht wären? Woraus besteht für sie oder ihn ein sinnvolles, erfülltes Leben? Was würde sie oder er mit seiner Lebenszeit und -kraft machen wollen? Wie würde es aussehen, wenn sie oder er das täte? Was könnte man dann von außen beobachten, was würde sie oder er mehr tun, was würde sie oder er eher sein lassen?

Alle Teammitglieder hören aufmerksam zu und helfen der Person, die die Matrix erstellt, dabei, alle wesentlichen Informationen in der Matrix festzuhalten, und stellen ergänzende Fragen. Bei Patientinnen und Patienten, die bereits länger in der Tagesklinik behandelt werden, erzählt jedes Teammitglied kurz über seine Erlebnisse seit der letzten Teambesprechung mit dieser Patientin oder diesem Patienten. An dieser Stelle entstehen meistens Ideen, was die nächsten Behandlungsschritte sind, welche diagnostischen Verfahren sinnvoll sein könnten und womit das Team die Patientin oder den Patienten zu diesem Zeitpunkt der Behandlung am meisten unterstützen könnte. Ersichtlich wird ebenfalls, mit welchen Strategien die Patientin oder der Patient bisher versucht hat, innere unangenehme, belastende und schmerzvolle Erlebnisse zu kontrollieren oder zu vermeiden. Anschließend kann sich das Team dazu beraten, welche achtsamkeitsbasierten Fertigkeiten (Defusion, achtsames Akzeptieren, Kontakt mit dem gegenwärtigen Moment, Selbst-als-Kontext, Selbstmitgefühl) zu diesem Zeitpunkt am nützlichsten zu trainieren sein könnten, damit die Patientin oder der Patient auf eine andere Art mit dem inneren Erleben in Kontakt treten und die bisherigen, meist kostspieligen Lösungsversuche aufgeben kann. Es wird häufig schnell deutlich, von welchen weiteren Fertigkeiten (z. B. Skills- Training, Soziales Kompetenztraining) der oder die Betroffene besonders profitieren könnte, um das Leben mehr nach eigenen Werteorientierungen richten zu können. Ebenfalls unterstützt die Anwendung der Matrix eine rechtzeitige und gründliche Entlassungsplanung: Informationen in Bezug auf den Bedarf nach weiterführender ambulanten Psychotherapie, Kontakt und Vernetzung mit ambulanten sozialpsychiatrischen Einrichtungen oder benötigte Weiterbehandlung bei niedergelassenen Ärztinnen und Ärzten können für alle Teammitglieder sichtbar festgehalten werden, und so weniger leicht »untergehen«. Danach wird kurz ein Fazit der kommenden Behandlungsschritte gegeben und überlegt, welches Teammitglied welche Aufgabe für die kommende Woche hat, und hiermit die Matrix für dieses Mal fertiggestellt.

In der Woche zwischen den Teambesprechungen hat jedes Teammitglied die Möglichkeit, Informationen in die Matrix zu ergänzen, die im Patientenkontakt in dieser Zeit entstehen. In der darauffolgenden Fallbesprechung kann der bisherige Behandlungsverlauf schnell und übersichtlich gemeinsam evaluiert werden: Konnten alle Aufgaben in der zwischenliegenden Zeit erledigt werden? Wie ist der Kontakt mit der Patientin oder dem Patienten und verschiedenen Behandelnden? Kann sie oder er sich auf die in der Teambesprechung entstandenen Therapieziele in der Form einlassen oder müssen diese angepasst werden? Bestehen anderweitige Schwierigkeiten, z. B. auf der Beziehungsebene, die zunächst fokussiert werden sollen? Von welchen Fertigkeiten konnte/könnte die Patientin oder der Patient bis zum Tag X/im gegenwärtigen Moment am meisten profitieren? Wo »befindet« sie oder er sich innerhalb der Matrix, gibt es bereits Bewegungen in Richtung der eigenen Werte oder zeigt sich gerade noch viel Vermeidungsverhalten? Wie macht sich das nach außen bemerkbar? u. v. m. Ebenfalls wird leicht ersichtlich, wenn Teammitglieder noch nicht genügend Informationen haben, z. B. zu dem Matrixbereich »Werte«: Ist bereits eine Werteklärung passiert? Kann die Patientin oder der Patient zu diesem Zeitpunkt damit in Kontakt kommen, was für sie oder ihn im Leben wichtig ist zu tun? Wenn ja, wer weiß mehr davon? Wenn nein, wer kann die Patientin oder den Patienten mit diesen Fragestellungen begleiten?

Der zeitliche Rahmen für die ACT-Matrix-Teambesprechung beträgt beispielhaft für ca. 18 Patientinnen und Patienten ungefähr zwei Stunden. Innerhalb dieser Zeit werden neuen Patientinnen und Patienten zehn Minuten eingeräumt, für die anderen ca. sieben Minuten, flexibel nach aktuellem Bedarf. Dabei kann es hilfreich sein, wenn ein Teammitglied für das Einhalten der Zeit zuständig ist; z. B. wird in manchen Teams in Teambesprechungen regelmäßig von der sog. Achtsamkeitsglocke Gebrauch gemacht. Dies ist eine Glocke o. ä., welche angeschlagen werden kann, wenn eines der Mitglieder im Team zu mehr Achtsamkeit mahnen möchte. Die Matrix auf dem Flipchart vor Augen zu haben, unterstützt alle Anwesenden dabei, sich auf die für die Behandlung wesentliche Informationen zu konzentrieren, sich flexibel zwischen den verschiedenen Bereichen zu bewegen (von Vermeidungszielen zu Annäherungszielen, von belastenden inneren Erlebnissen zu vitalen wertebezogenen Inhalten, von diesen zu wertebezogenen Zielen und konkreten Handlungen usw.), gut im Kontakt mit den ACT- Kernprozessen zu bleiben und die Patientin bzw. den Patienten in individueller Vielfältigkeit zu betrachten.

Eine gute Übersicht der Matrix samt ihrer vier Bereiche (Werte, Lebensziele, wichtige Personen, emotionale oder gedankliche Barrieren, Verhalten unter aversiver Kontrolle, Verhalten unter appetitiver Kontrolle) und der bei der Erörterung dieser Felder hilfreichen Fragen (z. B.: Wer und was ist Ihnen wichtig? Welche Gedanken oder Gefühle machen es Ihnen schwer, sich auf das zuzubewegen, was Ihnen wichtig ist? Was tun Sie, um den Gedanken und Gefühlen aus dem Weg zu gehen, die Sie nicht mögen? Wie würde sich der Mensch verhalten, der Sie sein möchten?) finden sich ausführlich in der Literatur (z. B. Wengenroth 2017).

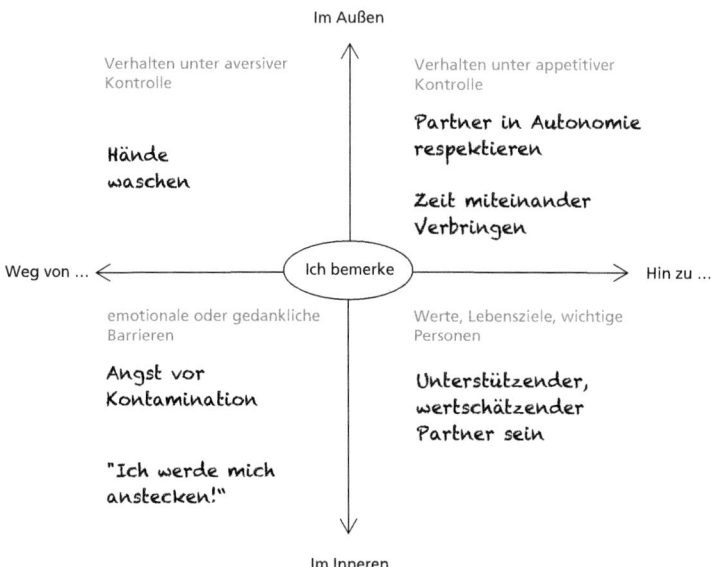

Abb. 13.2: Eine exemplarisch ausgefüllte Matrix eines Patienten

Erfahrungen aus dem ACT-Team

Die folgenden Erfahrungsberichte stellen rein subjektive Erfahrungsschätze dar und sollen Raum schaffen für die vielseitigen und langjährigen Erfahrungen von Teammitgliedern hinsichtlich der Gestaltung von Teambesprechungen mittels der ACT-Matrix:

»Die Matrix ermöglicht mir und dem Team eine sehr strukturierte und konzentrierte Herangehensweise. Mit der Aufteilung in vier Bereiche können Informationen zu den Patienten in einer effektiven Art vom gesamten Team auf Augenhöhe eingetragen und sortiert werden. Therapieverläufe, »Feststecken« des Patienten und seine Erfolgsschritte können leichter erkannt werden als in »normalen« Fallbesprechungen«.

»Die Matrix unterstützt dabei, einen Perspektivenwechsel zu schaffen: das Handeln und Vermeidungsverhalten vom Patienten wird durch den deutlichen Zusammenhang zwischen schmerzhaften inneren Erlebnissen und für ihn sinnvollen Lösungsstrategien sinnvoller: die Funktion des Verhaltens leichter erkennbar. Der Patient wird als ein komplexes kompetentes menschliches Wesen betrachtet und wertgeschätzt.«

»Durch die Matrix ist es für das Team nicht ganz so leicht, z. B. mit der Geschichte des »kranken, unheilbaren Patienten« zu fusionieren und immer tiefer in die zermürbende Defizithaltung zu versinken. Der wertschätzende und ressourcenorientierte Blick auf den Patienten, der fast automatisch beim Betrachten der Matrix entsteht, ermöglicht es zu erkennen und zu würdigen, wo er bereits mit seinen jetzigen Möglichkeiten nach seinen Werten handelt. Die aus herkömmlichen Teamsitzungen bekannten Gefühle der Ohnmacht, Lethargie, Überforderung, Rigidität hinsichtlich der weiteren Behandlung (die nach meiner Meinung aus der Fusion mit diesen Defizitgeschichten resultieren), bleiben aus. Der eigene Tunnelblick wird erweitert, die eigene psychische Flexibilität steigt, der Kontakt zu den eigenen Werten als Behandler wird wieder hergestellt: ich erlebe mich handlungsfähig und motiviert, das zu tun, was für mich in der Arbeit wichtig ist, gerade in herausfordernden Patientenkontakten.«

»Die Matrix ist wie ein Anker für das Team. Es schafft Klarheit u. a. darüber, dass es nicht meine Werte oder die vom Team sind, die für den Patienten wichtig sind, sondern nur er alleine kann und darf seine Werterichtungen bestimmen. Ich kann den Patienten dabei unterstützen, Klarheit über das für ihn wichtige und sinnhafte Leben zu bekommen, hinein springen kann ich für ihn nicht. Matrix hilft dabei, meine eigene ACT-Haltung jede Woche zu überprüfen und weiterzuentwickeln und so in meiner Arbeit und in meinem Leben zu verfestigen«.

»Die Arbeit mit der Matrix unterstützt mich dabei, Abstand zu meiner eigenen Fusion zu bekommen, wenn es mir Gedanken wie »Ich bin nicht in der Lage, diesem Patienten zu helfen, er ist zu schwierig« bei der Arbeit schwer machen. Statt mit Vermeidungsverhalten wie z. B. innerem Aussteigen aus der Beschäftigung mit diesem Patienten zu reagieren, bemerke ich mein Fusionieren, gewinne Abstand und lenke den Fokus auf das, was mir bei der Arbeit wichtig zu tun ist. Eine sichtbare Matrix in der Fallbesprechung erinnert immer wieder dran, den eigenen schwierigen Gedanken und Gefühlen Raum zu geben und gut und selbstfürsorglich mit diesen umzugehen.«

13.2.2 Abteilung 2: Fallbesprechung in multiprofessionellen Teams mit Hilfe des Hexaflex

Eine weitere Möglichkeit ist es, die Fallbesprechung anhand der Kernprozesse des Hexaflex, d. h. konkret dem psychologischen Inflexibilitätsmodell (Hayes et al. 2012), zu strukturieren. Hierbei werden für die sechs Prozesse *Erlebnisvermeidung, kognitive Fusion, eingeschränkter Kontakt zum Hier und Jetzt,* *Anhaften an das konzeptualisierte Selbst, mangelnder Kontakt zu Werten* und *unwirksames Handeln* für jede Patientin bzw. jeden Patienten konkrete Beispiele gesammelt. Um nicht nur defizitorientiert zu arbeiten, werden ergänzend ebenfalls die Prozesse des psychologischen Flexibilitätsmodells (*Akzeptanz, Defusion, Hier und Jetzt, Stabiles Ich, Werte, Engagiertes Handeln*) miteinbezogen (Hayes et al. 2012).

Wie sieht ein ACT-Hexaflex in Team- und Fallbesprechungen aus?

Als Fallkonzeption kann eine Grafik mit drei sich kreuzenden Linien verwendet werden, wobei die patientenspezifischen Inhalte in die leeren Felder eingetragen werden können. Dies macht oft direkt ersichtlich, welche Kernprozesse in der Therapie fokussiert werden könnten und in welchen Bereichen bereits Flexibilität besteht. Je näher am Zentrum der Grafik, ein Aspekt eingetragen wird, desto größer ist die Flexibilität, je weiter außen, desto unflexibler (▶ Abb. 13.3).

Ein ausgefülltes Hexaflex für eine Patientin oder einen Patienten mit einer Zwangsstörung könnte beispielsweise so aussehen wie in Abbildung 13.4 (▶ Abb. 13.4).

Praktische Vorgehensweise – eine weitere Möglichkeit

Im Folgenden soll diese weitere Möglichkeit der ACT-orientierten Fallbesprechung näher anhand der konkreten Umsetzung vorgestellt werden. Diese Vorgehensweise wird in einer stationären ACT-ausgerichteten Abteilung, die auf Angst, Zwang, Depression sowie Schmerzstörungen spezialisiert ist, verwendet. In einem multiprofessionellen Team, bestehend aus Ärztinnen und Ärzten, Psychologinnen und Psychologen, Pflegefachkräften, Sozialarbeiterinnen und Sozialarbeitern, Kunsttherapeutinnen und -therapeuten, Ergotherapeutinnen und

Teil II – ACT im multiprofessionellen Klinikalltag

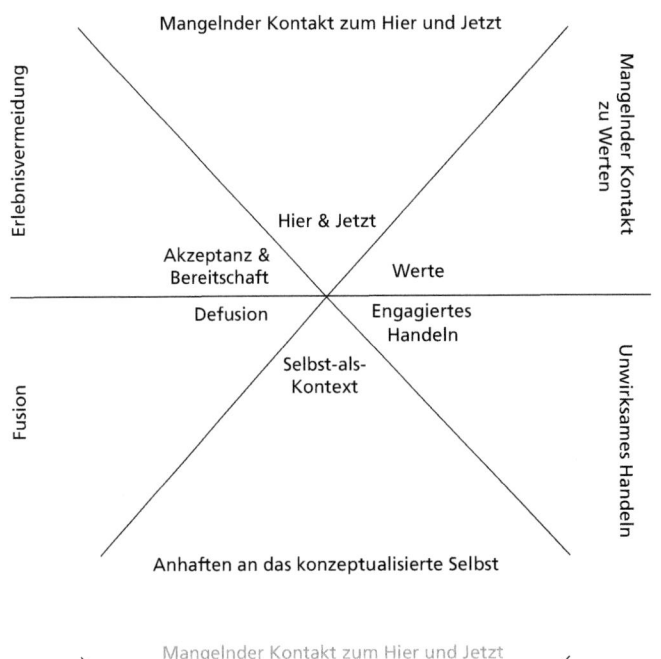

Abb. 13.3:
Das Hexaflex als psychologisches (In-)Flexibilitätsmodell zur Verwendung in Fall- bzw. Teambesprechungen

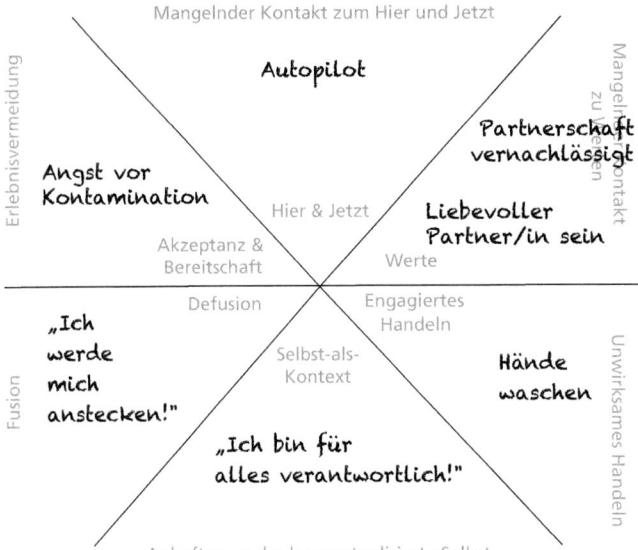

Abb. 13.4:
Beispiel für ein Hexaflex

-therapeuten, Physiotherapeutinnen und -therapeuten, Aromatherapeutinnen und -therapeuten sowie Praktikantinnen und Praktikanten, werden gemeinsam einmal wöchentlich während des großen Rapports alle Patientinnen und Patienten besprochen. Als Grundvoraussetzung für eine interdisziplinäre Zusammenarbeit wird im Rahmen der Arbeit dieser Abteilung ein Kernteam für jede Patientin bzw. jeden Patienten definiert. Somit ergibt sich ein Team aus dem ärztlichen oder psychologischen Einzeltherapeutinnen und -therapeuten und der pflegerischen Bezugsperson, die zusammen für die Patientin oder den Patienten verantwortlich sind. Eine wichtige Voraussetzung für eine reibungslose Zusammenarbeit im Kernteam ist ein interdisziplinärer Austausch auch neben den Fallbesprechungen, z. B. über für alle einsehbare, elektronische Verlaufseinträge. Nach jedem Kontakt mit Patientinnen oder Patienten wird ein Eintrag erstellt und die Mitglieder des Kernteams sind dazu angehalten, regelmäßig die Verlaufseinträge zu lesen. Somit besteht auch außerhalb der Rapporte und Fallbesprechungen ein effizienter und transparenter Informationsaustausch, und alle Mitglieder des Teams wissen, was bei der Patientin oder dem Patienten gerade aktuell ist.

Die Fallbesprechungen beginnen jeweils mit einer kurzen Achtsamkeitsübung, wobei die Teammitglieder während der Fallvorstellung selber offen, präsent und engagiert sein sollen. Beispielsweise fordert die Rapportleitung das Team dazu auf, die aktuellen Empfindungen wahrzunehmen, darauf zu achten, welche Gedanken einen oder eine gerade beschäftigen, und dabei dem Klang einer Klangschale zu folgen. Die Rapportleitung wird von allen regulären Mitgliedern des Teams übernommen und rotiert im Wochentakt. Der erste Teil des wöchentlichen großen Rapports besteht aus jeweils zwei Fallvorstellungen von Patientinnen bzw. Patienten, bei denen es aktuell Bedarf für einen Austausch gibt, wobei sich für jede Patientin und jeden Patienten eine halbe Stunde Zeit genommen wird. Für die Patientinnen und Patienten hat das Kernteam im Vorfeld gemeinsam ein eigenes Fallkonzept anhand der sechs Prozesse des Hexaflex aufgestellt, wobei für die Person jeweils überlegt wurde, inwiefern sie Erfahrungen vermeidet, womit sie fusioniert ist, wann/wo sie nicht im Kontakt zum Hier und Jetzt ist, mit welchen Selbstkonzepten sie fusioniert ist, wo mangelnde Werteklarheit besteht und inwiefern die Person unwirksam handelt. Bevor das Fallkonzept dem Team präsentiert wird, vermittelt das Kernteam gemeinsam die relevanten Informationen über die Patientin oder den Patienten. Um alle Rapportteilnehmenden zur aktiven Auseinandersetzung anzuregen, sind alle dazu angehalten, sich eigenständig in ein leeres Hexaflex die eigene Einschätzung der zu besprechenden Person einzutragen. Anschließend wird gemeinsam das Hexaflex besprochen und ergänzt sowie ein Behandlungsfokus auf einen oder zwei Kernprozesse gelegt. Alle Teammitglieder sollen sich einbringen, um ein möglichst vollständiges Bild der jeweiligen Person zu erhalten. Die Idee hinter einer halbstündigen Fallvorstellung ist es, alle Patientinnen und Patienten im Verlaufe ihres stationären Aufenthalts mindestens einmal dem gesamten Team vorgestellt zu haben und somit allen Teammitgliedern ein gutes Bild der Problematik und idealerweise einen hilfreichen Umgang damit zu vermitteln. Der zweite Teil des Rapports besteht darin, alle Patientinnen und Patienten auf der Station der Reihe nach durchzugehen, wobei jeweils wieder das Kernteam vom aktuellen Stand (wichtige Information, was ist aktuell Thema in der Therapie, wo bestehen Schwierigkeiten, wie kann man ihn unterstützen) mit Bezugnahme auf das Hexaflex berichtet. Während des Rapports wird Wert auf einen offenen Umgang auf Augenhöhe gelegt, wobei alle Teammitglieder gleichermaßen eingeladen sind, ihre Beobachtungen oder Inputs anzubringen. Dabei ist von zentraler Bedeutung, den Mühen und möglichen Unsicherheiten der Teammitglieder wertschätzend zu begegnen.

Erfahrungen und Rückmeldungen zur Fallbesprechung mit Hilfe des Hexaflex

Es zeigt sich, dass die Verwendung eines gemeinsamen ACT-orientierten Kommunikationsmediums, in diesem Fall des Hexaflex, zum Austausch über wichtige Informationen vitalisierend ist und maßgeblich zu einer effizienten Durchführung einer Fallbesprechung beiträgt. Die Fallbesprechungen sind offen gestaltet, was den Patientinnen und

Patienten gerecht wird, und diese sind nicht auf Defizite reduziert, was durchgehend geschätzt wird. Das Hexaflex wird im Team als hilfreich erlebt, um der Patientin bzw. dem Patienten in der jeweiligen Komplexität gerecht zu werden. Jedoch wurde auch angemerkt, dass es teilweise umständlich und ablenkend sei, wenn die Diskussion stattfindet, während gleichzeitig das Hexaflex ausgefüllt wird. Das Hexaflex setzt zudem vertiefte Kenntnisse der ACT und eine Vertrautheit mit den Kernprozessen voraus, was für mit dem Hexaflex weniger erfahrene Teammitglieder überfordernd sein kann. Als Alternative mit geringerem Komplexitätsgrad kann das Triflex dienen, wobei die Patientinnen und Patienten anhand der Dimensionen *offen sein*, *präsent sein und tun, was wichtig ist* eingeschätzt werden (Harris 2009). Es zeigte sich ferner, dass in einer Fallbesprechung die Gefahr besteht, mit dem kollektiven Leistungsfokus zu fusionieren und den Anspruch zu entwickeln, einen fertigen Fall zu präsentieren, wobei Unsicherheiten, Ambivalenzen und Fehler zu wenig Raum finden. Hierbei muss darauf geachtet werden, das eigene Befinden im Team sowie die individuellen Schwierigkeiten nicht außer Acht zu lassen und während den Besprechungen selbst achtsam gegenüber den eigenen Ansprüchen und Fusionen zu sein.

13.3 Worauf ist zu achten? – Fußangeln und Fallstricke

Möchte man eine Fallbesprechung ACTisch gestalten, ist man mit verschiedenen Schwierigkeiten konfrontiert. Als einzelne Abteilung ist man beispielsweise den Anforderungen und Weisungen der Klinik untergeordnet, welche ggf. nicht der angestrebten Grundhaltung entsprechen. Beispielsweise kann man zwar während der Fallbesprechung den Fokus auf die Symptomreduktion verringern, jedoch fordern die meisten Kliniken trotzdem eine Evaluation der Symptomverbesserung bei Austritt. Dies kann Druck auf die beteiligten Fachpersonen ausüben und beispielsweise während den Fallbesprechungen eine kollektive Fusion mit der Idee, mehr leisten zu müssen, auslösen. Hierbei wird das eigentliche Ziel der Fallbesprechung – die Förderung einer Patientin oder eines Patienten hin zur Führung eines erfüllten Lebens – vernachlässigt. Es zeigt sich noch eine weitere häufige Schwierigkeit mit der kollektiven Fusion während den Rapporten. Wer erkennt, dass das Team oder Teammitglieder gerade mit eigenen Themen fusioniert ist oder die Patientin oder der Patient nicht mehr wertschätzend diskutiert wird? Zusätzlich ist in einem Team, welches sich zwar in einem hierarchischen System bewegt, jedoch einen Anspruch auf Austausch auf Augenhöhe hat, ein Spannungsfeld unvermeidlich. Hierbei muss überlegt werden, wer die Rapporte leitet, wer sich in welchem Ausmaß beteiligt und wer – neben jeder Einzelperson für sich selber – den Prozess der psychischen Flexibilität des Teams im Auge behält. Und abzuwägen ist ggf. auch, inwiefern eine gegebene hierarchische Struktur zusammen mit der Arbeit auf Augenhöhe existieren kann.

Mögliche Konzeptentscheidungen und Herausforderungen:

- Wo liegt der Fokus? Supervisorischer Charakter, Fallvorstellung oder Fallbesprechung? Sind die Ziele z. B. supervisorisch oder Rapport?
- Nach welchen Kriterien oder Fallkonzepten werden die Patientinnen und Patienten besprochen?

- Kollektive Fusion im Team: Wer erkennt sie? Womit sind wir fusioniert? Wer weist darauf hin?
- Spannungsfeld Hierarchie und Augenhöhe: Wer leitet eine Fallbesprechung? Wer trägt was bei?

13.4 Was ist das Wichtigste für den klinischen Alltag – Fazit und Ausblick

ACT als eigene Haltung auch im Teamaustausch leben

Wollen wir in einer Teambesprechung der Patientin bzw. dem Patienten möglichst gerecht werden und sie oder ihn dabei unterstützen, einen wertorientierten Weg einzuschlagen, dürfen wir dabei auch unsere eigenen Werte nicht außer Acht lassen. In einer Teambesprechung besteht die Gefahr, dass z. B. besonders anspruchsvolle Patientinnen und Patienten mit weniger Wertschätzung behandelt werden oder sehr angepasste Patientinnen und Patienten leicht vergessen werden. Es ist unsere professionelle Aufgabe, diese kollektiven Fusionen zu erkennen. Hierbei hilft uns unser eigenes Wertesystem, d. h., dass wir uns darüber im Klaren sind, wie wir uns gerne als Therapeutinnen und Therapeuten, als Pflegeperson aber auch als Arbeitskolleginnen und -kollegen verhalten möchten. Eine ACT-Haltung beinhaltet auch, eigene Fusionen während der Fallbesprechung zu erkennen und unser Verhalten gegebenenfalls zu korrigieren. Ebenfalls können wir uns von Ansprüchen, wie beispielsweise einer fehlerfreien, vollumfänglichen Erfassung einer Patientin oder eines Patienten, lösen und Unsicherheiten eingestehen. Voraussetzung ist eine gemeinsame und achtsame Haltung eben diesen Schwierigkeiten gegenüber. Der Austausch auf Augenhöhe in einem multiprofessionellen Team kann stark unterstützend für eine Teambesprechung sein. Die einzelnen Mitglieder trauen sich auf diese Weise, Unsicherheiten zuzulassen; jeder hat ein Mitspracherecht und kann die eigene Meinung einbringen. Unsicherheiten und Schwierigkeiten werden so durch die anderen Teammitglieder angenommen, wobei die Bemühung der einzelnen Teammitglieder wertgeschätzt werden, was letztlich zur Teamzufriedenheit und damit auch zur Behandlungsqualität beitragen kann.

Literatur

Assaloni H (2015) Eine Träne auf dem Weg in die Freiheit. In: Waadt M, Martz J, Gloster A (Hrsg.) Arbeiten mit der Akzeptanz- und Commitment-Therapie (ACT). Bern: Hogrefe. S. 211–240.

Eifert GH (2011) Akzeptanz- und Commitment-Therapie (ACT). Bern: Hogrefe.

Harris R (2009) ACT made simple: An easy-to-read primer on acceptance and commitment therapy. Oakland, CA: New Harbinger.

Harris R (2014) Schwierige Situationen in der Akzeptanz- und Commitmenttherapie (ACT). Weinheim: Beltz.

Harris R (2018) ACT Questions & Answers. A Practitioner´s Guide to 150 Common Sticking Points in Acceptance & Commitment Therapy. Oakland, CA: New Harbinger.

Hayes SC, Strosahl KD, Wilson KG (2012) Acceptance and commitment therapy: The process and practice of mindful change. 2nd edition. New York, NY: The Guilford Press.

Luoma JB, Hayes SC, Walser RD (2012) ACT-Training. Acceptance & Commitment Therapie: ein Handbuch. Ein Lernprogramm in zehn Schritten. Paderborn: Junfermann Verlag.

Martz J, Hofer P (2015) Auf dem Elefanten zum Herzen reiten. In: Waadt M, Martz J, Gloster A (Hrsg.) Arbeiten mit der Akzeptanz- und Commitment- Therapie (ACT). Bern: Hogrefe. S. 191–210.

Polk KL, Schoendorff BS, Webster M, Olaz FO (2016) The Essential Guide to the ACT Matrix: A Step-by-Step Approach to Using the ACT Matrix Model in Clinical Practice. 1st edition. Oakland, CA: New Harbinger.

Waadt M, Martz J, Gloster A (2015) Arbeiten mit der Akzeptanz- und Commitment-Therapie (ACT). Ein Fallbuch. Bern: Hogrefe.

Wengenroth M (2017) Therapie-Tools. Akzeptanz- und Commitmenttherapie (ACT). Weinheim: Beltz.

Links/Online-Ressourcen

www.zumbeherztenleben.ch, Zugriff am 17.07.2019: Auf der Internetseite von Jan Martz findet sich u. a. eine deutschsprachige Matrix zum Herunterladen sowie Literaturhinweise zu deutschsprachigen Büchern zu ACT.

www.actpraxis.de, Zugriff am 17.07.2019: Eine umfangreiche Zusammenstellung von Martin Bonensteffen zu verschiedenen, teils auf Deutsch übersetzten Ressourcen von Kevin Polk, Mark Webster sowie Übersetzungen von Klaus Ackermann hinsichtlich der ACT-Matrix-Anwendung.

https://contextualscience.org/act_matrix, Zugriff am 17.07.2019: Von Kevin Polk, einem der Hauptentwicklern der ACT-Matrix, erstellte englischsprachige Seite mit vielen Hilfestellungen, Informationen, Videos und weiteren Links.

14 Die Arbeit mit ACT in der Supervision von klinischen Teams

Nina Romanczuk-Seiferth

14.1 Wozu die Arbeit mit ACT in der Supervision von klinischen Teams? – Einführung

Das Konzept der Akzeptanz- und Commitment-Therapie (ACT) und die diesem Therapieansatz zugrundeliegenden Grundhaltungen beinhalten als einen wichtigen Baustein, dass wir Menschen uns nicht wesentlich in unserem Denken, Fühlen und Handeln unterscheiden. Dies bedeutet, dass wir Menschen grundsätzlich an ähnlichen Punkten »steckenbleiben« können oder ähnliche Schwierigkeiten dabei entwickeln, uns auf unsere sich ständig wandelnde Umwelt einzustellen. Und dies zunächst einmal unabhängig davon, ob wir im Zusammenhang mit diesen Problemen in unserem Leben den definierten Kriterien nach an einer psychischen Erkrankung leiden. Die ACT basiert hier ganz wesentlich auf einem Prinzip der Therapie auf Augenhöhe, was sich bildlich beispielsweise in der »Kletterfelsen«-Metapher (vgl. two mountains metaphor, Hayes et al. 2003, S. 12) ausdrückt. Patientin bzw. Patient und Therapeutin bzw. Therapeut erklettern in dieser Metapher gemeinsam einen Felsen, d. h. sie sind grundsätzlich zu ähnlichen Bedingungen unterwegs durch das Leben, sie haben mit den gleichen Herausforderungen und Hindernissen zu kämpfen, die es ihnen manchmal schwer machen können, ihren Weg durch das Leben zu finden. Gleichzeitig hat die Therapeutin oder der Therapeut aus ihrer bzw. seiner Position eine andere Perspektive auf den Weg der Patientin oder des Patienten und kann daher Hilfestellungen leisten. Dieses Prinzip einer Therapie auf Augenhöhe lässt sich benennen, beschreiben und postulieren, wird aber nur dann wirksam werden, wenn es im therapeutischen Alltag Ausdruck findet, d. h. spürbar gelebt wird. Dies trifft einerseits für den klassischen therapeutischen Rahmen in einer ambulanten Behandlung nach ACT zu, wo die Therapeutin oder der Therapeut sich selbst daher gezielt in Übungen einbezieht oder eigene Erfahrungen mit auftauchenden Hindernissen und Umgehensweisen damit teilen kann. Umso wichtiger ist die Umsetzung dieses Prinzips aber andererseits in Behandlungen im stationären bzw. tagesklinischen Rahmen. Hier teilen Patientinnen und Patienten und das therapeutische Team einen gewissen Anteil des Alltag miteinander, d. h. es tritt umso deutlicher zu Tage, ob ACT als Therapieansatz auf die definierten »therapeutischen Kontakte« – also auf Termine, die mit *Therapie* überschrieben wurden – begrenzt bleibt oder ob das therapeutische Team die Grundhaltungen dieses Therapieansatzes auch im alltäglichen Umgang mit sich selbst und miteinander umsetzt. Grundprinzipien der ACT, die wir alle als Menschen teilen können, sind dabei z. B. das Streben nach psychischer Flexibilität, um sich möglichst gut an unterschiedlichste Situationen anpassen zu können, oder die Orientierung an persönlichen Werten in der Navigation durch das eigene Leben. Je mehr das Team das Prinzip verfolgt, die ACT nicht nur als Methode anzuwenden, sondern als Haltung gemeinsam zu leben, desto wirkungsvoller kann die ACT die Patientinnen und Patienten unterstützen. Dies liegt zum einen in der oben erwähnten Förderung einer Therapie auf Augenhöhe begründet. Zum anderen unterstützt dieses Vorgehen das Lernen am Modell sowie den Transfer von Inhalten aus der Therapie in den Alltag – beides bekanntermaßen wesentliche Mechanismen in der Psychotherapie (z. B. Radkovsky und Berking 2012).

Generell gilt, dass die Verfügbarkeit von externer, fachlicher Supervision für die Entwicklung und Umsetzung einer gemeinsamen Haltung in der Behandlung der Patientinnen und Patienten für ein klinisches Team von großer Bedeutung sein kann (z. B. Falender und Shafranske 2004). Dabei ist es zunächst unerheblich, welchem konkreten Therapieansatz das klinische Team in der Behandlung seiner Patientinnen und Patienten folgt. Der Mehrwert einer regelmäßigen Supervision liegt in der Möglichkeit, einen Blick auf die Schwierigkeiten und Bedürfnisse des Teams in der Gestaltung dieses therapeutischen Rahmens zu werfen. Zudem kann es darum gehen, im Zusammenhang mit der Auseinandersetzung mit den verschiedenen Perspektiven im Team auch mehr Klarheit bezüglich der (gemeinsamen) Haltungen, Werte und Ziele des Teams zu erlangen. Aus Perspektive der ACT ist z. B. letzterer Punkt ein ganz bedeutsamer: Immer wieder den Kontakt zu den eigenen Werten und Zielen herzustellen und auch im Handeln zu spüren, trägt wesentlich dazu bei, sich flexibel auf unterschiedlichste Situationen einstellen zu können, Orientierung für Entscheidungen im alltäglichen Leben zu finden und letztlich Lebenszufriedenheit zu fördern. Dies gilt für Einzelpersonen – wie in der Therapie von Menschen mit psychischen Erkrankungen – und gleichermaßen für Gruppen von Menschen, die gemeinsame Ziele verfolgen bzw. miteinander handeln möchten – wie in klinischen Behandlungsteams. Im Folgenden wird es daher darum gehen, welche Möglichkeiten für den Einsatz externer, fachlicher Supervisionen nach den kontextuell-behavioralen Prinzipien bzw. im Sinne der ACT bestehen. Sowohl in Teams, die selber nach ACT arbeiten, wie auch in Teams, die in ihrer Arbeit nicht dem therapeutischen Ansatz der ACT folgen. Es soll dabei anhand von Beispielen konkret erläutert werden, wie sich Supervisionen nach den Grundprinzipien der ACT gestalten lassen.

14.2 Was wissen wir zur Evidenz? – Empirische Daten und Stand der klinischen Forschung

Bevor wir uns der konkreten Umsetzung von Supervisionen nach ACT zuwenden, soll zusammenfassend auf wissenschaftliche Erkenntnisse zum Thema eingegangen werden: Es besteht ein großer Konsens in der psychologischen Literatur, dass erfahrungsorientiertes Lernen eine Voraussetzung für die Entwicklung professioneller klinisch-psychologischer Kompetenzen ist (z. B. Milne und James 2000). Auch wird durchgängig postuliert, dass Supervision eine zentrale Methode darstellt, um die Entwicklung von wirkungsvollen Behandlungskompetenzen bei Professionellen in diesem Feld praxisnah zu unterstützen (z. B. American Psychological Association 2014, Falender und Shafranske 2004). Auch gibt es verschiedene Überlegungen und Modelle zur »best practice« in der klinischen Supervision (vgl. Falender et al. 2004, Simpson-Southward et al. 2017). Dennoch ist die empirische Literatur dazu, welche Methoden unter welchen Bedingungen besonders für die klinische Supervision geeignet sind, noch ausbaufähig (z. B. Milne 2009). Hinzu kommt, dass sich die verfügbaren Modelle sowie Studien zumeist auf Supervisionen im Ausbildungskontext von Medizinpersonal allgemein bzw. von Psychotherapeutinnen und -therapeuten beziehen und häufig für Supervisionen im Einzelsetting gelten. Einige Studien beschäftigen sich mit Supervisionen für spezifische Zielgruppen im sozialen bzw. Gesundheitssektor, wie etwa für Sozialarbeiterinnen und -arbeiter (z. B. Bogo und McKnight 2006) oder für Pflegekräfte (z. B. Buus und Gonge 2009). Studien zur Effektivität von Supervision in multiprofessionellen klinischen Teams sind allerdings rar. Auch ist der Autorin bisher keine Studie bekannt, die konkret die Verwendung einer ACT-orientierten Supervision für Teams in Kliniksettings betrachtet hat. Wenngleich hier klar Forschungsbedarf besteht, ist der klinischen Erfahrung nach festzustellen, dass sich ein ACT-orientiertes Vorgehen hervorragend für die Supervision von klinischen Teams eignet (▶ Kap. 14.3.1) und dies auch empirisch abzuleiten ist: Ein Hauptziel der Anwendung kontextuell-behavioraler Methoden in Arbeitskontexten ist es, die Kontextsensitivität und psychische Flexibilität beim Personal zu unterstützen (vgl. Hayes et al. 2006). Es konnte gezeigt werden, dass die Förderung psychischer Flexibilität am Arbeitsplatz dazu beiträgt, das Wohlbefinden des Personals zu steigern, die Arbeitseffektivität zu erhöhen, Offenheit für das Lernen neuer Inhalte herzustellen, Mitgefühl zu fördern und Akzeptanz von Unterschieden und Diversität zu stärken (z. B. Bond und Flaxman 2006, Bond et al. 2008; vgl. Flaxman et al. 2013). Im therapeutischen Kontext ließ sich zudem beobachten, dass eine hohe psychische Flexibilität von Therapeutinnen und Therapeuten die Verwendung von erfahrungsbasierten Methoden in der Therapie, wie Expositionstrainings (Scherr et al. 2015), begünstigt. Auch sind – aus einer Perspektive der Fürsorge für das Personal in klinischen Institutionen heraus – Studien zu den Auswirkungen einer ACT- bzw. Achtsamkeitspraxis auf die Arbeitszufriedenheit und das Wohlbefinden speziell in diesem Arbeitskontext sehr interessant. Die Arbeit in Kliniksettings ist in der Regel durch eine hohe Arbeitsbelastung und entsprechend hohe Raten an arbeitsassoziierten Beeinträchtigungen und Belastungen für das Team, wie eine hohe Anzahl an Krankheitstagen, Frühberentungen etc., gekennzeichnet (z. B. Angerer und Schwartz 2009, Drupp und Meyer 2019). Studien, die sich mit der Förderung der Gesundheit und des Wohlbefindens bei Pflegekräften z. B. anhand von regelmäßiger Achtsamkeitspraxis beschäftigten, konnten jedoch zeigen, dass die Etablierung kurzer Achtsamkeitseinheiten im klinischen Alltag für die Helfenden eine Reduktion von Stress, Angsterleben und Erschöpfungssymptomen sowie eine Verbesserung der Achtsamkeit und Resilienz im beruflichen Alltag unterstützen kann (Gilmartin et al. 2017). Eine ACT-orientierte Supervision kann also zur Abrundung der konzeptuellen Arbeit des therapeutischen Teams nach ACT sowie zur Förderung von Gesundheit und Wohlbefinden des Personals beitragen.

14.3 Wie kann ACT zum Verständnis der Prozesse in der Supervision von klinischen Teams beitragen?

14.3.1 Die besonderen Herausforderungen des Einsatzes der ACT in der Supervision in klinischen Teams

Die Adaptation, Anwendung und Evaluation der ACT für verschiedene klinisch Settings ist insgesamt eine der neueren, bedeutsamen Entwicklungen in diesem Feld. Erstrebenswert ist diese Entwicklung insbesondere, damit mehr Menschen von diesem potentiell hilfreichen Therapieansatz profitieren können, wo vielleicht andere Verfahren bisher nicht ausreichend wirksam waren – so eben auch in unterschiedlichen Kliniksettings. Die Wirkung des ACT-Ansatzes basiert dabei ganz wesentlich auf den Grundhaltungen der ACT gegenüber Menschen, menschlichem Leiden und psychischen Erkrankungen bzw. deren Behandlung. Kurz gesagt sind dies Annahmen wie: 1) Menschen leiden. (nicht: Die Abwesenheit von Leid ist normal/gesund/richtig.), 2) Kein Mensch ist kaputt. (nicht: Krank zu sein bedeutet, dass mit mir etwas nicht stimmt.), 3) Psychotherapie dient dazu, Menschen bei einem werteorientierten Leben zu unterstützen. (nicht: Psychotherapie dient dazu, Leiden zu eliminieren.). Diese Perspektive auf Menschen, psychische Erkrankungen und Therapie ist in einem klinischen Kontext von besonderer Relevanz, da in institutionellen Settings häufig eine starke Neigung zu einer defizit- bzw. symptom-fokussierten Sicht auf die Patientinnen und Patienten besteht. Dies hängt zum Teil mit dem klassischen medizinischen Paradigma zusammen, in dem der Ärztin oder dem Arzt die Aufgabe zukommt, Leiden bzw. die Erkrankung zu verhindern, zu lindern oder zu beseitigen. Auch die Patientinnen und Patienten kommen mitunter mit genau dieser Rollenerwartung an das therapeutische Team in die Behandlung in einem Krankenhaus. Auf den ersten Blick mögen also die Grundannahmen der ACT in einem Widerspruch zu den Ansprüchen und Erwartungen seitens des klinischen Personals bzw. der Patientinnen und Patienten an die Behandlung stehen. Hier zeichnet sich ein typisches Spannungsfeld in der Arbeit nach ACT im klinischen Rahmen ab, welches durch die Unterstützung des Teams in Supervisionen zu adressieren und sinnvoll aufzulösen ist.

Gleichzeitig stellt es ein Hauptziel ACT-basierter Interventionen dar, psychische Flexibilität und damit die Anpassungsfähigkeit an unterschiedlichste Situationen zu fördern. Dies prädestiniert die ACT wiederum für den Einsatz in der supervisorischen Arbeit mit klinischen Teams. Die Behandlung von Menschen mit psychischen Erkrankungen in Krankenhäusern stellt eine hochkomplexe Herausforderung für die therapeutischen Teams dar. Die Gruppen von Patientinnen und Patienten auf einer Station oder Tagesstation sind in der Regel sehr heterogen – aufgrund unterschiedlicher Erkrankungen, Lebenssituationen, kultureller Hintergründe, Altersstufen etc. und nicht zuletzt aufgrund der üblichen interindividuellen Varianz zwischen Menschen. Selbst bei medizinischen Abteilungen, die einen fachlichen Fokus setzen, wie z.B. den Schwerpunkt »Affektive Erkrankungen«, stellen hohe Komorbiditätsraten die Regel und nicht die Ausnahme dar. Es zeigt sich in diesem Kontext zudem immer wieder, wie heterogen sich die Probleme von Menschen »innerhalb einer Krankheitskategorie« gestalten und dass störungsspezifische Therapieansätze entsprechend an ihre Grenzen stoßen können. Für die psychotherapeutische Arbeit in Institutionen kommt hinzu, dass die Teams in diesen Abteilungen häufig mit begrenzten Zeit- und Personalressourcen und unter Erfolgsdruck arbeiten. Insgesamt lässt sich daher feststellen, dass Teams in Kliniksettings besonders hohen Anforderungen an die eigene psychische Flexibilität ausgesetzt sind. In Kliniksettings ist es also erforderlich, diesen Herausforderungen aktiv zu begegnen, den therapeutischen Rahmen möglichst adaptiv und störungsübergreifend zu gestalten und den Behandlungsteams mittel- und langfristig die nötigen Kompetenzen zu vermitteln sowie sinnvolle Hilfsmittel zur Seite zu stellen, um Menschen mit unterschiedlichen Bedürfnissen erfolgreich behandeln zu können.

Der Supervision von klinischen Teams kommen daher zuweilen unterschiedliche Aufgaben zu – jeweils mit Fokus auf die Team- und Personalentwicklung oder auf die Fallarbeit mit Patientinnen und Patienten. Mit Blick auf die Team- und Personalentwicklung stehen dabei Aufgaben wie die sachkundige Nutzung gemeinsamer Modelle, Konzepte und Hilfsmittel in der Behandlung, die Entwicklung einer gemeinsamen Sprache und die Klärung gemeinsamer Werte und Ziele im Vordergrund. Mit Fokus auf die Fallarbeit sind wichtige Aufgaben insbesondere die Entwicklung eines gemeinsamen Fallverständnisses und Behandlungskonzepts für die jeweilige Person (▶ Kap. 14.4.3).

14.3.2 Das Supervisionsmodell SHAPE

Morris & Bilich-Eric (2017) schlagen ein konkretes Modell zur Nutzung in der Supervision vor, welches wie die ACT auf den Erkenntnissen der kontextuellen Verhaltenswissenschaften basiert (Hayes et al. 2012). Das sogenannte SHAPE-Modell soll einen pragmatischen Rahmen zur Gestaltung von Supervisionen aus einer kontextuell-behavioralen Perspektive bieten. Die Autoren argumentieren, dass die Entwicklung psychologischer Kompetenzen generell sowohl theoretisch-didaktisches wie auch erfahrungsbasiertes Lernen erfordere. In der Förderung therapeutischer Kompetenzen sollten diese Elemente daher gleichermaßen adressiert werden. Dies bedeutet, in einer Supervision kontingenzbasiertes Lernen zu ermöglichen, d. h., dass die Teilnehmenden aus direkten Erfahrungen sowie den Konsequenzen ihres Verhaltens lernen können. Dies gelinge in einer Supervision dann besonders gut, wenn sie Elemente zur Förderung psychischer Flexibilität enthalte. Konkret bedeutet dies, die Teilnehmenden in der Supervision dabei zu unterstützen, eigene persönliche Erfahrungen achtsam und bereitwillig im jeweiligen Moment wahrzunehmen und das eigene Verhalten in den Dienst der eigenen Werte zu stellen. Das SHAPE-Modell beschreibt hierzu fünf Merkmale supervisorischen Handelns, welche psychische Flexibilität bei den Supervisanden fördern sollen: **S**upervision & Werte, **H**alten des Rahmens, **A**nalyse der Funktion, **P**erspektivwechsel, **E**rfahrungsfokus (engl. Supervision values, Hold stories lightly, Assessment of function, Perspective-taking, Experiential methods). Diese Merkmale verbinden bewährtes Vorgehen in klinischen Supervisionen mit Entwicklungen aus den kontextuellen Verhaltenswissenschaften, insbesondere Elementen des Perspektivwechsels, der Defusion und der Akzeptanz (▶ Abb. 14.1).

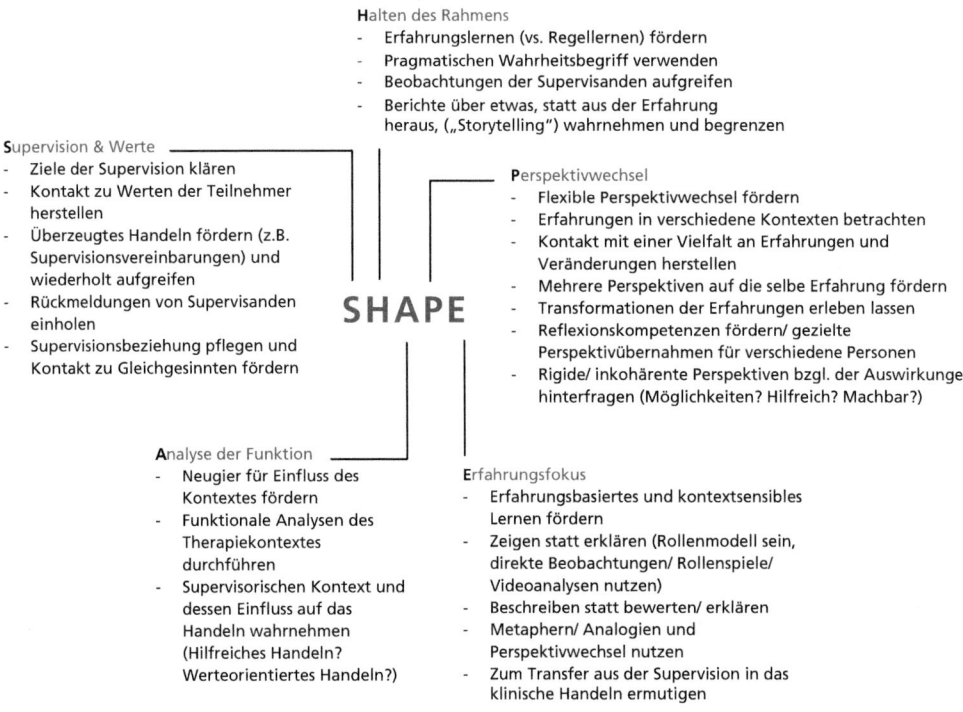

Abb. 14.1: Komponenten des Supervisionsmodells SHAPE, übersetzt und modifiziert nach Morris & Bilich-Eric (2017)

14.4 Wie sieht die Supervision von klinischen Teams mit ACT aus? – Praktische Hinweise und Übungen

14.4.1 Grundhaltungen und -fertigkeiten der Supervisorin oder des Supervisors in der Supervision nach der ACT

Die Gestaltung von Supervisionen nach den Prinzipien der ACT passt sich idealerweise flexibel an die Erfordernisse des jeweiligen Settings und die Bedürfnisse des klinischen Teams an. Die folgenden Methoden sind daher als Anregungen und Ideen zu sehen, die entsprechend für den jeweiligen Kontext auszuwählen und ggf. flexibel zu modifizieren sind.

Grundsätzlich gilt, dass die Supervision, d. h. letztlich die Supervisorin bzw. der Supervisor, diese zur effektiven Förderung von ACT-Kompetenzen auch auf sich selbst und den supervisorischen Kontext anwenden sollte. So wie es Grundhaltung von ACT-Therapeutinnen und -therapeuten ist, eine Therapie auf Augenhöhe anzustreben, so ist es supervisorische Haltung in der Arbeit mit der ACT, dass die Supervisorin bzw. der Supervisor grundsätzlich mit dem supervidierten Team in einem Boot sitzt, wenn es um die Grundprinzipien psychischer (In-)Flexibilität geht. Entsprechend wäre es auch wenig hilfreich, hier feste Vorgaben zu tätigen, wann welcher Prozess wie lange im Fokus der Supervision mit ACT stehen sollte. Um psychische Flexibilität im jeweiligen therapeutischen Team zu fördern, ist es viel mehr das oberste Ziel, ACT-Kompetenzen im supervisorischen Prozess flexibel anwenden zu können. Eine Orientierung an den ACT-Kompetenzen folgt einer ständigen Evaluation, welcher Fokus für das jeweilige Anliegen des Teams in dem jeweiligen Moment hilfreich und machbar erscheint. Die Arbeit mit den Grundprinzipien und Kernkompetenzen der ACT dient in der Supervision also als eine Art Basis, welche die Bearbeitung des jeweiligen Anliegens des therapeutischen Teams fördern und unterstützen soll. Die konkrete Gestaltung kann dabei immer nur aus dem Kontext und dem jeweiligen Moment heraus und entsprechend den Bedürfnissen der jeweiligen Gruppe erfolgen. Dies stellt durchaus hohe Anforderungen an die psychische Flexibilität der Supervisorin oder des Supervisors.

Für die innere Orientierung der Supervisorin oder des Supervisors kann daher die Wahl eines leitenden ACT-Konzepts hilfreich sein, an dem sich die eigene Aufmerksamkeit fokussieren und der supervisorische Prozess strukturieren lässt, wie etwa das »Hexaflex« (▶ Kap. 14.4.2. bzw. ▶ Kap. 2). In jeder Supervisionssitzung kann dabei flexibel auf andere Aspekte vertiefend eingegangen werden, je nach konkretem Anliegen des Teams. Auch können unterschiedliche erfahrungsorientierte Übungen oder Metaphern aus der ACT einbezogen werden. Die Supervision mit ACT gleicht also dem »Hexadancing«, bei dem sich Therapeutinnen und Therapeuten flexibel mit Patientinnen und Patienten zwischen verschiedenen ACT-Kernprozesse bewegen und diese im Wechsel oder miteinander fokussieren. Das supervisorische »Hexadancing« beinhaltet gleichsam die Geschmeidigkeit und Flexibilität der Supervisorin bzw. des Supervisors, um zunächst selber präsent, offen und engagiert in der jeweiligen Situation zu sein, um dann entscheiden zu können, was für den supervisorischen Prozess des Teams im konkreten Kontext und Augenblick hilfreich sein kann. Als innere Orientierung können der Supervisorin oder dem Supervisor dabei einfache Leitfragen dienen (▶ Tab. 14.1).

Tab. 14.1: Leitfragen zur Unterstützung eigener psychischer Flexibilität in der Supervision mit der ACT.

Präsent sein	
Hier und Jetzt Selbst-als-Kontext	• Was nehme ich in diesem Moment in der Supervision wahr? • Welche Gedanken, welche Gefühle, welche Körperempfindungen tauchen auf? • Welche Rollenbilder von mir als Supervisorin/Supervisor sind in diesem Moment präsent?
Offen und bereit sein	
Akzeptanz und Bereitschaft Defusion	• Welche inneren Ereignisse tauchen bei mir auf, die ich lieber nicht erleben möchte? • Wie gehe ich gerade mit diesen inneren Barrieren um? • Was verhilft mir zu mehr Handlungsfreiheit in diesem supervisorischen Prozess?
Engagiert nach eigenen Werten handeln	
Werte und Sinn Engagiertes Handeln	• Was ist mir wichtig daran, Supervisorin/Supervisor für dieses Team zu sein? • Was kann ich tun, um in diesem Moment danach zu handeln?

Ähnlich der Orientierung daran, in der Supervision selber präsent, offen und engagiert zu sein, können als ganz minimalistische Orientierung für die Supervisorin oder den Supervisor auch die drei 3 Ws (»WWW«) dienen. »WWW« steht für »Warten, Wahrnehmen, Wählen«. Dies bedeutet das eigene supervisorische Verhalten immer wieder daran auszurichten, was zu tun ist, um 1) den Augenblick zu verlangsamen, zu pausieren, 2) den Moment wahrzunehmen, so wie er ist und 3) zu wählen, was in diesem Moment wichtig ist.

14.4.2 Die Supervision mit ACT-Perspektiven und -Kompetenzen anreichern

Im Falle von ACT-orientierten Supervisionen mit klinischen Teams, die selber nach der ACT arbeiten, ist es zudem möglich, die Supervision auch explizit an einem gängigen ACT-Behandlungsmodell auszurichten, z. B. dem »Hexaflex« (▶ Kap. 2). Vorzugsweise ist ein Modell zu wählen, welches vom Team selber auch in der Behandlung verwendet wird, um möglichst hohe konzeptionelle Konsistenz zu schaffen und den Transfer in den Arbeitsalltag des Teams zu erleichtern. Arbeitet ein Team beispielsweise in den Team- oder Fallbesprechungen mit der ACT-Matrix (▶ Kap. 13), so ist diese auch gut immer wieder in der Supervision einsetzbar.

> **Praxistipp: ACT-Prozesse in den Raum holen, aber wie?**
>
> *Einfache visuelle Präsenz* kann den Kontakt zu den jeweiligen ACT-Prozessen oder den zu verwendenden Modellen in der Supervision unterstützen. Dies kann beispielsweise darin bestehen, Karten mit Stichworten zu den ACT-Kernprozessen wie im Hexaflex beschrieben (*Hier & Jetzt, Akzeptanz & Bereitschaft, Defusion, Selbst-als-Kontext, Werte & Sinn, Engagiertes Handeln*) auf dem Tisch oder auf dem Boden auszulegen, so dass sie allen Teilnehmenden während der Supervision immer mal wieder in den Blick bzw. Sinn kommen (▶ Abb. 14.2). Ähnlich ist es möglich, die im jeweiligen Team genutzten ACT-Modelle oder Hilfsmittel als Symbol ins Hier & Jetzt der Supervision zu holen, z. B. vor Beginn der Supervision ein Sechseck auf das Flipchart zu zeichnen oder eine (leere) ACT-Matrix und diese dort unkommentiert hängen zu lassen. Möglich ist es auch, einen Fokus durch einzelne ACT-bezogene Stichworte auf einer Moderationskarte in den Raum zu holen, beispielsweise »Flexibilität«, »Bereitschaft«, »Sinnerfülltes Leben«, »Perspektive« etc.

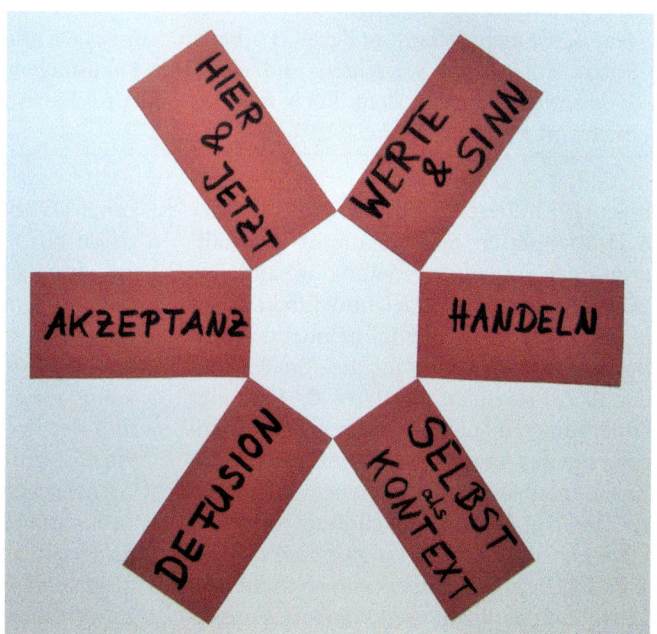

Abb. 14.2:
Einfache visuelle Präsenz von ACT-Kernprozessen in der Supervision

Auf anderen Wegen ist es ebenso möglich, ACT-Prozesse gezielt in den Raum zu holen: Während in den Beispielen oben die visuelle Präsenz den Kontakt zu den jeweiligen Prozessen eher zufällig und ungesteuert herstellt, ist es auch möglich, aktive und direkte »Erinnerungen« an die ACT-Kernprozesse während der Supervision zu vereinbaren bzw. herzustellen. Etwas in Form eines akustischen Signals, das zufällig während der Supervisionssitzung ertönt, z. B. per App für Mobiltelefone, und was mit einer konkreten kurzen Aufgabe für die Teilnehmenden verbunden ist, z. B. kurz in die eigenen Fußsohlen hinein zu spüren (oder anders den Kontakt zum *Hier & Jetzt* herzustellen) oder innerlich nach einem vorbeiziehenden Gedanken zu greifen, diesen in der Vorstellung auf einen Notizzettel zu schreiben und an eine innere Pinnwand zu hängen. In diesem Zusammenhang lässt sich auch gut die Verantwortung für die Orientierung an den ACT-Prinzipien mit dem Team teilen, z. B. indem eine Person für die Dauer der jeweiligen Supervisionssitzung die Aufgabe der »Hüterin psychischer Flexibilität« oder des »Hüters psychischer Flexibilität« bekommt. Diese Person kann die Supervision jederzeit unterbrechen und auf relevante Ereignisse im Team bzw. im Supervisionsverlauf mit Blick auf die psychische Flexibilität des Teams aufmerksam machen. Auch kann dieses Teammitglied zwischendurch von den Übrigen zu ihrer bzw. seiner Perspektive auf das Geschehen aus eben dieser Funktion heraus befragt werden.

Hier genannte Ideen und Hinweise gelten grundsätzlich für die supervisorische Arbeit mit Teams, die selber nach ACT arbeiten, wie für Teams, die einem anderen Therapiekonzept folgen. Für Teams, die selber nach ACT arbeiten, kommt diesem Vorgehen die zusätzliche Funktion zu, eine gemeinsame Sprache rund um ACT-Inhalte zu fördern, den persönlichen Kontakt zu den ACT-Kernprozessen im Team immer wieder herzustellen (im Sinne einer *Erfahrung* der ACT-Inhalte beim Team selber) und teilweise auch Konsens in der konkreten Verwendung von möglichen Hilfsmitteln/Modellen o. ä. herzustellen. Für die Arbeit mit

> Teams, die nicht selber mit der ACT arbeiten, kann es wichtig sein, auf ACT-Fachtermini als Stichworte etc. zu verzichten und eher mit Fokusfragen zu arbeiten, wie etwa einer Moderationskarte auf dem Tisch mit dem Inhalt »Was ist mir wichtig?« statt mit dem Stichwort »Werte & Sinn«.

Ein sehr hilfreiches Instrument in einer ACT-orientierten Supervision ist die Rahmung der Supervisionssitzung anhand von ACT-Kernprozessen. Ziel und Effekt ist es hierbei, den Fokus der Teilnehmenden mit hoher Regelmäßigkeit auf die Anwendung der ACT-Prinzipien im Hier & Jetzt der Supervision zu lenken und die eigene Erfahrung mit der Anwendung der ACT in diesem Zusammenhang zu ermöglichen. Dies kann als eine ritualisierte Anwendung von ACT-Übungen in der Supervision gestaltet sein, z. B. in Form von einer kurzen Achtsamkeitsübung zu Beginn jeder Supervisionssitzung. Da aber häufig die Zeit in der Supervision knapp und kostbar ist, bietet es sich an, eine ACT-Perspektive mit einem üblichen Strukturelement der Supervision zu verbinden, z. B. mit der Eingangsrunde zu den Supervisionsanliegen oder mit der Abschlussrunde zur Transfersicherung. Hier sind der Kreativität und der Flexibilität der Supervisorin bzw. des Supervisors keine Grenzen gesetzt, die Supervisorin bzw. der Supervisor wählt flexibel anhand der Gruppe/der Situation etc. einen Fokus aus. Einige Ideen und Anregungen finden sich im folgenden Praxistipp.

> **Praxistipp: Eine ACT-Perspektive einflechten, aber wie? Mögliche Fragen für eine ACT-orientierte Rahmung der Supervision**
>
> **Mögliche Fragen der Supervisorin/des Supervisors…**
> … vor bzw. in der Anliegenrunde:
>
> - »Was ging mir durch den Kopf oder durch den Bauch, als ich durch diese Tür gekommen bin?«
> - »Was hätte mich heute davon abhalten können, an der Supervision teilzunehmen? Im Außen? In meinem Inneren?«
> - »Welche Rolle habe ich mir heute übergestreift, als ich zur Arbeit gegangen bin?«
> - »Wofür bin ich heute Morgen zur Arbeit gekommen?«
>
> … zwischendurch:
>
> - »Welches innere Ereignis kann ich gerade in diesem Moment in mir beobachten? Also welchen Gedanken, welches Gefühl, welchen Impuls oder welche Körperempfindung?«
> - »Welche inneren Barrieren tauchen auf? Wie gehe ich damit um? Üblicherweise? Jetzt gerade?«
> - Oder ganz offen und kurz: »Was taucht gerade auf?«
>
> … vor bzw. in der Abschlussreflexion:
>
> - »Welche Facetten meiner Selbst sind mir heute in der Supervision begegnet? Welcher Teil meiner Selbst nimmt das gerade war?«

- »Was nehme ich aus der Supervision mit, um das zu tun, was mir wichtig ist?«
- »Wofür werde ich morgen zur Arbeit kommen?«

Solche Anregungsfragen wie im Praxistipp oben lassen sich mit offener oder verdeckter Beantwortung nutzen. Offene Beantwortung heißt an dieser Stelle, die Teilnehmenden zu einer offen ausgesprochenen Antwort einzuladen. Z. B. zu Beginn der Supervision eine der Fragen oben auszuwählen, diese gemeinsam mit der Frage nach Anliegen für die heutige Supervisionssitzung zu stellen und reihum oder frei durcheinander zu hören, wer was einbringen möchte. Aber auch verdeckte Beantwortungen eignen sich sehr gut für Team-Supervisionen, z. B. aufgrund begrenzter Supervisionszeit oder wenn es primär darum geht, einen bestimmten inneren Fokus bei den Teilnehmenden anzustoßen. Hierbei wir die Anregungsfrage in den Raum gestellt und ein kurzer Innenfokus angeleitet, so dass die Teilnehmenden Zeit haben, in Kontakt mit eigenen Antworten zur jeweiligen Frage zu kommen. Anschließend folgt die Supervision weiter der vorgesehenen Struktur/ dem aktuellen Anliegen.

Praxistipp: Eine ACT-Perspektive einflechten, aber wie? Kleine Übungen für eine ACT-orientierte Supervision

Mögliche kleine Übungen der Supervisorin/des Supervisors zur Anregung von ACT-Kompetenzen für zwischendurch:

- »Vogelflug«: Die Supervisorin oder der Supervisor unterbricht den Prozess und lädt jeden für sich dazu ein, kurz wie ein Vogel über der Situation zu schweben und zu schauen, was aus dieser Perspektive wahrzunehmen ist. Alternativ lassen sich auch andere Bilder für eine Vogelperspektive wählen, z. B. ein Hubschrauberflug etc., oder auch ganz andere Perspektiven nutzen, wie »Wenn ich mir vorstelle, dass ich der Raum bin, der uns umgibt, was nimmt der Raum in seinem Inneren in diesem Moment wahr?« (*Defusion; Selbst-als-Kontext*).
- »Zeitlupe«: Die Supervisorin oder der Supervisor stoppt den Redefluss der Gruppe und lädt dazu ein, gemeinsam einmal bewusst die aktuelle Situation zu verlangsamen, wie in Zeitlupe laufen zu lassen, und bewusst wahrzunehmen, was gerade wahrzunehmen ist (*Hier & Jetzt; Defusion*).
- »Rückspultaste«: Ähnlich der Zeitlupe lässt sich auch zur Verwendung der Rückspulfunktion anregen. Beide Übungen sind insbesondere dann hilfreich, wenn sich der Gruppenprozess bzw. die Interaktion in der Gruppe stark beschleunigt und wenig Kontakt zum Hier & Jetzt besteht, z. B. wenn Teams sich sehr schnell in Richtung einer »effektiven Problemlösung« bewegen und dabei wenig Raum und Zeit für die Analyse der verursachenden Probleme (insbesondere innerer Barrieren) und der Bedürfnisse des Teams bzw. der Teammitglieder bleibt (*Hier & Jetzt; Defusion*).
- »Boxenstopp«: Die Supervisorin oder der Supervisor fordert das Team zu einem kurzen Stopp in der Boxengasse auf, um aufzutanken, den Luftdruck der Reifen zu prüfen etc. Natürlich lassen sich je nach Team und Situation auch andere Bilder verwenden. Leitfragen sind bedürfnisorientiert, d. h.: Was brauche ich gerade? Was braucht das Team gerade? (*Hier & Jetzt; Werte & Sinn*).

- »Rausschmeißer«: So wie es auf Partys Songs gibt, die zuverlässig als Rausschmeißer dienen, so tauchen in Supervisionen immer wieder innere Ereignisse auf, die uns ausladen, dem zu folgen, was uns wichtig ist. Z. B. Angst davor, wie mein Team reagiert, wenn ich Überforderungsgefühle anspreche. Für diese Übung bittet die Supervisorin oder der Supervisor das Team kurz nach eigenen »Rausschmeißern« Ausschau zu halten (*Hier & Jetzt*), diese wohlwollend als Zeichen unserer Menschlichkeit wahrzunehmen (*Akzeptanz & Bereitschaft*), und zu entscheiden, wie sie oder er in diesem Moment damit umgehen möchte (*Engagiertes Handeln*).
- »In einem Boot sitzen, aber wirklich«: Dies ist eine Übung, die sich in Situationen anbietet, wo das Team relevante Inflexibilität zur Sprache bringt, zum Beispiel in der Besprechung eines Falls. Nehmen wir an, das Team beklagt sich bei einem Schmerzpatienten über eine starke Passivität und bringt dies mit dem Festhalten der Person an den Schmerzen und fehlender Fähigkeit zur Akzeptanz der Situation in Verbindung. Eine mögliche Transferfrage wäre an dieser Stelle: Wo sitze ich bzw. sitzen wir als Team mit dieser Person in einem Boot? Wo fällt es uns schwer, Akzeptanz aufzubringen? Wie gehen wir damit um? (*Hier & Jetzt; Defusion; Akzeptanz & Bereitschaft*).
- »Dem Leid Danke sagen«: Häufig berichten Teams in Supervisionen von Problemen und Herausforderungen, die sie als Einzelpersonen und als Team sehr belasten. In einer ACT-Perspektive verrät uns unser Leid aber immer auch etwas darüber, was uns wichtig ist. In dieser Übung geht es daher darum, die Teilnehmenden einzuladen, dem jeweiligen Problem oder der Herausforderung freundlich dafür zu danken, auf etwas Wichtiges aufmerksam zu machen. In der Regel ist es nicht erforderlich, genauer bzw. explizit zu erfragen, was dieses Wichtige darstellt, es ist damit zumeist schon im Raum (*Akzeptanz & Bereitschaft; Werte & Sinn*).
- »Rollentausch«: Bei dieser Übung geht es darum, zu Beginn oder in der laufenden Supervision die Teilnehmenden aufzufordern, sich kurz die unterschiedlichen Rollen der Teammitglieder vor Augen zu führen und für den Rest der Supervision ab und an in die Rolle eines anderen Teammitglieds eigener Wahl zu schlüpfen, ohne dies öffentlich oder kenntlich zu machen (*Defusion; Selbst-als-Kontext*).
- »ACT to go«: Für diese Übung lässt die Supervisorin oder der Supervisor am Ende der Supervision kleine Notizzettel herumgehen und bittet jeden kurz aufzuschreiben, was sie oder er sich für die nächsten Tage vornimmt zu tun (*Engagiertes Handeln*) und wofür (*Werte & Sinn*). Alternativ können diese Notizen wie ein Spickzettel direkt auf die Unterarme/Handinnenflächen geschrieben werden oder auch an einer Pinnwand vor dem inneren Auge angebracht werden. Ein Sonderfall dieser Übung könnte es z. B. sein, am Ende einer Erstsupervision, in der in der Regel Supervisionsvereinbarungen etc. Thema sind, jedes Teammitglied auf eine zweiseitige Moderationskarte notieren zu lassen: 1) Was ist mir für die gemeinsame Supervision im Team besonders wichtig und wofür? (*Werte & Sinn*), und 2) Was bin ich persönlich bereit dafür zu tun? (*Engagiertes Handeln*).

14.4.3 Anregungen zur Verwendung von ACT-Elementen und -Methoden in der Supervision

Wie bereits oben angesprochen, kann der Fokus in Supervisionen grundsätzlich stärker auf die Fallarbeit oder die Team- und Personalentwicklung ausgerichtet sein. Dies richtet sich wesentlich nach den Bedürfnissen des Teams und den aktuellen Herausforderungen im klinischen Alltag und ist flexibel handhabbar. Unabhängig vom jeweiligen Fokus ist es übergeordnete Aufgabe der Supervisorin bzw. des Supervisors in einer ACT-orientierten Supervision, Haltungen und Fähigkeiten zu fördern und erlebbar zu machen, die es den Teammitgliedern selber ermöglichen, ihrerseits psychisch flexibel in der aktuellen Situation zu agieren. Hierzu lässt sich das jeweilige supervisorische Modell und Vorgehen, in dem die Supervisorin oder der Supervisor ausgebildet ist, um die oben beispielhaft angeführten Anregungen aus kontextuell-behavioraler Perspektive ergänzen. Darüberhinausgehend seien hier beispielhaft einige umfangreichere Methoden genannt, die sich in einer ACT-basierten Supervision hilfreich verwenden lassen:

In der Supervision mit einem Fokus auf die Fallarbeit ist es häufig zunächst wichtig, den Stand des Teams in der Behandlung der jeweiligen Patientin oder des Patienten zu erfassen, um zu sehen, an welcher Stelle das Team in der Behandlung der Patientin oder des Patienten feststeckt. Wie bereits erwähnt, bietet es sich dabei an, dem Team bekannte Modelle zu verwenden (▶ Kap. 14.4.2, ▶ Kap. 13). Die ACT-Matrix lässt sich hierzu als effektives Hilfsmittel verwenden. Im Laufe der Behandlung in einer Klinik oder Tagesklinik durchlaufen die Patientinnen und Patienten aus einer ACT-Perspektive zumeist eine typische Entwicklung. Dieser Prozess beginnt zum Zeitpunkt der Aufnahme in der Regel mit dem kräftezehrenden Kampf der Person gegen die Symptome, welcher bisher nicht erfolgreich war, d. h. mit dem Feststecken in der Erkrankung. Idealerweise kann das therapeutische Team die Patientin oder den Patienten im Laufe der Behandlung auf einen Weg begleiten, der in Richtung eines werteorientierten Lebens führt, unabhängig davon, welche Krisen, Widrigkeiten und Erkrankungen auf diesem Weg auftauchen mögen. Bezogen auf die Matrix als Hilfsmittel zur Visualisierung hierfür relevanter Prozesse bedeutet dies, dass Patientinnen und Patienten zu Beginn der Behandlung häufig vor allem mit dem Kampf gegen innere Ereignisse beschäftigt sind, die sie von dem, was ihnen wichtig ist, wegführen (z. B. negative Gefühle, Grübelgedanken, Schmerzen; vgl. Matrix Quadrant links unten). Diese inneren Barrieren kommen im Rahmen der Behandlung zur Sprache und auch, wie die Patientin oder der Patient bisher damit umgegangen ist (z. B. Vermeidung bestimmter Situationen, sozialer Rückzug, Schonhaltung; vgl. Matrix Quadrant links oben). In einem nächsten Schritt geht es in der Regel darum, diese Lösungsversuche der Person ausreichend zu validieren und deren fehlende (langfristige) Effektivität herauszuarbeiten (vgl. Methoden zur *Kreativen Hoffnungslosigkeit*). Zeitgleich werden in der Arbeit mit der Patientin oder dem Patienten erste Kompetenzen zur Förderung psychischer Flexibilität aufgebaut bzw. zugänglich gemacht (insb. *Hier & Jetzt; Akzeptanz & Bereitschaft; Defusion*). Im Folgenden kann der Prozess stärker in Richtung hilfreicher innerer Ereignisse begleitet werden (z. B. Kontakt zu den eigenen Werten herstellen, wie »Eine verlässliche Freundin sein«; *Werte & Sinn*; vgl. Matrix Quadrant recht unten). Den Abschluss der Behandlung bildet dabei in der Regel die Förderung von konkreten Handlungsschritten zur Gestaltung des Alltags nach den eigenen Wichtigkeiten und Zielen (z. B. Anruf bei alter Freundin, zu der der Kontakt abgebrochen war; *Engagiertes Handeln*; vgl. Matrix Quadrant recht oben). Stockende Behandlungsverläufe entstehen nicht selten da, wo dem Team nicht klar ist, an welcher Stelle in diesem typischen Behandlungsverlauf die jeweilige Person aktuell zu verorten ist und was entsprechend die geeigneten Maßnahmen zur Förderung des individuellen Genesungsprozesses sein könnten. Die Nutzung der Matrix zur Verortung einer Patientin oder eines Patienten im Behandlungsverlauf im Rahmen der Team-Supervision (▶ Abb. 14.3) kann entsprechend hilfreich sein und lässt sich zudem wiederholt im Behandlungsverlauf, d. h. zur Verlaufsevaluation, nutzen.

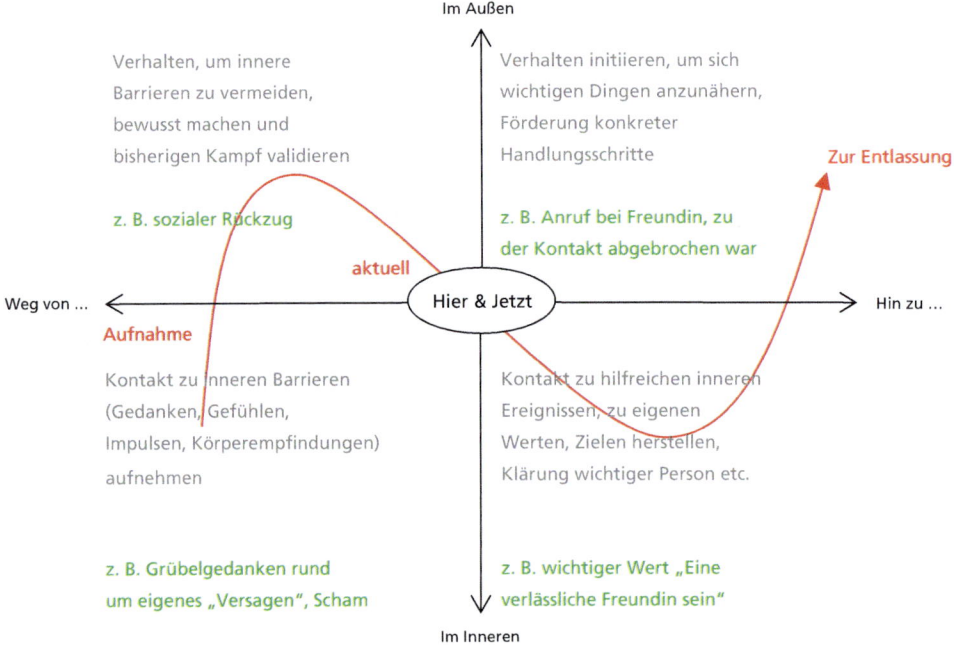

Abb. 14.3: Verwendung der Matrix zur Verortung einer Patientin oder eines Patienten im Behandlungsverlauf

Sollen in der Supervision stärker die Team- und Personalentwicklung im Vordergrund stehen, so lassen sich Methoden der ACT sehr fruchtbar einsetzen, insbesondere für die Klärung bzw. Erarbeitung gemeinsamer Werte und Ziele im Team. Hierzu lassen sich selbstverständlich verschiedene Techniken aus der Arbeit mit Patientinnen und Patienten adaptieren. Einige Ideen finden sich hier im folgenden Praxistipp.

> **Praxistipp: Übungen zur Wertearbeit in der Supervision von klinischen Teams**
>
> - *»Werteblume«:* Eine Werteblume lässt sich mit einem Team erstellen, in dem alle Teilnehmenden mehrere Moderationskarten bekommen und gebeten werden, jeweils auf eine einzelne Karte zu schreiben, was ihnen für die Arbeit mit Patientinnen und Patienten bzw. für die Zusammenarbeit im Team wichtig ist. Hilfreiche Leitfragen sind dabei: Wie soll unser Miteinander aussehen? Was ist mir im Kontakt mit Patientinnen und

Patienten wichtig? Wofür mache ich diesen Job? etc. Nach und nach wird aus diesen Karten am Boden oder an einer Pinnwand eine Blume zusammengelegt. Diese kann wild durcheinander die Werte des Teams repräsentieren oder so sortiert werden, dass innen vor allem solche Werte enthalten sind, die viele Teammitglieder teilen, und die Blütenblätter aus solchen Werten bestehen, welche die vielen Individuen im Team jeweils in die gemeinsame Arbeit einbringen.

- »*Werte-Wanderpokal*«: Bei dieser Übung wird ein Gegenstand benötigt, der symbolisch für die Zusammenarbeit und die geteilten Werte des Teams stehen kann. Dies kann ein beliebiges, geeignetes Symbol sein (ein schöner Stein, eine Blume, ein Teamfoto etc.). Leitfrage ist für alle nun: »Was ist mir sehr wichtig und was bringe ich deshalb in dieses Team und die gemeinsame Arbeit ein?«. In der Regel beginnt die Supervisorin bzw. der Supervisor, formuliert eine Antwort auf die Leitfrage und gibt das Symbol an eine Person freier Wahl/neben sich weiter. Dieser »Werte-Wanderpokal« läuft so von Person zu Person, bis alle Teammitglieder ihn einmal in der Hand hatten. Bei Interesse kann das Symbol an einem allen Teammitgliedern zugänglichen Ort, z. B. im gemeinsamen Aufenthaltsraum, aufbewahrt werden. Eine Variante dieser Übung lässt sich auch mit einem Wollknäuel durchführen, wobei jede Person ihren Faden in der Hand behält, so dass nach und nach ein Netz zwischen den Teammitgliedern entsteht. Eine weitere Variante ist, dass jede Person zu Beginn einen kleinen symbolischen Gegenstand erhält (Muscheln, Steine, Schokolade/Bonbons etc.) und den eigenen Gegenstand mit der Antwort auf die Leitfrage an eine andere Person im Team weiterschenkt, sodass jedes Symbol einmal von einer Person zur nächsten Person wechselt.
- »*Ich wünsche mir mehr von …*«: In dieser Übung (modifiziert nach »The PAX Good Behavior Game«, siehe http://paxgoodbehaviorgame.promoteprevent.org, Zugriff am 20.08.2020) sollen die Teammitglieder formulieren, was sie sich in der Zusammenarbeit wünschen. Hierzu bereitet die Supervisorin oder der Supervisor am Boden oder an der Wand Karten in unterschiedlichen Farben vor, worauf jeweils als Strichzeichnung ein Symbol zu sehen ist, welche für unterschiedliche Fragen stehen (z. B. ein Ohr = Wovon möchte ich mehr hören im Team?, ein Auge = Wovon möchte ich mehr sehen im Team?, ein Mund = Wovon möchte ich mehr sprechen im Team?, eine Hand = Wovon möchte ich mehr tun im Team?, ein Herz = Wovon möchte ich mehr spüren im Team? etc.). Die Teilnehmenden bekommen Moderationskarten in unterschiedlichen Farben und sollen ihrer Farbe entsprechend die jeweilige Leitfrage beantworten und ihre Moderationskarte anschließend an entsprechendem Symbol dazulegen/aufhängen.

Bewährte ACT-Methoden lassen sich auch sehr hilfreich für die Bearbeitung von aktuellen Teamthemen in der Supervision einsetzen. Dies hat zum einen den Effekt, dass diese Methoden für das jeweilige Anliegen des Teams effektiv genutzt werden können und so zu einer Klärung oder Lösung für das aktuelle Problem beitragen. Zum anderen machen die Teammitglieder gleichzeitig eine eigene Erfahrung mit dem jeweiligen methodischen Vorgehen und lernen so gleichzeitig etwas über die Perspektive von Patientinnen und Patienten, wenn diese Methoden in den Therapien zur Anwendung kommen. Ein Beispiel hierfür ist die gemeinsame Verwendung einer Methode, die von Russ Harris und anderen genauer beschrieben wurde (Bailey et al. 2014; siehe auch https://thehappinesstrap.com/free-resources, Zugriff am 20.08.2020), dem so genannten »Punkt der Wahl« (engl. choice point). Diese Methode bietet sich besonders an, wenn in der Supervision ein Entscheidungsprozess zu begleiten ist und wird analog der Einzelarbeit für das Team durchgeführt (siehe Arbeitsblatt im Onlinematerial).

Größere Veränderungsprozesse im Team, z. B. aufgrund von Umstrukturierungen in der jeweiligen Klinik o. ä., lassen sich auch gut anhand einer ACT-Matrix in der Supervision begleiten. Ziel ist dabei zum einen die Verortung, Zustandsbeschreibung und Würdigung des Teams zum jeweiligen Zeitpunkt sowie zum anderen die Anregung eines gemeinsamen und aktiven Handelns in Richtung der Werte des Teams (vgl. change management) in dieser Phase der Veränderung. Die Supervisorin bzw. der Supervisor exploriert dazu die vier Quadranten der Matrix zum jeweiligen Anlass und notiert Aussagen der Teammitglieder an jeweiliger Stelle. Betrachten wir beispielhaft die Situation eines Teams kurz vor einem krankenhausinternen Umzug, der mit räumlichen sowie personellen Veränderungen einhergeht und das Team daher sehr beschäftigt. Leitfragen an das Team sind für eine ACT-Matrix bei diesem Beispiel: 1) Denken wir einen Moment an den bevorstehenden Umzug. Was taucht in Ihrem Inneren auf, was Sie lieber nicht hätten? Gedanken? Gefühle? Körperreaktionen? Impulse? (Matrix Quadrant links unten); 2) Wie haben Sie bisher darauf reagiert? Was haben Sie getan, um dies nicht zu haben oder zu spüren? (Matrix Quadrant links oben); 3) Was taucht im Inneren auf, was Ihnen an der Arbeit mit den Patientinnen und Patienten und in der Zusammenarbeit auch in dieser Situation wichtig ist? (Matrix Quadrant rechts unten); 4) Woran ist zu sehen, was Ihnen wichtig ist? Woran wäre es in dieser Situation zu erkennen, dass Sie (individuell/als Team) das tun, was Ihnen wichtig ist? Zur Verdeutlichung finden sich Teamaussagen zu dieser Beispielsituation in Abbildung 14.4 (▶ Abb. 14.4).

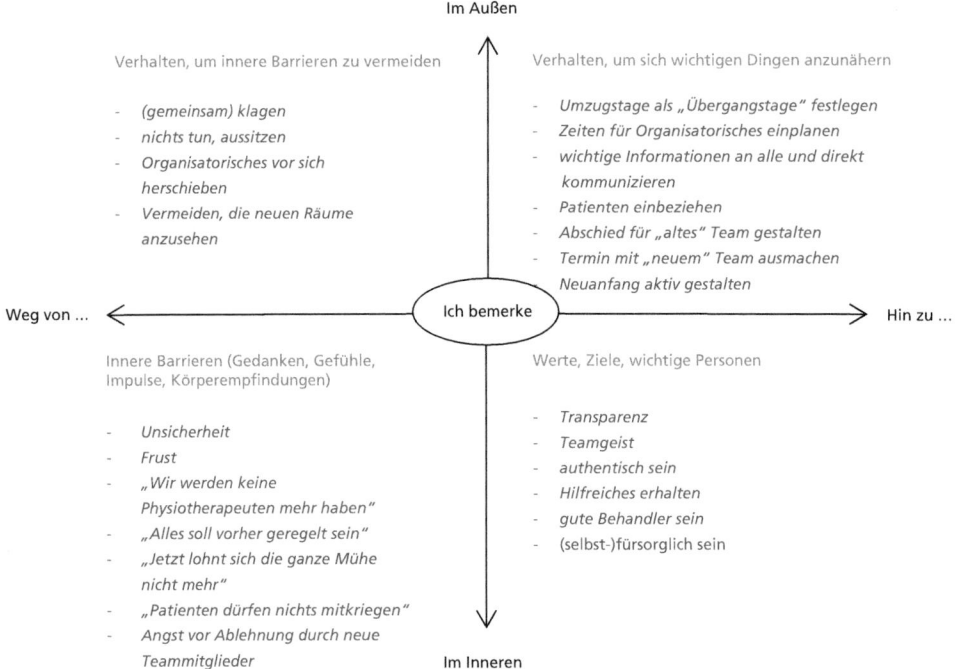

Abb. 14.4: Verwendung der Matrix zur Begleitung eines klinischen Teams in einem aktuellen Anliegen/Veränderungsprozess

14.5 Worauf ist zu achten? – Fußangeln und Fallstricke

Die besondere Herausforderung der Arbeit mit einer kontextuell-behavioralen Perspektive in der Supervision besteht darin, eine gute Balance zwischen einem inhaltlichen und einem methodischen Fokus herzustellen. Für die Supervisorin bzw. den Supervisor bedarf es dabei ständiger und zahlreicher Perspektivwechsel, relevant sind dabei wie in jeder Supervision die Inhaltsebene, d. h. das jeweilige Supervisionsanliegen, die interaktionelle Ebene, d. h. die Gruppenprozesse, und zusätzlich der Status psychischer Flexibilität des Teams sowie der Supervisorin bzw. des Supervisors selber. Idealerweise achtet die Supervisorin oder der Supervisor darauf, all diese Ebenen in der Waage zu halten bzw. flexibel den jeweils passenden Fokus zu wählen.

Entsprechend ist es ein möglicher Fallstrick, wenn die Supervisorin bzw. der Supervisors die eigene psychische Flexibilität aus den Augen verliert und damit womöglich die Anpassungsfähigkeit an die jeweilige supervisorische Aufgabe verliert. Hinweise, um die eigene psychische Flexibilität im Blick zu behalten, finden sich in Kapitel 14.4.1 (▶ Kap. 14.4.1).

Ein weiterer Fallstrick kann es sein, dass die Supervisorin oder der Supervisor »aus der Rolle fällt«. Dies ist der Fall, wenn sie oder er statt der Gestaltung eines erfahrungsorientierten Rahmens für die Teilnehmerinnen und Teilnehmer der Supervision z. B. in erklärendes, dozierendes oder belehrendes Verhalten übergeht. Sehr wahrscheinlich ist dies z. B. bei einer Fusion der Supervisorin bzw. des Supervisors mit einem bestimmten Selbstkonzept (z. B. »Ich bin jemand, der weiß, wie ACT funktioniert«) oder einer bestimmten Rolle (z. B. »Ich bin hier der Supervisor, muss also wissen, wie es geht«). Entsprechend hilfreich sind hier alle Methoden zur (Wieder-)Herstellung psychischer Flexibilität insbesondere mit Blick auf die ACT-Kompetenzen *Defusion* und *Selbst-als-Kontext*.

Auch kann es passieren, dass sich die Supervisorin oder der Supervisor in den zahlreichen methodischen Möglichkeiten einer ACT-orientierten Supervision verliert und dadurch die supervisorischen Inhalte aus den Augen verliert. Problemtisch darin ist, dass in diesem Fall häufig die Akzeptanz der Supervision im Team abnimmt, da zu wenig Raum für die inhaltlichen Supervisionsanliegen des Teams und die damit verbundenen Belastungen im Arbeitsalltag bleibt.

Gleichermaßen problematisch kann es in Supervisionen generell sein, wenn wichtige, abwesende Personen keine Repräsentation in der Supervision erhalten oder längerfristig aus dem Fokus geraten. Hierbei kann es sich um relevante Entscheidungsträgerinnen und -träger handeln, die nicht an der Supervision teilnehmen – wie Klinikdirektorinnen oder -direktoren, Verwaltungsangestellte etc. In klinischen Teams sind dies aber zumeist die Patientinnen und Patienten, wenn sich das Team sehr stark mit eigenen Themen beschäftigt, d. h. beispielsweise die interaktionelle Ebene klar dominiert. In einer ACT-orientierten Supervision ist dies eine zentrale Indikation für Wertearbeit mit dem Team (▶ Kap. 14.4.3). Dies hängt damit zusammen, dass die Kontaktaufnahme mit den eigenen arbeitsassoziierten Werten zum einen Gemeinsamkeiten der Teammitglieder in den Fokus holt, was interaktionelle Themen besser bearbeitbar macht, und zum anderen in der Regel automatisch die Patientinnen und Patienten wieder für alle Teilnehmenden präsent werden lässt.

Unabhängig davon, wie Grundhaltungen und Methoden der ACT konkret in die Supervision einfließen, ist auf eine möglichst hohe Transparenz seitens der Supervisorin oder des Supervisors bezüglich der eigenen theoretischen und methodischen Ansätze sowie der Motive für das eigene supervisorische Handeln zu achten. Dies ist insbesondere dann relevant, wenn es möglicherweise in der

Vorgeschichte im Team negative Erfahrungen mit Supervisionen gegeben hat. Aus einer ACT-Perspektive ist in diesem Fall davon auszugehen, dass bei den Teilnehmenden zahlreiche innere Barrieren vor bzw. zu Beginn der Supervision aktiviert werden, z. B. Verunsicherung, Misstrauen gegenüber Teammitgliedern, Druckgefühle etc. Diesen ist zunächst bewusst, verständnisvoll und akzeptierend zu begegnen. Oberstes Ziel ist es, eine möglichst hohe Akzeptanz der Supervision im Team herzustellen, denn nur dann kann Supervision, egal nach welchem Ansatz, ein hilfreiches Mittel der Qualitätssicherung und Arbeitszufriedenheit für Teams in Kliniksettings sein.

14.6 Was ist das Wichtigste für die supervisorische Praxis? – Fazit und Ausblick

- Der Ansatz der ACT und die diesem Therapieansatz zugrundeliegenden Grundhaltungen lassen sich sehr hilfreich auch als Konzept in Supervisionen von klinischen Teams einsetzen.
- Studien belegen die Relevanz von erfahrungsorientiertem Lernen auch in Supervisionen zur Förderung professioneller klinisch-psychologischer Kompetenzen. Empirische Literatur dazu, welche Methoden unter welchen Bedingungen besonders für die klinische Supervision geeignet sind, sind jedoch ausbaufähig. Studien konnten jedoch zeigen, dass die Förderung psychischer Flexibilität am Arbeitsplatz dazu beiträgt, das Wohlbefinden des Personals zu steigern und weitere relevante Variablen im Arbeitskontext positiv zu beeinflussen.
- Die Anwendung eines ACT-Ansatzes stellt in einem Klinikkontext eine besondere Herausforderung dar, da in institutionellen Settings häufig eine defizit- bzw. symptom-fokussierte Sicht auf die Patientinnen und Patienten vorherrschend ist. Gleichzeitig ist die ACT aufgrund des Fokus auf die Förderung psychischer Flexibilität prädestiniert für den Einsatz in der supervisorischen Arbeit mit Teams in klinischen Settings.
- Das Supervisionsmodell SHAPE basiert auf den Erkenntnissen der kontextuellen Verhaltenswissenschaften und stellt einen pragmatischen Rahmen zur Gestaltung von Supervisionen aus einer kontextuell-behavioralen Perspektive zur Verfügung.
- Relevante Grundhaltungen und -fertigkeiten der Supervisorin oder des Supervisors in der Supervision nach der ACT umfassen vor allem die Fähigkeit zur flexiblen Anpassung des Vorgehens an die jeweilige Situation, d. h. eigene psychische Flexibilität, die durch beispielhaft erläuterte Strategien unterstützt werden kann.
- Zur Anreicherung der Supervision um ACT-Perspektiven und -Kompetenzen lassen sich gängige ACT-Behandlungsmodelle wie das »Hexaflex« oder die »ACT-Matrix« nutzen. Auch lassen sich ACT-Prozesse anhand einfacher Strategien, wie visuelle Präsenz, in die Supervision holen. Zudem können gezielte Fragen oder kleine Übungen eine ACT-orientierte Rahmung der Supervision unterstützen. Schließlich erweist sich auch eine umfassendere Nutzung von ACT-Methoden, wie Wertearbeit mit dem supervidierten Team oder die ACT-typische Begleitung von Veränderungsprozessen, als hilfreiche Unterstützung in der Supervision.

- Für eine hilfreiche supervisorische Arbeit aus einer kontextuell-behavioralen Perspektive ist es anzustreben, eine gute Balance zwischen einem inhaltlichen und einem methodischen Fokus herzustellen, d. h. zahlreiche Perspektivwechsel durchzuführen und flexibel den jeweils passenden Ansatz in der Supervision zu wählen.

Literatur

American Psychological Association (2014) Guidelines for clinical supervision in health service psychology. http://apa.org/about/policy/guidelines-supervision.pdf, Zugriff am 20.08.2020.

Angerer P, Schwartz FW (2009 Arbeitsbedingungen und Befinden von Ärztinnen und Ärzten: Befunde und Interventionen. Köln: Deutscher Ärzte-Verlag.

Bailey A, Ciarrochi J, Harris R (2014) The Weight Escape. How to Stop Dieting and Start Living. Boulder, CO, USA: Shambhala Publications.

Bond FW und Flaxman P (2006) The ability of psychological flexibility and job control to predict learning, job performance, and mental health. J Organ Behav Manage 26(1–2): 113–130.

Bond FW, Flaxman PE, Bunce D (2008) The influence of psychological flexibility on work redesign: Mediated moderation of a work reorganization intervention. J Appl Psychol 93(3): 645–654.

Bogo M, McKnight K (2006) Clinical supervision in social work. A review of the research literature. The Clinical Supervisor 24(1-2): 49–67.

Buus N, Gonge H (2009) Empirical studies of clinical supervision in psychiatric nursing: A systematic literature review and methodological critique. Int J Ment Health Nurs 18(4): 250–264.

Drupp M, Meyer M (2019) Belastungen und Arbeitsbedingungen bei Pflegeberufen – Arbeitsunfähigkeitsdaten und ihre Nutzung im Rahmen eines Betrieblichen Gesundheitsmanagements. In: Jacobs K, Kuhlmey A, Greß S, Klauber J, Schwinger A (Hrsg.) Pflege-Report 2019. Berlin, Heidelberg: Springer Verlag.

Falender CA, Shafranske EP (2004) Clinical supervision: A competency-based approach. Washington, DC, USA: American Psychological Association.

Falender CA, Cornish JA, Goodyear R, Hatcher R, Kaslow NJ, Leventhal G, Shafranske E, Sigmon ST, Stoltenberg C, Grus C (2004) Defining competencies in psychology supervision: a consensus statement. J Clin Psychol 60(7): 771–785.

Flaxman PE, Bond FW, Livheim F (2013) The mindful and effective employee: An acceptance and commitment therapy training manual for improving well-being and performance. Oakland, CA, USA: New Harbinger.

Gilmartin H, Goyal A, Hamati MC, Mann J, Saint S, Chopra V (2017) Brief mindfulness practices for healthcare providers – A systematic literature review. Am J Med 130(10): 1219.e1–1219.e17.

Hayes SC, Masuda A, De Mey H (2003) Acceptance and Commitment Therapy and the third wave of behavior therapy. Gedragstherapie (Dutch Journal of Behavior Therapy) 2: 69–96.

Hayes SC, Luoma JB, Bond FW, Masuda A, Lillis J (2006) Acceptance and commitment therapy: Model, processes and outcomes. Behav Res Ther 44(1): 1–25.

Hayes SC, Barnes-Holmes D, Wilson KG (2012) Contextual behavioral science: Creating a science more adequate to the challenge of the human condition. J Contextual Behav Sci 1(1-2): 1–16.

Kilminster SM, Jolly BC (2000) Effective supervision in clinical practice settings: a literature review. Med Educ 34(10): 827–840.

Radkovsky A, Berking M (2012) Kognitive Verhaltenstherapie. In: Berking M, Rief W (Hrsg.) Klinische Psychologie und Psychotherapie für Bachelor. Springer-Lehrbuch, vol 5024. Berlin, Heidelberg: Springer.

Milne D (2009) Evidence-based clinical supervision. Oxford, UK: BPS Blackwell.

Milne D, James I (2000) A systematic review of effective cognitive-behavioural supervision. British Journal of Clinical Psychology 39(2): 111–127.

Morris EMJ, Bilich-Eric L (2017) A framework to support experiential learning and psychological flexibility in supervision: SHAPE. Australian Psychologist 52: 104–113.

Scherr SR, Herbert JD, Forman EM (2015) The role of therapist experiential avoidance in predicting therapist preference for exposure treatment for OCD. J Contextual Behav Sci 4(1): 21–29.

Simpson-Southward C, Waller G, Hardy G (2017) How do we know what makes for ›best practice‹ in clinical supervision for psychological therapists? A content analysis of supervisory models and approaches. Clin Psychol Psychother 24(6): 1228–1245.

Teil III – ACT mit verschiedenen Menschen und Zielgruppen im Kliniksetting

ACT als transdiagnostischer Ansatz in der Anwendung auf spezifische Zielgruppen

Nina Romanczuk-Seiferth, Albert Diefenbacher und Ronald Burian

Ein Merkmal der Akzeptanz- und Commitment-Therapie (ACT) ist es, dass die Behandlung von Menschen mit psychischen Erkrankungen nicht vordringlich auf die Reduktion spezifischer Symptome fokussiert (Hayes et al. 1999). Vielmehr geht es darum, den Aufbau von psychischen Kompetenzen zu fördern, die es den Betroffenen ermöglichen, flexibel mit den unterschiedlichsten Herausforderungen umzugehen – auch im Zusammenhang mit psychischen Krisen und Erkrankungen. Ziel ist es, Menschen dabei zu unterstützen, ein für sie persönlich wertorientiertes Leben führen zu können. Die Behandlung nach der ACT fokussiert daher den Auf- und Ausbau psychischer Flexibilität und orientiert sich dazu z. B. am sogenannten Hexaflex- Modell. Das ätiologische bzw. Behandlungsmodell der ACT ist also ein transdiagnostisches Konzept, das auf zahlreiche Zielgruppen und klinische Indikationen anwendbar ist. Diese transdiagnostische Anwendbarkeit ist ein Merkmal, das die ACT für Kliniksettings besonders interessant macht, da in Kliniken und Tageskliniken in der Regel sehr heterogene Gruppen von Patientinnen und Patienten behandelt werden und Komorbiditäten eher die Regel als die Ausnahme darstellen (▶ Kap. 14).

Aber verträgt sich denn ein transdiagnostischer Ansatz in Ätiologie und Behandlung wie in der ACT überhaupt damit, einen Teil dieses Buches verschiedenen Beiträgen zu widmen, die sich mit der Anwendung der ACT bei verschiedenen Zielgruppen in Kliniksettings beschäftigen, d. h. auch spezifischen Erkrankungen und Störungsbildern? Die gängige Beschreibung und Erfassung, d. h. die klinische Klassifikation und Diagnostik dessen, was wir als psychische Erkrankungen bezeichnen, hat in Deutschland und vielen anderen westlichen Industrieländern versorgungsrechtliche Relevanz. Beispielsweise wird anhand der Erfüllung der jeweils gültigen Kriterien für eine bestimmte psychische Erkrankung die Indikation für eine ärztliche bzw. psychotherapeutische Behandlung festgemacht und damit die Finanzierung der Behandlung aus Ressourcen der Solidargemeinschaft, d. h. hier im Krankenkassensystem, ermöglicht. Dies gilt ebenso für Behandlungen im Krankenhaus. Auch fokussieren Studien zur Wirkung von Psychotherapien in weiten Teilen auf die Effekte in einer selektierten Zielgruppe, häufig definiert anhand der gültigen Klassifikationen psychischer Erkrankungen. In den Diskussionen zu den Novellierungen der internationalen Klassifikationssysteme, wie dem ICD-11 (International statistical classification of diseases and related health problems, 11. Revision, World Health Organization 2020, https://icd.who.int/browse11/l-m/en, Zugriff am 20.08.2020) und dem DSM-5 (Diagnostic and Statistical Manual for Mental Disorders, Version 5; American Psychiatric Association 2013), oder auch in einflussreichen Forschungsinitiativen wie den RDoC (Research Domain Criteria; Insel et al. 2010) werden immer wieder Bestrebungen deutlich, die Perspektive auf psychisches Erleben und Verhalten inklusive pathogener Prozesse – und damit das klinische Denken insgesamt – in Richtung dimensionaler, d. h. kontinuierlicher, Konzepte zu verändern. Gleichzeitig bleibt eine kategoriale Sicht auf das Spektrum menschlichen Erlebens und Verhaltens – im Sinne von krank vs. gesund – das aktuell vorherrschende Konzept im klinischen Alltag sowie in Psychotherapiestudien. Entsprechend fokussieren sich auch klinische Einrichtungen, Abteilungen oder Stationen auf bestimmte Erkrankungen oder Störungsbilder in der Hoffnung, homogene Patientenpopulationen zu schaffen und damit der jeweiligen Gruppe eine »passende«, »spezifische« Behandlung anzubieten. Im Bereich der Psychotherapie hat es gleichermaßen eine Welle der Entwicklung sogenannter »störungsspezifischer« Methoden gegeben, die heute zumeist sehr zuverlässige und evidenzbasierte Behandlungsansätze für bestimmte psychische Erkrankungen darstellen. Gleichzeitig haben sich gerade im psychotherapeutischen Kontext an vielen Stellen die Grenzen einer störungsspezifischen Herangehensweise gezeigt. Entsprechend sind parallel verschiedene evidenzbasierte Methoden entstanden, die für die Erstellung eines Störungsmodells und die konkrete Behandlungsplanung auf das individuelle und störungsunabhängige Bedingungsgefüge bei der jeweiligen Patientin oder dem jeweiligen Patienten zurückgreifen. Beispielhaft genannt sei hier der Fokus auf behavioral-motivationale Faktoren psychischer Erkrankungen, wie in der Schema- bzw. Plananalyse nach Grawe (2000) bzw. Caspar (2007). Ähnlich bietet die ACT ein transdiagnostisches Modell für Ätiologie und Behandlung psychischer Erkrankungen. Der Anwendung der ACT in einem Kliniksetting – und damit in einem eher störungsfokussierten Umfeld – kommt mit Blick auf diesen vordergründigen Widerspruch entgegen, dass die ACT in ihren philosophischen Grundlagen auf dem sogenannten Funktionalen Kontextualismus (siehe z. B. Gifford und Hayes 1999) basiert. Dieser umfasst die Annahme, dass eine objektive Realität bzw. Wahrheit nicht abschließend erfassbar ist (vgl. Pepper 1942), d. h. eine psychologische Theorie nur in dem Ausmaß »wahr« sei kann, in welchem sie die präzise Vorhersage und/oder Beeinflussung menschlichen Verhaltens ermöglicht. Gleichermaßen können das Erleben und Verhalten eines Menschen nur in dem Kontext, in dem es auftritt, funktional verstanden werden. Dies bedeutet, dass die Frage nach der »wahren« Beschreibung der Psyche einer Person oder der »korrekten« Einordnung der Symptomatik einer Erkrankung in den Hintergrund tritt und die Frage nach dem »Wofür in welchem Kontext?« zentral wird. So kann es in diesem Zusammenhang durchaus funktional, d. h. hilfreich sein, in dem Kontext »Rechtfertigung des Behandlungsgrunds im versorgungsrechtlichen Sinne« einer Perspektive der aktuellen ICD-10 Klassifikation wie »Rezidivierende depressive Störung« zu folgen, während sich im Kontext »Psychotherapieplanung« die Perspektive »Fehlende psychische Flexibilität« als hilfreich erweist. Eine funktional-kontextualistische Herangehensweise hat also auch den hilfreichen Nebeneffekt, dass Dogmen minimiert werden können, da es weniger relevant ist, ob die eigene Theorie, Perspektive oder Sichtweise zur jeweiligen Patientin oder dem jeweiligen Patienten wirklich der »objektiven Wahrheit« entspricht. Stattdessen steht die Frage im Vordergrund, was bei wem und in welchem Kontext hilfreich ist. Dies schafft auch in der Zusammenarbeit verschiedener Menschen – wie in klinischen Teams – eine erhöhte Flexibilität, mehr Ambiguitätstoleranz und letztlich kreatives Potential. Eine kategoriale Perspektive auf psychische Erkrankungen, wie in den gültigen Klassifikationssystemen, und eine transdiagnostische Perspektive auf deren Behandlung, wie in der ACT, müssen sich im Kontext einer Klinikbehandlung also nicht widersprechen.

In diesem Zusammenhang möchten wir kurz beispielhaft näher auf das Kapitel zur Behandlung chronischer Schmerzerkrankungen von Graciela Rovner eingehen. Der darin vorgestellte Ansatz beruht darauf, den Prozess der Schmerzakzeptanz bei der individuellen Patientin oder dem individuellen Patienten operationalisiert zu erfassen und darauf aufbauend den Behandlungsplan im Rahmen einer Gruppentherapie anzupassen. Ein solches Vorgehen stellt aus unserer Sicht einen zukunftweisenden Schritt dar, um in der Arbeit mit ACT evidenzbasiert-störungsspezifisches Vorgehen mit einem transdiagnostischen Ansatz mit hoher Praxisrelevanz im Sinne der Prozessorientierung zu verbinden.

Entsprechend sind wir hier zu dem Schluss gekommen, dass es in dem Kontext »ein Buch zu ACT im Kliniksetting zusammenstellen« hilfreich sein kann, den Fokus in diesem dritten Teil des Buches jeweils auf empirische Befunde, Erkenntnisse und praktische Hinweise zu ACT bei bestimmten Zielgruppen bzw. spezifischen psychischen Erkrankungen zu legen: zum einen bei verschiedenen psychischen Erkrankungen wie Depressionen und Burnout (▶ Kap. 15), psychotischen Störungen (▶ Kap. 16), Angst- und Zwangserkrankungen (▶ Kap. 17), chronischen Schmerzen (▶ Kap. 18), körperlichen Belastungsstörungen und Krankheitsängsten (▶ Kap. 19), Abhängigkeitserkrankungen (▶ Kap. 20), und zum anderen bei verschiedenen Zielgruppen, wie Menschen mit maladaptiven Persönlichkeitsmerkmalen und Verhaltensmustern (▶ Kap. 21), gerontopsychiatrischen Patientinnen und Patienten (▶ Kap. 22), Kindern und Jugendlichen mit psychischen Erkrankungen (▶ Kap. 23) und Menschen mit körperlichen Erkrankungen im Konsildienst (▶ Kap. 24).

Viel Freude beim Lesen und Ausprobieren!

Literatur

American Psychiatric Association (2013) Diagnostic and Statistical Manual of Mental Disorders (DSM), 5th Edition. Washington, DC, USA: American Psychiatric Association.

Caspar F (2007) Beziehungen und Probleme verstehen. Eine Einführung in die psychotherapeutische Plananalyse, 3. Aufl. Bern: Huber.

Gifford EV, Hayes SC (1999) Functional contextualism: A pragmatic philosophy for behavioral science. In: O'Donohue W, Kitchener R (Hrsg.) Handbook of behaviorism. San Diego: Academic Press. S. 285–327.

Grawe K (2000) Psychologische Therapie, 2. Aufl. Göttingen: Hogrefe.

Hayes SC, Strosahl KD, Wilson KG (1999) Acceptance and commitment therapy: An experiential approach to behavior change. New York, NY, USA: Guilford Press.

Insel T, Cuthbert B, Garvey M, Heinssen R, Pine DS, Quinn K, Wang P (2010) Research domain criteria (RDoC): Toward a new classification framework for research on mental disorders. Am J Psychiatry 167: 748–751.

Pepper SC (1942) World hypotheses: A study in evidence. Berkeley, CA, USA: University of California Press.

World Health Organization (2020) International statistical classification of diseases and related health problems, 11th Revision. (https://icd.who.int/browse11/l-m/en, Zugriff am 20.08.2020).

15 ACT bei Depressionen und Burnout

Susan Gruber und Michael Waadt

15.1 Wozu die Arbeit mit ACT bei Depressionen? – Einführung

Im stationären Kontext machen affektive Störungen die zweithäufigste Behandlungsdiagnose nach Störungen durch psychotrope Substanzen aus (Bundespsychotherapeutenkammer 2014). Depressive Störungen zählen zu den häufigsten psychischen Störungen – sie betreffen weltweit etwa 4,4 %, also ca. 322 Millionen Menschen, und verursachen unter den chronischen Erkrankungen die meisten mit Beeinträchtigung gelebten Lebensjahre (World Health Organization 2016, 2017). Sie gehen sowohl mit erhöhter Morbidität und Mortalität als auch mit Suizidrisiko einher (Jia et al. 2015, Hawton et al. 2013). Laut des Deutschen Gesundheitssurveys des Robert-Koch-Instituts beträgt die 12-Monats-Prävalenz einer selbstberichteten ärztlichen Depressionsdiagnose 8,1 % (Thom et al. 2017). Jenseits des Vorliegens einer klinischen Diagnose besteht laut dieser Erhebung sogar bei jedem zehnten Erwachsenen in Deutschland eine aktuelle depressive Symptomatik (Gesamtprävalenz 10,1 %; Bretschneider et al. 2017).

Depressionen gehen mit gedrückter Stimmung, Vernachlässigung persönlicher Interessen, Verlust an Freude und Antrieb sowie negativem Denken einher. Wie in traditionellen verhaltenstherapeutischen Programmen geht es auch in ACT entsprechend darum, Verhaltensaktivierung zu fördern und betroffenen Menschen im Umgang mit negativem Denken und Erleben zu helfen. Das Ziel von ACT bei Depressionen ist dabei jedoch nicht, die Depressionssymptomatik per se zu beseitigen, sondern psychologische Flexibilität zu fördern und damit auch über die Bewältigung der Erkrankung hinaus die Basis für echtes Wohlbefinden zu schaffen. Statt den unmittelbaren Effekt auf Stimmung zu betonen, dient Verhaltensaktivierung dem Verfolgen persönlicher Werte und beinhaltet Mitgefühl, Verbindung mit Anderen, psychologisches Wachstum und Wertschätzung. Neben diesem wertebasierten Fokus gründet der ACT-Ansatz auf Achtsamkeit. Für negative Gedanken und Überzeugungen (z. B. »Nichts kriege ich hin«) wird nicht das Gegenteil bewiesen, d. h. inhaltlich disputiert, etwa indem bisheriger Erfolge aufgezählt werden, sondern Abstand geschaffen (Defusion). So entstehen wieder mehr wählbare Handlungsmöglichkeiten. Ebenso wird ein offener und mitfühlender Umgang mit Traurigkeit, Enttäuschung, Scham und anderen »negativen« Gefühlen gefördert, die im Zusammenhang mit schwierigen Lebensereignissen auftauchen. In der ACT werden diese Gefühle als normal angesehen und deren Kontrolle als Problem herausgearbeitet, das in die Depressionsspirale führt. Insbesondere bei der annehmenden Haltung gegenüber schwierigen Gefühlen lässt sich erkennen, dass ACT nicht nur eine Methode zur Beseitigung pathologischer Mechanismen wie denen der depressiven Erkrankung ist, sondern dass die Kernprozesse der Therapie hilfreiche psychologische Fertigkeiten vermitteln, die psychologische Flexibilität fördern. Damit kann ACT über die depressive Erkrankung hinaus hilfreich sein, weil sie ein allgemeines Modell beinhaltet, wie Menschen Belastungen, Erkrankungen oder auch schwierige Lebensereignisse bewältigen können.

Eng damit verknüpft ist somit auch die besondere therapeutische Haltung. Auch wir Therapeutinnen und Therapeuten stecken manchmal fest, verstricken uns in die »mieser Therapeut«-Geschichte, in »Recht haben wollen« oder vermeiden Gefühle von Scham oder Angst. Das ACT-Behandlungsteam betont das gemeinsame menschliche Erleben und Verhalten. Patientinnen und Patienten in geeigneter Weise an eigenen Verstrickungen und Verletzlichkeiten teilhaben zu lassen, ist an sich geeignet, einen Beitrag zu Akzeptanz und Defusion zu leisten, zumal wenn wir bedenken, dass insbesondere in dieser Patientengruppe Gefühle oft als Schwäche bewertet (und vermieden) werden oder Gedanken wie »Ich hätte nicht versagen dürfen« typisch sind.

15.2 Was wissen wir zur Evidenz? Empirische Daten und Stand der klinischen Forschung

Unter den Wirksamkeitsstudien zu ACT gehören diejenigen, die depressive Störungen untersuchen, zu den ersten und zahlreichsten. Eine aktuelle Metaanalyse, die über die letzten drei Jahrzehnte 17 randomisierte kontrollierte Studien einschließen konnte, ergab, dass ACT gegenüber Warteliste, Treatment-as-usual (TAU) oder Placebo wirksam ist (Twohig und Levin 2017). Auch im Vergleich zu klassischer kognitiver Verhaltenstherapie scheint die Behandlung mit ACT mindestens gleichermaßen effektiv, jedoch muss hier die Studienanzahl bzw. Stichprobengröße innerhalb der Studien noch vergrößert werden, um die bisher kleineren Effekte oder uneindeutigen Ergebnisse zu verifizieren. Dies betrifft auch Erkenntnisse aus Follow-up-Befunden zwischen diesen beiden Ansätzen. Darüber hinaus lassen die empirischen Daten auch einen Nutzen von ACT bei spezifischeren depressiven Populationen erkennen, was natürlich für die (teil-)stationäre Behandlung von besonderer Bedeutung ist, da Komorbidität hier eher die Regel als die Ausnahme darstellt. In Verlaufsuntersuchungen zeigte sich die Wirksamkeit von ACT bei komorbiden psychischen Problemen, z. B. sozialer Phobie (Dalrymple et al. 2014) oder Adipositas (Berman et al. 2016). Für Begleiterkrankungen wie z. B. Migräne (Dindo et al. 2012) oder Psychose (Gaudiano et al. 2015) gibt es sogar Nachweise durch randomisierte kontrollierte Studien, ebenso für depressive Patienten mit langfristigen Krankschreibungen (Folke et al. 2012). Gleichermaßen für den Klinikbereich relevant ist, dass einige der Studien, die die Wirksamkeit von ACT bei Depressionen nachweisen, nicht nur im individuellen, sondern auch im Gruppenformat durchgeführt wurden (Twohig und Lewin 2017). Für depressive Patienten, die stationär mit ACT behandelt werden, gibt es bisher wenig empirische Daten, beispielsweise konnten jedoch Peterson und Zettle (2009) die Wirksamkeit bei Patienten mit Depression und Substanzmissbrauch nachweisen.

Insgesamt sprechen die Daten für eine gute Wirksamkeit von ACT und legitimieren deren Anwendung bei dieser Patientengruppe. Unter den depressiven Störungen im stationären Bereich befinden sich außerdem häufig auch behandlungsresistente bzw. chronische Formen, für die ACT eventuell eine besondere Brauchbarkeit darstellt (z. B. Kanter et al. 2016, Clarke et al. 2014). Es ist sicherlich notwendig und wichtig, die Evidenzforschung zu ACT bei Depressionen im Allgemeinen und in psychiatrischen Kliniken im Besonderen noch zu erweitern.

15.3 Wie kann ACT zur Erklärung von Depressionen beitragen? – Ein prototypisches Störungsmodell bzw. Fallkonzept

Wir leben kein unbeschwertes Leben – auf unserem Weg erfahren wir unausweichlich Verluste und Misserfolge. Geliebte Menschen sterben, Beziehungen geraten in eine Krise oder scheitern, wir werden krank, die ersehnte berufliche Beförderung bleibt aus... Diese schwierigen Ereignisse gehen mit unangenehmen, jedoch normalen Gefühlen von Traurigkeit und Dysphorie sowie negativen Gedanken einher. Aus evolutionärer Sicht ist dysphorische Stimmung, die typischerweise damit verbunden ist, sich abzuwenden oder loszulassen, adaptiv. Sie schont Ressourcen, wenn Situationen eintreten, in denen Anstrengungen wahrscheinlich in Gefahr, Verlust, körperlichem Schaden oder vergebener Mühe resultieren (Neese 2000). Diese psychologisch gesunden, adaptiven Erlebensweisen werden aus der ACT-Perspektive als »sauberes Leid« bezeichnet (Hayes et al. 1999, S. 136). Sie auf verschiedene Weisen zu vermeiden und auf eine ungünstige Art damit in Beziehung zu treten, ergibt »schmutziges Leid«. Auf Dauer vor aversiven Gefühlszuständen zu flüchten wird gemäß ACT nicht erfolgreich sein: Es kostet Kraft, Zeit und Lebensenergie, und so kommt es vermehrt zu negativer Stimmung und Versagens- oder Hilflosigkeitserleben, so dass im Sinne einer Abwärtsspirale die klinische Depression entsteht. Somit ist die Erkrankung primär eine Konsequenz aus dem Verfolgen einer »Agenda, sich nicht schlecht zu fühlen« – die Versuche der Kontrolle von Dysphorie sind also das zentrale Problem (Zettle 2007, S. 35). In einigen Fällen können jedoch auch andere Prozesse wesentlich zur Entstehung von Depressionen beitragen. Wenn zum Beispiel Menschen ein scheinbar erfülltes Leben leben, das jedoch nicht wirklich den eigenen Werten folgt, sondern sich an gelernten Regeln (Bezugsrahmen) orientiert, die etwa mit dem Ziel »Glücklich sein« oder »Anerkennung bekommen« zu tun haben (z. B. »Wenn ich eine bestimmte berufliche Position erreiche, geht es mir gut«). Alternativ kann das Handeln einer Person zwar wertekongruent sein, jedoch vorwiegend mit ungünstigen Zielen verbunden, z. B. solchen, die nicht geeignet oder erreichbar sind und damit zu Misserfolgen oder Unzufriedenheit und eventuell zum Aufgeben führen. Die Erlebensvermeidung und die weiteren Prozesse, die zu psychologischer Inflexibilität beitragen, werden im Anschluss an ein Fallbeispiel näher beschrieben.

> Die 37-jährige leitende Angestellte Frau M. berichtet bei Aufnahme über anhaltend gedrückte Stimmung und einem Gefühl der Leere. Sie sei in letzter Zeit außerdem gereizter als sonst und innerlich unruhig, verbringe weniger Zeit mit Freunden, für die sie im Moment »eine Zumutung« sei, und trinke an den meisten Abenden beim Fernsehen ein Glas Wein, »um runterzukommen«. Nachts werde sie oft wach und grüble, in der letzten Zeit habe sie dann auch zunehmend Suizidgedanken gehabt. Vor vier Monaten habe sich ihr Mann, »die Liebe ihres Lebens«, wegen einer anderen Frau von ihr getrennt. Sie lebt mit der gemeinsamen 15-jährigen Tochter zusammen,

mit der sie sich jedoch seit deren Pubertät überfordert fühle und der sie aus dem Weg gehe, was wiederum Schuldgefühle auslöse. Früher habe sie gern gekocht und regelmäßig im Chor gesungen. Sie habe sich zuletzt »in die Arbeit gestürzt«, um sich abzulenken, vor einer Woche sei sie dann jedoch »zusammengebrochen« und vom Hausarzt in die Tagesklinik vermittelt worden. In der Klinik erscheint Frau M. anfangs etwas ungepflegt, obwohl sie angibt, eigentlich immer Wert auf ihr Äußeres gelegt zu haben, »aber das interessiere eh keinen«. Schon in der Schulzeit sei sie nicht so beliebt wie andere gewesen. Sie bemerkt wiederholt, dass sie ja eigentlich selbst schuld sei, dass ihr Partner sie betrogen habe, weil sie sich nur noch auf die Arbeit konzentriert habe. Sie sei davon überzeugt, nie wieder einen Partner zu finden. In der Sitzung weint sie und sagt: »Ich habe auf der ganzen Linie versagt, nicht einmal mit meiner eigenen Tochter komme ich zurecht.«

In Tabelle 15.1 sind diagnostische Fragen abgebildet, aus denen sich ein ACT-orientiertes Fallkonzept für die Depression ergibt (► Tab. 15.1).

Tab. 15.1: Erhebung ACT-relevanter Kernprozesse bei Depressionen: Beispielfragen (modifiziert nach Zettle 2007).

Prozess	Frage
Erlebensvermeidung	• Welche Art professioneller Hilfe haben Sie bisher aufgesucht, damit Sie sich besser fühlen?
Suizidalität	• Kennen Sie Gedanken daran, sich das Leben zu nehmen oder haben Sie es versucht? (Was wollten Sie erreichen, indem Sie versucht haben, sich umzubringen?)
Internale Kontrollstrategien	• Wie stark versuchen Sie depressive Gedanken oder Gefühle zu verdrängen, indem Sie an andere Dinge denken?
Externale Kontrollstrategien	• Konsumieren Sie Alkohol oder andere Drogen, damit es Ihnen besser geht? • Gibt es andere Dinge, die Sie tun, wenn Sie sich depressiv fühlen, damit es Ihnen besser geht?
Situationsspezifische Kontrollstrategien	• Gibt es Dinge, die Sie höchstwahrscheinlich nicht tun oder Orte, an die Sie nicht gehen, weil Sie sich dann schlechter fühlen?
Fusion	
Automatische Gedanken	• (Auf Weinen des Patienten oder der Patientin) Was denken Sie gerade? • Wenn Sie sich besonders depressiv fühlen, woran denken Sie dann?
Gründe finden	• Was hat aus Ihrer Sicht die Depression verursacht?
Geschichten erzählen	• Können Sie mir über Ihre Erfahrungen mit Depressionen im Verlauf Ihres Lebens berichten?
Fehlende Präsenz im Hier und Jetzt	• Wie oft denken Sie entweder über die Vergangenheit oder die Zukunft nach?
Selbst als Konzept	• Wie würden Sie sich selbst beschreiben? • Was können Sie an sich nicht leiden? • Was mögen Sie an sich selbst am meisten? • Wenn Sie sich besser mit sich fühlen würden, inwiefern wäre Ihr Leben dann anders?

Tab. 15.1: Erhebung ACT-relevanter Kernprozesse bei Depressionen: Beispielfragen (modifiziert nach Zettle 2007). – Fortsetzung

Prozess	Frage
Fehlender Kontakt zu Werten	• Was sind Ihre Ziele, die Sie zur Therapie führen? • Wenn Sie nicht länger mit der Depression kämpfen würden, was wäre dann in Ihrem Leben anders? • Was ist für Sie das Schlimmste an der Depression? • Wie hat die Depression Ihr Leben verändert? • Was war an dem [spezifischen Lebensereignis] so schwierig für Sie?
Ineffektives Handeln	
Verhaltensdefizit	• Was tun Sie in letzter Zeit nicht, was Sie vor der Depression getan haben?
Verhaltensexzess	• Was tun Sie öfter, seitdem Sie depressiv sind?

Jedes Verhalten kann prinzipiell dem Zweck der Erlebensvermeidung dienen, indem es kurzfristig zu Entlastung, d. h. Reduktion aversiven Erlebens führt, langfristig jedoch zur Aufrechterhaltung beiträgt und wichtige Lebensbereiche einschränkt oder persönliche Werte verletzt. Bei Patienten mit depressiver Erkrankung wie Frau M. spielt das »Grübeln« als eine Form »internaler Kontrolle« eine zentrale Rolle. Dieser Sprachprozess wird als Strategie unserer »Problemlösemaschine«, d. h. dem Verstand gesehen, etwas »Undenkbares« zu verstehen. Gekennzeichnet ist er dadurch, selbst gestellte Fragen zu beantworten, die sich um die Umstände eines relevanten Ereignisses (z. B. Trennung) bzw. die Depression selbst drehen, meistens durch »Warum«-Fragen. Dies gibt in Situationen, die mit Hilflosigkeit oder Verzweiflung einhergehen, kurzfristig ein vermeintliches Gefühl von Kontrolle, analog dem »Sich sorgen« bei Generalisierter Angststörung. Es verhindert jedoch häufig effizientes Problemlösen (engagiertes Handeln) und Mitgefühl – die für Depressionen charakteristische Gefühlsleere entsteht. Der Prozess geht außerdem mit einer hohen Wahrscheinlichkeit einher, sich noch mehr in Selbstzweifel und Unsicherheit zu verstricken. Beim Grübeln in der Depression findet sich überdies in der Regel eine Fusion mit (bereuter) Vergangenheit oder (gefürchteter) Zukunft und somit vornehmlich Kontakt mit der verbal konstruierten Welt statt der Erfahrung des Hier und Jetzt.

Wie weiter oben erwähnt, besteht bei dieser Patientengruppe im Angesicht starker Verzweiflung, Schuld oder Scham (z. B. »Ich bin eine Zumutung für andere«) zudem ein erhöhtes Risiko für Suizid (z. B. Jia et al. 2015). Suizid bzw. Suizidalität als verbales Verhalten werden in ACT ebenfalls als ein Versuch des Verstandes, Leid zu lindern bzw. ganz zu entkommen, konzeptualisiert; im Grunde genommen ist es die extremste Form von Erlebensvermeidung. Suizidalität ist ein klassisches Beispiel für Verhalten, das unter der Kontrolle von verbal konstruierten statt erlebten Konsequenzen steht. Da kein Mensch die Konsequenzen des eigenen Todes erlebt haben kann, ist Suizidalität regelgeleitetes Verhalten, also nur durch Bezugsrahmen möglich (z. B. mein Dasein = Scham, Tod = nicht Dasein, nicht Dasein = keine Scham, Tod = keine Scham).

Ebenfalls ein verbreitetes Vermeidungsmuster besteht bei Depressionen darin, schwierige Gedanken oder Gefühle zu verdrängen oder zu unterdrücken. Dies kann entweder durch innerliche Ablenkung geschehen (z. B. Tagträumen, »Positiv denken«) oder äußerlich beobachtbare Kontrollstrategien – bei Frau M. lässt sich hier Alkohol trinken (evtl. Fernsehen), in die Arbeit stürzen und der Tochter aus dem Weg gehen einordnen.

Negative und pessimistische Gedanken über sich selbst, die Welt und die Zukunft sind charakteristische mentale Ereignisse bei Depressionen (Beck et al. 1979), mit denen betroffene Patientinnen und Patienten verstrickt sind, d. h. sie erachten sie für wahr. Frau M. z. B. denkt, gänzlich versagt zu haben und nie wieder einen Partner zu finden. Diese Gedanken treten als »automatische Gedanken« auf, sie können über Bezugsrahmen, also unsere Fähigkeit zu Sprache, durch zahlreiche innere oder äußere Reize (z. B. Erinnerungen, Gefühle oder Personen) ausgelöst werden. Somit ist dieser Stress an sich nicht kontrollierbar. Die Lösung von Patientinnen und Patienten mit Depressionen besteht in Vermeidungsverhalten. Frau M. zieht sich von Freunden und ihrer Tochter zurück und damit vermeintlich von den Versagensgedanken. Fusion und Erlebensvermeidung sind demnach eng miteinander verknüpfte Prozesse. Werden solche Gedanken integriert, folgt daraus Verhalten, das mit dem Inhalt konsistent statt wertebasiert ist (z. B. nicht auf das Äußere zu achten bei Fusion mit »es interessiert keinen«).

Weitere sprachliche Prozesse, bei denen verbale Inhalte gegenüber direkter Erfahrung dominieren und die die depressive Symptomatik verstärken können, sind »Gründe finden« und »Geschichten erzählen«. Ersteres ist eng verknüpft mit Grübeln und verfolgt die Absicht, Kohärenz herzustellen. Dies geschieht, indem letztendlich beliebige Aspekte, oft gefärbt von (Selbst-)vorwürfen, als Ursache für ein Ereignis oder die Depression an sich herangezogen werden (»Es ist passiert, weil…«). Geschichten erzählen im Sinne von »Ich bin noch nie beliebt gewesen« geht gewissermaßen noch einen Schritt weiter, indem autobiographische Fakten in diese Bezugsrahmen integriert werden, um dem Lebenslauf Sinn und Bedeutung zu geben. Innerhalb der Depression werden diese Geschichten meist sehr ernst genommen und tragen somit zu psychologischer Rigidität bei. Bei manchen Menschen, deren Lebensgeschichte traumatische Erfahrungen beinhaltet, kann die Fusion der schwierigen Lebensgeschichte mit Depression so stark sein, dass der Weg aus der Depression eine Bedrohung der Identität bzw. der Anerkennung der Traumata darstellt.

Die Konzeptualisierungen, die die eigene Person betreffen, sind in der Psychotherapie von besonderer Relevanz, da sie maßgeblich beeinflussen, wie wir unser Leben und unsere Beziehungen gestalten. Bei Depressionen wird das Selbst über die Sprache überwiegend negativ konstruiert, stark kritisiert, als wertlos, unattraktiv und dergleichen eingeordnet. Zudem ist in der akuten Erkrankung eine ausgeprägte Identifizierung, also Fusion mit diesem Selbstbild vorhanden. Je nach Fall können bestimmte oder alle individuellen Rollen davon beeinträchtigt sein, z. B. »Ich bin eine schlechte Mutter«, und entsprechend mit geringer Selbstachtung und Selbstmitgefühl einhergehen.

Das, was Menschen in der Depression tun, ist übermäßig von dieser Identifikation mit negativen Kognitionen geleitet, die sich auch als unempfindlich gegenüber aktuellem Kontext zeigen. Frau M. zum Beispiel geht anderen aus dem Weg und verpasst erfahrbare Zeichen ihrer Umwelt, akzeptiert oder geliebt zu werden. Passivität und Rückzug entwickeln sich als rigide Verhaltensmuster, die auf Kosten solcher gehen, die effektiv sind und mit individuellen Werten übereinstimmen. Es findet eine Entfernung von eigenen Werten, und damit von Vitalität und Lebensqualität statt.

> **Fallkonzeptionalisierung: Burnout versus Depression**
>
> Es stellt sich immer wieder die Frage, welche Gemeinsamkeiten bzw. Unterschiede zwischen Depression und Burnout bestehen. In der ICD ist Burnout keine eigenständige Krankheit, sondern nur als Zusatzdiagnose definiert. Phänomenologisch lässt sich Burnout in den meisten Fällen allerdings durchaus als eine Form der Depression auffassen. Im Regelfall stehen Symptome wie gedrückte Stimmung, deutliche Antriebsverminderung, Interessensverlust und Unfähigkeit zur Freude an normalerweise angenehmen Aktivitäten, Konzentrationsschwierigkeiten, Durchschlafschwierigkeiten und plötzlich auftretende Müdigkeit im Vordergrund. Faktoren wie beispielsweise Zynismus, die klassisch als Hauptsymptom für Burnout genannt werden, spielen dagegen eine verhältnismäßig untergeordnete Rolle.
>
> Die Besonderheit von Burnout liegt denn auch weniger darin, wie sich die Patientinnen und Patienten präsentieren, sondern eher in der Entstehungsgeschichte. Die meisten Fachleute, die sich mit Burnout beschäftigen, sind sich darin einig, dass Burnout als eine Reaktion auf chronischen Stress zu verstehen ist. So definiert Christina Maslach Burnout als »a psychological syndrome that involves a prolonged response to chronic interpersonal stressors on the job« (Maslach et al. 2001). Wobei sich die Frage stellt, ob der chronische Stress unbedingt auf das Arbeitsleben beschränkt sein muss, wie es die ICD-11 fordert (»Burn-out refers specifically to phenomena in the occupational context and should not be applied to describe experiences in other areas of live.«). Im klinischen Alltag ist diese enge Sichtweise wenig praktikabel, wie man leicht an einem Beispiel verdeutlichen kann: Die Patientin fühlt sich von ihren neuen Aufgaben im Job vollkommen überfordert; gleichzeitig pflegt sie nach Feierabend ihre kranke Mutter; außerdem liegt sie in ständigem Streit mit ihrem Partner, der ihr vorwirft, zu wenig Zeit für ihn zu haben – können wir in so einem Fall von Burnout sprechen? In der Praxis stellen wir immer wieder fest, dass der chronische Stress sich auf vielfältige Lebensbereiche erstrecken kann. Als ein den Stress auslösender und aufrechterhaltender Faktor fällt dabei häufig ein starres Festhalten an dysfunktionalen Strategien auf. »Ich darf nicht Nein sagen!«, »Ich darf nichts fordern!«, »Ich darf nicht aus der Rolle fallen!«, »Ich muss mich um alles kümmern!« sind in diesem Zusammenhang Imperative, die überdurchschnittlich oft zu beobachten sind. Überraschenderweise stehen diejenigen Verhaltensweisen, die heutzutage in der öffentlichen Diskussion meistens mit dem Thema Burnout verbunden sind, also die sogenannte »Alpha-Persönlichkeit« oder die strikte Leistungsorientierung, im klinischen Bild nicht im Vordergrund.

15.4 Wie sieht die Behandlung aus? – Klinische Beispiele und Übungen

Insbesondere für ACT in der Gruppenpsychotherapie im (teil-)stationären Bereich ist es hilfreich, sich an einem Manual zu orientieren, z. B. eines derer, die es zu den spezifischen Populationen auf der Webseite der ACBS gibt (https://contextualscience.org/treatment_protocols, Zugriff am 13.10.2020) oder dem Manual von Zettle (2007). Auch im Buch »Therapietools Akzeptanz- und Commitment-Therapie« (Wengenroth 2012) befinden sich viele Übungen und Arbeitsblätter, die spezifische Charakteristika bei Depression, z. B. Gründe finden oder Geschichten erzählen, adressieren und entsprechend zusammengestellt werden können. So werden alle Prozesse des Hexaflex in der Behandlung gleichermaßen gefördert und es kann auch über verschiedene Therapeutinnen und Therapeuten oder andere Gruppen hinweg auf Metaphern oder Übungen Bezug genommen werden. Innerhalb der Einzelpsychotherapie sind durchaus flexiblere Interventionen basierend auf dem individuellen Fallkonzept sinnvoll.

> Frau M. profitierte von der Unterstützung darin, ihre Gefühle von Traurigkeit, Wut und Enttäuschung nach der Trennung, aber auch Einsamkeit und Sehnsucht zu spüren und anzuerkennen. Außerdem war für sie in der Therapie die Erkenntnis über die kontrollierende Funktion ihrer Selbstvorwürfe relevant, die nämlich immer dann besonders stark wurden, wenn sie Schuld, Scham oder Hilflosigkeitsgefühle in Bezug auf die Beziehung zu ihrer Tochter spürte. Daher bestand ein Schwerpunkt im Training von Achtsamkeit und Selbstmitgefühl, wozu auch ein versöhnlicher Brief an sich selbst gehörte, der ihr half, eine wohlwollende Perspektive auf sich selbst einzunehmen. Außerdem wurden gemeinsam Verhaltensziele erarbeitet, die dem Verfolgen ihres Wertes »eine liebevolle und fürsorgliche Mutter sein« dienten, z. B. mit ihrer Tochter gemeinsam zu Abend zu essen und Interesse an ihrem Schulprojekt zu zeigen. Über ihre positiven Erfahrungen mit Selbstöffnung in der Patientengemeinschaft, durch die sie Zuwendung und Verständnis erfuhr, aktualisierte sie außerdem ihren Wert »eine zuverlässige und authentische Freundin sein« und nahm während der Behandlung wieder Kontakt mit einer guten Freundin auf, der sie den Klinikaufenthalt bisher verschwiegen hatte. Die Summe an Achtsamkeits- und Bereitschaftsübungen innerhalb und außerhalb der Tagesklinik führte zu einem zunehmenden Maß an Selbstwirksamkeit und Zuversicht, sodass mit Frau M. schließlich der gestufte Wiedereinstieg in die Arbeit vorbereitet und die ambulante Behandlung geplant wurde.

15.4.1 Achtsamkeitsbasierte Prozesse: Akzeptanz, Defusion, Gegenwärtiger Moment und Selbst-als-Kontext

Die bekannte Busmetapher ist sehr gut geeignet, sich wie ein roter Faden durch die Behandlung der Depression zu ziehen und so die verschiedenen Hexaflex-Prozesse abzubilden und zu bearbeiten (sehr gutes Skript z. B. hier: Contextual Consulting 2015, https://contextualconsulting.co.uk/insights/passengers-on-the-bus-metaphor-acting-out-in-a-group). Von allen Mitgliedern des therapeutischen Teams in verschiedenen Kontexten genutzt, kann sie ein stationsübergreifendes Werkzeug sein und somit die Kohärenz der Behandlung gestärkt werden. Insbesondere empfiehlt es sich, diese Metapher als Rollenspiel im Gruppensetting anzuwenden. Die Erkenntnis, dass andere ähnliche negative Gedanken (»Passagiere«) kennen, schafft Abstand und unterstützt die Erfahrung von Verbundenheit, statt der in der Depression häufig erlebten Isoliertheit von Anderen. Außerdem kann durch verschiedenes Reagieren auf die »Passagiere« – nämlich Kampf mit ihnen oder Nachgeben – individuelles Verhalten beobachtet und bewusst gemacht werden, das zur Aufrechterhaltung der Depression beiträgt. Eine achtsame Haltung gegenüber den Passagieren wird verstärkt. Dass der Busfahrer oder die Busfahrerin die Passagiere nicht kontrollieren muss, sondern über sein Verhältnis zu ihnen entscheidend ist, macht den Unterschied von ACT zu klassischer KVT, genauer der kognitiven Umstrukturierung deutlich: es wird keinerlei Versuch unternommen, andere (positivere) Passagiere in den Bus zu holen. Alle Passagiere im Bus der Person finden Berücksichtigung so wie sie sind, egal ob sie als positiv, negativ oder auch mehrdeutig erlebt werden (▶ Abb. 15.1).

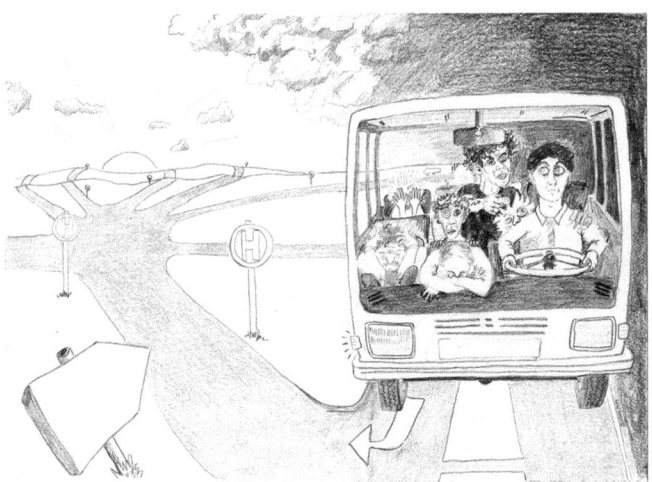

Abb. 15.1:
ACT-Busmetapher (Zeichnung: Jochen Schwemm)

Ein großer Teil der Patienten mit Depressionen wird stationär behandelt, weil Suizidalität vorliegt, die wie oben beschrieben mit stark ausgeprägter kognitiver Fusion einhergeht. Die ACT-Interventionen arbeiten fortwährend darauf hin, die Funktion entsprechender Gedanken, z. B. »Das Leben hat keinen Sinn mehr« durch die Übertragung in einen nichtwörtlichen Kontext zu verändern. »Ich habe den Gedanken ›Das Leben hat keinen Sinn mehr‹« lässt Abstand entstehen und ermöglicht es wieder besser, den Aktivitäten des Tages Aufmerksamkeit und Engagement zu schenken. Ein im stationären Bereich oft hilfreicher Anti-Suizid-Pakt ist im ACT-Sinne als Defusion von suizidalen Gedanken und Verhalten zu verstehen, um in der Therapie an Verhaltensveränderungen arbeiten zu können, die das Leben bereichern.

Um die bei Depressionen oft starke Fusion mit Selbstkritik, Scham oder Schuld zu adressieren und Perspektivwechsel zu unterstützen, eignen sich Interventionen, die besonders den Kernprozess »Selbst-als-Kontext« fördern, wie z. B. die Schachbrett-Metapher (dazu bestenfalls ein echtes Schachspiel verwenden). In dem Zusammenhang ist es bei diesen Patienten ein zentrales Ziel, die Fähigkeit für Selbstmitgefühl (Neff 2011) zu verbessern, ein Vorgang, der durch die Steigerung psychischer Flexibilität mittels ACT erleichtert wird (Yadavaia et al. 2014). Nicht nur vergangene Verlust- oder Kränkungserfahrungen, sondern auch die Aufnahme in eine psychiatrische Klinik und der oft längere Ausfall am Arbeitsplatz sind Ereignisse, die für Patientinnen und Patienten sehr oft mit einem Stigma verbunden sind. Häufig sind auch das Familienleben oder andere soziale Beziehungen dadurch beeinträchtigt. Gut geeignet sind hier zunächst psychoedukative Elemente im Stationsprogramm zur Definition und Wirksamkeit von Selbstmitgefühl und natürlich praktische Übungen, z. B. »Mitfühlende Hand« (Harris 2012). Meditationen zur liebenden Güte verwenden zudem z. B. Formeln wie »Möge ich sicher sein. Möge ich in Frieden sein. Möge ich freundlich zu mir selbst sein. Möge ich mich selbst so annehmen, wie ich bin« (Neff 2011, Germer 2009).

Eine weitere klassische Übung, bei der Achtsamkeit und Defusion zentrale Bestandteile sind und die erfahrungsgemäß gut geeignet ist, das Verhältnis zu depressiven Bewertungsmustern zu verändern, ist der »Spaziergang mit dem Verstand« (Hayes et al. 2004, S. 172). Diese erlebensbasierte Intervention lässt sich ausgezeichnet als Partnerübung im Stationssetting anwenden.

Als Achtsamkeitselemente im engeren Sinne sind regelmäßige formelle Übungen im Gruppen- oder Einzelsetting sinnvoll, z. B. Atemachtsamkeit oder Body-Scan. Gleichermaßen bedeutsam ist die informelle Praxis, d. h. Anleitung zum achtsamen Ausführen von Alltagstätigkeiten wie Duschen oder Treppen steigen bzw. bewusste achtsame Pausen im Tagesablauf. Diese Achtsamkeitsfertigkeiten können auch sehr gut durch Berufsgruppen wie der Pflege oder Kreativ- und Ergotherapeuten vermittelt werden. Wichtig ist die Ermutigung zur selbständigen Praxis, im besten Fall unterstützt durch das Protokollieren der Übungen. Im Laufe des Trainings verbessern Patientinnen und Patienten den Blick für den Reichtum des gegenwärtigen Augenblicks und den Zugang zu ihrem körperlichen und emotionalen Erleben – beides ist bei affektiven Störungen beeinträchtigt. Sich nicht von automatischen Gedanken, Selbstvorwürfen, Grübelschleifen oder auch Gefühlen mitreißen zu lassen, stärkt das Selbstwirksamkeitserleben.

Burnout: Typische dysfunktionale Strategien herausarbeiten

Die dysfunktionalen Strategien, die bei Burnout häufig als stressauslösende und -aufrechterhaltende Faktoren zu beobachten sind, laufen normalerweise vollkommen automatisiert und unbewusst ab. Um mit diesen Strategien therapeutisch arbeiten zu können, ist es notwendig, sie zunächst einmal explizit zu machen. Dies gelingt am besten mit einer szenischen Imaginationsübung:

Therapeutin Frau S.: Herr P., Sie haben das letzte Mal von dieser schwierigen Situation mit Ihrem Chef erzählt. Wie war denn das genau?

Herr P.: Also, es ging um diese Präsentation. Ich hatte ja versprochen, mich darum zu kümmern, das gehört eigentlich gar nicht zu meinen Aufgaben, aber als der Chef mich gefragt hat, hab ich es trotzdem versprochen. Und ich bin dann das ganze Wochenende daran gesessen, ich hab praktisch durchgearbeitet, obwohl ich ja eigentlich meiner Tochter versprochen hatte, mit ihr auf das Frühlingsfest zu gehen…

Therapeutin Frau S.: Und am Montag hatten sie dann das Gespräch mit ihrem Chef. Lassen Sie uns das doch noch mal genauer ansehen. Ich glaube, dass diese Situation wichtig sein könnte. Auch wenn es für Sie schwierig ist: Wären Sie bereit, sich noch einmal in diese Situation hinein zu versetzen?

Herr P.: (nickt)

Therapeutin Frau S.: Gut. Schließen Sie dazu ruhig die Augen und tauchen Sie noch einmal ganz ein in diese Situation: Wie war das? Was sehen Sie? Was hören Sie? Was riechen Sie? Tauchen Sie ein und vergegenwärtigen Sie sich noch einmal jedes Detail.

Herr P.: Also, ich sitze in seinem Zimmer, vor seinem Schreibtisch … Es ist mit so dunklem Holz ausgekleidet und es riecht immer ein bisschen streng … Der Chef hat mir die Mappe aus der Hand genommen … und jetzt läuft er im Raum hin und her und blättert ein bisschen mit spitzen Fingern darin herum, und bevor ich dazu komme, ihm zu erklären, wie das Ganze

aufgebaut ist, fängt er an, was das denn wieder für ein Mist ist, und dass er damit überhaupt nichts anfangen kann, und was ich mir dabei denn nur gedacht hätte, und das alles sagt er mit so einer spitzen Stimme …
Therapeutin Frau S.: Wie geht es Ihnen in dieser Situation? Was spüren Sie?
Herr P.: Ich merke, wie mir ganz heiß wird, wie ich zu schwitzen anfange … und ich merke wie mein Kopf ganz hohl wird, ich habe irgendwie das Gefühl, neben mir zu stehen, und ich möchte etwas erwidern, bringe aber kein Wort heraus …
Therapeutin Frau S.: Was hätten Sie in dieser Situation am liebsten getan?
Herr P.: (zögernd) … Ich hätte ihn am liebsten angeschrien … und ich hätte ihm am liebsten die Mappe aus der Hand genommen und sie ihm ins Gesicht geschlagen …
Therapeutin Frau S.: Und, haben Sie geschrien?
Herr P.: Nein, im Gegenteil, ich habe mich bei ihm entschuldigt und gesagt, dass ich das gleich noch mal überarbeiten werde …

An dieser Stelle wird die Imagination abgebrochen und die Therapeutin und Herr P. sprechen sozusagen aus einer Experten-Position heraus über diese Situation. Wichtig ist dafür, die in der Imagination erfolgte emotionale Aktualisierung, durch die die Diskrepanz zwischen dem – verbotenen – Handlungsimpuls und der tatsächlichen – der gebotenen – Reaktion deutlich wird. In einer nachfolgenden gemeinsamen Analyse der Situation wird schnell klar, dass es im Wesentlichen zwei Regeln bzw. Pläne (vgl. Caspar 2018) sind, die das Verhalten von Herrn P. bestimmt haben: 1. »Du musst immer freundlich sein und darfst Erwartungen anderer nicht enttäuschen!« und 2. »Du darfst niemals wütend oder aggressiv sein!« Herr P. war sich davor nicht bewusst, dass diese beiden Regeln sein Verhalten bestimmen, aber nachdem sie nun explizit geworden sind, fallen ihm auf einmal ganz viele unterschiedliche Situationen ein, in denen er sich ganz ähnlich verhalten hat. Und es wird ihm auch bewusst, dass dies Strategien sind, die er bereits in seiner Kindheit gelernt hat.
Aus einer ACT-Perspektive ist an dieser Stelle schon eine ganze Menge passiert: Die Bereitschaft, noch einmal imaginativ in die schwierige Situation einzutauchen und sich den darin evozierten Emotionen auszusetzen, ist eine Übung in Bereitschaft und Akzeptanz (und gleichzeitig auch im Gewahrsein des gegenwärtigen Augenblicks). Indem Herr P. zusammen mit seiner Therapeutin die Situation aus einer Experten-Perspektive analysiert und sich dabei die beiden Regeln bewusst macht, hat er einen großen Schritt in Richtung Defusion getan. Gleichzeitig wurde eine Basis für weiterführende Defusionsübungen in Bezug auf das dysfunktionale Regelwerk geschaffen. Der Perspektivwechsel zwischen »Ich in der Situation« und »Ich als Experte für meine Situation« kann als Selbst-als-Kontext-Intervention aufgefasst werden. Es wurden also mit dieser einen Übung bereits vier der sechs ACT-Kernprozesse adressiert.
Im weiteren Therapieverlauf würde man nun auf die rechte Seite des Hexaflex-Modells (▶ Kap. 2) wechseln: Was ist Herrn P. tatsächlich von ganzem Herzen wichtig? (Kernprozess Werte) Herr P. hatte ja beispielsweise von seiner Tochter gesprochen, mit der er eigentlich einen Besuch des Frühlingsfestes geplant hatte. Vielleicht ist hier – bei seiner Familie und seinen Kindern – einer der zentralen Werte von Herr P. zu finden. Was kann Herr P. tun, um in Zukunft tatsächlich seine Werte zu leben? (Kernprozess Commitment bzw. Engagiertes Handeln) Welche Barrieren könnten dabei im Weg stehen? Wie könnte Herr P. mit diesen Barrieren umgehen? (Kernprozesse Akzeptanz und Defusion) Diese Fragen leiten die weiteren Interventionen und eröffnen für Herrn P. eine Fülle von Möglichkeiten zum Üben.

15.4.2 Prozesse für Verhaltensänderung: Werte und Engagiertes Handeln

Die Indikation für eine stationäre Behandlung ergibt sich meist im Zusammenhang mit einem deutlich reduzierten Funktionsniveau und Rückzugsverhalten der betroffenen Person. Deshalb ist der Aufbau von Aktivitäten häufig ein Schwerpunkt der Behandlung. Jedoch geschieht dies nach ACT nicht wie in Behandlungsprogrammen der klassischen kognitiven Verhaltenstherapie mit dem primären Ziel, durch angenehme Tätigkeiten die Stimmung zu verbessern. Patientinnen und Patienten mit depressiver Störung werden in der ACT dabei unterstützt, mehr Dinge zu tun, die persönlich bedeutsam sind und damit dem eigenen Leben (wieder) Sinn geben und die Kontrolle und Verantwortung für das eigene Handeln stärken. Der tägliche therapeutische Kontakt ist dazu geeignet, kontinuierlich engagiertes Handeln zu unterstützen und zu erweitern. Beispiel dafür ist der entsprechende Fokus in täglichen Visiten (»Was haben Sie gestern oder heute im Sinne ihrer Werte getan?«, »Was könnte ein kleiner Schritt in Richtung Wert X sein?«) oder die Implementierung einer »Selbstanerkennungsrunde« im Gruppensetting, in der sich jeder Patient und jede Patientin für eigenes wertebasiertes Handeln selbst verstärkt. Häufig profitieren Patientinnen und Patienten von vermehrtem Engagement im Bereich Freizeit und Selbstfürsorge, da dies aufgrund von starker Fusion mit einem negativen Selbstkonzept und/oder dem Verfolgen einer Vermeidungsagenda vernachlässigt wurde.

Ein erfahrungsgemäß sehr gutes Instrument, um die Funktionalität eigenen Verhaltens zu verstehen, ist die Matrix (Polk und Schoendorff 2014). Im Gruppensetting können sich die Patienten unter Anleitung des Gruppenleiters gegenseitig unterstützen, konkrete Zielverhaltensweisen im Sinne individueller Werte zu identifizieren (sog. »Hin-Bewegungen«). Ebenso lassen sich aktuelle oder typische Verhaltensmuster erkennen, die z. B. eher von Angst vor Verlust- oder Misserfolgserleben geleitet sind (sog. »Weg-Bewegungen«), wie für diese Patientengruppe charakteristisch.

Aus diesen Erkenntnissen heraus ergibt sich, welche individuellen Bewältigungsstrategien und Kompetenzen ein Patient oder eine Patientin braucht und erwerben möchte, d. h. engagiertes Handeln. Bei den meisten Patientinnen und Patienten mit depressiver Störung ist über die Förderung der achtsamkeitsbasierten Fertigkeiten hinaus das Training sozialer Kompetenzen hilfreich (z. B. nach Hinsch und Pfingsten 2015), um Werte, die mit der Beziehung zu sich selbst und anderen zusammenhängen, besser verfolgen zu können.

Strategien »für« und »gegen« – die Arbeit mit der ACT-Matrix

Insbesondere in der Arbeit mit Burnout-Patienten bietet sich die Arbeit mit der ACT-Matrix (Polk und Schoendorff 2014) an. Die Matrix ist ein Werkzeug zur Verhaltensanalyse, in dem alle sechs ACT-Kernprozesse zumindest implizit enthalten sind. Gerade in Kliniken wird das Tool in den letzten Jahren mehr und mehr eingesetzt, da es sich nicht nur in der Einzeltherapie, sondern ganz hervorragend auch in Gruppen anwenden lässt.

Die ACT-Matrix ist eine 4-Felder-Tafel, die durch zwei senkrecht aufeinander stehende Achsen gebildet wird. Die vertikale Achse beschreibt die Dimension der Wahrnehmung. Den einen Pol bildet die direkte Wahrnehmung über die fünf Sinne, auf der anderen Seite stehen Gedanken, mentale Konzepte und die Wahrnehmung von Gefühlen, d. h. innere Ereignisse. In der horizontalen Achse geht es um Handlungen und ihre Funktionalität. Entscheidend ist dabei, dass Handlungen immer intentional sind, d. h. eine Richtung haben. Handlungen stellen funktional entweder eine Hin-Bewegung auf Dinge, die uns wichtig sind oder die wir haben wollen, dar, oder aber sie sind funktional eine Weg-Bewegung von etwas, das uns unangenehm ist. Diese Definition der Hin- bzw. Weg-Bewegungen steht in Analogie zum verhaltensanalytischen Konzept der appetitiven bzw. aversiven Stimulusfunktion. (Es gibt allerdings auch Matrix-Modelle, in denen die Hin- und insbesondere die Weg-Bewegung anders, nämlich als Hin bzw. Weg rein in Bezug auf die Werte des Individuums definiert werden.) In der Mitte der 4-Felder-Tafel, also im Schnittpunkt zwischen Wahrnehmen und Handeln, wird dann noch im Button »Ich bemerke« die Bewusstheit des eigenen Handelns besonders hervorgehoben.

In der therapeutischen Arbeit mit der Matrix werden im ersten Schritt gemeinsam mit dem Patienten oder der Patientin die vier Felder der Reihe nach ausgefüllt. In dem Feld unten rechts geht es darum, was dem Patienten oder der Patientin wichtig ist, oder, genauer: was er oder sie wichtig nimmt. Im Feld unten links wird gesammelt, welche schwierigen Gedanken oder unangenehmen Gefühle, die für die Person quälend sind oder ihren Werten im Weg stehen, immer wieder auftauchen. Im oberen linken Feld geht es dann darum, zu welchen Handlungen und Verhaltensweisen diese schwierigen Gedanken und unangenehmen Gefühle normalerweise führen. Und im oberen rechten Feld notieren wir Handlungen und Verhaltensweisen, welche die Person in Richtung ihrer Werte führen. Die Abbildung zeigt die Matrix des Burnout-Patienten Herrn P. (▸ Abb. 15.2).

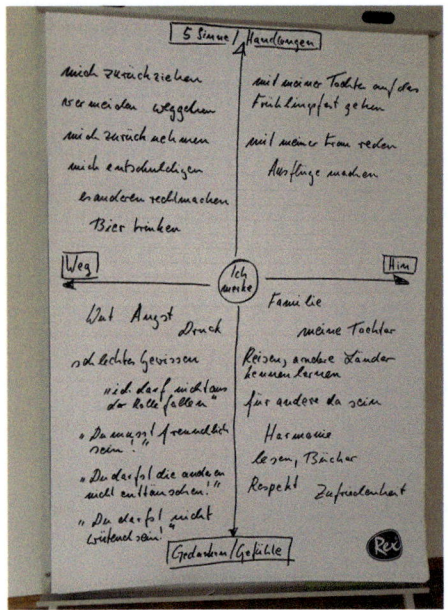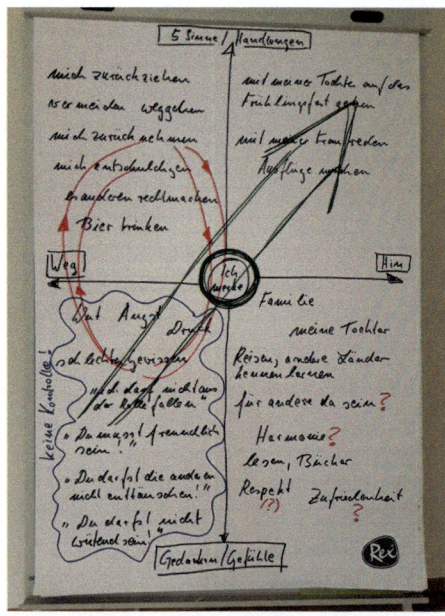

Abb. 15.2: ACT-Matrix des Burnout-Patienten Herrn P. (links: Schritt 1 – Datensammlung; rechts: Schritt 2 – Funktionale Analyse)

Im zweiten Schritt werden die verschiedenen Eintragungen nun analysiert. Aufgrund seiner Burnout-Problematik geht es bei Herrn P. explizit darum, wie sich mithilfe der Matrix Stress reduzieren lässt. Dazu wird zunächst herausgearbeitet, dass die schwierigen Gedanken und unangenehmen Gefühle aus dem unteren linken Feld vollkommen unwillkürlich auftreten, d. h., dass wir nicht in der Lage sind, sie willentlich ein- oder auszuschalten. Dann wird besprochen, wie gut die Verhaltensweisen im Feld links oben ihre Aufgabe erfüllen, die Gedanken und Gefühle links unten in den Griff zu bekommen, und zwar sowohl kurz- als auch mittel- und langfristig. Es wird schnell klar, dass die meisten der hier aufgeführten Strategien – obwohl sie zum Teil sehr viel Kraft kosten – nur eine sehr kurzfristige Entlastung bewirken. In einigen Fällen – wie zum Beispiel bei Vermeidungsverhalten oder beim Alkohol trinken – führen sie sogar in einen verhängnisvollen Kreislauf, der die Probleme immer größer werden lässt. Das Festhängen in diesen dysfunktionalen Strategien ist es, was den Stress bei Herrn P. anfeuert und chronifiziert. Aber was ist die Lösung? Das Ziel ist, dass Herr P. den Kampf gegen schwierige Gedanken und Gefühle aufgibt und sich – obwohl er sie nicht haben will – mit ihnen in die rechte obere Ecke bewegt. Dazu benötigt er Achtsamkeit im umfänglichen Sinne, nämlich einerseits ein Bewusstsein davon, welche Funktion sein Verhalten erfüllt (»Hin-Bewegung« oder »Weg-Bewegung«), andererseits die Bereitschaft, unangenehmes Erleben (Gedanken, Gefühle, Körperwahrnehmungen) da sein zu lassen, ohne sich darin zu verstricken.

Die Analyse des rechten unteren Quadranten liefert Herrn P. ebenfalls wichtige Hinweise: So ist es beispielsweise nicht sinnvoll, Gefühle wie etwa »glücklich sein« als handlungsleitende Werte zu wählen. Gefühle (und eben auch das Glücksgefühl) stellen sich unwillkürlich ein, und das Glück kommt umso mehr abhanden, je verzweifelter wir danach haschen. Als zweischneidig stellen sich auch die Werte »Harmonie« und »für andere da sein« heraus. Meint Herr P. mit »Harmonie« eine bestimmte Qualität der Beziehungsgestaltung? Oder verbirgt sich dahinter eher die Angst vor Auseinandersetzungen? Und ist »für andere da sein« tatsächlich ein Wert oder verbirgt sich dahinter eine dysfunktionale Regel, die zu Herrn P.s Krankheit erst beigetragen hat? In der Diskussion dieser Fragen wird Herrn P. deutlich, dass es bei allem Verhalten darauf ankommt, in welchem Kontext es erfolgt. »Für andere da sein« zu können, ist etwas Wunderbares, ein Wert. »Für andere da sein« zu müssen, weil sonst die Angst vor der Disharmonie übermächtig wird, ist eine Wegbewegung, die mit großer Sicherheit selbst zum Problem wird.

In den nächsten Therapiesitzungen geht es nun darum, gezielt Fertigkeiten der Achtsamkeit zu verbessern, vertieft Klarheit darüber zu gewinnen, was Herr P. in seinem Leben wichtig nehmen möchte, und ganz konkrete Pläne zu entwickeln, wie er Schritte in diese Richtung gehen kann. Die ACT-Matrix hat dafür einen Rahmen geschaffen. Sie erfüllt in der weiteren Arbeit aber noch eine andere wichtige Funktion: Die Analyse und gedankliche Organisation schwieriger Ereignisse mithilfe der Matrix, die Herrn P. mehr und mehr zur Gewohnheit wird, wirkt an sich als eine mächtige Defusionsintervention. Allein dadurch, dass Herr P. Gefühle, Gedanken, Verhaltensweisen in die vier Felder der Matrix einsortiert, gewinnt er die notwendige Distanz, die es ihm erlaubt, sich nicht in seinen dysfunktionalen Strategien zu verstricken, neue Perspektiven einzunehmen und wieder ins Handeln zu kommen.

15.4.3 Kreative Hoffnungslosigkeit als zentraler Prozess der Arbeit mit ACT bei Depressionen

Dieser zentrale Prozess, von Beginn der Behandlung an gefördert, dient der Aufdeckung nichtwirksamer Bewältigungsstrategien der Patientinnen und Patienten mit depressiver Störung. Laut ACT-Modell sind das diejenigen, die die Kontrolle unangenehmer Erlebensweisen, vor allem Dysphorie, zum Ziel haben. Es handelt sich also um die Frage: »Wie hat das, was Sie bisher ausprobiert haben, funktioniert?« Da dieses Vorgehen die eigenen problematischen Verhaltensweisen, die zum »Feststecken« von Patientinnen und Patienten beitragen, im Detail offenlegt, kann es bei zu wenig Behutsamkeit des Therapeuten oder der Therapeutin das Scham- oder Schulderleben der Patientinnen und Patienten punktuell verstärken. Dem kann im Einzelsetting daher oft besser Rechnung getragen werden. Im Gruppensetting sind allgemeinere, erlebensorientierte Übungen mit der »chinesischen Fingerfalle« oder »Tauziehen mit dem Monster« oft besser geeignet und erhöhen die Motivation und Bereitschaft für neue, alternative Wege des Herangehens, die für langfristige Verhaltensänderungen notwendig sind. Für einige Patientinnen und Patienten ist begleitend zur stationären oder tagesklinischen Behandlung selbständige Bibliotherapie hilfreich, z. B. anhand von ACT-Literatur für Interessierte wie »Wer dem Glück hinterherrennt, läuft daran vorbei« (Harris 2009) oder »Das Selbsthilfebuch gegen Burnout: Mit Akzeptanz und Achtsamkeit den Teufelskreis durchbrechen« (Waadt und Acker 2018).

15.5 Worauf ist zu achten? – Fußangeln und Fallstricke

Die stationäre Aufnahme von Patientinnen und Patienten mit depressiven Störungen geschieht zumeist aufgrund ausgeprägten Vermeidungsverhaltens (z. B. starker Rückzug, Isolation, Vernachlässigung der Selbstfürsorge), damit einhergehenden akuten oder chronisch ausgeprägten Verhaltensdefiziten oder -exzessen (z. B. intensives Grübeln, Konsum von Alkohol oder Sedativa, Suizidalität), die ambulant nicht ausreichend behandelt werden können. Wie in diesem Kapitel ausgeführt, stellt die ACT eine sehr gut geeignete Form der stationären Behandlung für diese Patientinnen und Patienten dar, da das Therapiemodell hierbei relevante Prozesse gezielt aufgreift.

Besondere Vorsicht ist jedoch bei akuter (im Gegensatz zu chronischer) Suizidalität und bei depressiven Störungen mit akuten psychotischen Symptomen geboten. Hier besteht eine Kontraindikation für formelle Achtsamkeitsübungen, die den Fokus stark auf die Wahrnehmung inneren Erlebens lenken, z. B. dem Bodyscan. Ebenso sind spezifischere Interventionen, die Akzeptanz von aversivem Erleben fördern, also stark erlebensorientierte Übungen (inklusive kreativer Hoffnungslosigkeit), in dieser Situation bzw. zu diesem Zeitpunkt nur bedingt anzuwenden, da auch sie die Zuwendung zu stark belastendem emotionalem Erleben beinhalten. Damit unterscheidet sich die ACT im Prinzip nicht von allgemeinen Kontraindikationen für Psychotherapie.

Für eine individuelle Behandlung ist die Erstellung eines Fallkonzeptes für jeden Patienten notwendig, inklusive einer Einschätzung der psychologischen Flexibilität in den einzelnen ACT-Prozessen, die fortlaufend im Behandlungsteam evaluiert wird. Besonders zu beachten ist hierbei auch Folgendes: viele Patientinnen und Patienten, bei denen Vermeidung stark ausgeprägt ist, werden ACT-Strategien zu Beginn oder im Verlauf wahrscheinlich als weitere Kontrollstrategie verstehen und ausprobieren (z. B. Achtsamkeit zur Ablenkung oder Entspannung).

Bei Patientinnen und Patienten, bei denen sich die psychologische Flexibilität im Laufe der Behandlung kaum verändert, ist in Betracht zu ziehen, dass möglicherweise die Depression selbst eine Funktion der Erlebensvermeidung erfüllt. Wie beschrieben, gehen wir normalerweise davon aus, dass Depressionen meistens die Folge der Vermeidung dysphorischer Erlebensweisen sind. In diesem Fall bieten jedoch chronische Passivität, negatives Denken oder Gleichgültigkeit in ihrer stumpfen Qualität immerhin einen Schutz vor intensiveren schwierigen Gefühlen, die bei Ablehnungen oder Verlusten in Beziehungen oder Beruf auftreten. Gedanken, die einen Hinweis darauf geben können, sind z. B. »Ich bin schon lange depressiv und das wird sich auch nicht ändern.« Entsprechend könnte dies unter den depressiven Störungen besonders bei chronischen Depressionen bzw. Dysthymie zutreffen.

Schließlich liegt es in der Natur der depressiven Störung, dass sie bei den Patientinnen und Patienten mit Gefühlen von Ratlosigkeit oder Hoffnungslosigkeit einhergeht. Bei Auftauchen dieser Gefühle nicht vorschnell Lösungen anzubieten oder auf andere, »hoffnungsvollere« Themen abzulenken, stellt bei uns Therapeutinnen und Therapeuten eine besondere Herausforderung im Sinne einer hohen Bereitschaft für diese Gefühle dar. Mit einem Patienten oder einer Patientin in diesem Moment präsent zu sein, in einer schwierigen Situation nicht sofort weiterzuwissen, steht mitunter im Konflikt mit Selbstkonzepten von uns als Therapeutin oder Therapeut – kann jedoch eine sehr wirkungsvolle und wichtige Erfahrung für die Patientinnen und Patienten darstellen.

15.6 Was ist das Wichtigste für den klinischen Alltag – Fazit und Ausblick

- Depressive Störungen gehören zu den häufigsten psychischen Störungen.
- Es gibt ein breites Fundament von randomisierten kontrollierten Studien, die die Wirksamkeit von ACT bei depressiven Störungen belegen.
- ACT als transdiagnostischer Ansatz ist gut geeignet, um mit Komorbidität bei depressiven Störungen umzugehen.
- Das ACT-Modell bietet sich für den Einsatz in der Klinik an,
  - weil es sowohl in der Einzel- wie auch in der Gruppentherapie Anwendung findet.
  - weil es einen einheitlichen konzeptionellen Rahmen zur Verfügung stellt, in den sowohl die Pflege (Bezugspflegesystem) als auch zusätzliche fachtherapeutische Angebote (z. B. Kunsttherapie, Ergotherapie etc.) einbezogen werden können.
- ACT bei Depressionen und Burnout findet zunehmend Anwendung im stationären Setting, daher ist die weitere Konzeption und Evaluation sinnvoll.

Literatur

Beck AT, Rush AJ, Shaw BF, Emery G (1979) Cognitive Therapy of Depression. New York, NY, USA: Guilford Press.

Berman MI, Morton SN, Hegel MT (2016) Uncontrolled pilot study of an Acceptance and Commitment Therapy and Health at Every Size intervention for obese, depressed women: Accept Yourself! Psychotherapy 53(4): 462–467.

Bundespsychotherapeutenkammer (2014) BPtK-Studie zur stationären Versorgung psychisch kranker Menschen. (https://www.bptk.de/wp-content/uploads/2019/01/20140626_BPtK-Studie_stationaeren_Versorgung_psychisch_kranker_Menschen.pdf, Zugriff am 12.10.2020).

Bretschneider J, Kuhnert R, Hapke U (2017) Depressive Symptomatik bei Erwachsenen in Deutschland. J Health Monit 2(3): 81–88.

Contextual Consulting (2015) Skript für Busmetapher im Rollenspiel. (https://contextualconsulting.co.uk/insights/passengers-on-the-bus-metaphor-acting-out-in-a-group, Zugriff am 05.08.2018).

Caspar F (2018) Beziehungen und Probleme verstehen: Eine Einführung in die psychotherapeutische Plananalyse. 4. Aufl. Bern: Hogrefe.

Clarke S, Kingston J, James K, Bolderston H, Remington B (2014) Acceptance and Commitment Therapy group for treatment-resistant participants: A randomized controlled trial. J Context Behav Sci 3(3): 179–188.

Dalrymple KL, Morgan TA, Lipschitz JM, Martinez JH, Tepe E, Zimmerman M (2014) An integrated, acceptance-based behavioral approach for depression with social anxiety: Preliminary results. Behav Modif 38(4): 516–548.

Dindo L, Recober A, Marchman JN, Turvey C, O'Hara MW (2012) One-day behavioral treatment for patients with comorbid depression and migraine: a pilot study. Behav Res Ther 50(9): 537–543.

Folke F, Parling T, Melin L (2012) Acceptance and commitment therapy for depression: A preliminary randomized clinical trial for unemployed on long-term sick leave. Cogn Behav Pract 19(4): 583–594.

Gaudiano BA, Busch AM, Wenze SJ, Nowlan K, Epstein-Lubow G, Miller IW (2015) Acceptance-based behavior therapy for depression with psychosis: Results from a pilot feasibility randomized controlled trial. J Psychiatr Pract 21(5): 320–333.

Germer CK (2009) The mindful path to self-compassion: Freeing yourself from destructive emotions. New York, NY, USA: Guilford Press.

Harris R (2009) Wer dem Glück hinterherrennt, läuft daran vorbei: Ein Umdenkbuch. 5. Aufl. München: Kösel.

Harris R (2012) The Reality Slap. London, UK: Robinson.

Hawton K, Casanas ICC, Haw C, Saunders K (2013) Risk factors for suicide in individuals with depression: a systematic review. J Affect Disord 147(1-3): 17–28.

Hayes SC, Strosahl KD, Wilson KG (1999) Acceptance and commitment therapy: An experimental approach to behavior change. New York, NY, USA: Guilford Press.

Hayes SC, Strosahl KD, Wilson KG (2004) Akzeptanz und Commitment Therapie. München: CIP-Medien.

Hinsch R, Pfingsten U (2015) Gruppentraining sozialer Kompetenzen (GSK). Grundlagen, Durchführung, Anwendungsbeispiele. 6. Aufl. Weinheim: PVU.

Jia H, Zack MM, Thompson WW, Crosby AE, Gottesman II (2015) Impact of depression on quality-adjusted life expectancy (QALE) directly as well as indirectly through suicide. Soc Psychiatry Psychiatr Epidemiol 50(6): 939–949.

Kanter JW, Baruch DE, Gaynor ST (2006) Acceptance and commitment therapy and behavioral activation for the treatment of depression: Description and comparison. Behav Anal 29(2): 161–185.

Maslach C, Schaufeli WB, Leiter MP (2001) Job Burnout. Ann Rev Psychol 52: 397–422.

Neese RM (2000) Is depression an adaption? Arch Gen Psychiatry 57: 14–20.

Neff K (2011) Self-compassion: Stop beating yourself up and leave insecurity behind. New York, NV, USA: William Morrow.

Petersen CL, Zettle RD (2009) Treating inpatients with comorbid depression and alcohol use disorders: A comparison of acceptance and commitment therapy versus treatment as usual. The Psychol Rec 59: 521–536.

Polk KL, Schoendorff B (2014) The ACT Matrix – A New Approach to Building Psychological Flexibility Across Settings & Populations. Oakland, CA, USA: New Harbinger.

Thom J, Kuhnert R, Born S, Hapke U (2017) 12-Monats-Prävalenz der selbstberichteten ärztlich diagnostizierten Depression in Deutschland. J Health Monit 2(3): 72–80.

Twohig MP, Levin M (2017) Acceptance and Commitment Therapy as a Treatment for Anxiety and Depression. Psychiatr Clin North Am 40: 751–770.

Waadt M, Acker J (2018) Das Selbsthilfebuch gegen Burnout: Mit Akzeptanz und Achtsamkeit den Teufelskreis durchbrechen. 2. Aufl. Göttingen: Hogrefe.

Wengenroth M (2012) Therapie-Tools Akzeptanz- und Commitmenttherapie: Mit Online-Materialien. Weinheim: Beltz.

World Health Organization (2016) Global Health Estimates 2015: Disease burden by Cause, Age, Sex, by Country and by Region, 2000-2015. Geneva, Schweiz: World Health Organization.

World Health Organization (2017) Depression and Other Common Mental Disorders: Global Health Estimates. Geneva, Schweiz: World Health Organization.

Yadavaia JE, Hayes SC, Vilardaga R (2014) Using Acceptance and Commitment Therapy to Increase Self-Compassion: A Randomized Controlled Trial. J Context Behav Sci 3: 248–257.

Zettle RD (2007) ACT for Depression: A Clinician's Guide to Using Acceptance & Commitment Therapy in Treating Depression. Oakland, CA, USA: New Harbinger.

16 ACT bei psychotischen Störungen

Kerem Böge, Emre Ergen und Eric Hahn

16.1 Wozu die Arbeit mit ACT bei psychotischen Störungen? – Einführung

In diesem Kapitel wird nach einer kurzen Einführung eine konkrete Anwendung zentraler Prozesse der Akzeptanz- und Commitment-Therapie (ACT), mit einem Fokus auf achtsamkeitsbasierte Interventionen, für Patientinnen und Patienten mit psychotischen Störungen im stationären Setting vorgestellt.

In diesem Zusammenhang wird ein erweitertes Verständnis von psychotischen Störungen zugrunde gelegt, das neben den Schizophrenien auch alle Störungen aus dem F2x-Spektrum nach den ICD-10-Kriterien, wie schizoaffektive Störungen oder wahnhafte Störungen oder auch akute polymorphe psychotische Störungen, einschließt. Die Heterogenität psychotischer Störungen lässt sich dabei heuristisch in drei betroffene Kerndomänen unterteilen, die jeweils durch ACT-basierte Interventionen adressiert werden können (Owen et al. 2016, Kahn et al. 2015): (1) Positivsymptomatik, u. a. Wahn, Halluzinationen, desorganisiertes Denken, sowie Ich-Störungen (Kahn et al. 2015); (2) Negativsymptomatik, unter welche u. a. eine verminderte affektive Resonanzfähigkeit (Affektverflachung), Avolition, Amotivation, Sprachverarmung und Anhedonie fallen (Morris et al. 2013); (3) Kognitive Einschränkungen, u. a. exekutive Dysfunktionen, Aufmerksamkeitsstörungen und Defizite des semantischen und des Arbeitsgedächtnisses (Schaefer et al. 2013).

Die Lebenszeitprävalenz psychotischer Symptomatik wird in einer auf das Auftreten in Allgemeinbevölkerung hin ausgerichteten Definition auf 3 % und bis zu 7 % geschätzt (van Os 2015), wobei Schizophrenien mit ihren heterogenen Verlaufsformen als häufigste diagnostische Zuordnung im stationären Setting eine geschätzte Lebenszeitprävalenz von unter 1 % haben (Perälä et al. 2007). Während die Wirksamkeit der medikamentösen Behandlung im Hinblick auf die Positivsymptomatik mittlere Effektstärken zeigt und gut evaluiert ist, ist die Wirksamkeit in Bezug auf die Negativsymptomatik, depressive Symptome und subjektive Lebensqualität mit insgesamt eher kleinen Effektstärken geringer (Haddad und Correll 2018). Klinische Leitlinien empfehlen zusätzlich psychosoziale Intervention (DGPPN S3 Konsensus-Leitlinie Schizophrenie 2019; NICE 2014). Eine Kombination von Pharmakotherapie mit Psychotherapie geht mit einer Verbesserung der Positiv- und Negativsymptomatik und insbesondere mit einer reduzierten Rückfallrate einher (Morrison et al. 2018, Riehle et al. 2017). Da die kognitive Verhaltenstherapie (KVT) allerdings ebenfalls geringe Effektstärken in Bezug auf die Negativsymptomatik aufweist (Fusar-Poli et al. 2014), besteht ein Bedarf für neue Therapieansätze.

Die Entwicklung neuer Therapieangebote für psychotische Störungen im Rahmen der sogenannten »dritten Welle« der Verhaltenstherapie wurde vor allem in Deutschland eher vernachlässigt und erst durch moderne Konzepte wie die ACT hat sich eine neue Möglichkeit zur Behandlung dieser Störungen ergeben (Hayes et al. 1991). Gemeinsam mit evaluierten Ansätzen wie dem Metakognitiven Training für Menschen mit Psychosen (MKT; Moritz et al. 2010), welches sich in Studien als wirksam in der Behandlung von psychotischen Störungen erwiesen hat (Liu et al. 2018), kann dies die therapeutische Versorgungslücke für Patientinnen und Patienten mit Störungen aus dem schizophrenen Formenkreis reduzieren.

16.2 Was wissen wir zur Evidenz? – Studien zu achtsamkeitsbasierten Therapien und ACT für psychotische Störungen

Die Wirksamkeit von achtsamkeitsbasierten Interventionen, als eine wesentliche Komponente von ACT, bei Störungen des schizophrenen Formenkreises wurde in mehreren Metaanalysen belegt, insbesondere können sie eine vorherrschend affektive Symptomatik reduzieren (Louise et al. 2017, Cramer et al. 2016). Zudem verbessern sich die soziale Funktionsfähigkeit und die Lebensqualität, welche mit der Reduktion von Positivsymptomen verbunden sind (Shawyer et al. 2017, Chadwick et al. 2016, Strauss et al. 2015, Khoury et al. 2013). Aber auch für die Negativsymptomatik, die einerseits einen bedeutenden Prädiktor für funktionelle Einschränkungen im Rahmen der Schizophrenie darstellt und andererseits als schwer behandelbar wahrgenommen wird, sind wirksame Ansätze hochrelevant (Riehle et al. 2017, Jansen et al. 2020).

Störungen aus dem Spektrum psychotischer Störungen gehen oftmals mit einer herabgesetzten Krankheitseinsicht und beeinträchtigter Therapieadhärenz der Patientinnen und Patienten einher (Ayesa-Arriola et al. 2014). Im Anbetracht des Risikos einer Chronifizierung von psychotischen Störungen in Abhängigkeit von der Anzahl der Episoden stellt die Rezidivprävention einen wichtigen Bestandteil der Behandlung dar (Gaudiano et al. 2017). Achtsamkeitsbasierte Verfahren senken bei regelmäßiger Anwendung die Rehospitalisierungsrate (Tyrberg et al. 2016) und erhöhen das Selbstwirksamkeitserleben (Davis und Kurzban 2012). Die Intensität der Symptome und das damit assoziierte Leid konnten in Studien durch die Anwendung der ACT verringert werden (Bach et al. 2012, Gaudiano et al. 2010). Des Weiteren reduzieren achtsamkeitsbasierte Ansätze bedrohliches Erleben und aggressives Verhalten bei psychotischen Störungen (Ghouchani et al. 2018). Im Vergleich zur KVT zeigten Patientinnen und Patienten in einzelnen Studien zudem ein höheres Engagement für Achtsamkeitsinterventionen (Khoury et al. 2013). Obwohl die Effekte von Achtsamkeit mittlerweile als belegt gelten, ist die klinische Anwendung dieser Behandlungsform bei Patientinnen und Patienten mit Störungen aus dem schizophrenen Formenkreises, vor allem in Deutschland, bisher gering (Schlier und Lincoln 2016). Die erfolgreiche Implementierung in der Versorgung stellt demnach derzeit die größte Herausforderung dar, und nicht die Evidenz hinsichtlich wirksamer Verfahren (Lincoln und Pedersen 2019).

Obwohl es sowohl empirische Befunde zur Wirksamkeit als auch konzeptuelle Gründe für achtsamkeitsbasierte Interventionen bei Patientinnen und Patienten mit psychotischen Störungen gibt, äußerten einige frühe Studien Bedenken: In einzelnen Fallstudien wurden beispielsweise psychotische Symptome durch intensive Meditation verstärkt (z. B. Lu und Pierre 2007, Sethi und Bhargava 2003). Diese Befunde sind jedoch aus methodologischer Sicht kritisch zu bewerten (Böge et al. 2020a, Strauss et al. 2015), da die Studien (1) alle ein unkontrolliertes Design mit einer geringen Fallzahl verwendeten, (2) es zu sehr intensiver Meditationspraxis mit längeren Phasen der Stille von bis zu 18 Stunden pro Tag kam, und (3) es keine therapeutische Begleitung oder Einbettung in ein klinisches Setting gab (Shonin et al. 2014).

16.3 Wie kann ACT zur Erklärung von psychotischen Störungen beitragen? – Theoretische Konzeptualisierung und ein Beispiel

Das ACT-Modell basiert mit einer ursprünglich transdiagnostischen Ausrichtung auf der Annahme, dass die Vermeidung unangenehmer innerer Erlebnisse (Erlebnisvermeidung) und die gedankliche Einengung und Verschmelzung (kognitive Fusion) zwei Hauptfaktoren für das Erleben von psychischen Leiden darstellen (Hayes et al. 1996). Erlebnisvermeidung beschreibt das Vermeiden belastender oder schwieriger Emotionen und Gefühle, so dass eine kurzfristige Erleichterung entsteht, es jedoch langfristig, durch negative Verstärkung des Vermeidungsverhaltens, zu noch größerer Einschränkung kommt (z. B. Perry et al. 2011). Um dies zu adressieren, wird im Rahmen der ACT gezielt erlernt, solche dysfunktionalen Vermeidungsstrategien aufzugeben und gleichzeitig aversive Gedanken und Gefühle zu akzeptieren mit dem Ziel, eine größere psychische Flexibilität zu erlangen (Chadwick et al. 2005).

Achtsamkeitsbasierte Ansätze sind dabei nicht als distinkte unterschiedliche Therapieformen zu verstehen, sondern werden als Weiterentwicklungen der KVT in deren Repertoire integriert. So gehen aktuelle therapeutische Modelle von der geteilten Grundannahme aus, dass psychisches Leiden eher durch dysfunktionale Bewertungs- und Denkprozesse, als durch die Erfahrungen und Ereignisse an sich bedingt sind. Sie zielen daher auf die Reduktion des Leidens durch Modifikationen im Denken und Emotionserleben, dem Wahrnehmen und dem Verhalten ab (Hayes et al. 2006, Chadwick et al. 2005, Baer 2003). Dabei fokussieren achtsamkeitsbasierte Therapien jedoch nicht primär, wie bei der KVT, auf eine »kognitive Umstrukturierung« von Annahmen ab, sondern fokussieren stärker auf den Umgang einer Person mit Gedanken und Gefühlen. Diese soll durch das Erlernen von Achtsamkeit und Akzeptanz insoweit modifiziert werden, als dass innere Ereignisse ihre einschränkende bzw. erlebnisvermeidende Funktion verlieren (Herbert und Forman 2011).

In Bezug auf psychotische Störungen gehen sowohl Positiv- als auch Negativsymptome mit leidvollem und selbstkritischem Erleben (Waite et al. 2015), sowie mit Scham und Selbststigma einher. Um mit diesen belastenden Emotionen nicht konfrontiert zu sein, folgt bei psychotisch Erkrankten oft eine verstärkte Erlebensvermeidung mit sekundärem sozialem Rückzug (Perry et al. 2011). Wahnimmanente Handlungen können in diesem Modell ebenso als eine aktive Form von Erlebnisvermeidung konzeptualisiert werden, da sie durch die Vermeidung unangenehmer, potentiell hinterfragbarer aber nicht wahnkongruenter Gedanken und Erlebnisse bedingt werden (Udachina et al.

2014, Bach 2004). Vermeidungsverhalten im Sinne von Erlebnisvermeidung kann dementsprechend bei Patientinnen und Patienten mit Störungen aus dem schizophrenen Formenkreis besonders verhaltensrelevant werden.

Während des persönlichen Erlebens von psychotischen Symptomen, die sich oftmals mittels direkter Konfrontation nur schwer verändern oder kontrollieren lassen, bietet sich so eine alternative Herangehensweise an (Bach 2004). Achtsamkeitsbasierte Ansätze zielen diesbezüglich auf das Durchbrechen eines Teufelskreises der Vermeidung und die damit verbundene Verstärkung psychischen Leidens, mit Hilfe einer »achtsamen Antwort« auf das psychotische Erleben, basierend auf Akzeptanz, Nicht-Bewerten und Loslassen (Chadwick et al. 2005).

Akute psychotische Symptome lassen sich also häufig im direkten subjektiven Erleben nur schwer verändern oder kontrollieren. Daraus kann sich ein Teufelskreis aus Vermeidung des aversiven Erlebens und einer damit verbundenen Verstärkung psychischen Leidens entwickeln. Ein solcher Teufelskreis soll hier anhand eines kurzen Fallbeispiels von Michael, 40 Jahre alt, bei dem Schizophrenie diagnostiziert wurde, illustriert werden (aus Shawyer und Farhall 2015):

Fallbeispiel

Der Patient erlebt auditive Halluzinationen in Form von mehreren von außen einwirkenden Stimmen. Seine typische Reaktion auf das durch ihn nicht kontrollierbare Hören der Stimmen ist eine negative Beurteilung, indem er ihnen eine »böswillige Absicht« zuschreibt und sie dementsprechend unter allen Umständen vermeiden und stoppen möchte. Er beschreibt dieses Vermeidungsmuster als eine Art alltäglichen »Boxkampf«, durch den der Einfluss der Stimmen sich noch verstärkt und als große Belastung empfunden wird.

Als Alternative zu diesem dysfunktionalen Ringen mit dem eigenen Erleben wird nach dem Grundprinzip zur Anwendung von Achtsamkeit bei belastenden psychotischen Erfahrungen von Chadwick und Kollegen (▶ Abb. 16.1) ein Akzeptieren und Loslassen der psychotischen Symptome vorgeschlagen. Ziel ist es, den Patientinnen und Patienten im Rahmen eines Achtsamkeitstrainings bei der Erfahrung zu begleiten, dass sie von Stimmen nicht kontrolliert werden und sie diese so als weniger urteilend wahrnehmen können. Zudem ist es bedeutsam zu erleben, dass ein inneres Kämpfen gegen das Stimmenhören, z. B. durch eine Gegenreden, nicht hilfreich ist und sie durch ein Loslassen dieses Kampfes (»drop the rope«) leichter mit den Stimmen umgehen und diese akzeptieren können. Aufgrund dieser Erfahrungen kann sich das mit den psychotischen Symptomen verbundene Leid verringern und gleichzeitig das Selbstwirksamkeitsempfinden erhöht werden (Shawyer und Farhall 2015, Strauss et al. 2015). Empirische Befunde stützen diesen psychologischen Prozess – eine größere Akzeptanz der Stimmen geht mit geringeren depressiven Symptomen, höherer Selbstwirksamkeit und vermehrter Lebensqualität einher (z. B. Chadwick et al. 2016).

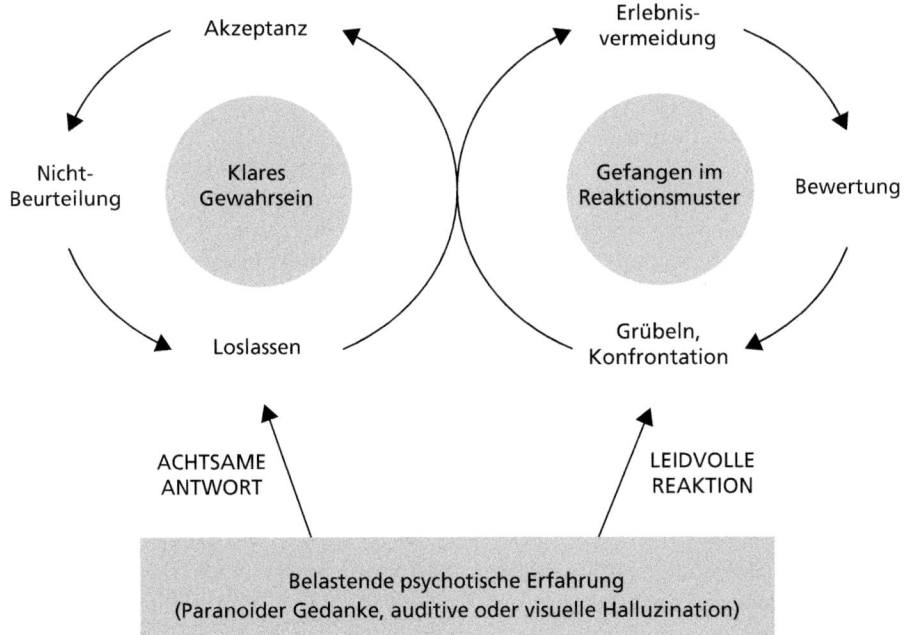

Abb. 16.1: Grundprinzip zur Anwendung von Achtsamkeit für belastende psychotische Erfahrungen (adaptiert nach Chadwick et al. 2005)

16.4 Wie sieht die Behandlung bei psychotischen Störungen aus? – Entwicklung des manualisierten achtsamkeitsbasierten SENSE-Projekts[10]

Beispielhaft soll im folgenden Abschnitt eine schrittweise Implementierung von ACT in der stationären Behandlung von psychotischen Störungen anhand eines vierwöchigen achtsamkeitsorientierten Gruppentherapiemanuals (Böge und Hahn 2021) mit wöchentlich drei gruppentherapeutischen Sitzungen dargestellt werden. Hinsichtlich des transdiagnostischen Therapieansatzes von achtsamkeitsbasierten Verfahren sowie von ACT, ist das Manual an publizierte Programme angelehnt, welche erfolgreich in der Behandlung einer Vielzahl von psychischen Störungen waren. Konkret beruht die Entwicklung auf Vorarbeiten von MBCT bei Depressionen (Segal et al. 2013), MBSR bei Stress (Kabat-Zinn 1990) und »ACT for Life« bei psychotischen Störungen (Oliver et al. 2011). Das SENSE-Manual ist zur Anwendung bei Patientinnen und Patienten mit vorwiegend leichten bis mittelgradigen psychotischen Positivsymptomen und ausgeprägter Negativsymptomatik bzw. affektiver Symptomatik entwickelt worden. Als Ausschlusskriterien

---

10 MindfulnesS for SchizophrENie Spectrum DisordErs.

für die Gruppenteilnahme gelten lediglich akute Suizidalität sowie fehlende generelle Behandlungs- und/oder Krankheitseinsicht. Das wöchentliche achtsamkeitsbasierte Gruppentherapieangebot für kleinere Gruppen von 3–6 Patientinnen und Patienten besteht aus einer Hauptsitzung (60 Min.) und zwei weiteren Co-Therapieeinheiten (40 Min.), welche zusätzlich zur multiprofessionellen stationären Routineversorgung, oder auch ambulant, eingesetzt werden können.

16.4.1 Lernen durch Erfahrungen und deren Austausch – der »Inquiry«-Prozess

Ziel des Manuals ist es, den Gruppenteilnehmerinnen und -teilnehmern in einem geschützten Setting in Zusammenarbeit mit klinisch tätigen Psychiaterinnen und Psychiatern sowie psychologischen Psychotherapeutinnen und -therapeuten Achtsamkeitsübungen näher zu bringen, dabei das Sammeln von konkreten Achtsamkeitserfahrungen zu ermöglichen und nach dem »Inquiry-Prinzip« (Heidenreich et al. 2014) den interpersonalen Austausch zu fördern. Dieser erfahrungsnahe und interaktive Austausch über die Gruppenerlebnisse beinhaltet drei Stufen (▶ Abb. 16.2): (1) Die erste Stufe umfasst das möglichst konkrete Beschreiben der während der Übung geteilten Erfahrungen. Darauf aufbauend werden (2) die Beobachtungen im Hinblick auf zugehörige Entdeckungen ausgewertet und schließlich (3) diese Beobachtungen und Entdeckungen mit den Zielen der Gruppe verknüpft (Heidenreich et al. 2014).

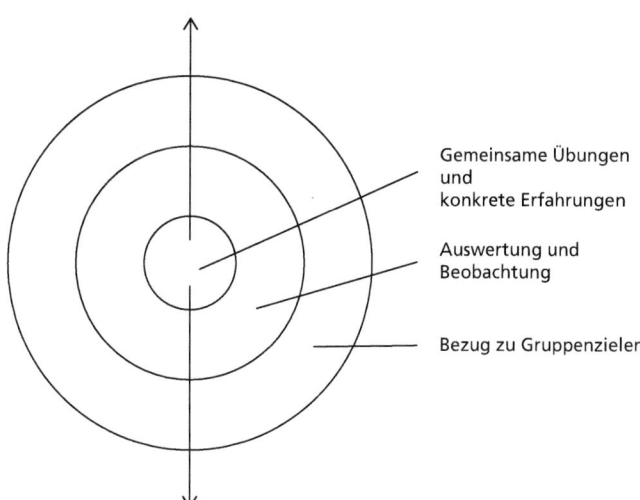

Abb. 16.2:
Der »Inquiry-Prozess«
(modifiziert nach Heidenreich et al. 2014)

Elementar für den »Inquiry«-Prozess ist seine Erfahrungsnähe, durch die ein Intellektualisieren der Diskussion vermindert wird und eher grundlegende konkrete Beobachtungen oder Erfahrungen geteilt werden (Heidenreich et al. 2014). Typische Fragen zur Herstellung dieser Erfahrungsnähe sind etwa: »Ist Ihnen bei der zurückliegenden Übung etwas aufgefallen?« oder »Was konnten Sie noch wahrnehmen? War es dasselbe wie bei anderen Teilnehmern und Teilnehmerinnen oder etwas anderes?«. Des Weiteren kommt der Verknüpfung mit den Gruppenzielen durch die Therapeutin oder den Therapeuten mit ähnlichen Erfahrungen anderer Teilnehmerinnen und Teilnehmern eine große Bedeutung zu. Achtsamkeitsbasierte Gruppeninterventionen fördern so auch das Erleben von Solidarität, Verbundenheit und Sicherheit und bereichern dadurch die Achtsamkeitspraxis. Eine gruppenbasierte Anwendung von ACT erscheint nicht nur konzeptuell als sinnvoll (Oliver und Morris 2013), sondern es bestehen auch evidenzbasierte Befunde zur Wirksamkeit von achtsamkeitsbasierten Gruppentherapieformaten bei Störungen aus dem schizophrenen Formenkreis (Jansen et al. 2020, Jacobsen et al. 2020, Chadwick et al. 2009). Diese Interventionen haben sich besonders in frühen Erkrankungsstadien und bei Patientinnen und Patienten mit einer erstmaligen Episode als wirksam erwiesen (Saksa et al. 2009, Wykes et al. 2008).

Patientinnen und Patienten mit psychotischen Störungen berichten im Allgemeinen häufig von Schwierigkeiten, mit anderen Personen in Kontakt zu kommen sowie funktionierende soziale Beziehungen aufzubauen und diese aufrecht zu erhalten (Sündermann et al. 2013). Dieses verminderte Niveau sozialer Funktionen und Fertigkeiten im Rahmen der Negativsymptomatik wird oft durch mangelndes soziales Training verstärkt. Erkrankungsbedingte Defizite in der emotionalen Verarbeitung, der sozialen Wahrnehmung, kognitiven Beeinträchtigungen und einer verminderten affektiven Resonanzfähigkeit stehen mit diesem verminderten sozialen Funktionsniveau im Zusammenhang (Badcock et al. 2015). Das Praktizieren von Achtsamkeit kann durch das Teilen von Erfahrungen und Ausdrücken von Emotionen, durch das Schaffen von affektiver Resonanz und im weiteren Verlauf von Empathie in Form von gegenseitigem Verständnis und Fürsorge explizit therapeutisch genutzt werden (Bentley et al. 2018).

16.4.2 Rahmenbedingungen und allgemeine Merkmale des Gruppenprogramms

Einhergehend mit der Anwendung von Achtsamkeit bei psychotischen Störungen nimmt zunächst das Erlernen einer achtsamen Grundhaltung eine Schlüsselrolle ein. Des Weiteren stellt die gelungene Einbindung eher kognitiv orientierter Kernprozesse von ACT einen fundamentalen Aspekt des Therapieansatzes dar. Als ersten Schritt auf dem Weg zu einer größeren Handlungsflexibilität wurde daher im Manual der Fokus auf das Erlernen achtsamkeits- und akzeptanzorientierter Fähigkeiten gelegt (Akzeptanz, kognitive Defusion, achtsame Präsenz und Selbst-als-Kontext). Die Patientinnen und Patienten sollen orientiert an ihrer aktuellen Symptomatik und Belastbarkeit in kleinen Schritten mit dem Konzept von Achtsamkeit vertraut werden und mit Hilfe leicht zugänglicher Übungen erste Erfolge erzielen. Formale Achtsamkeitsübungen haben einen definierten Beginn und ein Ende, können je nach Bedarf zwei bis zu 30 Minuten dauern. Sie können verankert oder frei sein. Verankerte Übungen sind für viele Patientinnen und Patienten mit psychotischen Störungen oft einfacher und können sich auf äußere (z. B. Gegenstände, Geräusche) oder innere Ereignisse (z. B. Körperempfindungen) oder auch komplexere Handlungen in unterschiedlichen Kontexten (z. B. achtsam gehen in der Natur) richten.

Das stationäre Setting sollte für alle Patientinnen und Patienten insgesamt als ein sicherer Ort erlebt werden, an dem sie sich geschützt und akzeptiert fühlen (Didonna 2009). Diese Grundvoraussetzung bestätigte sich ebenfalls in ersten Machbarkeitsstudien zu achtsamkeitbasierten Psychotherapien für stationäre Patientinnen und Patienten mit Schizophrenien in England (Jacobsen et al. 2020) und Deutschland (Böge et al. in Revision).

16.4.3 Darstellung der einzelnen achtsamkeitsbezogenen Module des Gruppenprogramms

Das Gruppentherapiemanual ist in vier Module aufgeteilt, die sich den Themenbereichen (1) Achtsamkeit des Atems, (2) Achtsamkeit der Sinne im Kontext der Natur, (3) Achtsamkeit des Loslösens mit Fokus auf den Umgang mit Stressoren, Gefühlen und Gedanken, sowie (4) Achtsamkeit in der körperlichen Wahrnehmung, zuordnen lassen. Im Folgenden werden einige Module des SENSE-Projekts vorgestellt und zur Veranschaulichung mit exemplarischen Zitaten der Teilnehmerinnen und Teilnehmer aus qualitativen Interviews verknüpft (Böge und Hahn 2021, Böge et al. 2020b).

Modul I: »Achtsamkeit des Atems«

Das erste Modul beschäftigt sich mit der »Achtsamkeit des Atems«, da bewusstes Atmen die Basis vieler Achtsamkeitsübungen bildet. Durch eine 5–10-minütige, leicht zugängliche Atemübung »Atmen als Anker« wird die Konzentration auf das tiefe Ein- und Ausatmen gelenkt und somit ein erstmaliger Kontakt mit achtsamer Präsenz ermöglicht. Die Atemübung aktiviert physiologisch das parasympathische Nervensystem und dient gleichzeitig als Anker, zu dem man immer wieder zurückkehren kann (Newman-Taylor und Abba 2013). Teilnehmerinnen und Teilnehmer berichteten, dass eine solche Atemübung ohne Vorerfahrungen bereits bei der ersten Praxis leicht umsetzbar und wirkungsvoll war. Auch andere ACT-Kernprozesse wie z. B. kognitive Defusion wurden berichtet.

Teilnehmer 13; Übung: Atmen

»Dass ich relativ schnell zur totalen Ruhe kommen kann. […] Mich auf die Atmung zu fokussieren. Dabei konnte ich alles andere auszublenden. Alles andere war wie weg. Es ist, wie einen Moment ganz für sich zu haben, um Kraft zu tanken. Es gab keine negativen Gedanken. Ich konnte einfach einen Moment wahrnehmen, in dem man alles loslässt.«

Teilnehmerin 18; Übung: Atmen

»Das ist praktisch ein Gefühl des kompletten Abschaltens. Ich war quasi ohne Gedanken. Für diese Zeit losgelöst von allen alltäglichen Lasten und Hindernissen. Dabei ist man ganz frei von den Gedanken, die sonst im Kopf umherschwirren.«

Modul II: »Achtsamkeit der Sinne in der Natur«

Die achtsame Präsenz wird im anschließenden Modul auf die Sinne und die Wahrnehmung externer Erfahrungen in der Natur ausgedehnt. Der Grundgedanke dieses Moduls basiert auf der Biophilie-Theorie (Fromm 1999, Ulrich 1984), welche postuliert, dass Menschen eine grundlegende Hingezogenheit zu allem »Natürlichem« haben und sich dementsprechend in lebensförderlichen Naturumgebungen wohlfühlen. Diesbezüglich sollen ACT-Prozesse wie achtsame Präsenz und bewusste Wahrnehmung in diesem Kontext trainiert werden. Die Gruppe beginnt die Übung erneut mit dem bewussten Ein- und Ausatmen, diesmal allerdings in einer Naturumgebung, welche dann Schritt für Schritt mit den eigenen Sinnen erkundet wird. Jeweils zwei Minuten wird versucht, sich auf das Wahrnehmen mit einem bestimmten Sinn zu konzentrieren. »Wie fühlt sich beispielsweise ein Blatt, der Wind oder Sonnenstrahlen auf der Haut an?«, »Welche Geräusche und Düfte können wahrgenommen werden?«. Zum Abschluss werden durch Anleitung alle Sinne eingesetzt, um die Wahrnehmung der Natur vollumfassend zu erfahren. Das Natursetting kann hierbei zum einen Assoziationen aus dem Alltag wecken und zum anderen eine Integration in den persönlichen Alltag vereinfachen, da die Patientinnen und Patienten für die erneute Anwendung keine klinische Umgebung benötigen. Von Woche zu Woche erlernen Teilnehmerinnen und Teilnehmer dadurch alternative Handlungsmöglichkeiten zur inneren Beruhigung, welche auch bisherige Handlungsstrategien – wie etwa Zigaretten rauchen – ersetzen können.

Teilnehmer 4; Übung: Natur

»Großer Respekt vor der Natur und das Gefühl, ein Teil von ihr zu sein. [...] Bewusstes Wahrnehmen der Natur mit ihren individuellen Details. [...] Erinnerte an Naturspaziergänge mit den Eltern.«

Teilnehmer 21, Übung: Atmen

»Das Gefühl, einfach an nichts zu denken. Dabei konnte ich alles andere auszublenden. Alles andere war wie weg. Es gab keine negativen Gedanken. Ich konnte einfach einen Moment wahrnehmen, in dem man alles loslässt. Mein Kopf war wie leer und ich konnte ganz bei mir sein. Es ist wie einen Moment ganz für sich zu haben, um Kraft zu tanken.«

Beispiel: Übung »3, 2, 1«

ACT ist immer ein praxisnahes und übungsorientiertes Verfahren und zeichnet sich durch seine große Adaptivität an die jeweiligen Anforderungen aus. Dementsprechend sind die einzelnen Übungen so konzipiert, dass sie nicht nur isoliert im Rahmen der Therapie eingesetzt werden können, sondern eher wie flexible Bausteine funktionieren. Wenn eine bestimmte Übung eine besonders effektive Wirkung für eine Person hat, so kann diese Übung wiederholt eingesetzt werden, um das gewünschte Ziel zu erreichen (z. B. Entspannung). Zugleich wird eine gesteigerte Selbstwirksamkeit durch Unabhängigkeit gefördert (Davis und Kurzban 2012).

Ein ideales Beispiel für diese flexiblen Attribute stellt die »3-2-1-Übung« dar, eine adaptierte Version der »5-4-3-2-1-Übung« nach Dolan (1991), die dafür genutzt werden kann, den Kontakt zur Gegenwart herzustellen und zu stärken. Hierbei wird laut oder still zu sich selbst gesagt, was gerade im Moment sinnlich wahrgenommen wird. Zuerst wird dies jeweils 3-mal für die verschiedenen Sinne wiederholt (3x Ich sehe…; 3x Ich höre…; 3x Ich spüre…). Danach wird dies jeweils 2-mal bzw. zuletzt einmal wiederholt. Die Übung kann einen Ausweg aus diesen gedanklichen Prozessen, wie dem Gedankenkreisen, bieten (Thomas et al. 2014) und angewandt werden, um erneut Kontakt zu dem gegenwärtigen Moment herzustellen.

Modul III: »Achtsamkeit des Loslösens«

Nach den ersten Erfahrungen mit achtsamer Präsenz werden weitere Kernprozesse von ACT aktiviert. Die Teilnehmenden werden angeleitet, sich im Sinne der kognitiven Defusion von ihren Gedanken zu lösen. Während einer 10-minütigen Imaginationsübung stellen sich die Teilnehmerinnen und Teilnehmer einen Himmel mit vorüberziehenden Wolken vor (»Wolken am Himmel«-Metapher; vgl. Blätter auf Fluss, Oliver 2011). Im nächsten Schritt sollen die Patientinnen und Patienten sich ihrer aufkommenden Gedanken bewusstwerden, diese einzeln auf eine der vorgestellten Wolken platzieren und sie vorbeiziehen lassen. Die Teilnehmerinnen und Teilnehmer werden daran erinnert, dass ein kurzer Verlust des Fokus kein Problem darstellt und dazu ermutigt, ihre Aufmerksamkeit wieder auf die Übung zu lenken. Abschließend wird die Imagination dadurch beendet, dass die Gruppe die Konzentration wieder auf die eigene Atmung und den Raum lenkt. Das Ziel dieser Übung ist es, gemäß der kognitiven Defusion eine Art »wertfreie Beobachterrolle« einzunehmen und sich damit von inneren verbal-kognitiven Prozessen zu distanzieren.

Die außergewöhnlichen psychotischen Erfahrungen, wie beispielsweise das Stimmenhören, können entweder durch den Fokus auf diese und dem Suchen nach Erklärungsmodellen einen Wahn verstärken und gleichzeitig zu einer Vermeidung von neuen Erfahrungen oder alternativen Erklärungsmodellen führen (Thomas et al. 2013). Die kognitive Defusion im Kontext von psychotischen Störungen kann hier synergistisch mit den anderen ACT-Prozessen eine Distanzierung von den psychotischen Symptomen ermöglichen (Thomas 2015), die erlebte Intensität der Symptome reduzieren (Bach und Hayes 2002), sowie die subjektive Glaubwürdigkeit von Halluzinationen reduzieren und so die therapeutischen Effekte unterstützen (Bach et al. 2012, Gaudiano et al. 2010). Die Patientinnen und Patienten können erkennen, dass sie mehr sind als die Symptome und sich somit von dysfunktionalen Reaktionsmustern lösen.

Teilnehmer 10; Übung: Atmen

»Ich versuche, die Symptome als mehr zu sehen als diese sind. Also zu erkennen, dass sie nur Teil von mehr in mir sind. Dass ich nicht immer nur meine Symptome bin, sondern vieles mehr.«

Teilnehmerin 12; Übung: Loslösen – Wolken im Himmel

»Als der Stress hochkam, viele Gedanken, wie eine Flut und dann langsam auch die Anspannung, konnte ich durch das tiefe Ein- und Ausatmen alles ablegen. Es wurde immer stiller und leerer in mir. […] Eben ganz im Hier und Jetzt zu sein, weg von all den Gedanken, die mich sonst immer quälen. Und so wurde ich dann langsam ruhiger und entspannter. Die Gedanken sind dann wie Wellen bei mir. Die kommen und dann nach einer Zeit aber auch wieder weggehen. Ich mag dieses Bild, diese Vorstellung, dass sie kommen und ich aber auch die Möglichkeit habe, sie wieder loszulassen.«

Modul IV: »Klarheit der Werte und engagiertes Handeln«

Die beiden ACT-Prozesse Klarheit der Werte und engagiertes Handeln werden der Gruppe in kleineren Schritten nähergebracht. Nach der klinischen Erfahrung ist es wenig hilfreich, direkt eine umfassende Werteklarheit und eine engagierte Umsetzung von den Patientinnen und Patienten zu erwarten, stattdessen werden aufbauend auf den gewonnenen Fähigkeiten zur Reflexion und der erfahrenen Selbstwirksamkeit erste kleinere Wochenziele im Rahmen persönlicher Werte definiert. Beim Ansatz der ACT geht es um eine Balance von Akzeptanz und Verändrung. Das Teilen und Besprechen der gesetzten Ziele und ihrer Umsetzung bildet jeweils den Beginn und das Ende jeder Stunde. Hierbei werden zum einen Assoziationen zur Lebenswelt der Teilnehmerinnen und Teilnehmer sowie der Alltagstransfer unterstützt, zum anderen auch möglichen kognitiven Einschränkungen entgegengewirkt (Bach et al. 2006).

Teilnehmerin 8; Übung: Atem

»Dass ich das alles eigentlich auch zu Hause machen kann. Gestern lauschte ich daheim den Blättern draußen vor dem Fenster und fühlte mich das erste Mal wieder in meinem Schlafzimmer wohl und glücklich. Das hatte ich seit Jahren nicht mehr. Das war ein wirklich geborgenes Gefühl.«

16.5 Worauf ist zu achten? – Fußangeln und Fallstricke

Neben der Positiv- und Negativsymptomatik sowie affektiven Symptomen gehören kognitive Beeinträchtigungen, wie eine reduzierte Aufmerksamkeitsspanne, zu den charakterisierenden Symptomen psychotischer Störungen (Raffard und Bayard 2012). Um Schwierigkeiten bei der Umsetzung von Achtsamkeitsübungen für Patientinnen und Patienten zu vermeiden, sollten diese dementsprechend adaptiert werden (Bach et al. 2006, Chadwick et al. 2005). Gemäß früheren Erfahrungen und dem qualitativ ausgewerteten Feedback von Patientinnen und Patienten wurden die Übungen in den Modulen des SENSE Manuals in Bezug auf (1) die Länge der Achtsamkeitsübungen (< 10 Min.), (2) der Minimierung von Ruhezeiten (< 15 Sek.), (3) den grundlegenden Verankerungsübungen, (4) kleine Gruppengrößen (max. sechs Teilnehmende) und (5) einer Therapieanleitung durch erfahrene psychologische Achtsamkeitstherapeutinnen und -therapeuten den Bedingungen von stationär behandelten Patientinnen und Patienten angepasst (Shonin et al. 2014). Weiterhin ist es von hoher Bedeutung, dass die relativ kurzen Verankerungsübungen durch stetige Anweisungen der Therapeutin oder des Therapeuten angeleitet und mehrmals wiederholt werden (Chadwick 2014, 2006; Thomas et al. 2013; Chadwick et al. 2005). Die Stimme der Therapeutin oder des Therapeuten kann dabei als eine Art Erinnerungsanker fungieren, so dass jederzeit zur Übung zurückgekehrt werden kann, falls die Aufmerksamkeit zu stark abschweifen sollte (Newman Taylor und Abba 2013, Chadwick 2006). Zusätzlich werden durch stetige Anweisungen längere Stille-Phasen verhindert, in denen Grübeln, Gedankenkreisen und ein »Eintauchen« in psychotisches Erleben stattfinden könnte (Chadwick 2014). Die Therapeutin oder der Therapeut sollte zudem auf normalisierende Art und Weise auf psychotische Erfahrungen eingehen, um so beispielsweise die Unkontrollierbarkeit von Stimmenhören zu relativieren (Chadwick 2014).

Im Rahmen des SENSE-Projekts wurde zudem initial eine qualitative Studie zur Erforschung der Annahme, Durchführung und Effekte achtsamkeitsbasierter Interventionen für Menschen mit psychotischen Störungen durchgeführt, in welcher die Teilnehmerinnen und Teilnehmer die wichtige Funktion der Stimme der Therapeutin oder des Therapeuten bestätigten (Böge und Hahn 2021, Böge et al. in Revision, 2020b):

Teilnehmer 11; Übung: Loslösen

»Aber ihrer Stimme zuzuhören hat mir geholfen. Sie ist dann wie ein Anker, man versucht sich darauf zu konzentrieren.«

Teilnehmerin 18; Übung: Atmen

»Dieser Gong am Anfang. Das Geräusch ist wie ein erster Schritt des Loslassens [...] dann bleibt ihre Stimme, der man lauscht und die einen durch die Übung durchzieht.«

16.6 Was ist das Wichtigste für den klinischen Alltag – Fazit und Ausblick

Die Anwendung achtsamkeitsbasierter Therapieformen für psychotische Störungen stellt eine vielversprechende und zeitgemäße Ergänzung des bisherigen Angebots psychotherapeutischer Interventionen dar. ACT ist ein transdiagnostisches Verfahren mit empirisch fundierter Wirksamkeit und dient dem Ziel einer Erhöhung psychologischer Flexibilität und dem Auflockern dysfunktionaler Reaktionsmuster. Basierend auf der Grundprämisse, dass psychologisches Leiden vor allem durch Erlebnisvermeidung und gedankliche Einengung entsteht, wird beispielsweise die verhaltenssteuernde Funktion von Kognitionen gezielt adressiert. Da von Inflexibilität geprägte psychische Phänomene bei psychotischen Störungen gehäuft vorkommen, erscheint die Anwendung von ACT als Therapieform sinnvoll, und erste Studien zur Wirksamkeit auch bei psychotischen Störungen unterstützen diese Annahme, wenngleich die Implementierung in der klinischen Regelversorgung noch eine Herausforderung darstellt. Ein Ziel der ACT ist es, einen Teufelskreis von psychotischen Symptomen und Vermeidungsverhalten zu durchbrechen und den Patientinnen und Patienten ein alternatives Verhaltensrepertoire der achtsamen Annahme psychotischen Erlebens anzubieten. Hierbei kann sich der Ansatz dank der Flexibilität der ACT-Komponenten und Übungen adaptiv nach den Bedürfnissen der Gruppe richten und mittels des »Inquiry«-Prozesses zusätzlich der Einschränkung des sozialen Funktionsniveaus entgegenwirken. Anstatt den Kampf mit dem eigenen Erleben fortzuführen, können die Patientinnen und Patienten lernen, ihre Kraft auf das von persönlichen Werten und Zielen geleitete Leben zu richten. Wichtig zur gelungenen Umsetzung sind hierbei zum einen in Achtsamkeit und ACT geschulte Therapeutinnen und Therapeuten und zum anderen die Modifizierung und Anpassung der Übungen an die Anforderungen und Bedürfnisse von Patientinnen und Patienten mit psychotischen Störungen, insbesondere in einem stationären Setting.

Literatur

Ayesa-Arriola R, Moríñigo JD, David AS, Pérez-Iglesias R, Rodríguez-Sánchez JM, Crespo-Facorro B (2014) Lack of insight 3 years after first-episode psychosis: An unchangeable illness trait determined from first presentation? Schizophr Res 157: 271–277.

Bach P (2004) ACT with the seriously mentally ill. In: Hayes SC, Strosahl KD (Hrsg.) A practical guide to acceptance and commitment therapy. New York, NY, USA: Springer. S. 185–208.

Bach P, Gaudiano BA, Hayes SC, Herbert JD (2013) Acceptance and commitment therapy for psychosis: intent to treat, hospitalization outcome and mediation by believability. Psychosis 5: 166–174.

Bach P, Hayes SC (2002) The use of acceptance and commitment therapy to prevent the rehospitalization of psychotic patients: A randomized controlled trial. J Consult Clin Psychol 70: 1129–1139.

Bach P, Hayes SC, Gallop R (2012) Long-term effects of brief acceptance and commitment therapy for psychosis. Behav Modif 36: 165–181.

Badcock JC, Shah S, Mackinnon A, Stain HJ, Galletly C, Jablensky A, Morgan VA (2015) Loneliness in psychotic disorders and its association with cognitive function and symptom profile. Schizophr Res 169: 268–273.

Baer RA (2003) Mindfulness training as a clinical intervention: A conceptual and empirical review. Clin Psychol 10: 125–143.

Bentley PG, Kaplan SG, Mokonogho J (2018) Relational mindfulness for psychiatry residents: a pilot course in empathy development and burnout prevention. Acad Psychiatry 42: 668–673.

Böge K, Hahn E (2021) SENSE – Achtsamkeit bei psychotischen Störungen. Ein Gruppentherapiemanual für die stationäre, tagesklinische und ambulante Versorgung. Weinheim: Beltz.

Böge K, Thomas N, Jacobsen P (2020a) Is mindfulness harmful for psychosis? Deconstructing a myth. Br J Psychiatry: 1-2. doi:10.1192/bjp.2020.165.

Böge K, Hahne I, Bergmann N, Wingenfeld K, Ta T, Zierhut M, Thomas N, Bajbouj M, Hahn E (in Revision) Mindfulness-based Group Therapy for In-patients with Schizophrenia Spectrum Disorders - Feasibility, Acceptability, and Preliminary Outcomes of a Rater-Blinded Randomized Controlled Trial.

Böge K, Karadza A, Fuchs LM, Ehlen F, Ta TM, Thomas N, Bajbouj M, Hahn E (2020b) Mindfulness-based interventions for in-patients with schizophrenia spectrum disorders – A qualitative approach. Front Psychiatry 11: 600.

Chadwick P (2006) Person based cognitive therapy for distressing psychosis. Chichester, West Sussex, UK: Wiley.

Chadwick P (2014) Mindfulness for psychosis. Brit J Psychiatry 204: 333–334.

Chadwick P, Hughes S, Russell D, Russell I, Dagnan D (2009) Mindfulness groups for distressing voices and paranoia: A replication and randomized feasibility trial. Behav Cogn Psychother 37: 403–412.

Chadwick P, Strauss C, Jones A, Kingdon D, Ellett L, Dannahy L, Hayward M (2016) Group mindfulness-based intervention for distressing voices: A pragmatic randomised controlled trial. Schizophr Res 175: 168–173.

Chadwick P, Taylor KN, Abba N (2005) Mindfulness groups for people with psychosis. Behav Cogn Psychother 33: 351–359.

Cramer H, Lauche R, Haller H, Langhorst J, Dobos G (2016) Mindfulness-and acceptance-based interventions for psychosis: a systematic review and meta-analysis. Glob Adv Health Med 5: 30–43.

Davis L, Kurzban S (2012) Mindfulness-based treatment for people with severe mental illness: A literature review. Am J Psychiatr Rehabil 15: 202–232.

Deutsche Gesellschaft für Psychiatrie und Psychotherapie, Psychosomatik und Nervenheilkunde e. V. (DGPPN). S3-Leitlinie Schizophrenie. 15.03.2019. (https://www.awmf.org/leitlinien/detail/ll/038-009.html, Zugriff am 12.10.2020).

Didonna F (2009) Mindfulness-based interventions in an inpatient setting. In: Didonna F (Hrsg.) Clinical Handbook of Mindfulness. New York, NY, USA: Springer. S. 447–462.

Dolan Y (1991) Resolving sexual abuse. New York, NY, USA: Norton.

Fromm E (1999) Die Seele des Menschen: Ihre Fähigkeit zum Guten und zum Bösen. In: Funk R (Hrsg.) Gesamtausgabe in 12 Bänden. Stuttgart/München: Deutsche Verlags-Anstalt/Deutscher Taschenbuchverlag. S. 159–268.

Fusar-Poli P, Papanastasiou E, Stahl D, Rocchetti M, Carpenter W, Shergill S, McGuire P (2014) Treatments of negative symptoms in schizophrenia: Meta-analysis of 168 randomized placebo-controlled trials. Schizophr Bull 41: 892–899.

Gaudiano B, Davis C, Epstein-Lubow G, Johnson J, Mueser K, Miller I (2017) Acceptance and Commitment therapy for inpatients with psychosis (the REACH Study): Protocol for treatment development and pilot testing. Healthcare 5: 23.

Gaudiano BA, Herbert JD, Hayes SC (2010) Is It the symptom or the relation to It? Investigating potential mediators of change in Acceptance and Commitment Therapy for psychosis. Behav Ther 41: 543–554.

Ghouchani S, Molavi N, Massah O, Sadeghi M, Mousavi SH, Noroozi M, Sabri A, Farhoudian A (2018) Effectiveness of Acceptance and Commitment Therapy (ACT) on aggression of patients with psychosis due to methamphetamine use: A pilot study. J Subst Use 23: 402–407.

Haddad PM, Correll CU (2018) The acute efficacy of antipsychotics in schizophrenia: a review of recent meta-analyses. Ther Adv Psychopharmacol 8: 303–318.

Hayes SC, Luoma JB, Bond FW, Masuda A, Lillis J (2006) Acceptance and commitment therapy: model, processes and outcomes. Behav Res Ther 44: 1–25.

Hayes SC, Strosahl KD, Wilson KG (1999) Acceptance and Commitment Therapy: An experiential approach to behavior change. New York, NY, USA: The Guilford Press.

Hayes SC, Wilson KG, Gifford EV, Follette VM, Strosahl K (1996) Emotional avoidance and behavioral disorders: A functional dimensional approach to diagnosis and treatment. J Consult Clin Psychol 64: 1152–1168.

Heidenreich T, Grober C, Michalak J (2014) Achtsamkeitsbasierte kognitive Therapie. Z Klin Psychol Psychother 43: 233–240.

Herbert JD, Forman EM (2011) Acceptance and mindfulness in cognitive behavior therapy: Understanding and applying the new therapies. Hoboken, NJ, US: John Wiley & Sons Inc.

Jacobsen P, Peters E, Robinson EJ, Chadwick P (2020) Mindfulness-based crisis interventions (MBCI) for psychosis within acute inpatient psychiatric settings; a feasibility randomised controlled trial. BMC Psychiatry 20, 193.

Jansen JE, Gleeson J, Bendall S, Rice S, Alvarez-Jimenez M (2020) Acceptance- and mindfulness-based interventions for persons with psychosis: A systematic review and meta-analysis. Schizophr Res 215: 25–37.

Kabat-Zinn J (1990) Full catastrophe living: How to cope with stress, pain and illness using mindfulness meditation. New York, NY, USA: Dell.

Kahn RS, Sommer IE, Murray RM, Meyer-Lindenberg A, Weinberger DR, Cannon TD, O'Donovan M, Correll CU, Kane JM, van Os J, Insel TR (2015) Schizophrenia. Nat Rev Dis Primers 1: 15067.

Khoury B, Lecomte T, Gaudiano BA, Paquin K (2013) Mindfulness interventions for psychosis: a meta-analysis. Schizophr Res 150: 176–184.

Lincoln TM, Pedersen A (2019) An overview of the evidence for psychological interventions for psychosis: Results from meta-analyses. Clinical Psychology in Europe 1: e31407.

Liu Y, Tang C, Hung T, Tsai P, Lin M (2018) The efficacy of metacognitive training for delusions in patients with schizophrenia: A meta-analysis of randomized controlled trials informs evidence-based practice. Worldviews Evid Based Nurs 15: 130–139.

Louise S, Fitzpatrick M, Strauss C, Rossell SL, Thomas N (2017) Mindfulness-and acceptance-based interventions for psychosis: our current understanding and a meta-analysis. Schizophr Res 192: 57–63.

Lu JS, Pierre JM (2007) Psychotic episode associated with bikram yoga. Am J Psychiatry Resid J 164: 1761.

Moritz S, Veckenstedt R, Randjbar S, Vitzthum F (2010) Individualisiertes Metakognitives Therapieprogram für Menschen mit schizophrener Psychose (MKT+). Heidelberg: Springer.

Morris EM, Johns LC, Oliver JE (2013) Acceptance and commitment therapy and mindfulness for psychosis. Malden, Mass, UK: Wiley-Blackwell.

Morrison AP, Law H, Carter L, Sellers R, Emsley R, Pyle M, French P, Shiers D, Yung AR, Murphy EK, Holden N (2018) Antipsychotic drugs versus cognitive behavioural therapy versus a combination of both in people with psychosis: a randomised controlled pilot and feasibility study. The Lancet 5: 411–423.

National Institute for Health and Care Excellence (2014) Psychosis and schizophrenia in adults: prevention and management (NICE Quality Standard No. 178). (https://www.nice.org.uk/guidance/cg178, Zugriff am 12.10.2020).

Newman-Taylor K, Abba N (2013) Mindfulness mit psychose. In: Knuf A, Hammer M (Hrsg.) Die Entdeckung der Achtsamkeit in der Arbeit mit psychisch erkrankten Menschen. Köln: Psychiatrie Verlag. S. 134–150.

Oliver J, Morris EM, Johns L, Byrne M (2011) ACT for Life: Group Intervention for Psychosis Manual. (http://tinyurl.com/ACT-for-Life, Zugriff am 18.07.2019).

Oliver JE, Morris EM (2013) Acceptance and Commitment Therapy for first-episode psychosis. In: Morris EM, Johns LC, Oliver JE (Hrsg.) Acceptance and Commitment Therapy and Mindfulness for Psychosis. Malden, Mass, UK: Wiley-Blackwell. S. 190–205.

Owen MJ Sawa A, Mortensen PB (2016) Schizophrenia. The Lancet 388(10039): 86–97.

Perälä J, Suvisaari J, Saarni SI, Kuoppasalmi K, Isometsä E, Pirkola S, Partonen T, Tuulio-Henriksson A, Hintikka J, Kieseppä T, Härkänen T, Koskinen S, Lönnqvist J (2007) Lifetime prevalence of psychotic and bipolar - disorders in a general population. Arch Gen Psychiatry 64: 19–28.

Perry Y, Henry JD, Grisham JR (2011) The habitual use of emotion regulation strategies in schizophrenia. Br J Clin Psychol 50: 217–222.

Raffard S, Bayard S (2012) Understanding the executive functioning heterogeneity in schizophrenia. Brain Cogn 79: 60–69.

Riehle M, Pillny M, Lincoln TM (2017) Ist Negativsymptomatik bei Schizophrenie überhaupt behandelbar? Ein systematisches Literaturreview zur Wirksamkeit psychotherapeutischer

Interventionen für Negativsymptomatik. Verhaltenstherapie 27: 199–208.

Saksa JR, Cohen SJ, Srihari VH, Woods SW (2009) Cognitive Behavior Therapy for early psychosis: A comprehensive review of individual vs. group treatment studies. Int J Group Psychother 59: 357–383.

Schlier B, Lincoln TM (2016) Blinde Flecken? Der Einfluss von Stigma auf die psychotherapeutische Versorgung von Menschen mit Schizophrenie. Verhaltenstherapie 26: 279–290.

Sethi S, Bhargava SC (2003) Relationship of meditation and psychosis: Case studies. Aust N Z J Psychiatry 37: 382–382.

Schaefer J, Giangrande E, Weinberger DR, Dickinson D (2013) The global cognitive impairment in schizophrenia: Consistent over decades and around the world. Schizophr Res 150: 42–50.

Segal ZV, Williams JMG, Teasdale JD (2013) Mindfulness-based cognitive therapy for depression. 2. Aufl. New York, NY, USA: Guilford Press.

Shawyer F, Farhall J (2015) Acceptance-based CBT for command hallucinations. Rationale, implementation, outcomes and reflections from the TORCH project. In: Gaudiano BA (Hrsg.) Incorporating Acceptance and Mindfulness into the Treatment of Psychosis: Current Trends and Future Directions. Oxford, UK: Oxford University Press. S. 108–149.

Shawyer F, Farhall J, Thomas N, Hayes SC, Gallop R, Copolov D, Castle DJ (2017) Acceptance and commitment therapy for psychosis: Randomised controlled trial. Br J Psychiatry 210: 140–148.

Shonin E, Van Gordon W, Griffiths MD (2014) Do mindfulness-based therapies have a role in the treatment of psychosis? Aust N Z J Psychiatry 48: 124–127.

Strauss C, Thomas N, Hayward M (2015) Can we respond mindfully to distressing voices? A systematic review of evidence for engagement, acceptability, effectiveness and mechanisms of change for mindfulness-based interventions for people distressed by hearing voices. Front Psychol 6: 1154.

Sündermann O, Onwumere J, Kane F, Morgan C, Kuipers E (2013) Social networks and support in first-episode psychosis: exploring the role of loneliness and anxiety. Soc Psychiatry Psychiatr Epidemiol 49: 359–366.

Thomas NA (2015) A model for the development of acceptance- and mindfulness- based therapies. Incorporating acceptance and mindfulness into the treatment of psychosis. In: Morris EMJ, Johns LC, Oliver JE (Hrsg.) Acceptance and Commitment Therapy and Mindfulness for Psychosis. Malden, Mass, UK: Wiley-Blackwell. S. 203–226.

Thomas NA, Morris EMJ, Shawyer F, Farhall J (2013) Acceptance and commitment therapy for voices. In: Morris EMJ, Johns LC, Oliver JE (Hrsg.) Acceptance and Commitment Therapy and mindfulness for psychosis. Malden: Wiley-Blackwell. S. 95–111.

Thomas N, Ribaux D, Phillips LJ (2014) Rumination, depressive symptoms and awareness of illness in schizophrenia. Behav Cogn Psychother 42: 143–155.

Tyrberg MJ, Carlbring P, Lundgren T (2016) Brief acceptance and commitment therapy for psychotic inpatients: A randomized controlled feasibility trial in Sweden. Nord Psychol 69: 110–125.

Udachina A, Varese F, Myin-Germeys I, Bentall R P (2014) The role of experiential avoidance in paranoid delusions: An experience sampling study. Br J Health Psychol 53: 422–432.

Ulrich RS (1984) View through a window may influence recovery from surgery. Science 224: 420–421.

Van Os J (2015) The transdiagnostic dimension of psychosis: implications for psychiatric nosology and research. Shanghai Arch Psychiatry 27: 82–86.

Waite F, Knight MT, Lee D (2015) Self-Compassion and Self-Criticism in recovery in psychosis: An interpretative phenomenological analysis study. J Clin Psychol 71: 1201–1217.

Wykes T, Steel C, Everitt B, Tarrier N (2008) Cognitive Behavior Therapy for schizophrenia: Effect sizes, clinical models, and methodological rigor. Schizophr Bull 34: 523–537.

17 ACT bei Angst- und Zwangserkrankungen

Christine Brancato und Vanya Gocheva

17.1 Wozu die Arbeit mit ACT bei Angst- und Zwangserkrankungen? – Einführung

Der Begriff der Angststörungen ist ein Sammelbegriff für psychische Störungen, bei denen Angst als Phänomen psychopathologisch zentral ist. Ihr gemeinsames Merkmal sind exzessive, übertriebene Angstreaktionen beim Fehlen einer wirklichen äußeren Bedrohung (Freyberger und Schneider 2002). Dabei bestehen eine erhöhte Sensitivität gegenüber Gefahr, persistierende und sich wiederholende Angstgedanken, physiologisches Arousal und Vermeidungsverhalten (Bluett et al. 2014). Die Lebenszeitprävalenz von Angst- und Zwangsstörungen beträgt bei Erwachsenen 33,7 % und bei Adoleszenten 32,4 % (Craske et al. 2011). Angst an sich ist kein pathologisches Phänomen – Angst vor realer Bedrohung ist sogar überlebenswichtig (sogenannte »Realangst«). Bei den Angststörungen ist die Angst allerdings situationsunangemessen und beinhaltet somit keine reale äußere Gefährdung.

Im Vergleich zu den anderen Angststörungen werden bei der Zwangsstörung neben dem Vermeidungsverhalten bezüglich angstauslösender Situationen auch andere Strategien eingesetzt, um die subjektiv wahrgenommene Gefahr unter Kontrolle zu bringen: Zwangsgedanken sind unwillkürliche, aufdringliche Gedanken, Vorstellungen und Impulse, die von einem Angstanstieg begleitet werden. Zwangshandlungen sind offene oder verdeckte willkürliche Verhaltensweisen, die wie die Zwangsgedanken das Ziel haben, durch Neutralisierung die Angst oder das Risiko eines Unglücks zu vermindern (Margraf und Schneider 1996).

Während die kognitive Verhaltenstherapie (KVT) eine gut wirksame, evidenzbasierte Therapiemethode bei Angst- und Zwangserkrankungen darstellt, setzt die ACT als Ansatz bei diesen Erkrankungen teils divergierende Ziele und Vorgehensweisen ein, die es ermöglichen können, auch herausfordernde und therapieresistente Patientinnen und Patienten in der Therapie zu erreichen, die z. B. von einer KVT nicht ausreichend profitiert haben (▶ Kap. 17.2).

17.2 Was wissen wir zur Evidenz? – Empirische Daten und Stand der klinischen Forschung

Die kognitive Verhaltenstherapie (KVT), welche typischerweise bei Angst- und Zwangserkrankungen den Fokus auf Expositionstraining legt, ist nach Leitlinien der Behandlung psychischer Störungen der Behandlungsansatz erster Wahl bei Ängsten und Zwängen (Hofmann und Smits 2008, Tolin 2010). Die Wirksamkeit von klassischer KVT wurde mithilfe von randomisiert kontrollierten Studien bei Angst- und Zwangserkrankungen ausführlich untersucht und belegt (Norton und Price 2007). Nichtsdestotrotz erreicht die klassische KVT-Therapie nicht bei allen Betroffenen den erwünschten Therapieeffekt (Barlow et al. 2000, Fava et al. 2001). Aufgrund dessen ist die Ergänzung weiterer wirksamer Therapieansätzen bei Angst- und Zwangserkrankungen notwendig und sinnvoll. Bluett et al. (2014) zeigten in ihrem Review, dass die Therapieeffekte von ACT verglichen mit klassischer manualisierter KVT bei der Behandlung von Betroffenen mit Angsterkrankungen vergleichbar sind. Demnach stellt der Ansatz der ACT eine valide Therapiealternative zur klassischen KVT dar. Forschungsergebnisse zeigen, dass ACT auch bei Kindern und Jugendlichen, die an einer Angsterkrankung leiden, einen weiteren empirisch unterstützten Behandlungsansatz darstellt und vergleichbare Therapieeffekte zur klassischen KVT aufweist (Hancock et al. 2018). Zudem konnte gezeigt werden, dass ACT bessere Therapieergebnisse bei komorbid auftretenden affektiven Störungen und bei Patientinnen und Patienten mit ausgeprägter kognitiver Verzerrung verglichen mit der klassischen KVT zeigt (Wolitzky-Taylor et al. 2012). Aus der Literatur ist bekannt, dass 20 % der Patientinnen und Patienten, die eine klassische KVT-Behandlung abschließen, unzureichend auf die Therapie ansprechen und nach wie vor in ihrem Funktionsniveau beeinträchtigt sind (Barlow et al. 2000). Für Behandlerinnen und Behandler gibt es jedoch kaum empirisch belegte Leitlinien für die Behandlung von therapieresistenten Patientinnen und Patienten (Schlaepfer et al. 2012).

Im stationären und tagesstationären Setting mit Angst- und Zwangserkrankungen treten die oben genannten Faktoren häufig auf, d. h. insbesondere herausfordernde und therapieresistente Patientinnen und Patienten sind ambulant nicht ausreichend versorgt und finden sich in stationärer oder teilstationärer Behandlung wieder. ACT als Ansatz in einem klinischen Rahmen ist besonders gut auch für diese herausfordernden und therapieresistenten Patientinnen und Patienten geeignet, da diese Therapieform Symptompersistenz ins Therapierational miteinbezieht und Therapeutinnen und Therapeuten mit Betroffenen von Beginn an eine akzeptierende Haltung der Symptompersistenz gegenüber üben. Der Paradigmenwechsel weg von der Symptomorientierung hin zu einem transdiagnostischen Therapiemodell – basierend auf einer werte-, akzeptanz- und achtsamkeitsorientierten Vorgehensweise – ermöglicht den Betroffenen einen flexibleren Umgang mit ihren Symptomen und einen Fokuswechsel auf das Verfolgen von persönlichen Lebenszielen und individuellen Werten in Anbetracht fortbestehender persistierender Krankheitssymptome (Benoy et al. 2015). Während der traditionelle Ansatz der KVT bei der Behandlung von Angst- und Zwangsstörungen auf die Angstreduktion und die Modifikation von dysfunktionalen Kognitionen Wert legt (Benito und Walther 2015), konzentriert sich der ACT-Ansatz auf engagiertes Handeln für ein werteorientiertes Leben, kognitive Defusion (Förderung einer »Beobachterperspektive« in Bezug auf inneres Erleben) und die Bereitschaft, Angst zu erleben (Tworig et al. 2015, 2018). Beide Verfahren beinhalten unterschiedliche, dennoch überlappende Ziele beim Expositionstraining (Angstabbau vs. werteorientiertes Leben), unterschiedliche Ansätze zur Fokussierung auf die Angst, die während der Expositionsübungen provoziert wird (Habituation vs. Akzeptanz) und unterschiedliche Ansätze, um mit angstbasierten Kognitionen umzugehen (Überprüfen und Verändern vs. Abstand zu ihnen nehmen) (Arch et al. 2015).

Im stationären und tagesstationären Setting begegnen wir häufig Patientinnen und Patienten mit chronifizierten Angst- und Zwangserkrankungen und/oder mit einer langen Therapieerfahrung. Die Komorbiditäten, welche diese Patientinnen und Patienten häufig mitbringen, stellen das Behandlungsteam, welches meist mit einem stark limitierten Zeitrahmen konfrontiert ist, vor große Herausforderungen. Diese Umstände erfordern daher auch vom gesamten Behandlungsteam eine außerordentliche Akzeptanz und Flexibilität in der Arbeit mit den Patientinnen und Patienten. Ein Vorteil von ACT als Ansatz im Team ist es, dass diese flexible Grundhaltung von Jedem und Jeder angewendet und geübt werden kann, so dass das Behandlungsteam selber von einer akzeptierenden und flexiblen Haltung profitieren kann, was sich wiederum positiv auf die therapeutische Beziehung und damit die Behandlung der Patientinnen und Patienten auswirkt.

17.3 Wie kann ACT zur Erklärung von Angst- und Zwangsstörungen beitragen? – Fallkonzeptualisierung nach ACT anhand von Fallbeispielen

Fallbeispiel 1: Herr B., 42 Jahre

Der 42-jährige Patient Herr B. wurde zur Behandlung einer seit mehr als zehn Jahren bestehenden chronifizierten Zwangsstörung in Form von Zwangsgedanken (gedankliche Beschimpfungen nahestehender Personen wie seiner Kinder) einer stationären verhaltenstherapeutischen Abteilung zugewiesen. Er wünschte sich in diesem Setting vor allem Abstand zu diesen schuldinduzierenden Gedanken zu gewinnen, um die Zeit mit seinen nahestehenden Personen genießen zu können. Die Zwangsgedanken waren für den Patienten sehr belastend, so dass er Neutralisierungsversuche wie z. B. Zischen anwendete, um die Gedanken auszulöschen. Zudem versuchte er, die Gedanken in der Gegenwart seiner Kinder mit aller Macht zu verdrängen. Die Schuldgefühle, die durch den Inhalt der Zwangsgedanken hervorgerufen wurden, versuchte er unter Kontrolle zu bringen, indem er sich immer wieder versicherte, wie sehr er seine Kinder liebe und dass er ein guter Vater sei. Trotz gegenteiliger Versicherung von Seite des Behandlungsteams konnte der Patient die spezifischen Gedankeninhalte erst nach mehreren Wochen der Einzeltherapeutin mitteilen, weil er sich nicht von der Befürchtung lösen konnte, dass die Gedankeninhalte etwas über ihn persönlich und über seine Beziehung zu seinen Kindern aussagen könnten. Die im Zusammenhang mit der Zwangserkrankung auftretende starke Scham führte dazu, dass sich der Patient immer mehr sozial zurückzog und ins Grübeln verfiel, wodurch er zusätzlich eine mittelgradige depressive Symptomatik entwickelte. Um diese Gefühle wiederum zu vermeiden, begann der Patient sich mit Glücksspielen abzulenken, welches im Verlauf in ein pathologisches Glückspielen exazerbierte. Der stationären ACT-Therapie vorangehend ließ sich der Patient in einem mehrwöchigen suchtspezifischen Setting behandeln und konnte im stationären geschützten Setting erfolgreich eine Abstinenz entwickeln.

Fallbeispiel 2: Herr K., 18 Jahre

Der 18-jährige ledige Herr K. wendete sich eigeninitiativ zur Behandlung einer sozialen Phobie und einer leichten depressiven Episode an die stationäre verhaltenstherapeutische Abteilung. Die sozialen Ängste entwickelten sich aus der Befürchtung heraus, dass er in einer sozialen Situation unerwartet exponiert wird und sich dadurch blamieren würde, indem er vor Leuten unwissend dastehe und dumm wirken könnte. Im Erstkontakt fiel auf, dass der Patient kaum Blickkontakt herstellte. Auf Nachfrage berichtete der Patient, dass er diese Strategie anwendete, weil er davon ausging, dass es unhöflich wäre, die Leute anzuschauen und er sie dadurch irritieren könnte. Es bestand ein hoher Leidensdruck dahingehend, dass der Patient aufgrund einer abgebrochenen Ausbildung massive Unsicherheiten bezüglich des Eintretens ins Berufsleben entwickelt hatte. Im familiären Kotext konnte er keine Unterstützung in diesem Zusammenhang finden, wodurch er in diesem Entwicklungsschritt stagnierte. Es entwickelte sich ein Teufelskreis aus negativem Selbstbild, Grübeln, vermehrte soziale Unsicherheit und Vermeidungsverhalten von sozialen Situationen, was wiederum das Selbstbild und die Selbstwirksamkeit negativ rückverstärkte.

Individuelle Merkmale und Faktoren der Erkrankung einer Patientin oder eines Patienten lassen sich anhand des ACT-Hexaflex übersichtlich erfassen und darstellen. Der klinischen Erfahrung nach ist die Nutzung des ACT-Hexaflexes im Behandlungsteams wertvoll, um gemeinsam ein umfassendes Störungsmodell und einen individuellen Behandlungsplan zu entwickeln (Wilson und DuFrene 2009). Grundsätzlich ist die Erarbeitung des persönlichen Hexaflexes auch mit den Patientinnen und Patienten gemeinsam möglich. Dabei ist darauf zu achten, sich nicht in ausführlichen Erklärungen und Theoretisierungen zu verlieren, da dies dem erfahrungsorientierten Ansatz des ACT-Konzepts widersprechen würde.

Beispielhafte Störungsmodelle anhand des ACT-Hexaflex finden sich im Folgenden für Herrn B. und Herrn K. (▶ Abb. 17.1 und ▶ Abb. 17.2).

> ### Exkurs: ACT bei Traumafolgestörungen
>
> Viele erfolgreiche Traumatherapien fokussieren auf die Reduktion der posttraumatischen Symptome durch Exposition der vermiedenen traumabezogenen Situationen und Reize. Da aber viele Traumapatientinnen und -patienten komorbid an weiteren psychischen Erkrankungen wie beispielsweise Depressionen oder Suchterkrankungen leiden (Kessler et al. 1995), kann es eine Bereicherung sein, den Blick auf Psychotherapieoptionen zu richten, die grundlegende psychische Funktionen statt störungsspezifisches dysfunktionales Verhalten adressieren. ACT als störungsübergreifender Ansatz mit einem Fokus auf Erlebnisvermeidung ist daher ein erfolgsversprechender Therapieansatz für Traumapatientinnen und -patienten. In der Abbildung 17.3 werden die typischen Inflexibilitäten infolge von Traumafolgestörungen im ACT-Hexaflex dargestellt (▶ Abb. 17.3). Aufgrund des begrenzten Umfangs dieses Beitrags empfehlen wir weiterführende Literatur zur Vertiefung, welche auch ein detaillierteres ACT-spezifisches Therapiemanual bei Traumafolgestörungen umfasst (Varra und Follette 2004, Walser und Westrup 2007).

17 ACT bei Angst- und Zwangserkrankungen

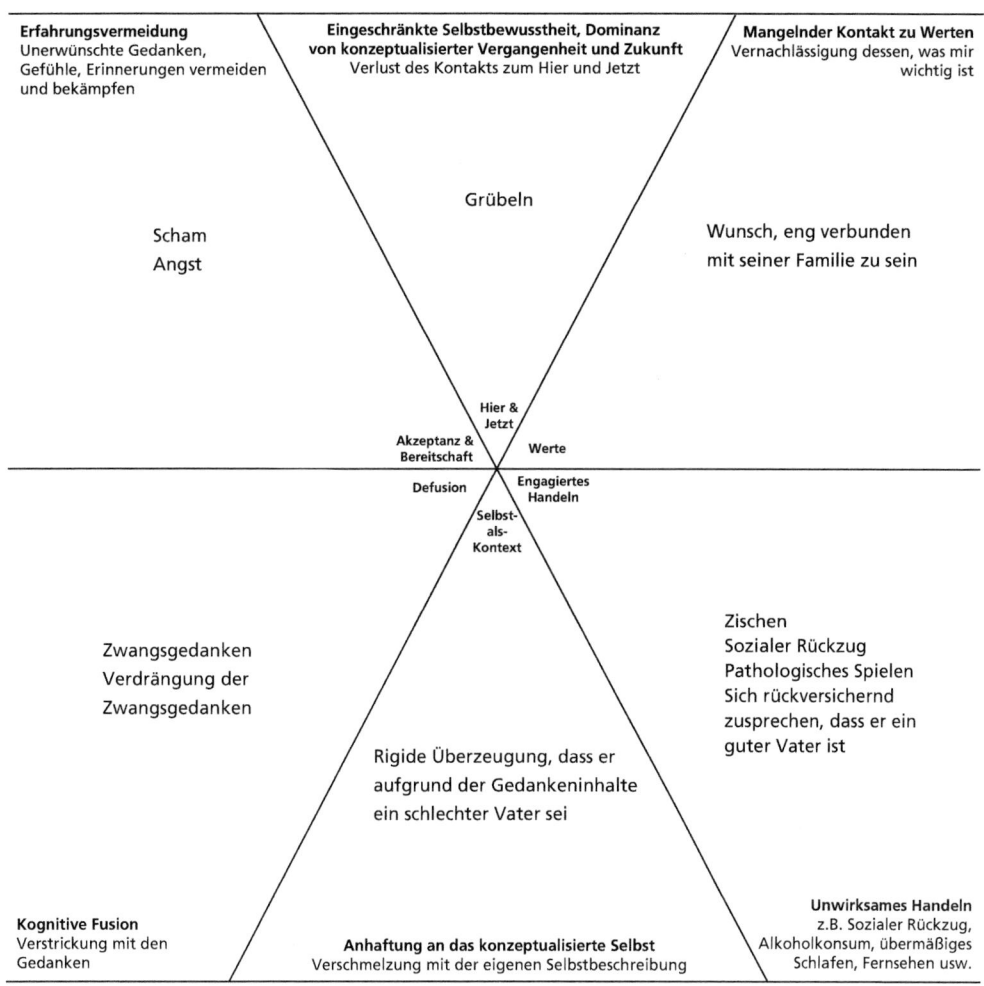

Abb. 17.1: Störungsmodell anhand vom ACT-Hexaflex von Herrn B.

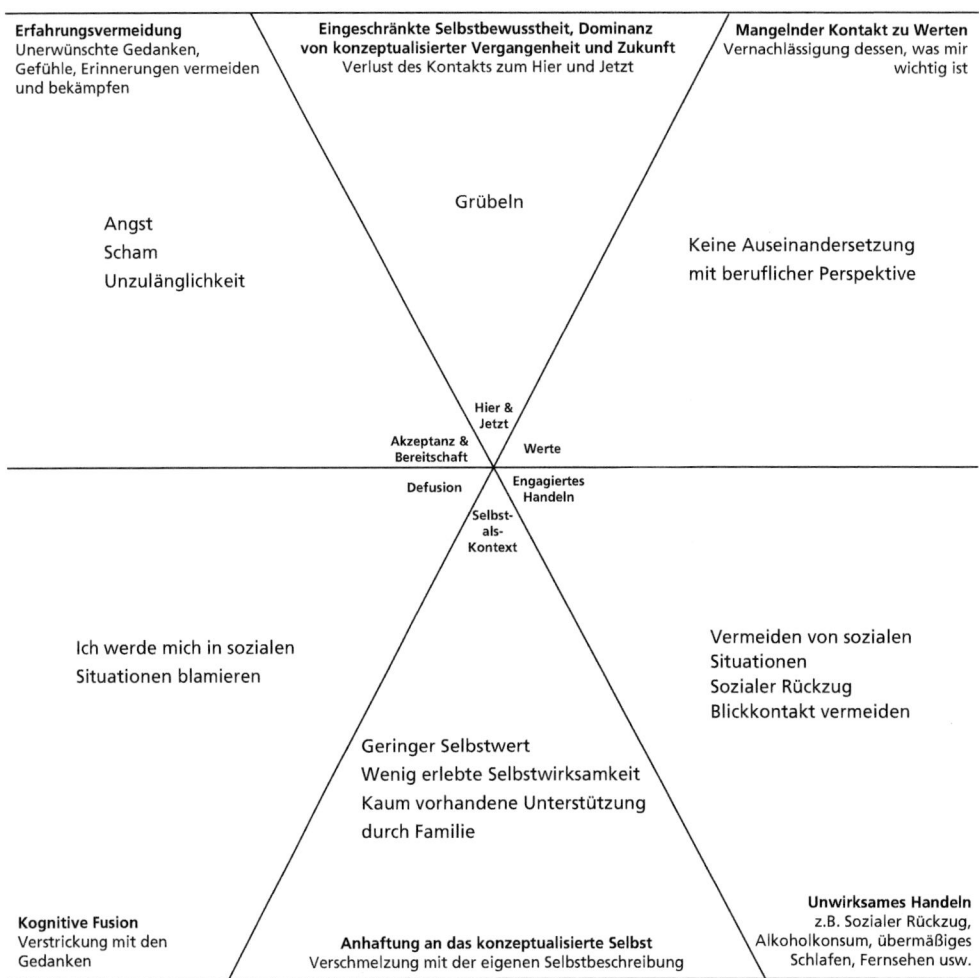

Abb. 17.2: Störungsmodell anhand vom ACT-Hexaflex von Herrn K.

17 ACT bei Angst- und Zwangserkrankungen

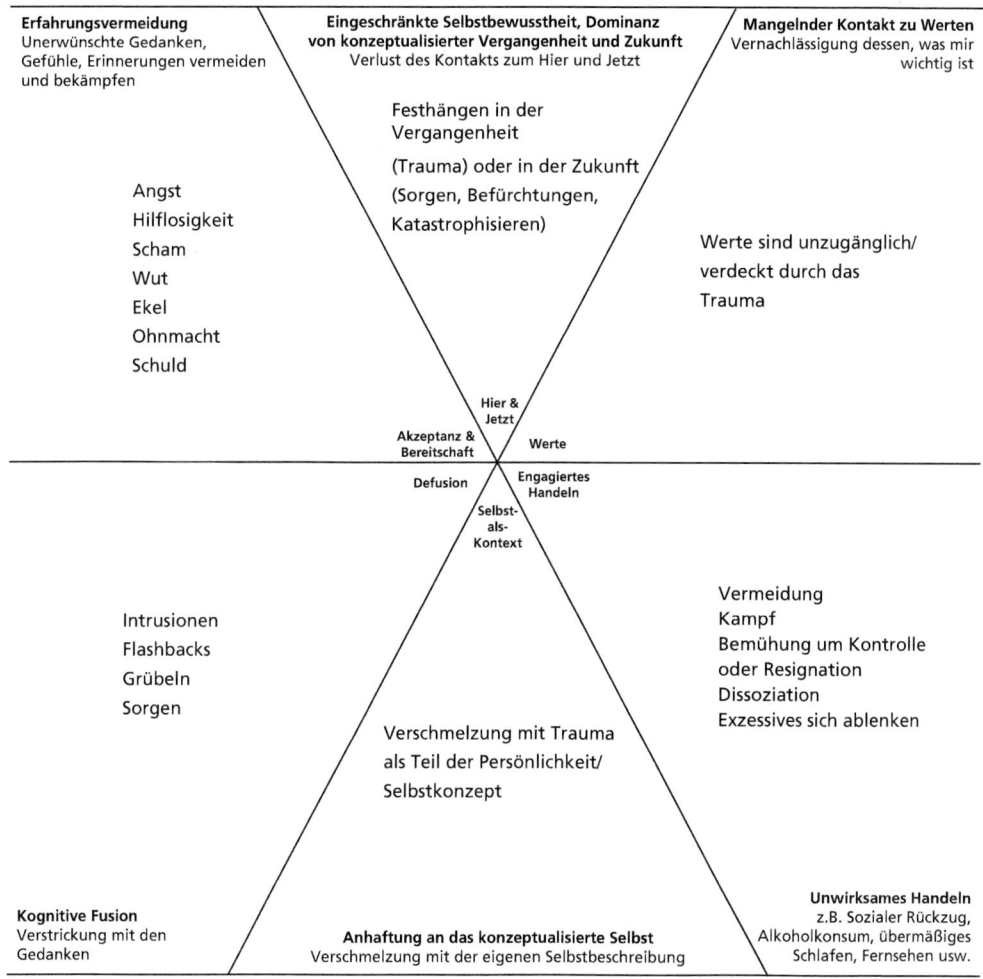

Abb. 17.3: Modellhafte Darstellung der Inflexibilitäten bei Traumafolgestörungen im ACT-Hexaflex

17.4 Wie sieht die Behandlung von Angst- und Zwangserkrankungen aus? – Klinische Beispiele, Behandlungsideen und Übungen im stationären und tagesstationären Setting

17.4.1 Kontrolle als Problem – Therapiemotivation fördern

Aus der Perspektive des ACT-Modells ist menschliches Leiden größtenteils das Ergebnis normaler psychischer Vorgänge, die man nur schwer kontrollieren oder verhindern kann. Ist das Verhalten einer Person darauf ausgerichtet, das innere Erleben zu vermeiden, z. B. durch Gedankenunterdrückung oder das Nichtaufsuchen gefürchteter Situationen (Hauptmerkmal bei Angst- und Zwangsstörungen), kann dies psychisches Leiden hervorrufen, aufrechterhalten und verstärken. Zum einen, weil solche Kontrollversuche bestenfalls kurzfristig funktionieren und zum anderen, weil das gefürchtete Erleben durch Kontrollversuche erst hervorgerufen bzw. intensiviert wird. Rigide Kontrollbemühungen – beispielsweise Vermeidung angstbesetzter Situationen – stellen zudem eine Einschränkung des Verhaltensspielraums dar, die situationssensibles und erfahrungsoffenes Verhalten verunmöglichen. Dies wird in der ACT als psychische Inflexibilität bezeichnet und als Zusammenspiel verschiedener Prozesse definiert, wie Erlebnisvermeidung, Verstrickung in Gedanken, Verhaftetsein in einer konzeptualisierten Selbstsicht, Mangel an Kontakt zur Gegenwart und zu eigenen Werten und daraus resultierendes Scheitern, sich wertebezogen zu verhalten (Benoy et al. 2015).

Aus klinischer Erfahrung zeigt sich die »Löwenbaby«-Metapher als bei Angst- und Zwangserkrankungen sehr hilfreich, um Patientinnen und Patienten die Dysfunktionalität ihrer Copingmechanismen aufzuzeigen.

> **»Löwenbaby«-Metapher**
>
> »Stellen Sie sich vor, es läuft Ihnen ein kleiner Babylöwe über den Weg, der offensichtlich Hunger hat und von Ihnen gefüttert werden möchte. Eigentlich haben Sie gar kein Futter für ihn (das Fleisch im Kühlschrank wollten Sie sich selbst zum Abendessen braten), aber der Löwe faucht und zeigt – noch etwas unbeholfen, aber deutlich – seine Krallen. Da wird Ihnen leicht mulmig und Sie verfüttern ihm das Fleisch aus dem Kühlschrank. Der Löwe zieht nun zufrieden seines Weges und Sie haben Ihre Ruhe. Zunächst. Denn nur wenige Tage später schaut er erneut bei Ihnen vorbei. So ein Löwe, auch wenn er noch klein ist, hat ja ordentlich Kohldampf. Diesmal wollen Sie eigentlich hart bleiben. Nein, die Steaks im Kühlschrank sind für Ihre Gäste, die heute zum Abendessen kommen. Aber der Löwe zeigt ordentlich seine Krallen und fletscht die Zähne, also geben Sie noch einmal nach.
>
> Was geschieht, wenn dies so weitergeht? Überlegen Sie einmal. In dem Moment, in dem Sie dem Löwen gegeben haben, was er will, haben Sie Ihre Ruhe. Ja, das fühlt sich gut an, Sie sind erleichtert. Was passiert auf Dauer? Vielleicht zwei Dinge: Einerseits lernt der Löwe ziemlich schnell, dass er von Ihnen bekommt, was er will. Er wird immer wieder kommen. Und wenn Sie ihn dann jedes Mal füttern, wächst er und wird groß und stark, und damit

werden auch seine Krallen immer größer, schärfer und bedrohlicher. Andererseits wird es immer schwieriger, sich ihm zu widersetzen.

Was denken Sie, was hat diese Geschichte mit Ihnen und Ihren Problemen zu tun? Gibt es irgendein Gefühl, einen Gedanken, eine Erinnerung, einen Impuls, eine körperliche Empfindung, die Sie nicht mögen? Eine innere Reaktion, die «gefüttert» werden will, damit Sie wieder Ruhe haben? Die aber immer wieder kommt, möglicherweise noch kräftiger und aufdringlicher als zuvor?« (in Anlehnung an Wengenroth 2017, S. 30).

17.4.2 Defusion erlernen

Betrachten wir unser Patientenbeispiel von Herrn B. bezüglich seiner Zwangsgedanken, bietet es sich an, deren Funktionalität zu hinterfragen, wie beispielsweise »Wie wirkt es sich langfristig aus, wenn Sie zulassen, dass dieser Gedanke Ihnen vorschreibt, was Sie zu tun haben? Trägt es zu einem reichen, sinnvollen und erfüllten Leben bei, wenn Sie sich von ihm leiten lassen?«. An dieser Stelle ist zu erwähnen, dass es insbesondere bei Zwängen ein Fallstrick sein kann, sich in inhaltliche Diskussionen über den Zwang mit dem Patienten oder der Patientin zu verlieren, beispielsweise »Wie realistisch ist es, dass die befürchtete Situation eintritt«. Das inhaltliche Diskutieren ist aus klinischer Erfahrung selten zielführend und eine weitere langfristig dysfunktionale Strategie, welche wiederum Vermeidung fördert. Aufgrund dessen ist es notwendig, den Fokus vermehrt auf die Funktion des Gedankens zu lenken, d. h. führt dieser Gedanke die Betroffene oder den Betroffenen hin zu den wertorientierten Zielen oder weg davon. Sobald sich Patientin oder Patient und Therapeutin oder Therapeut einig sind, dass die Gedanken nicht hilfreich sind, können konkrete Defusionsstrategien geübt werden.

Zwei typische Denkfallen, die bei Zwangserkrankten häufig auftreten, sind die Gedanken-Ereignisfusion und Gedanken-Handlungsfusion. Bei der Gedanken-Ereignisfusion sind Betroffene davon überzeugt, dass alleine durch ihre Gedanken Ereignisse ausgelöst werden. Bei der Gedanken-Handlungsfusion handelt es sich um den Denkirrtum, dass Betroffene den Eindruck haben, alleine der Gedanke an ein bestimmtes Verhalten führe zum Ausführen des Verhaltens selbst.

Um den Betroffenen die realen Grenzen ihrer Gedanken aufzuzeigen, kann man beispielsweise spielerisch die Patientinnen und Patienten auffordern, allein durch ihre Gedanken einen Gegenstand zu bewegen. Die meisten Patientinnen oder Patienten lachen spontan bei dieser Intervention, wodurch sie automatisch ihre Gedanken leichter nehmen und es ihnen dadurch besser gelingt, sich davon zu distanzieren.

17.4.3 Die Perspektive des Beobachter-Ichs einnehmen

Bei Herrn B. würde es sich zudem lohnen, daran zu arbeiten, dass er sich selbst als Perspektive und nicht als Inhalt wahrnimmt. Dabei könnte man erklären, dass Menschen mehr sind als Gedanken, Erfahrungen und Gefühle. Diese inneren Ereignisse sind nur ein Teil von uns, sie kommen und gehen. Auch definiert uns ein bestimmter Gedanke nicht mehr als ein anderer. Diese Beobachterperspektive kann man beispielsweise mit der folgenden Metapher schön veranschaulichen:

> **«Himmel und Wetter»-Metapher**
>
> »Stellen Sie sich Ihr beobachtetes Selbst ist wie den Himmel vor, ihre Gedanken und Gefühle sind wie das Wetter. Das Wetter ist wechselhaft, doch wie schlecht es auch wird, es kann den Himmel selbst nicht verändern. Der gewaltigste Sturm, der stärkste Orkan, der heftigste Schneesturm – all dies kann dem Himmel nichts antun. Wie schlecht das Wetter auch ist, der Himmel bleibt beständig und gibt dem Wetter den Raum – und früher oder später ändert sich das Wetter immer.
> Manchmal geht vergessen, dass es den Himmel gibt, aber er ist da. Manchmal sind die Wolken so dicht, dass wir den Himmel nicht sehen können. Seien diese Wolken noch so dicht und dunkel, wenn wir uns hoch genug über sie begeben, sehen wir früher oder später den klaren Himmel, der sich in alle Richtungen erstreckt, endlos und unberührt vom Wettergeschehen. Sie können lernen und üben, mehr und mehr Zugang zu diesem Teil von sich zu finden: ein sicherer, beständiger Raum in Ihnen, von dem aus Sie schwierige Gedanken und Gefühle beobachten und ihnen Raum geben können.« (in Anlehnung an Harris 2011, S. 282-283).

17.4.4 Raum schaffen durch Akzeptanz

Bei Herrn K. hingegen bieten sich akzeptanzfördernde Strategien an wie z. B. ein Gedankenexperiment zur Wahlmöglichkeit.

«Gedankenexperiment zur Wahlmöglichkeit»

»Angenommen Sie hätten die Wahl:

A. Nie mehr die Gefühle von Scham und Unzulänglichkeit zu haben, dafür aber auch alle angenehmen Gefühle wie Freude und Mitgefühl zu verlieren oder
B. Freundlich und mitfühlend sein zu können, aber auch Platz machen zu müssen für unangenehme Gefühle wie Scham und Unzulänglichkeit.

Wofür würden Sie sich entscheiden?« (aus Harris 2011, S. 236).

Entscheidet sich die Patientin oder der Patient für Version B, kann die Therapeutin oder der Therapeut die «Löwenbaby»-Metapher erneut aufgreifen. Hier kann betont werden, dass nicht das Ziel ist, das Löwenbaby (unangenehmen Gefühle) zu töten oder aushungern zu lassen, sondern dass es langfristig hilfreicher wäre, mit diesem einen Pakt zu schließen. Dabei soll Herr K. die Rollenverteilung mit dem Löwen klar definieren, nämlich der Löwe darf ihn überall »an der Leine« begleiten, jedoch bestimmt Herr K. wohin es geht, beispielsweise eine Ausbildung zu beginnen auch mit den sozialen Unsicherheiten.

Es ist Aufgabe der ACT-Therapeutin oder des ACT-Therapeuten, die Patientin oder den Patienten auf dysfunktionale Vermeidungsstrategien hinzuweisen, sollte sich die Patientin oder der Patient jedoch in einem bewussten Prozess aktiv für die Vermeidung entscheiden, sollte die Therapeutin oder der Therapeut und auch das gesamte Behandlungsteam dem mit einer akzeptierenden Haltung begegnen.

17.4.5 Verbunden im Hier und Jetzt

Viele Betroffene versuchen mithilfe von Grübeln die Ursache ihrer Probleme zu verstehen, respektive eine Lösung dafür zu finden, und somit ein vermeintliches Gefühl von Kontrolle über die Situation zu erlangen. Dass dieses Verhalten nicht hilfreich ist, wird in der folgenden «Mensch im Loch»-Metapher schön dargestellt.

«Mensch im Loch»-Metapher

»Stellen Sie sich vor, ein Mann ist mit verbundenen Augen auf einem Feld herumgelaufen, und auf einmal ist er in eine Grube gefallen. Er greift in seine Tasche und was findet er da? Eine Schaufel! Um etwas tun zu können, fängt er an zu graben. Aber was merkt er? Er gräbt und gräbt, aber das führt zu nichts. Vielmehr hat er das Gefühl, dass das Loch immer tiefer wird, je mehr er gräbt. Aber was soll er denn tun, außer zu graben? Die Schaufel ist das Einzige, was er in der Hand hat, und etwas anderes kann er nicht tun oder doch?« (angepasst nach Hayes 2017, S. 26).

Diese Metapher lässt sich gut z. B. auf Grübelverhalten wie bei Herrn B. anwenden und sollten mit achtsamkeitsbasierten Strategien verbunden werden. Folgende Achtsamkeitsübung bietet sich dafür gut an.

«Pendeln zwischen Atem und Problemen»-Übung

»Richten Sie nun Ihre Aufmerksamkeit auf ein Problem, das Sie belastet. Irgendeine Sorge, die schwierig ist, etwas, wo Sie nicht weiterkommen. Denken Sie jetzt einmal über das Problem nach, so, wie Sie es vielleicht schon oft getan haben. Überlegen Sie, worum es geht, worin das Problem besteht. Überlegen Sie, was Sie alles schon versucht haben, was Sie noch tun könnten, woran es misslingen könnte, was es so schwer macht für Sie … Beobachten Sie die Gefühle und Empfindungen, die mit diesem Problem verbunden sind. Schauen Sie, was in Ihrem Kopf und in Ihrem Körper geschieht, wenn Sie an das Problem denken. Alle Gedanken und Empfindungen dürfen in diesem Moment da sein. Lassen Sie jetzt die Gedanken an das Problem sanft wieder los. Bekämpfen Sie sie nicht. Unterdrücken Sie sie nicht. Schieben Sie sie nicht weg. Lassen Sie sie einfach los. Und wenn die Gedanken sich Ihnen weiter aufdrängen, dann sagen Sie ihnen, dass Sie sich ihnen später wieder widmen werden. Und nun richten Ihre Aufmerksamkeit wieder gezielt und bewusst auf Ihre Atmung. Spüren Sie wieder den Luftstrom, die Bewegungen Ihres Körpers im Rhythmus des Atems. Ein und Aus. Und wenn Sie merken, dass Sie abgeschweift sind, registrieren Sie dies nüchtern und gelassen, lassen erneut los und richten Ihre Aufmerksamkeit wieder auf das Atmen. Ein und Aus. Gehen Sie jetzt wieder zurück zu dem Problem, das Sie vorhin ausgewählt haben, der Sorge. Beginnen Sie wieder, sich mit dem Problem zu beschäftigen, nachzudenken, Lösungen zu suchen, und so weiter. Und jetzt lassen Sie das Problem wieder los und pendeln zurück zum Atem. Ein und Aus.« (Angelehnt an Wengenroth 2017, S. 151).

17.4.6 In Kontakt mit Werten kommen

Erfahrungsgemäß beschäftigen sich Angst- und Zwangspatientinnen und -patienten jahrelang intensiv mit der Vermeidung von angstauslösenden Situationen. Dadurch verlieren sie den Bezug zu dem, was ihrem Leben Sinn gibt und in welche Richtung sie sich bewegen wollen. Sie sind stark damit beschäftigt, wovon sie wegwollen und sind kaum in Kontakt damit, wohin sie ihr Leben bringen wollen. Hier sind erlebnisbasierte Interventionen zur Wertefindung bzw. -aktivierung angezeigt. Bevor wir auf diese genau eingehen, ist zu erwähnen, dass es für die Therapeutin oder den Therapeuten sowie für Patientinnen oder Patienten wichtig ist, sich auch der Funktion der Ängste und Zwänge bewusst zu sein. Dieses könnten beispielsweise die Vermeidung von Langeweile, das Aufschieben von Auseinandersetzung mit schwierigen Aufgaben – wie die Auseinandersetzung mit Entwicklungsschritten bei Herrn K. – oder die Aufrechterhaltung des bestehenden sozialen Netzes – wie bei Herrn B. – sein.

Zu Beginn der Werteklärung ist es hilfreich, z. B. bei Patientinnen oder Patienten wie Herrn K., die wenig konkrete Vorstellung davon haben, wer sie sind und was ihnen in ihrem Leben wichtig ist, vorgefertigte Wertekärtchen zu benutzen, vgl. »ACT-Therapietools« (Wengenroth 2017, S. 219–220) oder »Akzeptanz- und Commitment-Therapie: 56 Bildkarten zum Erarbeiten von Werten und Zielen« (Harris 2016).

Eine weitere Intervention, die vielen Patientinnen und Patienten hilft, mit ihren Werten in Kontakt zu kommen, ist die folgende »Unheilbar krank«-Frage:

»Stellen Sie sich vor, Ihr Arzt würde Ihnen mitteilen, dass Sie unheilbar krank wären und nur noch wenige Monate zu leben hätten. Nachdem Sie den ersten Schock überwunden haben, setzen Sie sich hin und erstellen eine Liste mit zehn Dingen, die Sie noch tun wollen, bevor Sie sterben. Was würde auf Ihrer Liste stehen?« (Wengenroth 2017, S. 211).

17.4.7 Schritte in Richtung werteorientiertes Leben

Bezogen auf den Prozess des engagierten Handelns kann man jede Verhaltensintervention einsetzen, solange solche Kompetenzen einem achtsamen werteorientierten Leben dienen und nicht als Ablenkungstechniken/Strategien zur emotionalen Kontrolle dienen. Bei Angst- und Zwangsstörungen ist das Expositionstraining nach klassischer KVT nachgewiesenermaßen sehr wirksam, deshalb empfiehlt sich bei diesen Störungsbildern auch in der Arbeit mit ACT mit Expositionen zu arbeiten. Bei ACT nutzen wir dafür z. B. die Terminologie des Lebenstrainings.

Bezüglich der sozialen Ängste bei Herrn K. bietet es sich an, im stationären Setting die Stationsgegebenheiten zu nutzen, wie beispielsweise im Kontext der Gruppentherapien werteorientiertes engagiertes Handeln zu üben. Dies könnte bedeuten, mit Herrn B. vorzubereiten, sich aktiv in den Gruppen zu beteiligen und dabei zu üben, den Angstlöwen »an der Leine« zu haben und dennoch zu tun, was ihm wichtig ist.

Im Folgenden werden die Unterschiede zum klassischen Expositionstraining nach KVT dargestellt und erklärt, wie das «Lebenstraining» nach ACT durchgeführt werden kann.

In Expositionen nach ACT versuchen wir *nicht*:

- Kognitionen zu beseitigen, oder uns abzulenken
- Emotionen und Gefühle zu vermeiden oder zu verändern
- Unser Erregungsniveau zu senken oder zu habituieren

Sondern:

- Flexibler zu werden
- Das Verhaltensrepertoire zu erweitern
- Zu üben, mit größerer Bereitschaft und Freundlichkeit auf aversiv erlebte Gefühle zu reagieren, und nicht das zu tun, was uns Gefühle manchmal nahelegen
- Subtile eigene Erlebnisvermeidung und -kontrolle zu identifizieren, abzubauen bzw. einzustellen
- Beim Unbehagen zu bleiben, dieses als erschwerende Bedingung aber nicht als Hindernis zu erkennen, und sich nicht vom Leben (und von den eigenen Zielen) abbringen zu lassen

Wir Therapeutinnen und Therapeuten vermitteln eine Haltung, die wir auch selbst während der Exposition mit den Patientinnen und Patienten leben:

- Beobachten statt verändern zu wollen
- Inneres Erleben kann sich verändern, muss es aber nicht
- Auch wir sind bereit, zu akzeptieren. Wir tragen den möglichen Schmerz mit dem der Patientin oder dem Patienten, versuchen aber auch nicht ihn loszuwerden. Eigene Handlungsimpulse wahrzunehmen, ohne das Training abzubrechen
- Annehmende Haltung vorbesprechen, Bereitschaft für was genau? Wie sieht Akzeptanz genau aus in der speziellen Situation? Wie und wann defusionieren? Achtsamkeit während des Trainings, Akzeptanzübungen in sensu als Vorbereitung

Während der Expositionsübung:

- Achtsamkeit: Merken, was ist. Beschreiben. Ich-Hier-Jetzt.
- Beobachter-Ich: Eigenes Erleben beobachten, Perspektivenwechsel, Handlungsimpulse
- Defusion: Bewertende verbal-kognitive Aktivitäten bemerken, ohne sich steuern zu lassen, z. B. furchteinflößend versus gefährlich

- Werte: Was ist mein Ziel? Warum mache ich diese Übung?
- Akzeptanz: Unangenehmes Erleben annehmen, Flucht und Kontrolle aufgeben
- Engagiertes Handeln: Bewusstes Entscheiden, in der Situation zu bleiben

Insbesondere bei Zwangspatientinnen und -patienten, aber auch bei Angstpatientinnen und -patienten, ist zu beobachten, dass sie im stationären Setting häufig gezwungenermaßen mit ihren Ängsten konfrontiert sind, beispielsweise das Badezimmer mit einem Mitpatienten teilen zu müssen. Man sollte dabei bedenken, dass viele Zwangspatientinnen und -patienten oft die Verantwortung an das Stationsteam abgeben, beispielsweise: »Ich kann mich darauf verlassen, dass das Team auch den offenen Wasserhahn bemerken würde«. Allgemein darf daher beim Lebenstraining nicht vergessen werden, dass die Patientinnen und Patienten die Therapeutin oder den Therapeuten häufig als Rückversicherung erleben, beispielsweise indem die Therapeutin oder der Therapeut dabei ist, aber auch indirekt, indem sich die Patientinnen oder Patienten gedanklich rückversichern (»Meine Therapeutin würde intervenieren, wenn das Training tatsächlich gefährlich wäre.«). Damit die Fortschritte in ihrem Alltag aufrechterhalten werden können, ist es daher von großer Bedeutung, die Patientinnen und Patienten zu einem informierten und selbständigen Lebenstraining zu befähigen und dazu zu ermutigen, im Heimtraining selbständig das Gelernte zu üben.

17.4.8 Weitere Therapiemaßnahmen

Begleitend zur Psychotherapie ist es wichtig, im stationären und tagesstationären Setting bei Störungsbildern wie schwerer Angst- oder Zwangserkrankungen eine medikamentöse Begleittherapie in Betracht zu ziehen, da diese Patientinnen und Patienten meist massiv in ihrer Lebensführung beeinträchtigt sind, komorbid häufig von anderen psychischen Erkrankungen wie Depressionen betroffen sind und gedanklich oft stark auf ihre Angst- und Zwangsthemen eingeengt sind. Um die initiale Bereitschaft für eine psychotherapeutische Behandlung zu fördern, können Psychopharmaka daher unterstützend sein.

In der Arbeit mit stark beeinträchtigten Angst- und Zwangspatientinnen und -patienten kommen häufig neben der Psychotherapie auch wichtige psychosoziale Themen auf die Therapeutinnen und Therapeuten zu. Diesem Anliegen ist flexibel zu begegnen, d. h. diesen Bedürfnissen ist sinnvollerweise im klinischen Setting Raum zu geben, hier kommen dann die Vorteile multiprofessionell zusammengesetzter Teams voll zum Tragen.

17.4.9 Praxisrelevante Literaturempfehlungen

Im Jahr 2016 erschien ein sehr benutzerfreundliches Behandlungsmanual zu ACT bei Angststörungen, welches sich insbesondere auch für ACT-Neulinge empfiehlt (Eifert und Gloster 2016). Ein weiteres empfehlenswertes Buch ist »Dem inneren Drachen mit Achtsamkeit begegnen« von Anne Külz (2017). Dies ist ein Selbsthilfebuch für Patientinnen und Patienten mit Zwangserkrankungen, das mit einem achtsamkeitsorientierten Ansatz einen funktionaleren Umgang mit dem Zwang fördert. Es handelt sich nicht um ein ACT-Buch per se, jedoch orientiert es sich stark an dessen Methoden und lässt sich somit gut in den ACT-Ansatz integrieren. Insbesondere zu Beginn der Arbeit mit ACT kann es für die Therapeutinnen und Therapeuten hilfreich sein, nach einem strukturierten Therapiemanual zu arbeiten, auch wenn dies zunächst wenig flexibel erscheinen mag, da es sehr anspruchsvoll bis blockierend sein kann, von Beginn an den Überblick über alle ACT-Kernprozesse haben zu wollen und flexibel zwischen ihnen hin und her zu wechseln. Letztlich fördert also die Anpassung des Vorgehens an den eigenen Entwicklungsstand die Flexibilität im Patientenkontakt.

17.5 Worauf ist zu achten? – Fußangeln und Fallstricke

Ein häufiges Verhalten, das sowohl von Angst- als auch Zwangspatientinnen und -patienten gezeigt wird, ist die Suche nach Rückversicherung und Beruhigung. Hierbei ist es wichtig, mit der Patientin oder dem Patienten die Funktion des Rückversicherungsverhaltens zu erarbeiten. Rückversicherung reduziert nur kurzfristig die Angst und ist somit eine langfristig dysfunktionale Strategie, welche wiederum die Ängste und Zwänge aufrechterhält. Zudem erlaubt eine solche Rückversicherung der Patientin oder dem Patienten, Verantwortung an vertraute Personen (z. B. Angehörige, das therapeutische Team) abzugeben. Um Rückversicherung konsequent zu unterbinden, ist es von großer Bedeutung, Angehörige der Patientin oder des Patienten in die Therapie einzubeziehen. Für die Angehörigen sollten Alternativen vorgeschlagen werden, wie sie reagieren können, wenn die Patientin oder der Patient nach Beruhigung sucht.

Wie bereits oben beschrieben, kann es insbesondere bei Zwangspatientinnen und -patienten ein Fallstrick sein, sich in inhaltliche Diskussionen über den Zwang mit der Patientin oder dem Patienten zu verlieren. Aus klinischer Erfahrung ist das inhaltliche Diskutieren selten zielführend und eine weitere langfristig dysfunktionale Strategie, welche wiederum Vermeidung fördert. Aufgrund dessen ist es notwendig, den Fokus vermehrt auf die Funktion des Gedankens zu lenken. Dabei kann es hilfreich sein, den Patientinnen und Patienten darin zu unterstützen, zu akzeptieren, dass es keine perfekte Lösung gibt. Dass der Verstand immer Zweifel streuen wird und immer Gründe findet, warum man etwas machen oder nicht machen sollte. Darauf zu warten, bis der Verstand kein Veto mehr einlegt und alle Unsicherheiten weg sind, wird höchstwahrscheinlich ewig dauern. Ziel ist es hier also, mehr Unsicherheitstoleranz aufzubauen.

Die Kontraindikationen achtsamkeits- und akzeptanzbasierten Vorgehens wurden bisher kaum untersucht. Besonders bei Patientinnen und Patienten, für welche aufgrund unterschiedlicher kognitiver Beeinträchtigungen Metaphern schwer verständlich sind, sollten die Therapieelemente an die Fähigkeiten der einzelnen Personen angepasst werden. Eine Studie konnte zeigen, dass ACT bei Patientinnen und Patienten mit Intelligenzminderung oder kognitiven Beeinträchtigungen von Nutzen sein kann, sofern die Therapie entsprechend angepasst ist (Hoffmann et al. 2016).

17.6 Was ist das Wichtigste für den klinischen Alltag? – Fazit und Ausblick

- ACT im stationären und tagesstationären Setting bietet sich speziell in der Behandlung von Menschen mit therapieresistenten chronifizierten Angst- und Zwangserkrankungen an. Der Paradigmenwechsel zu ACT kann bei solchen Patientinnen und Patienten sehr hilfreich sein, dennoch ist er kein Wundermittel. Bei der Arbeit mit den Betroffenen ist deshalb eine zuversichtliche und gleichzeitig akzeptierende Grundhaltung vom gesamten Behandlungsteam und eine aktive Vorbildfunktion des Teams für die Patientinnen und Patienten notwendig.
- Sich mit den Patientinnen und Patienten in inhaltliche Diskussionen zu verlieren, kann in der ACT-Arbeit bei Ängsten und Zwängen ein Fallstrick sein, beispielsweise: »Wie realistisch ist es, dass die befürchtete Situation eintritt?«. Das inhaltliche Diskutieren ist nur begrenzt zielführend und eine langfristig dysfunktionale Strategie, welche wiederum Vermeidung fördert. Aufgrund dessen ist es notwendig, den Fokus vermehrt auf die Funktion von relevanten Gedanken zu lenken, d. h. führt ein Gedanke die Patientin oder den Patienten hin zu den eigenen wertorientierten Zielen oder weg davon?
- Insbesondere für eine hilfreiche Wertearbeit in ACT muss die Therapeutin oder der Therapeut sich der häufig gegebenen Funktionalität der Ängste und Zwänge bewusst sein, d. h. das funktionale Bedingungsgefüge gezielt mit Betroffenen erarbeiten.
- Bei Angst- und Zwangspatientinnen und -patienten ist das Lebenstraining (angelehnt an Expositionstrainings der KVT) von großer Bedeutung. Ziel dabei ist es, das Verhaltensrepertoire der Patientinnen und Patienten zu erweitern und somit unangenehmen Situationen mit mehr Bereitschaft zu begegnen. Es ist daher zentral, darauf zu achten, dass die Patientinnen und Patienten das Lebenstraining nicht zur Gefühlskontrolle nutzen.

Literatur

Arch JJ, Twohig MP, Deacon BJ, Landy LN, Bluett EJ (2015) The credibility of exposure therapy: Does the theoretical rationale matter? Behav Res Ther 72: 81–92.

Barlow DH, Gorman JM, Shear MK, Woods SW (2000) Cognitive-behavioral therapy, imipramine, or their combination for panic disorder: A randomized controlled trial. Jama 83: 2529–2536.

Benito KG, Walther M (2015) Therapeutic process during exposure: Habituation model. J Obsessive Compuls Relat Disord 6: 147–157.

Benoy C, Bader K, Schumann I (2015) Akzeptanz- und Commitment-Therapie: Ein transdiagnostischer Ansatz. PSYCH up2date 9: 237–255.

Bluett EJ, Homan KJ, Morrison KL, Levin ME, Twohig MP (2014) Acceptance and commitment therapy for anxiety and OCD spectrum disorders: An empirical review. J Anxiety Disord 28: 612–624.

Craske MG, Rauch SL, Ursano R, Prenoveau J, Pine DS, Zinbarg RE (2011) What is an anxiety disorder? Focus 9: 369–388.

Eifert GH, Gloster AT (2016) ACT bei Angststörungen: ein praktisch bewährtes Therapiemanual. Göttingen: Hogrefe Verlag.

Fava GA, Rafanelli C, Ottolini F, Ruini C, Cazzaro M, Grandi S (2001) Psychological well-being and residual symptoms in remitted patients with panic disorder and agoraphobia. J Affect Disord 65: 185–190.

Freyberger HJ, Schneider W (2002) Kompendium Psychiatrie, Psychotherapie, Psychosomatische Medizin. Basel: Karger.

Hancock KM, Swain J, Hainsworth CJ, Dixon AL, Koo S, Munro K (2018) Acceptance and commitment therapy versus cognitive behavior therapy for children with anxiety: Outcomes of a randomized controlled trial. J Clin Child Adolesc Psychol 47: 296–311.

Harris R (2011) ACT leicht gemacht. Ein grundlegender Leitfaden für die Praxis der Acceptance und Commitment Therapie. Freiburg: Arbor.

Harris (2016) Akzeptanz- und Commitment-Therapie: 56 Bildkarten zum Erarbeiten von Werten und Zielen. Weinheim: Beltz.

Hayes SC, Strosahl KD, Wilson KG (2012). Acceptance and commitment therapy. 2. Aufl. New York, USA: Guilford.

Hoffmann A, Contreras BP, Clay CJ, Twohig MP (2016) Acceptance and commitment therapy for individuals with disabilities: a behavior analytic strategy for addressing private events in challenging behavior. Behav Anal Pract 9(1): 14–24.

Hofmann SG, Smits JA (2008) Cognitive-behavioral therapy for adult anxiety disorders: a meta-analysis of randomized placebo-controlled trials. J Clin Psychiatry 69: 621–632.

Kessler RC, Sonnega A, Bromet E, Hughes M, Nelson CB (1995). Posttraumatic stress disorder in the National Comorbidity Survey. Arch Gen Psychiatry 52: 1048–1060.

Külz AK (2017). Dem inneren Drachen mit Achtsamkeit begegnen. Weinheim: Beltz.

Margraf J, Schneider S (1996) Lehrbuch der Verhaltenstherapie. Berlin, Heidelberg: Springer.

Norton PJ, Price EC (2007) A meta-analytic review of adult cognitive-behavioral treatment outcome across the anxiety disorders. J Nerv Ment Dis 195: 521–531.

Schlaepfer TE, Ågren H, Monteleone P, Gasto C, Pitchot W, Rouillon F, Nutt DJ, Kasper S (2012) The hidden third: improving outcome in treatment-resistant depression. J Psychopharmacol 26: 587–602.

Tolin DF (2010) Is cognitive–behavioral therapy more effective than other therapies?: A meta-analytic review. Clin Psychol Rev 30: 710–720.

Twohig MP, Abramowitz J S, Bluett EJ, Fabricant LE, Jacoby RJ, Morrison KL, Reuman L, Smith BM (2015) Exposure therapy for OCD from an acceptance and commitment therapy (ACT) framework. J Obsessive Compuls Relat Disord 6: 167–173.

Twohig MP, Abramowitz JS, Smith BM, Fabricant LE, Jacoby RJ, Morrison KL, Bluett EJ, Reuman L, Blakey SM, Ledermann T (2018) Adding acceptance and commitment therapy to exposure and response prevention for obsessive-compulsive disorder: A randomized controlled trial. Behav Res Ther 108: 1–9.

Varra AA, Follette VM (2004) ACT with posttraumatic stress disorder. In: Hayes SC, Strosahl KD (Hrsg.) A practical guide to acceptance and commitment therapy. New York, USA: Springer. S. 133–152.

Walser RD, Westrup D (2007) Acceptance and commitment therapy for the treatment of posttraumatic stress disorder and trauma-related problems: A practitioner's guide to using mindfulness and acceptance strategies. Oakland, CA, USA: New Harbinger Publications.

Wengenroth M (2017) Therapie-Tools Akzeptanz- und Commitmenttherapie: Mit Online-Materialien, 2. Auflage. Weinheim: Beltz.

Wilson KG, DuFrene T (2009) Mindfulness for Two. Oakland, CA, USA: New Harbinger Publications.

Wolitzky-Taylor KB, Arch JJ, Rosenfield D, Craske MG (2012) Moderators and non-specific predictors of treatment outcome for anxiety disorders: A comparison of cognitive behavioral therapy to acceptance and commitment therapy. J Consult Clin Psychol 80: 786–799.

18 ACT bei chronischen Schmerzen

Graciela Rovner
Übersetzung und Bearbeitung Ronald Burian

18.1 Wozu die Arbeit mit ACT bei chronischen Schmerzen? – Einführung

In diesem Kapitel werden Diagnostik und Therapie chronischer Schmerzen in einem multiprofessionellen Setting am Beispiel des »ACTiveRehab«-Modells vorgestellt. Das Modell »ACTiveRehab« liefert eine verständliche und praxisnahe Stuktur für multiprofessionelle Teams in der Behandlung von Schmerzpatientinnen und -patienten und ermöglicht eine Orientierung der Behandlung an den ACT-Prinzipien. Dies betrifft sowohl die Entwicklung auf der organisatorischen Ebene (Leistungsstandards für Aktivitäten im Rahmen der Behandlung) als auch auf der therapeutischen Ebene (Anwendung evidenzbasierter Methoden). Zudem umfasst es das Modul »ACTiveAssessment«, welches der Erfassung und Beschreibung der unterschiedlichen Bedürfnisse und Fertigkeiten der Patientinnen und Patienten mittels der ACT-Prozesse dient. Mit dem Modul »ACTiveAssessment« lassen sich bestimmte Muster von Schmerzakzeptanz beschreiben, d. h. wie Patientinnen und Patienten mit ihrem Schmerz umgehen. Dies erlaubt dem Behandlungsteam wiederum, das Behandlungsprogramm auf die jeweiligen individuellen Muster abzustimmen (▶ Kap. 18.3). Anderorts wird dargestellt, wie nicht-psychologische Berufsgruppen die Behandlung nach ACT-Prinzipien umsetzen können (»ACTivePhysio«, ▶ Kap. 11).

Wenn es um das psychotherapeutische Vorgehen mit ACT in der Behandlung chronischer Schmerzen geht, so gibt es eine Reihe von Artikeln und Büchern, die dies beschreiben (siehe Literaturhinweise am Ende dieses Kapitels). Auf eine detaillierte Darstellung wird daher an dieser Stelle verzichtet, da es vielmehr um die Arbeit mit ACT im stationären oder teilstationären Bereich gehen soll, wo es einige Besonderheiten zu berücksichtigen gibt:

- »State-of-the-Art« in der Behandlung chronischer Schmerzerkrankungen in diesen Settings sind Gruppeninterventionen, die von multiprofessionellen Teams angeboten werden. Damit sind einige Herausforderungen für die Implementierung von ACT durch die verschiedenen Berufsgruppen gegeben.
- Darüber hinaus haben Patientinnen und Patienten mit chronischen Schmerzen bezogen auf Art, Umfang und Intensität der Behandlung durchaus unterschiedliche Bedürfnisse und Fertigkeiten, um Veränderungsprozesse umzusetzen.

Bei der Implementierung von ACT in einem Team, das mit gruppenbasierten Interventionen arbeitet, sind deshalb folgende Punkte von besonderer Bedeutung:

1. ACT ist eine Psychotherapie. Daher kann es schwierig sein, psychotherapeutische Grundprinzipien akurat in die Handlungsweise anderer therapeutischer Berufsgruppen zu übertragen bzw. zu übersetzen.
2. Für multiprofessionelle Teams stellt das Finden einer gemeinsamen Sprache und einer gemeinsamen Systematik des Assess-

ments (bei der Arbeit mit ACT wird hierbei oft von Fallkonzeptualisierung gesprochen) eine besondere Herausforderung dar, die nicht selten zu Konflikten im Team führt.
3. Assessment, Auswahl und Zuordnung von Patientinnen und Patienten zu Behandlungsgruppen bzw. -profilen sind nicht leicht, zumal in der einschlägigen Literatur dazu wenig evidenzbasierte Handlungsempfehlungen vorliegen.
4. Andererseits gibt es seine gute wissenschaftliche Datenbasis, die zeigt, dass in wenig selektierten Gruppenprogrammen durchaus eine nicht unerhebliche Anzahl von Patientinnen und Patienten nicht profitiert. Deshalb sind einige Behandlungseinrichtungen wieder zu Einzelbehandlungen übergegangen, was allerdings bedeutet, dass die Synergieeffekte und die spezifische therapeutische Wirksamkeit von Gruppenprozessen verloren gehen.

18.2 Was wissen wir zur Evidenz? – Empirische Daten und Stand der klinischen Forschung zu ACT in der multiprofessionellen Behandlung chronischer Schmerzen

ACT hat eine starke wissenschaftliche Evidenz bei chronischen Schmerzerkrankungen (American Psychological Association 2011). Schon relativ kurze Interventionen helfen Patientinnen und Patienten, ein sinnhaftes und vitales Leben zurückzugewinnen, auch wenn sie dabei noch Schmerzen oder andere Beschwerden erleben (American Psychological Association 2011, Hann und McCracken 2014, Hughes et al. 2017, Veehof et al. 2016). ACT fokussiert auf die Verbesserung der Flexibilität des Verhaltens. Diese Fertigkeit wird benötigt, um auf Schmerzen in einer eher adaptiven und funktionalen Art und Weise zu reagieren (McCracken und Turk 2002). Diese adaptive Reaktion wird als Schmerzakzeptanz bezeichnet. Damit beschreiben wir ein schmerzbezogenens flexibles Verhalten, welches das alltägliche Funktionsniveau (physisch, mental und sozial) der Patientinnen und Patienten direkt beeinflusst und die Konsequenzen von schmerzbedingtem Vermeidungsverhalten auf das tägliche Leben minimiert (Cederberg et al. 2015, Wicksell et al. 2010, 2011, McCracken und Vowles 2014, McCracken et al. 2013a; ▶ Kap. 18.3).

Die Flexibilität und die Fähigkeiten von Patientinnen und Patienten, sich gegenüber schmerzhaften Erfahrungen (körperlich, mental und/oder sozial) zu öffnen, Verhaltensänderungen umzusetzen und beizubehalten, sind von großer Relevanz für die Behandlungsergebnisse in der klinischen Praxis und somit Gegenstand der meisten Therapiestudien. Hierbei wird deutlich, dass für ACT zwar eine positive Wirksamkeit nachweisbar ist, dass es dabei jedoch große Unterschiede im individuellen Ansprechen gibt, was sich in Schwankungen der Effektstärken zeigt (Hughes et al. 2017, McCracken und Vowles 2014, Wetherell et al. 2011). Ein wichtiger Schritt, um dies zu verbessern, kann das bessere Verständnis der individuellen Bedürfnisse der Patientinnen und Patienten hinsichtlich der Behandlung sein, ebenso wie die Kenntnis der unterschiedlichen individuellen Fähigkeiten, Behandlungsinterventionen in Verhaltensänderungen umzusetzen (▶ Kap. 18.3).

18.3 Wie kann ACT zur Erklärung von chronischen Schmerzen beitragen? – Erfassung und Kategorisierung chronischer Schmerzen am Beispiel des »ACTiveRehab«-Modells

In diesem Abschnitt werden wir uns zunächst auf das Modul »ACTiveAssessment« konzentrieren: Wie klassifizieren und verstehen wir die unterschiedlichen Bedürfnisse der Patientinnen und Patienten und konzeptualisieren diese mit der Methodik von ACT? Wie finden wir im Team eine gemeinsame Sprache und eine gemeinsame Systematik des Assessments, die eine Zuordung, Gruppierung und letztlich das Zuschneiden des Programms auf das jeweilige Gruppenprofil erlaubt?

18.3.1 Schmerzakzeptanz als Mechanismus innerhalb der Behandlung (Mediator) und als ein Indikator für die Bedürfnisse in der Behandlung (Moderator)

Schmerzakzeptanz besteht aus zwei nicht beobachtbaren Verhaltenskomponenten: einer mentalen (nicht bebachtbaren) und einer physischen bzw. sozialen (beobachtbaren) Komponente. Die mentale Komponente wird als Schmerzbereitschaft (SB) beschrieben und meint eine offene und annehmende Haltung gegenüber der Erfahrung, dass Schmerz ein natürlicher und normaler Teil des Lebens ist. Das Gegenteil von Schmerzbereitschaft ist eine Haltung wie: »Warum ich? Schmerz… das ist unfair!«. Die physische/soziale Komponente von Schmerzakzeptanz bezeichnen wir als Aktivitätsbereitschaft (AB). Diese beschreibt die Bereitschaft zu Aktivitäten in bedeutsamen Lebensbereichen, auch wenn Schmerzen vorliegen. Schmerzakzeptanz vermittelt zwischen (sensorischer) Schmerzstärke und (kognitiver) Katastrophisierung (Crombez et al. 2013), indem sie den Einfluss schmerzbezogener Gedanken und Gefühle auf das Verhalten reduziert (Hayes et al. 1999), ohne dabei den Inhalt von Gedanken und Gefühlen zu verändern (McCracken et al. 2013b, Gutiérrez et al. 2004). Schmerzakzeptanz beeinflusst auch die Schmerzempfindlichkeit (Zettle und Rains 1989), die Reaktionsfähigkeit (Wicksell et al. 2011), die Schmerztoleranz (Takahashi et al. 2002) sowie die Erholungszeit (Feldner et al. 2006). Weiterhin konnte gezeigt werden, dass Schmerzakzeptanz auch zwischen Schmerzstärke und negativem Affekt vermittelt (Kratz et al. 2007). Außerdem verringert eine Verbesserung der Schmerzakzeptanz den negativen Einfluss von Schmerzen auf die körperliche Funktionsfähigkeit (Gillanders et al. 2013). Dies legt nahe, dass Schmerzakzeptanz den Einfluss von Schmerzen sowohl auf Emotionen als auch auf das Verhalten verändert. Daraus kann geschlossen werden, dass Interventionen zur Steigerung der Schmerzakzeptanz eine effektivere Behandlung chronischer Schmerzerkrankungen ermöglichen, indem der dysfunktionale Zusammenhang zwischen Schmerz, Gedanken, Emotionen und Verhalten aufgelockert wird (Hooper und Larsson 2015).

Schmerzakzeptanz ist im Rahmen der Behandlung sowohl als Moderator als auch als Mediator zu beachten. Moderatoren der Behandlung sind »Variablen, die zu Beginn der Behandlung vorliegen und die Subgruppen innerhalb der Patientenpopulation kennzeichen, die mit unterschiedlicher Effektstärke von der Behandlung profitieren werden« (Kraemer et al. 2006). Als solch ein Moderator wird also Schmerzakzeptanz das Behandlungsergebnis beeinflussen, d. h. welche Patientin oder welcher Patient respondiert und welche oder welcher nicht. Mediatoren der

Behandlung sind hingegen »Mechanismen oder Prozesse, durch die eine Behandlung ihre Effekte erzielt« (Kraemer et al. 2002). Als solch ein Mediator erlaubt die Bestimmung der Schmerzakzeptanz dem Behandlungsteam, die Interventionen gezielter zu planen und abzustimmen. Mit anderen Worten: wenn Schmerzakzeptanz sowohl Mediator als auch Moderator der Behandlung ist, dann kann die Erfassung von Schmerzakzeptanz vor Behandlungsbeginn wertvolle Informationen zur klinischen Entscheidungsfindung liefern, die sowohl bei der Optmierung gezielter Interventionen helfen, als auch bei der Suche nach besseren Vorgehensweisen für Non-Responder (Kraemer et al. 2008).

18.3.2 Die Messung von Schmerzakzeptanz

Ein Erfassunginstrument zur Messung von Schmerzakzeptanz liegt mit dem »Chronic Pain Acceptance Questionnaire« (CPAQ) vor. Dieser Fragebogen ist gut validiert und in mehrere Sprachen übersetzt worden (Nilges et al. 2007). Mit dem CPAQ werden beide Komponenten von Schmerzakzeptanz, d. h. die Schmerzbereitschaft (SB) und die Aktivitätsbereitschaft (AB), mit je einem Subscore bestimmt. Hier orientieren wir uns an dem 8-Item CPAQ (Baranoff et al. 2014, Fish et al. 2010, 2013, Rovner et al. 2014, Rovner 2014), da dieser durch seine Kürze für die Praxis gut handhabbar ist und gleichzeitig eine klinisch differenzierte Erkennung unterschiedlicher Verhaltensprofile im Sinne von Schmerzakzeptanz erlaubt (Rovner et al. 2015). Basierend auf den SB- und AB-Subscores lassen sich vier verschiedene schmerzbezogene Verhaltensmuster chronischer Schmerzpatientinnen und -patienten bestimmen (Rovner et al. 2019). Der CPAQ-8 und die Matrix zur Auswertung des CPAQ finden sich im Onlinematerial.

18.3.3 »ACTiveAssessment«: Schmerzakzeptanz-Muster verwenden, um die individuelle Schmerzbewältigung sowie die Fähigkeit zu Verhaltensänderungen zu erfassen

Patientinnen und Patienten mit chronischen Schmerzerkrankungen reagieren auf ihre Schmerzen sehr unterschiedlich und zeigen unterschiedliche Bewältigungsmuster, selbst wenn die gleiche (somatische) Diagnose vorliegt. Diese Reaktions- und Bewältigungsstrategien sind auf lange Sicht gesehen in unterschiedlicher Weise mehr oder weniger erfolgreich. Aus medizinischer Sicht sind Schmerzen bei bestimmten Erkrankungen im engeren Sinne oft nicht heilbar, dennoch ist die Art und Weise des Umgangs mit den Schmerzen veränderbar, also therapeutisch beeinflussbar. Diese Einsicht ist für Patientinnen und Patienten wichtig, um zu verstehen, warum wir in der Arbeit nach der ACT therapeutisch vor allem auf Verhaltensänderungen fokussieren und weniger auf die Veränderung der Schmerzen selbst. Von therapeutischer Seite könnte man sagen: Wir zielen auf etwas, das wir beeinflussen können, und das ist das Verhalten, also die Art, wie Patientinnen und Patienten ihren Schmerz »navigieren«.

Menschen bewältigen schmerzhafte Situationen aber nicht nur in unterschiedlicher Art und Weise, sondern sie haben auch unterschiedliche Fähigkeiten, Verhaltensweisen zu ändern. Dies trifft nicht nur inter-, sonder auch intra-individuell zu. Wenn wir uns zum Beispiel sicher fühlen, können wir neue Situationen besser akzeptieren und uns flexibel neuen Herausforderungen anpassen. Fühlen wir uns aber bedroht, dann haben wir diese Offenheit und Flexibilität nicht: dann geht es ums Überleben und nicht um das Erforschen neuer Möglichkeiten.

Die Nutzung eines Instruments zur Messung von Schmerzakzeptanz wie den CPAQ ermöglicht nun die Erfassung von verschiedenen Mustern der Patientinnen und Patienten in nicht-stigmatisierender, beschreibender Art und Weise. Die Kombination der Subskalen SB und AB im CPAQ führt zu vier verschiedenen Mustern schmerzbezogenen Verhaltens (▶ Abb. 18.1a). Diese Muster bilden ab, inwieweit die Fähigkeit zur Akzeptanz und zur adaptiven und funktionalen Bewältigung von Schmerzen vorliegt. Dieses Konstrukt wird auch als »Verhaltensflexibilität« bezeichnet (Wicksell und Vowles 2015). Die vier Muster geben auch Hinweise auf die individuelle körperliche, mentale und soziale Funktionsfähigkeit, die Lebensqualität, und weisen darauf hin, wie hoch aktuell die Bereitschaft zu Verhaltensänderungen ausgeprägt ist – insofern bilden sich hier auch potentielle Bedürfnisse bezüglich der Behandlung und Rehabilitation ab (Rovner et al. 2015).

Die vier Muster der Schmerzakzeptanz sind Folgende (▶ Abb. 18.1a):

1. Niedrige SB – Niedrige AB: Im »ACTive Assessment«- Modell wird dieses Muster als das »Bedrohungs-Muster« bezeichnet: Der Schmerz wird als vitale Bedrohung erlebt und diese Belastung kann paralysierend wirken. Wenn Menschen das Empfinden haben, in einer bedrohlichen Lage zu sein, dann befinden sie sich im »Überlebensmodus«. Das bedeutet, alle körperlichen, psychischen und sozialen Funktionen sind auf das Nötigste reduziert, z. T. eingefroren, und Wachstum und Entwicklung sind nicht möglich. Die Lebensqualität, Vitalität und Veränderungsbereitschaft ist gering. Der Fokus des Individuums liegt vielmehr darauf abzuwarten, dass die Bedrohung, die Krise oder das Trauma vorübergeht und überlebt wird.
2. Höhere SB – Niedrige AE: Dieses Muster ist charakterisiert durch eine Reihe zeitgleicher Widersprüche und Unsicherheiten und wird als das »Ambivalenz-Muster« bezeichet. Es geht auf den »Flucht-Kampf«- Dualismus zurück: Unter Stress reagieren wir mit Impulsen zur Flucht (Gefühle betäuben, z. T. mit Hilfe von Alkohol und ähnlichen Substanzen, Ablenkung, Rückzug etc.) oder aber wir zeigen Kampfbereitschaft (andere Menschen beschuldigen, reizbar reagieren, klagen, sich beschweren etc.). Körperliche und psychische Funktionsfähigkeit können sich in gewissem Rahmen entwickeln, soziale Interaktionen jedoch kaum. Die Lebensqualität ist meist gering. Die Veränderungsbereitschaft kann mitunter noch geringer ausgeprägt sein als im »Bedrohungs-Muster«. Oft liegt ein permanentes Gefühl von Erschöpfung und Müdigkeit vor.
3. Hohe AB – niedrige SB: Wenn wir beginnen, neue Richtungen zu erkunden, fangen wir an, uns zu bewegen. Wir erlernen neue Fertigkeiten und versuchen, die Situation »in den Griff« zu bekommen. Dies kann manchmal dazu führen, dass wir z. B. angstgetrieben agieren oder über das Ziel hinausschießen. Wir suchen dabei nach kurzfristiger Verstärkung, z. B. durch angepasstes Verhalten. Unter Stress geraten Individuen dann typischerweise in den Kampfmodus, jedoch in der Absicht, sozial akzeptiert zu werden. Dieses Verhaltensmuster bezeichnen wir als »Kampf-Muster«. Dies ist bezeichnend für Menschen, die sich beständig um Andere kümmern, selten Grenzen setzen und kaum »Nein« sagen können. Die körperliche Funktionsfähigkeit ist oft besser als die psychische. Soziale Interaktionen finden statt, aber sind oft problematisch. Lebensqualität und Vitalität sind im Allgemeinen recht gut. Dennoch führt die Unfähigkeit, die eigenen Grenzen zu erkennen und zu wahren, rasch zu Erschöpfung. Das resultierende Auf und Ab der Vitalität gleicht einer Achterbahn. Wenngleich die Verän-

derungsbereitschaft oft hoch ist, so gibt es doch Schwierigkeiten in der Aufrechterhaltung von Veränderungen.
4. Hohe SB – hohe AB: Hier findet sich eine Haltung des Erprobens, der Neugier und der Offenheit. Schmerz wird als »Lehrer« oder »Guide« aufgefasst, der hilft, neue Wege zu finden und im Leben zu wachsen. Dies bezeichnen wir als »Sicherheits- und Wachstums-Muster«. In diesem liegen oft eine höhere Lebensqualität, Vitalität, Neugier und Veränderungsbereitschaft vor.

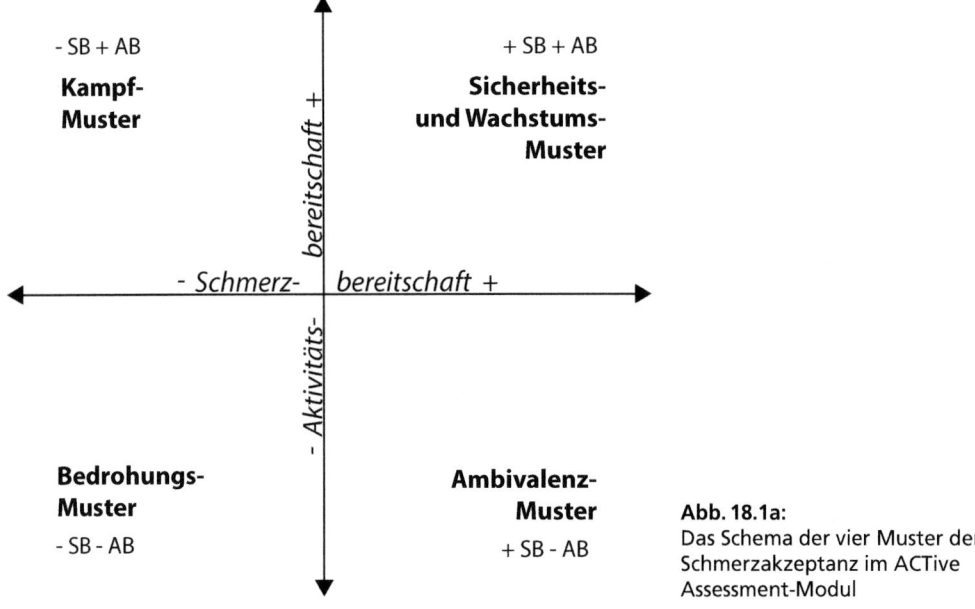

Abb. 18.1a: Das Schema der vier Muster der Schmerzakzeptanz im ACTive Assessment-Modul

Die vier Muster der Schmerzakzeptanz werden im ACTiveRehab-Modell auch als »Navigationsstile« bezeichnet. Diese Stile sind keinesfalls gleichzusetzen mit Wesenszügen oder Charaktereigenschaften, sondern sie beschreiben verschiedene normale Funktionsmodi, die uns Menschen zur Verfügung stehen und die wir nutzen, um verschiedene Lebenssituationen handhaben und bewältigen zu können. Die Navigationsstile lassen sich mit der Metapher einer Seefahrt veranschaulichen (▶ Abb. 18.1b):

- Oberer rechter Quadrant (Sicherheit- und Wachstum): Wir navigieren bei gutem Wetter, wenn Wind und Wellengang perfekt sind. Wir fühlen uns frei auszuwählen, ob wir ein wenig auf dem Sonnendeck liegen wollen, etwas in der Kombüse kochen oder ob wir sogar ein zusätzliches Segel hissen und das Abenteuer suchen.
- Linker unterer Quadrant (Bedrohung): Natürlich wissen wir, dass das Leben eines Seefahrers nicht immer so komfortabel ist. Hin und wieder geraten wir in Stürme, die auch für erfahrene Seefahrer sehr kritisch werden können. Dann geht es ums blanke Überleben. Die Segel müssen rasch eingeholt werden, wir versuchen, einen sicheren Ort an Bord zu finden, klammern uns an den Mast, setzen einen SOS-Ruf ab und warten auf Hilfe. Wenn wir in einer solchen Krise sind, dann handeln wir eher automatisch. Es geht in diesen Situationen nicht darum, flexibel und kreativ zu sein, sondern darum, sich an strikte Regeln und

Richtlinien zu halten, von denen wir annehmen, dass sie uns das Leben retten.
- Rechter unterer Quadrant (Ambivalenz): Nach dem Sturm sind wir durchnässt, frieren, sind vielleicht verletzt und auch unser Boot ist beschädigt. Es ist schwierig, eine Richtung zu bestimmen, in die es weiter gehen könnte. An diesem Punkt ist es ganz und gar nicht sicher, ob wir unsere Fahrt überhaupt fortsetzen können oder wollen. Der Leuchtturm ist nicht zu sehen und vielleicht sind wir aber auch gar nicht mehr daran interessiert, das eigentliche Ziel unserer Fahrt anzusteuern. Wir fühlen uns verloren und unsicher, sind ambivalent. Möglicherweise erleben wir mental die Erinnerungen und Bilder des vergangenen Sturms wieder, die wie Flashbacks die Leere nach dem überstandenen Sturm füllen. Die häufigste Strategie ist, dass wir versuchen, die Erinnerungen aus unserem Kopf zu verdrängen und es vermeiden, darüber zu reden. Auf der anderen Seite grübeln wir aber so exzessiv, dass wir kaum wirklich mit dem aktuellen Erleben in Kontakt kommen: dem beschädigten Boot, den Schmerzen. Stattdessen denken wir darüber nach, wie es dazu kommen konnte, wir die Sturmfahrt hätten verhindern können, wer Schuld daran ist und wie wir uns vielleicht Gerechtigkeit verschaffen könnten. Wo könnte die Reise nun hingehen? Wir sind festgefahren auf der Suche nach dem Verantwortlichen: »Wessen Fehler war das Ganze?«. Es gibt Schuldgefühle und Anklagen.
- Linker oberer Quadrant (Kampf): Vielleicht bekommen wir aber auch neue Energie und lernen, ein anderes Boot zu navigieren. Vielleicht inspiriert uns dies und wir erlangen neue Fertigkeiten darin, dieses neue Boot zu meistern. Möglicherweise übertreiben wir und begeben uns in einige Wettkämpfe, wollen die Besten sein. Dies kann sogar Spaß machen und spannend sein, aber es kann auch erschöpfend sein, wenn wir Spannung nicht regulieren und unsere Batterien nicht aufladen können. Vielleicht können wir in dieser Phase aber auch lernen, mit all dem entspannter umzugehen und erlangen neue Freiheiten, gerade wenn das Wetter, der Wind und der Wellengang wieder perfekt sind. Das geht so lange, bis wir einen neuen Stimulus brauchen oder einer Herausforderung begegnen, die uns wachsen lässt. Oder es passiert etwas in unserem Leben, das einen neuen Sturm entfacht. So wie es nicht selten passiert, wenn wir eine neue Lebensphase beginnen.

In dieser Metapher des »ACTiveAssessment« beschreiben alle vorgestellten Navigationstile normale Verhaltensweisen einer Seefahrerin oder eines Seefahrers auf der Fahrt durchs Leben. Manchmal benötigen wir verschiedene Navigationsstile gleichzeitig, weil wir z. B. am Arbeitsplatz gerade im übertragenen Sinne einen Sturm erleben, zu Hause in der Familie jedoch beste Segelbedingungen herrschen. Unsere Funktionsfähigkeit im Alltag und unsere Gesundheit hängen dann oft von unserer Verhaltensflexibilität ab. Dies entspricht unserer Fähigkeit, in der richtigen Situation das richtige Segel und die passende Navigation einzusetzen. Im übertragenen Sinn benötigen wir dafür:

1. die Aufmerksamkeit und Sensibilität für die Wetter- und Seebedingungen sowie die Offenheit, das Wetter so anzunehmen, wie es ist. Analog dazu würde dies, auf den Prozess der Schmerzakzeptanz bezogen, die Schmerz-Bereitschaft (SB) bedeuten.
2. die Möglichkeiten, die Fertigkeiten und den Willen, mit den natürlichen Gegebenheit wie Wind und Seegang angemessen umgehen und das Boot lenken zu können. Analog bedeutet dies die Aktivitätsbereitschaft (AB).

Dysfunktional bzw. riskant für unsere Gesunderhaltung ist es,

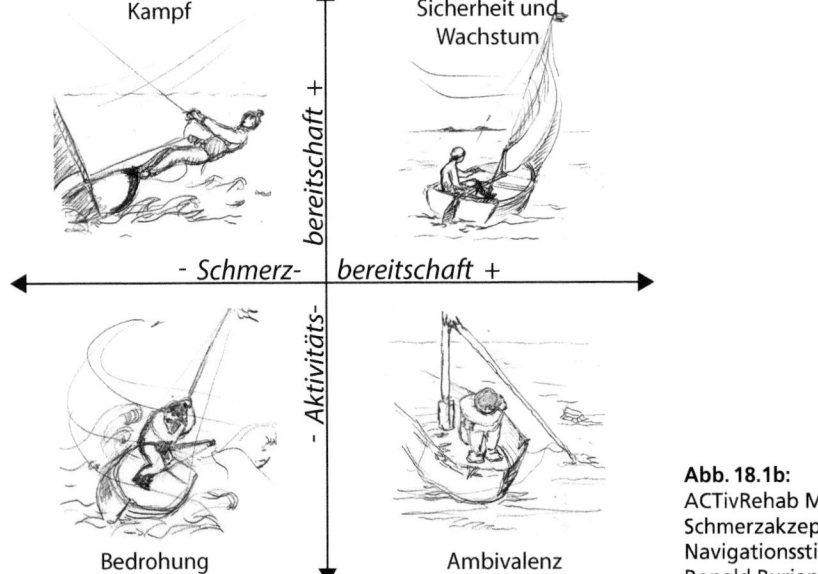

Abb. 18.1b:
ACTivRehab Metapher der Schmerzakzeptanz-Muster als Navigationsstile (Zeichnungen: Ronald Burian)

1. wenn wir nicht erfassen können oder dafür nicht sensibel oder präsent genug sind, welche Strategien in der aktuellen Situation gefordert sind (d. h. im übertragenen Sinn, z. B. die Wettersituation nicht zu beachten oder nicht einschätzen zu können)

2. wenn wir die Fertigkeiten nicht besitzen, die uns helfen, angemessen auf die Erfordernisse der Situation zu reagieren (das bedeutet z. B., wenn wir bei heraufziehendem Sturm ein zusätzliches Segel setzen, obwohl es eigentlich besser wäre, das Großsegel einzuholen etc.)

18.4 Die Schmerzakzeptanz-Muster (Navigationsstile) und ihre Bedeutung für die Therapieplanung anhand klinischer Beispiele

»Der Pessimist beklagt sich über den Wind, der Optimist erwartet, dass der Wind sich ändert; der Realist setzt passende Segel.«
William Arthur Ward

Ob und wie wir unsere Navigationsstile nutzen, hängt davon ab, inwieweit wir fähig sind, unser Verhalten entsprechend den Erfordernissen der Situation zu verändern. Dies ist unsere Verhaltensflexibilität (VF). Dabei hängt es von drei Prozessen ab, ob wir die Fähigkeit zu Verhaltensänderungen haben oder nicht:

1. Das Level an Einsicht: die Aufmerksamkeit dafür, dass sich etwas ändern muss und dass ich selbst es bin, der diese Veränderungen umsetzen muss.

2. Des Weiteren brauchen wir eine starke Motivation, ein »Warum« zur Verände-

rung und eine Klärung der Nützlichkeit einer solchen Veränderung.
3. Der wahrscheinlich schwerste Teil ist die Fähigkeit der Offenheit und die Ausdauer, auch mit den Schwierigkeiten und dem Unbehagen umgehen zu können, die Veränderungsprozesse stets mit sich bringen (Hayes et al. 2011).

Diese drei Prozesse werden als »Triflex« bezeichnet: »Bewusstsein«, »Engagement« und »Offenheit« (Hayes et al. 2011, Bond et al. 2006), die im Modell von Strosahl und Robinson als die drei Säulen von ACT visualisiert werden (Strosahl et al. 2013) (▶ Abb. 18.2). Nach der Erfassung des Schmerzakzeptanz-Musters einer Patientin oder eines Patienten anhand des CPAQ (▶ Kap. 18.3), können die drei Säulen des Triflex in der Art von Thermometern benutzt werden (▶ Abb. 18.2), um so die bestehenden Ressourcen zu erfassen. Dies dient uns vor allem dazu, den Behandlungsplan in der Art und Weise festzulegen, welche es erlaubt, die drei Prozesse des »Triflex« therapeutisch anzugehen und gezielt zu entwickeln (McCracken und Morley 2014; ▶ Kap. 11.3.2 und ▶ Kap. 11.3.4).

1. **Bewusstsein (Gewahrsein):** die Sensitivität für den gegenwärtigen Moment verbessern, die Genauigkeit des Verstehens, was im Hier und Jetzt im inneren und äußeren Kontext passiert, und auch die Fähigkeit, dieses Erleben aus verschiedenen Perspektiven betrachten zu können.
2. **Engagement:** die Patientin oder den Patienten unterstützen, sich mit dem zu verbinden und das auszudrücken, was ihr oder ihm wichtig ist: Werte und Sinnhaftigkeit. Dies ist der Nährboden der Motivation für Verhaltensänderungen. Im zweiten Schritt erwächst aus der Werteklärung das Formulieren von Zielen sowie die Planung von Handlungsschritten, d. h. wie Schritt für Schritt konkrete Aktivitäten entwickelt werden können, die sich auf eine messbare Art und Weise auf die wert-orientierten Ziele zubewegen.
3. **Offenheit:** das Nutzen oder Verstärken von vorhandenen Strategien, um mit den Schwierigkeiten oder dem Unbehagen umzugehen, mit denen alle Veränderungsprozesse verbunden sind. Des Weiteren geht es um die Erhöhung der Bereitschaft, unangenehme und schmerzliche Gefühle, Körperwahrnehmungen und Gedanken anzunehmen, ohne deren Inhalt zu verändern. Das Ziel ist hierbei vor allem, eine Nachhaltigkeit im werte-geleiteten Handeln zu erreichen.

Im nächsten Abschnitt werden wir anhand von Fallbeispielen zeigen, wie diese drei Prozesse konkret und mit Blick auf die vier verschiedenen Schmerzakzeptanz-Muster therapeutisch genutzt werden können.

18.4.1 Niedrige Schmerzbereitschaft und niedrige Aktivitätsbereitschaft (»Bedrohungs-Muster«)

»*Pain is the body and pain is the world.*« (Finlay 2012)

Sofie, 31, alleinstehende Mutter eines 15 Monate alten Sohnes. Niedrige Werte für Schmerz- und Aktivitätsbereitschaft im CPAQ (SB = 4; AB = 5). Sie empfindet den Schmerz als existentielle Bedrohung. Folglich wäre es aus ihrer Sicht ein Fehler, diesen zu akzeptieren (Biguet et al. 2016). Sie wuchs in einer schwierigen sozialen Umgebung auf, die von Kriminalität und Gewalt geprägt war. In der Vergangenheit hatte sie Drogen konsumiert, vor allem als Möglichkeit der Flucht vor ihren körperlichen und seelischen Beschwerden. In der aktuellen Behandlungssituation befindet sich Sofie, über ihre Schmerzen hinaus, in einer kritischen Lebenssituation. Sie bemerkt, dass sie sich aufgrund ihrer Schmerzen nicht

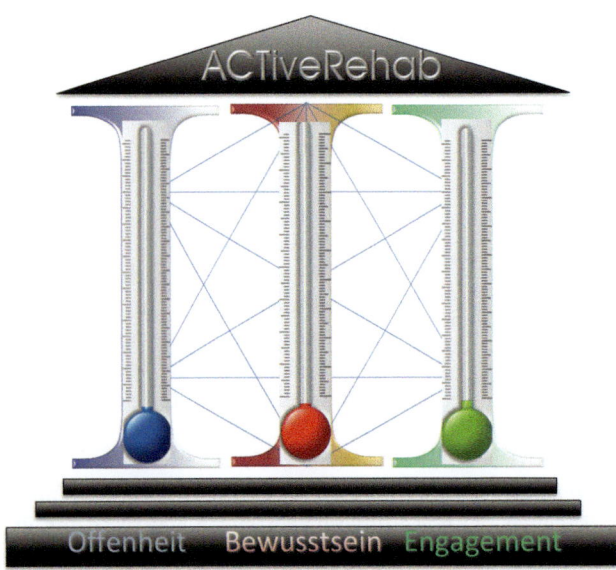

Abb. 18.2:
Die drei Prozesse (Säulen) des Triflex, die das Ausmaß von Offenheit, Bewusstsein und Engagement messen (adaptiert nach und mit Genehmigung von Patricia Robinson)

wirklich um ihren Sohn kümmern kann. Ihr Verhalten ist durch das »Bedrohungs-Muster« gekennzeichnet, d. h. sie verhält sich selbst in Situationen, die nicht bedrohlich sind so, als wären sie bedrohlich. Ihre Fähigkeit, ihre Aufmerksamkeit auf etwas anderes zu fokussieren, ist niedrig.

Metaphorisch

Sofie segelt inmitten eines Sturmes. Zwar gibt es auch Phasen, in denen das Toben etwas nachlässt, doch kann sie diese gar nicht wahrnehmen: sie ist wie gelähmt, hält sich verzweifelt am Mast fest und ruft um Hilfe. Sie ist in einer festgefahrenen Position, die es ihr kaum erlaubt, zuzuhören oder zu verstehen. Sie wartet nur darauf, dass der Sturm aufhört oder dass jemand sie rettet. Sie müsste lernen zu entspannen und den Mast loszulassen, sobald der Sturm nachlässt, um sich z. B. etwas Trinkwasser zu holen oder auch um anderen basalen Bedürfnissen nachgehen zu können.

Therapeutin: (Leitet eine 5-minütige Gruppenübung an – Den Atem wahrnehmen) »Wir haben darüber gesprochen, wie wichtig es ist, sich auf das Hier und Jetzt konzentrieren zu können. Jetzt wollen wir eine Übung machen, um diese Fähigkeit zu trainieren. Ich lade Sie ein, eine aufrechte und aufmerksame Haltung einzunehmen. Ihre Wirbelsäule ist aufrecht, Wirbel für Wirbel mit einem minimalen Aufwand an Muskelarbeit. Versuchen Sie, sich nicht an die Stuhllehnen anzulehnen. Dann können Sie genau die natürliche Krümmung der Wirbelsäule wahrnehmen und der Rücken kann sich beim Einatmen nach hinten ausdehnen. Sie können nun Ihren Atem beobachten, genau wie er ist. Folgen Sie Ihrem Ein- und Ausatmen, indem Sie zum Beispiel leise zu sich sagen »Eiiiiiiin-Auuuuuuuus«. Und wenn Gedanken, Gefühle, Erinnerungen oder andere Wahrnehmungen auftauchen, dann nehmen Sie diese einfach nur wahr. Danken Sie Ihrem Verstand, dass er »Hallo« zu Ihnen sagt und kehren Sie zu der Beobachtung Ihres Atems zurück…….

Möchte jemand seine Beobachtungen teilen? Sofie, was ist grad mit Ihnen?

Sofie: (war schon weinend aufgestanden, bevor die Übung zu Ende war)

»Keiner versteht, was das bedeutet, mit einem so furchtbaren Schmerz zu leben. Dieser Körper lässt mich nicht einmal 5 Minuten still sitzen, um mein Baby zu füttern. Mein Rücken brennt dermaßen, der Schmerz bringt mich um! Dieser Schmerz ist körperlich! Und wenn es ein körperlicher Schmerz ist, dann muss doch jemand was dagegen machen können. Wie ist es zum Beispiel mit Massage?«

Sofie kann sich weder auf etwas Anderes fokussieren, als auf den Schmerz, noch kann sie still sitzen oder Fragen dazu beantworten, was sie im Hier und Jetzt erlebt. Sie ist stark mit dem verschmolzen, wie es »schon immer war« und wie es »immer sein wird«, und sie erhöht die Bedrohlichkeit des Schmerzerlebens zu einer Lebensgefahr (Katastrophisierung: »Dieser Schmerz bringt mich um«). Der Schmerz wird als etwas Fremdes betrachtet und in einer dualistischen Einteilung als »körperlich« angesehen, was das einheitliche Körper-Seele-Erleben fragmentiert. Sie hofft, dass von irgendwoher »magische« Hilfe kommt (Therapeuten, Massage).

Empfohlene Interventionen

Die Arbeit mit Sofie sollte sich auf den Triflex-Prozess »Bewusstsein« konzentrieren. Es geht darum, ihre Fähigkeit für die Wahrnehmung des Hier und Jetzt zu entwickeln. Dies können wir erreichen, indem wir ihre intero- und exterozeptive Sensibilität und Genauigkeit der Wahrnehmung stimulieren. Exterozeptive Fertigkeiten beinhalten die Nutzung der fünf Sinne, um den äußeren Kontext zu erfassen. Dazu nutzen wir eine Reihe von Achtsamkeitsübungen, wie achtsames Essen und Trinken, Malen, Musizieren, Singen, um die Sinneswahrnehmungen auf verschiedenen und kreativen Wegen zu stimulieren. Das interozeptive Training ist wahrscheinlich das in unserer Kultur am meisten vernachlässigte. Es ist aber essentiell, um eine neue Perspektive auf unsere Erfahrungen zu üben. Der erste Schritt ist es, eine genaue Wahrnehmung unseres Körpererlebens, unserer Gefühle und Gedanken zu schulen, um darauf aufbauend neue Möglichkeiten des Perspektivwechsels und das Umgangs mit diesen Wahrnehmungen möglich zu machen. Am Anfang empfiehlt es sich, nur auf den Körper zu fokussieren und dies im Hier und Jetzt zu verankern. Die Übungen beinhalten, die Aufmerksamkeit auf verschiedene Teile des Körpers zu richten (zunächst Schritt für Schritt): ihre Form, ihr Gewicht, den Herzschlag wahrnehmen, das Verfolgen von Ein- und Ausatmung, mit Signalen des Körpers in Kontakt kommen: Hunger, Müdigkeit, Körperhaltungen und wie die Schwerkraft sich auswirkt, die Berührung von Kleidung auf der Haut usw. Die Übungen sollten zu Beginn kurz gehalten werden und kontinuierlich angeleitet werden. Später können die Zeiten ausgedehnt werden, mit längeren Pausenzeiten bei der Anleitung. Außerdem können Balance- und Kraftübungen hinzukommen. Balanceübungen sind sehr effektiv, um die Aufmerksamkeit zu fokussieren. Die verbalen Anweisungen sollten einfach und repetitiv sein, ohne größere Variationen der Wortwahl. Hier kann die Vorstellung hilfreich sein, wie es ist, die Aufmerksamkeit kleiner Kinder auf etwas zu richten: »Schau dir dies an!«, und zu warten, bis das Kind dies betrachtet. Wenn wir nur mit dem Finger auf etwas zeigen, wird das Kind den Finger anschauen. Das heißt, wir müssen gewahr sein, dass die Aufmerksamkeit »hier« und nicht »dort« ist. Es ist nicht nötig, in der Therapie darüber viel zu reden, sondern vielmehr stets die wandernde Aufmerksamkeit wieder und wieder zurück zu bringen, d. h. bewußt wahrzunehmen, was ist, und den Patientinnen und Patienten helfen, einen unmittelbaren Kontakt auch mit vermiedenenen oder unliebsamen Wahrnehmungen herzustellen.

In der Arbeit mit Sofie bedeutet das, während der Übung Folgendes zu beachten: Sofie stand auf, weinte und begann von etwas ganz anderem zu sprechen. Jetzt ist es wichtig, ihre Aufmerksamkeit auf eine freundliche und mitfühlende Art auf dieses Verhalten zu richten, um die Aufmerksamkeit wiederum dafür zu schärfen, was sie mit diesem Verhalten zu vermeiden versucht. Am Anfang richtete Sofie ihre Aufmerksamkeit auf das, worauf wir – metaphorisch – gezeigt haben (Atmung, Körper). Dann richtete sie diese davon weg, auf das, was im Therapieraum oder auch in der Interaktion mit der Therapeutin passierte. Im Verlauf der Intervention gelang es ihr, längeren Augenkontakt zu halten, wenn sie Fragen beantwortete, auch ohne das Thema zu wechseln. Später in der Behandlung trainierte sie physische Balanceübungen und es gelang ihr, auch für längere Zeit still sitzen zu bleiben. Im Verlauf konnten weitere Ebenen der bewussten Wahrnehmung erarbeitet werden, z. B. den bewussten Wechsel von Aufmerksamkeit und die Benennung und Beschreibung des gegenwärtigen Augenblicks (für weiterführende Therapiephasen zu diesem Fallbeispiel ▸ Kap. 11).

18.4.2 Niedrige Aktivitätsbereitschaft und höhere Schmerzbereitschaft (»Ambivalenz-Muster«)

Omar, 28 Jahre, seit zwei Jahren in einer Partnerschaft mit einer liebevollen und fürsorglichen Frau. Im CPAQ niedrige Werte in AB (9) und etwas höhere Werte in SB (11). Er ist sich bewusst, dass er im Leben schon einige schwere Phasen erlebt und bewältigt hat: eine gewalttätige Stiefmutter, vor der sein Vater ihn nicht beschützen konnte. Eine Periode von Selbstverletzungen in der frühen und von Drogenabsus in der späteren Teenager-Zeit. Er raucht zehn Zigaretten und isst einmal am Tag. Seit sechs Monaten ist er krankgeschrieben, weil er wegen starken Spannungskopfschmerzen seine Tätigkeit in einem Imbissladen nicht mehr bewältigen kann. Er fühlt sich körperlich schwach, deprimiert, verbringt viele Stunden im Bett und aktiviert sich körperlich nicht. Er hat sich sozial zurückgezogen (»Meine Freunde sollen mich nicht so sehen«).

Omar fühlt sich überfordert, frustriert und hoffnungslos und nun »macht er dicht«. Er kann im Schmerz keinen Sinn erkennen und fragt sich: »Warum ich? Das ist nicht fair!«. In seiner deprimierten Stimmung grübelt er viel und macht auch anderen Vorwürfe. Es fällt ihm schwer, sich mitzuteilen, sowohl in Worten als auch in seiner Körpersprache: selten stimmen bei ihm Mimik und Haltung mit dem Inhalt des Gesagten überein. Er weiß, was er hasst, aber er kann kaum sagen, was er mag oder möchte. Alles scheint unsicher: sein Leben und die Signale seines schmerzenden Körpers. Er kann selbst nicht verstehen, warum er so wütend ist und auch so gereizt gegenüber seiner liebevollen Partnerin reagiert. Er bewegt sich zwischen Frustration und Stillstand.

Metaphorisch

Omar hat einen schlimmen Sturm überstanden, und wurde auf die Planken des Schiffes geworfen. Er kann weder einen Leuchtturm sehen, noch weiß er, ob er überhaupt weitersegeln will. Die See ist noch immer unruhig. Er selbst ist durchnässt und hungrig. Das Boot ist leck. Omar will das alles nicht sehen. Er betäubt sich, auf dem Boden liegend, mit einer Flasche Rum. Für eine kleine Weile kann er sich so einreden, alles sei in Ordnung. Aber meist ist er angespannt und glaubt bei jedem Geräusch, dass sich ein neuer Sturm ankündigt. Er ist irritiert und gereizt. Am liebsten will er allein bleiben, denn er möchte nicht gesehen werden in dieser furchtbaren Verfassung. So verbleibt er auf einem einsamen Kurs. Denn aufzustehen und das Ruder zu übernehmen, würde bedeuten, er könnte gesehen werden. Ein Risiko, dass er um jeden Preis vermeiden will. Omar müsste lernen, diese Situation bewusst wahrzunehmen. Lernen, sich wieder klar zu machen, wie es weiter gehen kann und in welche Richtung er segeln könnte und möchte.

Therapeutin: (Nach der 5-minütigen Atemachtsamkeitsübung)
»Vielen Dank, möchte jemand seine Erfahrung mitteilen? Omar, was nehmen Sie jetzt wahr?«
Omar: (Sitzt fast entspannt mit einem neutralen Gesichtsausdruck auf seinem Stuhl)
»Was meinen sie? Ich habe geatmet, genau wie Sie gesagt haben.«
Therapeutin:
»Ich meine, vielleicht können Sie sagen, was Sie genau in diesem Moment wahrnehmen?«
Omar: (senkt den Blick)
»Nichts besonderes… oder was meinen Sie?« (Omar stößt beides zurück, sowohl sein Erleben als auch die Therapeutin)
Therapeutin: (Blickt sich in der Gruppe um und zeigt auf einige andere Patientinnen, von denen eine weint, während andere entspannter wirken)
»Diese Übung führt zu unterschiedlichen Reaktionen. Was ist ihre Reaktion?«
Omar: »Reaktion…. Ich weiß nicht, was Sie wollen, das ich sagen soll. Ich habe gar nichts gefühlt. Nur geatmet, wie Sie gesagt haben« (Omar kommt noch nicht in Kontakt mit seinen Gefühlen und beschreibt aber eine Art Taubheit – »Ich habe gar nichts gefühlt«. Dies ist an sich kein Gefühl, obwohl er dies annimmt. Zudem scheint es, als würde er vor allem Regeln befolgen, anstatt sein Erleben wahrzunehmen »… so wie sie gesagt haben«.) Die Therapeutin geht etwas tiefer in die Wahrnehmung des »Nichts« hinein, als Mittel, um zu einer Gefühlsbeschreibung zu gelangen.
Therapeutin: »Dieses »Nichts«, von dem Sie sagen, dass Sie es gefühlt haben, können Sie es ein wenig genauer untersuchen? Wenn Sie zum Beispiel dieses »Nichts« irgendwo in Ihrem Körper platzieren würden, wo fühlen Sie dann dieses »Nichts«? Können Sie es mir mit Ihren Händen zeigen?« (Die Therapeuten entscheidet sich, eher non-verbal, mehr mit dem Körper zu arbeiten und beginnt mit dem Händen. Sie wendet sich an die ganze Gruppe). »Können Sie diese Übung mitmachen und Ihre Augen schließen? Versuchen Sie herauszufinden, ob es auch in Ihrem Körper eine Stelle gibt, an der Sie ein »Nichts« fühlen. Bei wem dies nicht so ist, der lässt seine Hände auf dem Schoß mit den Handflächen nach oben.«
Omar: (Sucht einen Ort mit ihren Händen und legt sie erst auf den Nacken, dann auf die Stirn, dann den Hals)
»Hmmm – zuerst dachte ich, es wäre im Nacken, aber dann spürte ich dort Schmerz und Anspannung. Und dann habe ich gemerkt, dass mein Hals so ein »Nichts-Gefühl« hat.
Therapeutin: »Ich verstehe (legt ihre Hände auch auf den Hals), und wenn dieses »Nichts-Gefühl« hier eine Farbe hätte oder eine Form, was wäre dies?«
Omar: »Es ist ein sehr helles Blau, etwas was versucht, vorüber zu gehen, wie eine Strömung« (Er verstummt. Einen Moment lang sieht es aus, als komme er mit einem Erleben in Berührung und würde beschreibende Worte dafür finden. Dann spricht er mit einem irritieren Ton in der Stimme) »Das ist nicht gut. Wenn ich mich dort traurig gefühlt hätte, welchen Sinn hat denn das Ganze? Warum wäre das denn wichtig?«
(Die Therapeutin wird an dieser Stelle mit dem Patienten weiterarbeiten und ihn zurückleiten. Im Therapieverlauf kann auch die Physiotherapie oder die Ergotherapie mit Omar an dem Gefühl des »Nichts« weiterarbeiten).

Empfohlene Interventionen

Auch mit Omar macht es Sinn, am Triflex-Prozess »Bewusstsein« zu arbeiten. Aber auch an der Säule »Engagement«. Das Ziel ist es, die Fertigkeit der gerichteten Aufmerksamkeit zu stärken und von dort aus mit der Klärung von Werten zu beginnen, d. h. Motivation für engagiertes werte-geleitetes Handeln zu entwickeln. Omar besitzt die Fähigkeit, Aufmerksamkeit geziel auf etwas Bestimmtes zu richten, aber er kann bestimmte Wahrnehmungen noch nicht gut unterscheiden bzw. aufmerksam für verschiedene oder mehrere gleichzeitige Ereignisse sein. Ebenso fällt es ihm schwer, das Wahrgenommene zu beschreiben. Die Fähigkeit, gegensätzliche Erfahrungen da sein zu lassen, und auch die Aufmerksamkeit bewusst umorientieren zu können, ist wichtig für den nächsten Behandlungsschritt, um den es bei Omar geht: Die Fertigkeit, Erleben zu bennen, Worte zu finden und zu beschreiben und dabei im zweiten Schritte Beschreibungen von Bewertungen zu unterscheiden. Der Sinn dieser Übungen ist, zu nicht-bewertender Wahrnehmung zu gelagen, sich der Erfahrungen kognitiv bewusst zu werden und ein umfangreicheres Vokabular mit mehr Nuancenreichtum zu erlangen. Dabei ist bedeutsam, dass die Therapeutin oder der Therapeut fähig ist, mit Omar zunächst bei diesem Zustand von Taubheit und Unsicherheit zu verbleiben, ohne Druck auszuüben. Er benötigt Hilfe, um zu erkunden, was das »Nicht-Fühlen« für ihn bedeutet. Die Therapeutin oder der Therapeut kann Omar dabei unterstützen, verschiedene Worte für das Erleben zu finden und Unterschiede zu erkennen und zu benennen (Diskriminations-Training). Dies wird ihm helfen, Emotionen und Körperwahrnehmungen benennen und dann in einer nuancierteren Form verarbeiten zu können. Eine gute Möglichkeit, dieses neue Vokabular zu erarbeiten, ist es, mit symbolischem und nicht-verbalem Ausdruck zu arbeiten. Dies kann durch Tanztherapie, Malen, kreativem Gestalten (z. B. Ton), Singen, Musizieren oder auch Sportübungen geschehen. Musik- oder Tanztherapie kann sich dann darauf beziehen, das Gesagte wiederum zu verkörperlichen (Embodiment). Diese Interventionen könnten Omar dahin bringen, sich in einer anderen Weise ausdrücken zu können als bisher und die »Geschichten« über sich selbst aus anderer Perspektive zu sehen. Sollte er dabei in Berührung mit früheren belastenden Erlebnissen kommen, ginge es darum, dies in einer stabilisierenden Weise aufzufangen, dennoch aber auch die Möglichkeit zu nutzen, dass Omar mit anderen Emotionen in Kontakt kommt als mit dem Gefühl der Leere, des Nicht-Fühlens. In der Regel gelingt durch den Kontakt mit tief gefühltem Schmerz auch die Verbindung zu Vitalität und Sinnhaftigkeit. Ein wichtiges Ergebnis dieser Therapiephase wäre, ihn mit seinen Werten in den veschiedenen Lebensbereichen in Verbindung zu bringen und daraus engagiertes Handeln zu entwickeln. Zum Beispiel wäre es dann wichtig, Verhaltensänderungen wie Raucherentwöhnung und gesunde Ernährung konkret zu fördern, weil diese Faktoren (z. B. Rauchen, Fastfood) durch proinflammatorische Eigenschaften wiederum negativ auf die Schmerzmechanisen einwirken können (für weiterführende Therapiephasen zu diesem Fallbeispiel ▶ Kap. 11).

18.4.3 Hohe Aktivitätsbereitschaft und niedrige Schmerzbereitschaft (»Kampf-Muster«)

Greta, 42, verheiratet, zwei Töchter in der Oberschule. Lebt mit beiden in einem schönen Haus mit Garten. CPAQ-Scores: AB=19, SB=5. Dies weist darauf hin, dass sie zur Aktivität sehr wohl bereit ist, dabei jedoch stark gegen den Schmerz kämpft und versucht, diesen zu kontrollieren. Sie ist Krankenschwester und liebt ihren Beruf. Sie unternimmt vieles gemeinsam mit den Töchtern, liebt Outdoor-Aktivitäten und Gartenarbeit, geht ins Fitness-Studio. Sie kümmert sich außerdem um ihre pflegebedürftigen Eltern. Bei einem kleineren Autounfall zog sie sich ein »Peitschenschlag-Trauma« zu, das ihre Schmerzen in Schulter und Nacken verstärkte sowie auch negative Auswirkungen auf Schmerzen in anderen Körperregionen mit sich brachte. Sie ist des öfteren krankgeschrieben. Sie würde gern arbeiten. Wenn sie aber krankgeschrieben ist, wird sie unruhig und gestresst. Dann stürzt sie sich in Haus- und Reparaturarbeiten, macht Wäsche, putzt Fenster und räumt die Kleiderschränke aus. Sie hilft ihren Eltern und den Töchtern und versucht das Training zu intensivieren.

Metaphorisch

Greta hat nach vielen überstandenen Stürmen gelernt, ihr Boot zu reparieren. Sie hat eine Fahrtrichtung gewählt und traut sich das Steuern ihres Bootes in Richtung eines Hafens durchaus zu. Dennoch bekommt sie Schwierigkeiten, als der Wind dreht und sie dennoch ihre einmal eingeschlagene Richtung um jeden Preis beibehalten will. So wird ihre Fahrt anstrengend und uneffektiv. Sie kämpft gegen den Wind und gerät in Erschöpfung. So muss sie sich schließlich widerwillig für einige Tage weit vom Kurs abtreiben lassen, denn sie muss neue Kräfte sammeln, bevor sie wieder die Kontrolle über das Schiff übernehmen kann. Greta müsste lernen, Wetter und Wind bewusster wahrzunehmen und sensibler auf die Änderungen des Windes reagieren zu können, d. h. Fahrtrichtung und Segelgröße flexibel anpassen zu können. So könnte sie ihre Richtung beibehalten, auch wenn dies zeitweise bedeutet, einen Zickzack-Kurs zu fahren.

Therapeutin: (nach der 5-minütigen Atemübung) »Vielen Dank, möchte jemand seine Erfahrungen mitteilen? Greta, was konnten Sie bemerken?«

Greta: »Oh, ich habe gefühlt, wie angespannt mein Nacken und meine Schultern waren. Ich habe versucht zu entspannen, aber es war unmöglich. Ich war nicht sicher, ob ich es mit dem Atmen richtig gemacht habe (zeigt auf die Brust). Ich habe den Atem hier oben gefühlt, aber eigentlich sollten wir doch tief in den Bauch atmen?«

Therapeutin: »Okay, ich verstehe. Sie meinen, Ihr Verstand hat Ihnen gesagt, dass Sie sich entspannen sollen, aber gleichzeitig auch die Atmung kontrollieren, um alles richtig zu machen. Das hat Sie dann irgendwie unsicher gemacht, ob Sie auch richtig atmen, stimmt's?«

Greta: (lächelt und flüstert) »… ja, so ungefähr funktioniert das mit meinem Verstand…« (die Antwort weist darauf hin, dass Greta schon in der Lage ist, den Unterschied zwischen »ich« und »mein Verstand« bewusst wahrzunehmen).

Therapeutin: (lächelt auch) »Genau. Unser Verstand sagt uns eine ganze Menge Sachen, z. B. produktiv zu sein und Leistung zu bringen. Das kann in vielen Situationen sehr nützlich sein. Auf der anderen Seite bin ich mir nicht sicher, ob es das war, was wir mit dieser Übung bezwecken wollten. Können Sie sich noch in etwa erinnern, was ich bei der Anleitung der Übung genau gesagt habe?«

Greta: »Ich glaube, Sie haben nicht genau gesagt »Entspannung«. Aber so etwas wie Aufmerksamkeit und dass wir dem Atem folgen sollen, um zu üben, aufmerksam zu beobachten, was im Hier und Jetzt passiert, nicht wahr? Aber ich war mir nicht sicher, ob ich das richtig mache, und ich wollte möglichst viel von der Übung mitnehmen.«

Diese Antwort zeigt, dass Greta die Aufmerksamkeit sowohl bewusst in den Moment bringen, als auch darauf lenken kann, welche Gedanken der Verstand hervorbringt. Dennoch neigt sie dazu, stets erst einmal das zu befolgen, was der Verstand sagt. Außerdem zeigt sie Schwierigkeiten, bei der Beobachtung des Moments zu bleiben, z. B. nur den Atem zu beobachten. Sie folgt sehr leicht dem Impuls, alles richtig machen zu wollen und zeigt dabei ein hohes Maß an Selbstkritik.

Empfohlene Interventionen

Greta hat eine gut entwickelte Fähigkeit, Aufmerksamkeit zu lenken und auszudrücken, was wichtig für sie ist. Tatsächlich hat sie eine eindrucksvolle Liste an Werten. Die Therapie sollte sie zu Beginn unterstützen, ihre Werte, Interessen und Aktivitäten zu priorisieren und herauszufinden, welche davon essentiell für sie sind und auf der Liste ganz oben stehen. Es ist ratsam, vielleicht zwei besonders wichtige Werte herauszuarbeiten und diese über den ganzen Behandlungszeitraum zu nutzen. Die Therapie sollte ihr helfen, Werte mehr als »Qualität des Handelns« zu begreifen und diese mit Selbstfürsorge und freundlichem Selbstmitgefühl zu verbinden. So betrachtet kann diese Wertearbeit Greta unterstützen, sich gegenüber schwierigem Erleben zu öffnen (die »Offenheit«-Säule im Triflex). Es geht darum, einen neuen Navigationsstil zu erarbeiten und das starre Alles-oder-Nichts-Prinzip (»Ich bin ein Kämpfer und gebe niemals auf«) zu hinterfragen. Sie kämpft gegen Schmerzen und andere Beschwerden und neigt dazu, sich im Kampf festzufahren, es zu übertreiben und zu scheitern. Für Greta ist es daher wichtig, selbstmitfühlende Wege zu finden, ihre Energie zu regulieren und mehr auf die Signale ihres Körpers zu hören, um ihre Batterien aufladen zu können. Neben der Vertiefung der Arbeit an der »Offenheit«-Säule stellen auch »Aufmerksamkeit« und »Engagement« wichtige Eckpfeiler dar. Zunächst sollte sie trainieren, nachgeben zu können, in dem Moment, wo schwieriges inneres Erleben auftaucht: Körperlich ist das durch parasympathisches Training möglich, psychologisch durch Defusionsübungen (»Ich habe den Gedanken (oder meine Verstand sagt mir), dass ich richtig atmen soll…«). Der nächste Schritt wäre es zu üben, Unbehagen »da sein« lassen zu können, zu beobachten, statt darauf zu reagieren. Die Übung im oben beschriebenen Beispiel richtete sich etwa darauf wahrzunehmen, was der Verstand sagt (»Atme besser! Entspanne! Mach es richtig!«) und »Nicht-reagieren« zu praktizieren. Mit solchen Übungen kann Greta trainieren, bei sich zu bleiben, auch wenn der Verstand Befehle für dies und jenes gibt (»Vielen Dank, lieber Verstand, ich werde jetzt lieber meinem Atem folgen, genau so wie er eben geht. Das ist das Einzige, was ich jetzt gerade tun will«). Übungen wie diese können der parasympathischen Stimulation dienen, des Weiteren sind kleine und spezifische Übungen der Körperwahrnehmung empfehlenswert, die sie unkompliziert während des Tages anwenden kann, um aufmerksam für die inneren Signale zu bleiben und ihre Fertigkeiten zu verbessern, rechtzeitig die »Batterien aufzuladen« (▶ Kap. 11).

18.4.4 Hohe Aktivitätsbereitschaft und hohe Schmerzbereitschaft (»Sicherheits- und Wachstums-Muster«)

Ursula, 56, verheiratet, drei Kinder und ein Enkelkind. Arbeitet als Leiterin eines Architekturstudios. AB-Score= 16, SB-Score=18 im CPAQ. Ihre Rückenschmerzen begannen schon im Jugendalter, sie verfügt über gute Strategien des Umgangs mit den Schmerzen: Wandern, Schwimmen, Radfahren, Yoga und gesunde Ernährung. Dennoch hatten sich in der letzten Zeit ihre Schmerzen verschlechtert, unter anderem auch in der linken Leiste und in den Knien. Sie ist besorgt und zögert, ihre Bewegungsübungen zu machen, weil sie befürchtet, die Schmerzen dadurch zu verschlimmern. Außerdem hat sie Ängste, es könnte Krebs sein, da ihre Mutter daran verstorben ist. In den medizinischen Untersuchungen konnte jedoch nichts gefunden werden, was die Leistenschmerzen erklärt. Sie suchte eine Spezialsprechstunde auf, um dort Diagnostik zu erhalten und um zu erfahren, ob sie ihre normale Aktivität fortsetzen oder eher reduzieren sollte.

Metaphorisch

Ursula hat gelernt, ihr Boot geschmeidig zu segeln, den Wind, die Wellen und auch ihre eigenen Kraftreserven zu beachten. Außerdem ist sie neugierig, verschiedene Segelgrößen auszuprobieren und neue Inseln und Länder zu entdecken. Manchmal gerät sie dabei auch in Stürme. Jedoch weiß sie, dass auch Stürme dazu gehören und sie weiß auch, wie sie diese bewältigen kann. Sie kann Stürme heraufziehen sehen und sich entsprechend vorbereiten. Sie hat Vorräte angelegt und funktionstüchtige Bekleidung dabei. So macht es ihr wenig aus, wenn sie im Sturm erst einmal unsicher ist, wo es hingeht und sie kann sich später die Zeit nehmen, ihre Richtung wieder zu finden. Dann »liest« sie den Wind und die See, um wieder Kurs aufzunehmen. Sie könnte lernen, ihre Navigation noch schneller den Umständen anpassen zu können oder auch verschiedene Winde und Wellen zeitgleich zu fahren. Denn es kommt vor, dass wir im Heimathafen ruhige See haben, während es draußen rau und windig ist.

Therapeutin: (nach der 5-minütigen Atemübung) »Vielen Dank, möchte jemand seine Erfahrungen mitteilen? Ursula, was konnten Sie bemerken?«

Ursula: »Wow, das war interessant. Normalerweise kann ich nicht so lange still sitzen und ich wollte mich auch jetzt lieber bewegen und die Position wechseln. Aber ich habe einmal versucht, beim Schmerz zu bleiben und auf das Ein- und Ausatmen zu achten... Das hat die Schmerzen nicht weggemacht, aber ich konnte still sitzen. Es war friedlich und schmerzhaft zugleich... Interessant, normalerweise wechsle ich die Position, wenn mir etwas wehtut und das hilft. Aber manchmal fühle ich mich dann auch wie eine Gefangene und gehe deshalb zum Beispiel nicht ins Theater oder ins Kino. Aber jetzt habe ich gesehen, dass ich auch still bleiben kann und so etwas wie Frieden finden, auch wenn ich dabei meine Leisten spüre.«

Therapeutin: »War dies das Interessanteste, dass Sie beides halten können: das Unbehagen und das friedliche Gefühl im gleichen Moment?«

Ursula: »Ja, und es war auch gut zu bemerken, dass ich auf meine Schmerzen auch anders reagieren kann und meine bisherigen Versuche einmal hinterfragen, das hat fast so etwas wie Spaß bereitet. Und etwas anderes habe ich auch bemerkt: dass ich vielleicht gar keine eindeutige Diagnose für meine Leistenbeschwerden bekommen kann und auch nicht brauche, um mit dem Schmerz umzugehen. Ich muss mich einfach drauf einstellen, das es da keine definitive Diagnose gibt.«

Empfohlene Interventionen

Ursula hat bereits eine recht gut gefüllte Werkzeugkiste: Sie kann Aufmerksamkeit halten und auch bewusst umlenken. Sie kann sich mit ihren Werten verbinden, auch wenn Beschwerden und Unbehagen auftauchen. Sie sieht sich selbst als diejenige, die am Steuer sitzt. Mit einer Patientin, die über derart gute Ressourcen verfügt, sollten wir verschiedene Szenarien erschaffen, die ihr helfen, von Prozess zu Prozess im Triflex zu gehen und unterschiedliche Navigationsstile zu nutzen. Hier kommt es vor allem darauf an, Aufmerksamkeit weiter zu trainieren, Werte zu überprüfen und gegebenenfalls in Abhängigkeit vom Kontext neu zu definieren, Vitalität aufrecht zu erhalten und neue Wege zu finden, stets offen zu bleiben und Orte zu erforschen, d. h. Gefühlen, Verhaltensweisen und Gedanken in einem flexiblen und sich stets neu anpassenden Verhalten zu begegnen (▶ Kap. 11).

18.5 Worauf ist zu achten? – Fußangeln und Fallstricke

1. Bei Patientinnen und Patienten mit »Ambivalenz-Muster« ist es besonders wichtig, geduldig zu sein und im »Nicht-wissen« oder »Nicht-fühlen« verbleiben zu können, ohne zu viel Veränderungsdruck auszuüben. Vielmehr geht es darum, geduldig Werte und sinnhafte Tätigkeiten gemeinsam zu erkunden.
2. Patientinnen und Patienten, die ein »Kampf-Muster« aufweisen, sollten wir vor allem helfen, Wege zu finden, wie sie aktiv Kraftreserven auftanken können. Wir sollten nicht über »Stoppen« und »Nichts tun« sprechen, weil dies am Anfang bei diesen Patienten oft aversiv wirkt. Dennoch ist es wichtig, mit ihnen eine Offenheit gegenüber solchen Ängsten zu erarbeiten, die das »pausieren« bei ihnen auslöst.
3. Die größte Falle für jeden, der ACT praktiziert, ist es stets, über ACT »zu reden« anstatt ACT »zu tun«. Deshalb genügt es nicht, ein Buch über ACT zu lesen. Es ist wie beim Sport: wir müssen es praktizieren, wir sollten aber auch aktiv nach Fortbildung und Supervision suchen.
4. Eine »Nebenwirkung«, die mit Patientinnen und Patienten besprochen werden sollte, ist, dass ACT und somit auch »ACTRehab« nicht primär darauf abzielen, die Symptome zu vermindern, sondern Funktionsfähigkeit und Vitalität zu steigern. Tatsächlich könnte es aber auch geschehen, dass die Patientinnen und Patienten letztlich weniger Symptome haben.

18.6 Was ist das Wichtigste für den klinischen Alltag? – Fazit und Ausblick

Schmerz und dessen Verarbeitung ist ein komplexes und vielschichtiges Geschehen. Patientinnen und Patienten mit den gleichen »somatischen« Diagnosen können völlig unterschiedliche Arten der Reaktion und der Bewältigung chronischer Schmerzen aufweisen. Empirische Studien haben vier unterscheidbare Muster der so genannten Schmerzakzeptanz aufgezeigt. Diese können der Klinikerin oder dem Kliniker präzise Informationen liefern, welche Interventionen im Rahmen der ACT im Vordergrund stehen sollten. Jedes der Schmerzakzeptanz-Muster ist mit einem unterschiedlichen Level an Verhaltensflexibilität verbunden, welches die Fähigkeit beschreibt, Verhaltensänderungen umsetzen zu können.

Die Erfassung des konkreten Schmerzakzeptanzmusters anhand des »ACTive-Assessment«-Moduls hilft der Klinikerin oder dem Kliniker daher

- das jeweilige Verhaltensprofil rasch einschätzen zu können.
- Patientinnen und Patienten mit ähnlichen Profilen in Gruppen einteilen zu können, die ähnliche Level an Verhaltensflexibilität und daher ähnliche Therapiebedürfnisse haben.
- diese dann in einer Gruppenbehandlung »maßgeschneidert« zu behandeln.

Literatur

Eine Auswahl von weiterführenden Büchern und Artikeln zum ACT-geleiteten Vorgehen bei chronischen Schmerzen[11]

Dahl J, Lundgren T (2006) Living Beyond Your Pain. Using Acceptance & Commitment Therapy to Ease Chronic Pain. Oakland, CA, USA: New Harbinger Publications.
Selbsthilfebuch zum Umgang mit chronischen Schmerzen. Das Buch ist bisher nur auf Englisch erschienen.
Dahl J Wilson KG, Luciano C, Hayes SC (2005) Acceptance and Commitment Therapy for Chronic Pain. Reno, NV, USA: Context Press.
Ausführliche Darstellung der theoretischen Fundierung von ACT bei chronischen Schmerzen sowie praxisnahe Schilderung des psychotherapeutischen Vorgehens anhand eines Patientenfalls. Das Buch ist nur auf Englisch erschienen.
Schilter T, Burian R, Diefenbacher A (2016) Akzeptanz- und Commitment-Therapie bei chronischen Schmerzen. PiD Psychotherapie im Dialog 17(1): 68–71.
Übersichtsartikel auf Deutsch, ebenfalls mit Darstellung einer exemplarischen Kasuistik.
Yang S, McCracken LM (2014) Acceptance and Commitment Therapy for Chronic Pain. JCOM 21(3): 134–144.
Kurzgefasster Übersichtsartikel mit Darstellung einer Kasuistik.

Weitere Literatur

American Psychological Association A (2011) Acceptance and Commitment Therapy for Chronic Pain (https://www.div12.org/treatment/acceptance-and-commitment-therapy-for-chronic-pain, Zugriff am 09.09.2020).
Baranoff J, Hanrahan SJ, Kapur D, Connor JP (2014) Six month post-treatment deterioration in acceptance (CPAQ-8) and cognitions following multidisciplinary pain treatment. J Behav Med 37(3): 469–479.
Biguet G, Nilsson Wikmar L, Bullington J, Flink B, Lofgren M (2016) Meanings of »acceptance« for patients with long-term pain when starting rehabilitation. Disabil Rehabil 38(13): 1257–1267.
Bond FW, Hayes SC, Barnes-Holmes D (2006) Psychological flexibility, ACT, and organizational behavior. J Organ Behav Manage 26(1-2): 25–54.
Cederberg JT, Cernvall M, Dahl J, Essen L, Ljungman G (2015) Acceptance as a mediator for change in acceptance and commitment therapy for persons with chronic pain? Int J Behav Med 23(1): 21–29.
Crombez G, Viane I, Eccleston C, Devulder J, Goubert L (2013) Attention to pain and fear of pain in patients with chronic pain. J Behav Med 36(4): 371–378.
Feldner MT, Hekmat H, Zvolensky MJ, Vowles KE, Secrist Z, Leen-Feldner EW (2006) The role of experiential avoidance in acute pain tolerance: a laboratory test. J Behav Ther Exp Psychiatry 37(2): 146–158.
Finlay L (2012) »Writing the pain«: engaging first-person phenomenological accounts. IPJP 12: 83–91.
Fish RA, McGuire B, Hogan M, Morrison TG, Stewart I (2010) Validation of the chronic pain acceptance questionnaire (CPAQ) in an Internet sample and development and preliminary validation of the CPAQ-8. Pain 149(3): 435–443.
Fish RA, Hogan MJ, Morrison TG, Stewart I, McGuire BE (2013) Willing and able: a closer look at pain willingness and activity engagement on the chronic pain acceptance questionnaire (CPAQ-8). J Pain 14(3): 233–245.
Gillanders DT, Ferreira NB, Bose S, Esrich T (2013) The relationship between acceptance, catastrophizing and illness representations in chronic pain. Eur J Pain 17(6): 893–902.
Gutiérrez O, Luciano C, Rodríguez M, Fink BC (2004) Comparison between an acceptance-based and a cognitive-control-based protocol for coping with pain. Behav Ther 35(4): 767–783.
Hann KEJ, McCracken LM (2014) A systematic review of randomized controlled trials of acceptance and commitment therapy for adults with chronic pain: Outcome domains, design quality, and efficacy. J Contextual Behav Sci 3(4): 217–227.
Hayes SC, Bissett RT, Korn Z, Zettle RD, Rosenfarb IS, Cooper LD, Grundt AM (1999). The impact of acceptance versus control rationales on pain tolerance. Psychol Rec 49(1): 33–47.
Hayes SC, Villatte M, Levin M, Hildebrandt M (2011) Open, aware, and active: contextual approaches as an emerging trend in the behavioral and cognitive therapies. Annu Rev Clin Psychol 7: 141–168.

---

11 Ergänzung der Hrsg., da der Fokus dieses Kapitels auf der Darstellung des »ACTive-Rehab«-Modells liegt.

Hooper N, Larsson A (2015) The research journey of acceptance and commitment therapy (ACT). Houndmills, Basingstoke, Hampshire, New York, NY, USA: Palgrave Macmillan.

Hughes LS, Clark J, Colclough JA, Dale E, McMillan D (2017) Acceptance and commitment therapy (ACT) for chronic pain: a systematic review and meta-analyses. Clin J Pain 33(6): 552–568.

Kraemer HC, Wilson GT, Fairburn CG, Agras WS (2002) Mediators and moderators of treatment effects in randomized clinical trials. Arch Gen Psychiatry 59(10): 877–883.

Kraemer HC, Frank E, Kupfer DJ (2006) Moderators of treatment outcomes: clinical, research, and policy importance. JAMA 296(10): 1286–1289.

Kraemer HC, Kiernan M, Essex M, Kupfer DJ (2008) How and why criteria defining moderators and mediators differ between the Baron & Kenny and MacArthur approaches. Health Psychol 27(2 Suppl): 101–108.

Kratz A, Davis M, Zautra A (2007) Pain acceptance moderates the relation between pain and negative affect in female osteoarthritis and fibromyalgia patients. Ann Behav Med 33(3): 291–301.

McCracken LM, Turk DC (2002) Behavioral and cognitive-behavioral treatment for chronic pain: outcome, predictors of outcome, and treatment process. Spine (Phila Pa 1976) 27(22): 2564–2573.

McCracken LM, Sato A, Taylor GJ (2013a) A trial of a brief group-based form of acceptance and commitment therapy (ACT) for chronic pain in general practice: pilot outcome and process results. J Pain 14(11): 1398–1406.

McCracken LM, Gutiérrez-Martínez O, Smyth C (2013b) »Decentering« reflects psychological flexibility in people with chronic pain and correlates with their quality of functioning. Health Psychol 32(7): 820–823.

McCracken LM, Morley S (2014) The psychological flexibility model: a basis for integration and progress in psychological approaches to chronic pain management. J Pain 15(3): 221–234.

McCracken LM, Vowles KE (2014) Acceptance and commitment therapy and mindfulness for chronic pain: Model, process, and progress. Am Psychol 69(2): 178–187.

Nilges P, Koster B, Schmidt CO (2007) Schmerzakzeptanz - Konzept und Überprüfung einer deutschen Fassung des chronic pain acceptance questionnaire. Schmerz 21(1): 57–67.

Rovner GS, Årestedt K, Gerdle B, Börsbo B, McCracken LM (2014) Psychometric properties of the 8-item chronic pain acceptance questionnaire (CPAQ-8) in a swedish chronic pain cohort. J Rehabil Med 46(1): 73–80.

Rovner GS (2014) Indicators for behavioral pain rehabilitation: impact and predictive value on assessment, patient selection, treatment and outcome [Diss Göteborg Göteborgs universitet]. Gothenburg, Sweden: Department of Clinical Neuroscience and Rehabilitation, Institute of Neuroscience and Physiology, Sahlgrenska Academy at University of Gothenburg (https://gupea.ub.gu.se/handle/2077/35446, Zugriff am 10.09.2020).

Rovner GS, Vowles KE, Gerdle B, Gillanders D (2015) Latent class analysis of the short and long forms of the chronic pain acceptance questionnaire: further examination of patient subgroups. J Pain 16(11): 1095–1105.

Rovner GS, Johansson F, Gillanders D (2019) Cut-off-scores for the 8-item version of the Chronic Pain Acceptance Questionnaire (CPAQ-8) to identify different profiles of pain acceptance patterns, levels of funcion and behavioral flexibility. J Cont Behav Sci 14: 146–156.

Strosahl K, Gustavson T, Robinson PA (2013) Brief Interventions for Radical Behavior Change: Principles and Practice of Focused Acceptance and Commitment Therapy. Oakland, CA, USA: New Harbinger Publications.

Takahashi M, Muto T, Tada M, Sugiyama M (2002) Acceptance rationale and increasing pain tolerance: acceptance-based and FEAR-based practice. Japan J Behav Ther 28: 35–46.

Veehof MM, Trompetter HR, Bohlmeijer ET, Schreurs KM (2016) Acceptance- and mindfulness-based interventions for the treatment of chronic pain: a meta-analytic review. Cogn Behav Ther 45(1): 5–31.

Wetherell JL, Afari N, Rutledge T, Sorrell JT, Stoddard JA, Petkus AJ, Solomon BC, Lehman DH, Liu L, Lang AJ, Atkinson JH (2011) A randomized, controlled trial of acceptance and commitment therapy and cognitive-behavioral therapy for chronic pain. Pain 152(9): 2098–2107.

Wicksell RK, Olsson GL, Hayes SC (2010) Psychological flexibility as a mediator of improvement in acceptance and commitment therapy for patients with chronic pain following whiplash. Eur J Pain 14(10): 1059.e1–e11.

Wicksell RK, Olsson GL, Hayes SC (2011) Mediators of change in acceptance and commitment therapy for pediatric chronic pain. Pain 152(12): 2792–2801.

Wicksell RK, Vowles KE (2015) The role and function of acceptance and commitment therapy and behavioral flexibility in pain management. Pain Manag 5(5): 319–322.

Zettle RD, Rains JC (1989) Group cognitive and contextual therapies in treatment of depression. J Clin Psychol 45(3): 436–445.

19 ACT bei körperlichen Belastungsstörungen und Krankheitsängsten

Annegret Dreher und Inga-Marlen Pontow

19.1 Wozu die Arbeit mit ACT bei körperlichen Belastungsstörungen und Krankheitsängsten? – Einführung

Die Arbeit mit der Akzeptanz- und Commitment-Therapie (ACT) bei Patientinnen und Patienten mit somatischer Belastungsstörung oder Krankheitsangststörung stellt im stationären oder tagesklinischen Setting ein hilfreiches Behandlungskonzept dar. Den Blick vom »Kampf mit Beschwerden« auf ein werteorientiertes Handeln zu wenden, kann insbesondere für Menschen mit belastenden körperlichen Beschwerden, Krankheitsängsten und damit verbundenen Gedanken und Verhaltensweisen entlastend sein.

Als transdiagnostisches Verfahren kann die ACT trotz der aktuellen inhaltlichen und nosologischen Diskussionen über beide Diagnosekategorien, wie sie im Folgenden kurz beschrieben werden, genutzt werden. ACT-Interventionen können eine gute Ergänzung zu bereits gut evaluierten Verfahren – wie aus der kognitiven Verhaltenstherapie (KVT) – bilden, sofern sie in ein spezifischeres Behandlungskonzept eingebettet sind.

Mit der fünften Ausgabe des Diagnostic and Statistical Manual of Mental Disorders (DSM-5) (Falkai und Wittchen 2015) wurde die Kategorie der somatoformen Störungen nach Auseinandersetzung mit formalen und inhaltlichen Kritikpunkten an der früheren Diagnosegruppe erweitert (Rief und Martin 2014). Insbesondere die Hervorhebung medizinisch unerklärter körperlicher Symptome als wesentlicher Bestandteil dieser diagnostischen Kategorie sollte damit korrigiert werden (Mayou 2014). Patientinnen und Patienten mit unterschiedlichen körperlichen Symptomen können nun die Diagnose einer somatischen Belastungsstörung erhalten, wenn sie zusätzlich dysfunktionale bzw. maladaptive Verhaltensweisen, Gedanken oder Gefühle als Reaktion auf diese körperlichen Symptome aufweisen. Dabei ist es nicht von Bedeutung, ob die körperlichen Symptome durch somatische Befunde hinreichend erklärbar sind oder nicht (Falkai und Wittchen 2015, Sonnleitner und Aigner 2015). Neben der Kennzeichnung des Schweregrades lässt sich auch spezifizieren, ob als somatisches Symptom überwiegend Schmerz vorhanden ist (Falkai und Wittchen 2015).

Im DSM-5 verblieb die Krankheitsangststörung innerhalb des Clusters der somatischen Belastungsstörungen; viele ehemals hypochondrisch klassifizierte Patientinnen und Patienten erhalten nach diesen Kriterien nun die Diagnose einer somatischen Belastungsstörung (Falkai und Wittchen 2015). Diese Positionierung ist auf das gehäufte gemeinsame Auftreten beider Krankheitsbilder und den beiden Erkrankungen gemeinsamen kognitiven Kontrollüberzeugungen zurückzuführen (Gureje 2015, Gureje und Reed 2016).

Hingegen ist für die Novellierung der ICD (International Classification of Diseases; Dilling und Freyberger 2012) geplant, diese Störung innerhalb der Gruppe der Zwangsspektrumsstörungen zu platzieren (Gureje und Reed 2016). Die Eingruppierung im ICD-11 wird unter anderem durch Ergebnisse von Bildgebungs- und Interventionsstudien und von anderen wissenschaftlichen Hinweisen unterstützt, da die Hypochondrie – anders als die Somatisierungsstörung – auf ähnliche Behandlungsansätze wie die Behandlung von Zwangsstörungen respondiert (Greeven et al. 2007, Van den Heuvel et al. 2011).

Die Prävalenz der somatischen Belastungsstörung wird auf 5 bis 7 % geschätzt (Falkai und Wittchen 2015). Häufig begegnet man ihr im Notaufnahme-Setting (Hatcher und Arroll 2008). Für die Krankheitsangststörung basieren Prävalenzeinschätzungen vorwiegend auf der Diagnose Hypochondrie nach DSM-III und -IV. In Stichproben der ambulanten Versorgung liegen 6-Monats- und 1-Jahres-Prävalenzen zwischen 3–8 % (Falkai und Wittchen 2015).

Im DSM-5 fehlen bei der somatischen Belastungsstörung allerdings bestimmte verhaltensbezogene, kognitive und affektive Merkmale als Diagnosekriterien, die in Studien eine hohe diagnostische Validität aufwiesen, wie z. B. Vermeidungsverhalten, Verzweiflung aufgrund körperlicher Symptome und Grübeln bezüglich der Körperbeschwerden (Rief und Martin 2014). Bei der Behandlung der Krankheitsangststörung und der somatischen Belastungsstörung werden ähnliche kognitiv-behaviorale Erklärungsmodelle zugrunde gelegt (Bleichhardt und Weck 2015). Beide Störungsbilder sind durch gesundheitsbezogene Ängste geprägt (Dimsdale und Creed 2009).

Ein Kennzeichen bei Betroffenen ist das Streben nach einer schnellen Reduktion dieser Angstgefühle bzw. die Entwicklung von Verhaltensweisen, die dazu dienen sollen, ein größtmögliches Gefühl von Sicherheit zu erzeugen. Dazu zählen die Rückversicherung (insbesondere bei Ärztinnen und Ärzten, manchmal im Sinne eines »Doctor shopping«, aber auch bei Angehörigen oder durch Medien), das Kontrollieren und Untersuchen des eigenen Körpers (»Body Checking«) und eine Vielzahl von Sicherheits- und Vermeidungsverhaltensweisen (Bleichhardt und Weck 2015, Rief und Martin 2014). Durch eine körperbezogene Hypervigilanz können bereits kleinste körperliche Veränderungen als intensiviert wahrgenommen werden und sich in Rückkopplung mit begleitenden dysfunktionalen Gedanken im Sinne eines Teufelskreises verstärken (Bleichhardt und Weck 2015).

19.2 Was wissen wir zur Evidenz? – Empirische Daten und Stand der klinischen Forschung zu ACT bei körperlichen Belastungsstörungen und Krankheitsängsten

Ein Cochrane-Review (Van Dessel et al. 2014) benannte die kognitive Verhaltenstherapie als bislang einzig ausreichend wissenschaftlich untersuchtes Verfahren in der nicht-pharmakologischen Behandlung somatoformer Beschwerden bzw. somatisch unerklärter körperlicher Beschwerden. Für die Arbeit mit spezifischeren verhaltenstherapeutischen Gruppenprogrammen, wie sie auch im tagesklinischen Kontext zum Einsatz kommen, existieren vorwiegend unkontrollierte Studien (Stern und Fernandez 1991, Wattar et al. 2005).

McManus et al. (2011) entwickelten ein achtsamkeitsbasiertes Verfahren zur Behandlung von Hypochondrie und Krankheitsängsten, in dem Elemente der kognitiven Verhaltenstherapie mit Achtsamkeitsübungen in einer achtwöchigen Behandlung miteinander verbunden werden. Dieses auf der Mindfulness-based Cognitive Therapy (MBCT) basierende Programm zeigte sich in einer randomisiert-kontrollierten Studie »treatment as usual« überlegen, wobei die Effektstärken niedriger waren als bei kognitiv-verhaltenstherapeutischen Therapiestudien (McManus et al. 2012).

Randomisierte kontrollierte Studien zum spezifischen Einsatz von ACT bei somatischer Belastungsstörung existieren bislang nicht, allerdings untersuchte eine Studie die Verwendung einer gruppentherapeutischen ACT-Intervention bei Patientinnen und Patienten mit Krankheitsängsten (Eilenberg et al. 2016). Das verwendete Konzept von Krankheitsängsten glich hier stark der DSM-5-Definition der somatischen Belastungsstörung. In dieser Studie zeigten sich nach der ACT-Intervention u. a. positive Effekte auf die Gesundheitssorgen im Vergleich zur Wartelisten-Kontrollgruppe.

Eine Metaanalyse untersuchte unterschiedliche achtsamkeitsbasierte Verfahren, die bei Patientinnen und Patienten mit Fibromyalgie, Chronic Fatigue Syndrom oder Reizdarmsyndrom eingesetzt wurden. Hier ergaben sich bei kleiner Gesamtstudien- und Teilnehmerzahl und eher kleinen Effektstärken insbesondere für das Reizdarmsyndrom Hinweise auf eine Reduktion von Schmerzen und der Verbesserung der Lebensqualität der Patientinnen und Patienten (Lakhan und Schofield 2013). Schmerzen können – wie oben beschrieben – auch einen Teilaspekt der somatischen Belastungsstörung darstellen. Für die Anwendung von ACT bei chronischen Schmerzen ist eine bessere Studienlage gegeben: In einem systematischen Review mehrerer Studien konnten Hann und McCracken (2014) für die Anwendung von ACT bei chronischen Schmerzen positive Effekte auf Stressreduktion und allgemeine Lebensbewältigung nachweisen.

Mit Blick auf die Einordnung von ACT unter anderen wirksamen und etablierten Therapieverfahren für körperliche Belastungsstörungen und Krankheitsängste sind folgende Überlegungen relevant: Die »klassische« KVT und ACT zielen beide darauf ab, Patientinnen und Patienten einen alternativen Umgang mit schwierigen Emotionen oder Körperempfindungen aufzuzeigen und (emotionales) Vermeidungsverhalten (nach ACT eher »Erfahrungsvermeidung«) zu reduzieren (Bleichhardt und Weck 2015, Dindo et al. 2017). Bei ACT wird gleichzeitig vermittelt, Phänomene des Alltags wie Stress eher wahrzunehmen, zu akzeptieren und das eigene Verhalten anzupassen, statt Stress vermeiden zu wollen. Graham et al. (2015) merkten dazu an, dass dies das Risiko reduzieren könne, Stress als kontraproduktiv und maladaptiv zu konzeptualisieren. Unter diesem Aspekt kann zumindest die Frage aufgeworfen werden, ob die regulär bei Studien angewandten Outcome-Variablen (wie Stressreduktion oder Symptomreduktion) nicht auch im Rahmen der klinischen Forschung zu ACT kritisch betrachtet werden sollten.

ACT bemüht sich mehr darum, das Verhältnis der Patientinnen und Patienten zu den eigenen Gedanken, Gefühlen und körperlichen Erfahrungen anstatt deren Inhalte zu verändern (Cope et al. 2017). Die als Therapiebaustein bei der KVT genutzte kognitive Umstrukturierung dysfunktionaler, krankheitsbezogener, automatischer Gedanken bei Patientinnen und Patienten mit krankheitsbezogenen Ängsten (Bleichhardt und Weck 2015) entfällt damit.

Wissenschaftliche Erkenntnisse unterstützen, dass die kognitive Umstrukturierung keine notwendige Voraussetzung für die Reduktion dysfunktionaler krankheitsbezogener Bewertungen darstellt und z. B. die Nutzung von Expositionsverfahren bezüglich der Reduktion von Sicherheitsverhaltensweisen sogar der rein kognitiven Therapie überlegen sein kann (Weck et al. 2015).

Zudem fokussiert sich die KVT mehr auf Symptomkontrolle, während ACT anstrebt, Patientinnen und Patienten zu wertorientierten Handlungen – auch im Angesicht beeinträchtigender Symptome – zu befähigen (Harris 2006). Auf diese Weise wird bei ACT – anstelle der Symptom- oder Stresskontrolle – am Aufbau eines erweiterten Verhaltensrepertoires gearbeitet: Sämtliche therapeutische Bausteine, wie beispielsweise Expositionsübungen, können bei der Arbeit mit ACT im Sinne eines werteorientierten Lebens eingebettet werden. Dies kann den Patientinnen und Patienten als zusätzliche Therapiemotivation dienen (Harris 2014), während eine gezielte Reduktion von Symptomen wie bei klassischen Expositionsübungen eher abschreckend oder ängstigend wirken kann. Insbesondere gilt dies für den tagesklinischen oder vollstationären Kontext, in welchem für den Aufbau einer vertrauensvollen therapeutischen Beziehung, wie sie klassische Expositionsübungen verlangen, naturgemäß weniger Zeit bleibt als im ambulanten Setting. Mit einem für die Patientinnen und Patienten persönlichen, lebensbereichernden Handlungsziel vor Augen (z. B.: »...*durch diese Atem- oder Schüttelübung werde ich wieder besser in der Lage sein, mich um meine Tochter zu kümmern*«) werden die Übungen in einen größeren Kontext eingeordnet, der eine unmittelbare, therapiemotivierende Wirkung hat. Ziel ist eine funktionelle Verbesserung der Beschwerden anstatt einer »Heilung«.

19.3 Wie kann ACT zur Erklärung von körperlichen Belastungsstörungen und Krankheitsängsten beitragen? – Ein beispielhaftes Störungsmodell

Fallbeispiel

Herr S., 54 Jahre, Schweißer, lebt mit seiner Partnerin in einer gemeinsamen Wohnung. Er stellt sich in einer psychosomatischen Tagesklinik auf Grund eines Tinnitus und anderen wechselnden körperlichen Beschwerden vor. Hierzu gehören u. a. Kribbeln in den Armen und Beinen, Druck auf der Brust, Spannungsschmerz am Rücken und plötzlich auftretende Übelkeit mit Schwindel. Er beobachte diese Symptome schon eine ganze Weile an sich und mache sich ernsthaft Sorgen vor einer »schwerwiegenden« körperlichen Erkrankung. Er habe sich bereits von vielen Fachärzten untersuchen lassen. Bisher habe er immer wieder die Rückmeldung bekommen »ohne pathologischen Befund«. Er sei daher von seinem Hausarzt in die Tagesklinik für Psychosomatik überwiesen worden. Er fühle sich hilflos und verzweifelt: »Mir fehlt nichts im Kopf, mein Körper ist krank und keiner findet die Ursache!« Um seinen Körper zu entlasten, habe sich Herr S. seit mehreren Wochen krankschreiben lassen und auch Verabredungen nicht mehr wahrgenommen. Um »das Schlimmste« zu vermeiden, kontrolliere er regelmäßig eigenständig seinen Blutdruck.

Aufgrund einer Disposition, körperliche Empfindungen intensiv zu erleben, registriert Herr S. bereits leichte körperliche Veränderungen bei sich. Gedanklich interpretiert er diese als bedrohlich. *In der Terminologie von ACT* kommt es zu einer starken *Fusion* mit krankheitsbezogenen Gedanken: »Mit diesen Symptomen werde ich nie glücklich oder gesund werden

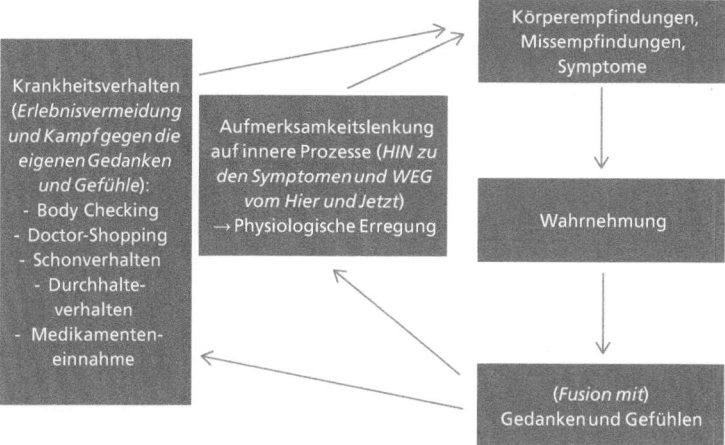

Abb. 19.1: Störungsmodell nach KVT in Anlehnung an Rief und Hiller (2011) und nach ACT (*kursiv*)

können«. Diese Ausrichtung auf die Zukunft (oder in anderen Situationen auf die Vergangenheit) statt auf das *Hier und Jetzt* ist mitverantwortlich für verstärkten Angstgefühlen und Sorgen von Herrn S. So erhöht sich das Arousal und geht mit immer mehr körperlichen Veränderungen einher: Der Autopilot schaltet sich ein und es kommt zu einer automatischen Ausrichtung der Aufmerksamkeit hin zu den Symptomen und dem »inneren Erleben« (Gedanken, Körperempfindungen und Gefühle) und weg vom *Hier und Jetzt*. Wiederholt kann dies zu einer Intensivierung körperlich-vegetativer Symptome (z. B. Tachykardie, Schwitzen) führen. Es entsteht ein Teufelskreis. Das Ziel des Patienten ist es, Kontrolle über seine Körperempfindungen und damit seine Gefühle und Gedanken zu gewinnen. So kam es bei Herrn S. dazu, dass Verhaltensweisen immer mehr von belastendem innerem Erleben (Angst, Sorge um die Gesundheit, Symptomwahrnehmung) kontrolliert wurden. Daraus ergab sich sekundär die Erlebensvermeidung, bei welcher er versuchte, unerwünschte Gedanken und Gefühle um jeden Preis zu bekämpfen (Cope et al. 2017). Hierfür nutzt der Patient vermeintliche Kontrollstrategien, wie das Absuchen des Körpers nach Anzeichen für eine Erkrankung, Rückzugs- und Schonungsverhalten oder das Aufsuchen von Ärztinnen und Ärzten, um entlastet zu werden. Es gelang Herrn S. jedoch meist nur punktuell und kurzfristig, Kontrolle zu gewinnen, langfristig bekam er auf diese Weise seine Ängste, Sorgen und Symptome nicht unter Kontrolle. Es entstand ein Gefühl der Hilf- und Machtlosigkeit, das wiederum mit weiteren körperlichen Veränderungen einherging. Darüber hinaus verlor der Patient langfristig den Kontakt zu dem, was sein Leben erfüllt und sinnvoll macht (*Verlust des Kontakts zu eigenen Werten; Zunahme von Weg-Bewegungen*). Kontrollstrategien sind also nicht Teil der Lösung, sondern Teil des Problems. Hier setzt ACT an.

Studienergebnisse weisen darauf hin, dass gerade die Vermeidung von Symptomen bei Patientinnen und Patienten mit funktionellen Störungen zu Behinderung und erniedrigter Lebensqualität führen kann (van Houdenhove und Luyten 2008). Auch vor diesem Hintergrund erscheint ein therapeutischer Ansatz, der auf der Akzeptanz von Körpersymptomen und der Reduktion von Erfahrungsvermeidung basiert, bei diesen Patientinnen und Patienten sinnvoll.

19.4 Wie sieht die Behandlung mit ACT bei körperlichen Belastungsstörungen und Krankheitsängsten konkret aus? Klinische Beispiele und Übungen

Im Folgenden wird exemplarisch ein typischer Behandlungsverlauf basierend auf der ACT in einem tagesklinischen Setting geschildert.

19.4.1 Diagnostik und Zielklärung

Die teilstationäre Behandlung beginnt mit der *Diagnostikphase*. Neben einer ausführlichen Anamnese – einschließlich der biografischen Anamnese- und klinischen Untersuchung – ist die gründliche Sichtung der Vorbefunde und Kontaktaufnahme zu ambulanten Behandlerinnen und Behandlern wichtig. Das Vertrauen der Patientinnen und Patienten in die Behandlung ist sehr viel größer, wenn ihnen die Sicherheit vermittelt wird, dass ihre Beschwerden gesehen und ernst genommen werden. Zur Evaluation des Behandlungsfortschritts können störungsübergreifende, standardisierte Testverfahren verwendet werden. Diese beziehen sich weniger auf die Symptomreduktion, sondern auf »Annäherungsziele« wie die gesundheitsbezogene Lebensqualität (SF-12; Morfeld et al. 2011) und psychische Flexibilität (FAH-II; Bond et al. 2011). In den Teambesprechungen werden systematische Verhaltensbeobachtungen des multiprofessionellen Teams über den Verlauf z. B. in einer ACT-Matrix zusammengetragen (▶ Kap. 13). Die gesammelten Informationen werden von Psychotherapeutinnen und -therapeuten und Ärztinnen und Ärzten genutzt, um mit der Patientin oder dem Patienten individuelle Behandlungsziele festzulegen und zu evaluieren. Der Fokus in der Behandlung wird auf *wertorientierte* und *handlungsbezogene Ziele* gelegt.

19.4.2 Das Problem verstehen (individuelles Störungsmodell)

Es erfolgt eine vertiefte Exploration der auslösenden und aufrechterhaltenden Faktoren. Hierbei haben sich zwei Strategien in der alltäglichen Arbeit mit ACT als besonders hilfreich bei Patientinnen und Patienten mit körperlicher Belastungsstörung und Gesundheitsängsten erwiesen: 1. Das therapeutische Arbeiten sollte stets Bezug zum Hier & Jetzt (Gegenwärtigkeit) haben und 2. der Gewinn und die Kosten des Verhaltens gründlich abgewogen werden (▶ Tab. 19.1).

19.4.3 Typische therapeutische Arbeit nach ACT zu den sechs ACT-Kernprozessen

Patientinnen und Patienten mit körperlicher Belastungsstörung oder Gesundheitsängsten tappen besonders häufig in die von Harris (2013a) beschriebene Glücksfalle: Je mehr die Betroffenen sich bemühen, je größer der Aufwand, den sie betreiben, um das Ziel zu erreichen, glücklich (bzw. »frei von Symptomen« oder »frei von Sorgen um Gesundheit«) zu sein, desto unglücklicher fühlen sie sich häufig. Dieses Paradoxon begleitet Betroffene in vielen Situationen des Lebens. Vor allem das Bestreben *erst* weniger körperliche Beschwerden zu erleiden, um *anschließend* möglicherweise wieder besser leben zu können, ist häufig ein Trugschluss. Es ist oftmals genau andersherum: sobald Patientinnen und Patienten »besser leben« – also z. B. aktiver werden – geht es ihnen auch besser (Wengenroth 2016).

Tab. 19.1: Das Problem verstehen. Beispiel der Ausarbeitung eines Patienten.

Situation	Verhalten	Gewinn	Kosten
Ich nehme Übelkeit beim Aufstehen wahr	Deshalb sage ich meine Verabredung ab und bleibe liegen	Ich setze mich nicht dem Risiko aus, dass mir noch schlechter wird, wenn ich die Wohnung verlasse, und habe die Hoffnung, dass es mir durch das Liegenbleiben bald besser gehen wird. Das beruhigt mich.	• Ich sehe meine Freunde nicht, ich liege zuhause. • Ich denke die ganze Zeit über meinen Magen und die Übelkeit nach und kann mich mit nichts anderem beschäftigen • Die Symptome werden nicht weniger und ich bin abends unzufrieden mit meinem Tag und belaste meine Partnerin damit

Die Übungen und Techniken zur Werteklärung entsprechen den allgemein in ACT verwendeten Interventionen (▶ Übung 1). Um hier zu Werten arbeiten zu können, sollten diese möglichst konkret und handlungsbezogen formuliert werden. Sie sind dann eine wichtige Motivationsquelle, um einen anderen Umgang mit Körpersymptomen und -ängsten anzuregen. Das Identifizieren und Verbinden mit den eigenen Werten findet im tagesklinischen Setting sowohl in den psychotherapeutischen Einzelsitzungen sowie in der wöchentlich stattfindenden Wertegruppe statt. Hier bekommen Patientinnen und Patienten nicht nur die Möglichkeit, eigene Werte zu erforschen, sondern sie bekommen die Chance, sich in der Gruppe mit dem zu zeigen, was ihnen wichtig ist und nicht, wie sonst häufig, mit ihrem Leid.

> **Übung 1 – Werte: Die Diagnose (modifiziert nach Wengenroth 2017)**
>
> In dieser Übung geht es darum, sich vorzustellen, wie ein werteorientiertes Leben konkret aussehen könnte. Sie basiert auf einer Idee aus dem Spielfilm »Mein Leben ohne mich« aus dem Jahr 2003. Eine junge Frau erfährt, dass sie unheilbar krank ist und nur noch wenige Monate zu leben hat. Sie erstellt eine Liste mit zehn Dingen, die sie vor ihrem Tod tun möchte. Diesem Konzept entsprechend werden die Patientinnen und Patienten aufgefordert, für sich selbst eine solche Liste zu erstellen.
>
> Dinge, die ich noch tun will, bevor ich sterbe:
>
> 1. Mit meiner Frau ins Ausland verreisen
> 2. Meiner Familie sagen, dass ich sie liebe
> 3. Mit meinen Freunden zum Bowling gehen
> 4. ...
> 5. ...

Patientinnen und Patienten mit körperlicher Belastungsstörung oder Krankheitsängsten verlieren oftmals aufgrund intensiv wahrgenommener körperlicher Beeinträchtigungen ihre Werte aus den Augen und schränken nach und nach den eigenen Handlungsspielraum aufgrund des Schonverhaltens ein. Es ist daher besonders wichtig, engagiertes und werteorientiertes Handeln zu fördern (▶ Übung 2). Dies kann u. a. von

Pflegekräften unterstützt werden. Zum Beispiel durch ACTives Nachfragen: »Welcher wertorientierten Handlung sind sie heute nachgegangen? Welche Barrieren traten dabei auf? Wie wollen Sie mit diesen Barrieren umgehen?« Im Idealfall wird bereits bei der Festlegung der Ziele mit den Patientinnen und Patienten vereinbart, welche Mitarbeiter des Teams hier Hilfe zur Selbsthilfe bieten kann. Für die Steigerung körperlicher Aktivität im Sinne der Entwicklung eines persönlich adaptierten Sportprogramms bietet sich beispielsweise die Physiotherapie an.

Übung 2: Engagiertes Handeln – Schritt für Schritt (Harris 2013a)

1. Einen Lebensbereich wählen, der in Bezug auf eine Veränderung hohe Priorität hat.
2. Werte bestimmen, durch die dieser Lebensbereich gekennzeichnet sein soll.
3. Ziele festlegen, die sich an diesen Werten orientieren.
4. Achtsam handeln.

Viele Patientinnen und Patienten mit körperlichen Belastungsstörungen und Krankheitsängsten versuchen oft jahrelang erfolglos, Kontrolle über ihre Beschwerden zu bekommen. Es kommt oftmals zu einer Überkompensation, bei der Betroffene versuchen, durch eine starke Beschäftigung mit dem Körper Kontrolle über ihre Ängste zu gewinnen, beispielsweise durch exzessives Body Checking mit mobilen Fitness Trackern. Der Kernprozess der Akzeptanz bietet eine Möglichkeit, eine neue Haltung einzunehmen, Körperempfindungen und Gefühle zuzulassen. Kräfte und Ressourcen werden wieder frei, wenn diese nicht im ständigen Kampf mit dem eigenen Körper und Gefühlen verloren gehen (Wengenroth 2016).

Zur Förderung von Akzeptanz kann zum Beispiel in den psychotherapeutischen Einzel- aber auch in den Gruppengesprächen die Übung *Kreative Hoffnungslosigkeit* eingesetzt werden (▶ Übung 3). Ziel dieser Übung ist es, Bereitschaft zu vermitteln, aus den Kontrollversuchen auszusteigen und Ideen für ein werteorientiertes Handeln zu entwickeln. Hierzu können z. B. das oben beschriebene Protokoll »Trigger-Verhalten-Gewinn-Kosten« genutzt werden, oder auch bekannte ACT-Metaphern wie »Tauziehen mit dem Monster«, die »Klemmbrett-Übung« oder die »chinesische Fingerfalle«.

Übung 3: Kreative Hoffnungslosigkeit (modifiziert nach Harris 2013a)

- Frage 1: Was haben Sie dagegen zu unternehmen versucht? Hier sollen die verschiedenen Kontrollstrategien der Patientinnen und Patienten exploriert werden.
- Frage 2: Wie hat es funktioniert? Diese Frage zielt auf die Information, ob die Kontrollstrategien das Leben bereichert oder zu Leid geführt haben.
- Frage 3: Welchen Preis haben Sie dafür gezahlt? Hier geht es darum, wie sich die Kontrollstrategien auf verschiedene Bereiche des Lebens der Patientinnen und Patienten auswirken; familiär, emotional oder finanziell.

Die Fähigkeit zur Defusion, d. h. Distanz zu den eigenen Gedanken herzustellen, sich aus der Fusion mit diesen zu lösen und Gedanken als das zu erkennen, was sie sind: nämlich Gedanken, sie zu beobachten und kommen und gehen zu lassen (Harris 2013a), stellt ebenfalls eine wichtige Fertigkeit für Menschen mit körperlichen Belastungsstörungen und Krankheitsängsten dar. Häufig erfolgt bei starker Fusion mit krankheitsbezogenen Gedanken und Ängsten fast automatisch das gut gelernte und wenig hilfreiche Kontroll- bzw. Schonungsverhalten. Die Schaffung von Distanz zu diesen inneren Ereignissen in Form von Defusion schafft Raum für eine Entautomatisierung des Verhaltens, eine mögliche Neubewertung der Situation und damit Handlungsspielräume. Um automatisierte Bewertungsprozesse und die Macht von Gedanken und deren Einfluss auf körperliche Vorgänge für Patientinnen und Patienten zu verdeutlichen, haben sich erfahrungsorientierte Übungen wie z. B. die Zitronenübung (▶ Übung 4) bewährt.

Übung 4 – Defusion: Zitronenübung (modifiziert nach Kleinstäuber et al. 2018)

»Lassen Sie uns gemeinsam eine Imaginationsübung machen. Für diese sollten Sie sich komfortabel hinsetzen und dabei möglichst wohlfühlen. Sie können dafür auch die Augen schließen. Sitzen Sie bequem? Sehr gut. Dann kann es losgehen. Stellen Sie sich einen Tisch vor. Ein ganz normaler Tisch, wie er vielleicht bei Ihnen in der Küche steht. Auf diesem Tisch befindet sich nur eine Zitrone auf einem Brettchen und daneben ein Messer. Sehen Sie die Zitrone? Sie nehmen jetzt die Zitrone in eine Hand. Haben Sie die Zitrone in der Hand? Dann tasten Sie die Zitrone ganz langsam mit beiden Händen ab. Wie fühlt sich die Oberfläche der Zitrone an? Ist sie glatt? Oder nehmen Sie Unebenheiten wahr? Ist es eine reife Zitrone? Ist die Schale hart oder fest? Wie groß ist die Zitrone? Denken Sie als nächstes an die Farbe der Zitrone. Sie hat ein sattes und starkes Gelb einer reifen Zitrone. Was nehmen Sie sonst noch wahr beim Anblick der Zitrone? Sieht das Gelb überall gleich aus oder gibt es Stellen, an denen es weniger satt aussieht? Ist die Schale glatt oder gibt es schrumpelige Stellen? Wie sieht die Zitrone an ihren beiden Enden aus? Als nächstes nehmen Sie die Zitrone in die rechte Hand und führen die Zitrone zu Ihrer Nase. Sie riechen an der Zitrone. Nehmen Sie den zitronigen Geruch wahr? Wie riecht die Zitrone? Nun stellen Sie sich vor, wie Sie die Zitrone wieder auf das Brettchen ablegen. Sie nehmen das Messer in eine Ihrer beiden Hände. Mit der anderen Hand halten Sie die Zitrone auf dem Brettchen fest. Nun halbieren Sie die Zitrone. Sie spüren an ihren Händen, dass etwas Saft beim Schneiden aus der Zitrone spritzt. Mit einem Daumen drücken Sie ein wenig auf das Fleisch der aufgeschnittenen Zitrone. Es fühlt sich weich und saftig an. Gleichzeitig wird der Zitronengeruch stärker. Sie nehmen diesen durch Ihre Nase wahr. Sie schneiden jetzt eine Scheibe der Zitrone ab. Sie halbieren diese Scheibe ein weiteres Mal. Diese Stück Zitrone führen Sie zum Mund. Wie fühlt sich dieses dünne Stück Zitrone in Ihrer Hand an? Die Scheibe ist jetzt kurz vor Ihrem Mund. Wie riecht sie? Sie öffnen langsam Ihren Mund und beißen in die Zitrone. Nehmen Sie den Geschmack wahr? Wie schmeckt die Zitrone? Wo in Ihrem Mund nehmen Sie den säuerlichen Geschmack wahr? Sie kauen das Fruchtfleisch. Es wird immer mehr Saft frei in Ihrem Mund. Schmeckt Ihnen die Zitrone? Dann beißen Sie nochmal rein und genießen Sie den Geschmack.

Wenn Sie genügend Zitrone gehabt haben, dann beenden wir unsere Imaginationsübung. Legen Sie den Rest Zitrone wieder auf das Brettchen und kommen Sie langsam zurück ins Hier und Jetzt.«

Bei Menschen, die unter Krankheitsängsten leiden, ist der Scheinwerfer der Aufmerksamkeit meist auf die betroffenen Körperempfindungen ausgerichtet und auf dieser Position »*eingerostet*« (Bleichhardt und Weck 2015). Diese Fehlleistung wird als ein Charakteristikum der somatischen Belastungsstörung angesehen (Falkai und Wittchen 2015, S. 426). Im Sinne der ACT funktioniert die Arbeit zu dieser Aufmerksamkeitsfehllenkung weniger kognitiv als vielmehr erfahrungsorientiert mithilfe von Atem- bzw. Achtsamkeitsübungen.

Bei Menschen mit körperlicher Belastungsstörung bzw. Krankheitsängsten ist besonders zu beachten, dass Übungen zur inneren Achtsamkeit als Expositionsübungen betrachtet werden können. Es ist daher zunächst mit Übungen zur aktiven Achtsamkeit, d. h. bezogen auf Alltagsaktivitäten zu beginnen. Beispielsweise den täglichen Stationsablauf mit einer entsprechenden Achtsamkeitsübung einzuläuten.

Bei starker Fusion mit Schmerzen, egal ob körperlich oder seelisch (z. B. Angst vor einer unheilbaren Krankheit), empfiehlt es sich, mit den Patientinnen und Patienten vor Aufnahme formaler Übungen zur inneren Achtsamkeit das Verbleiben im gegenwärtigen Moment zu üben. Menschen mit Krankheitsängsten neigen dazu, angesichts der Ängste weg zu driften, sich überrollt zu fühlen oder sich in krankheitsbezogenen Gedanken bzw. dem Gefühl von Hilflosigkeit zu verstricken. Die folgende Übung kann helfen, das Verbleiben im augenblicklichen Hier und Jetzt zu erlernen.

Übung 5 – Hier & Jetzt: Atem-Anker (modifiziert nach Harris 2013b, S. 125)

»Gemeinsam werden wir uns einige Sekunden Zeit nehmen für die folgende Übung: Richten Sie Ihre Wirbelsäule über Ihren Kopf wie von einem unsichtbaren Faden gezogen auf. Atmen Sie tief und langsam ein und aus. Schauen Sie sich um und registrieren Sie fünf Dinge in Ihrer Umgebung. Im Anschluss richten Sie Ihre Aufmerksamkeit auf fünf Dinge, die Sie hören können. Nehmen Sie wahr, wo Sie gerade sind und was Sie in diesem Moment tun.«

Nachfolgende Übungen zur inneren Achtsamkeit sollten entsprechend bewusst eingeführt, strukturiert geplant und durchgeführt werden, ggf. ist ein gestuftes Vorgehen anzuraten. Genauso notwendig ist hier die Anleitung und Evaluation des selbständigen Übens durch die Patientinnen und Patienten – analog zur klassischen Expositionstherapie. Im (tages-)klinischen Kontext erfolgt dies durch Psychotherapeutinnen und -therapeuten oder Ärztinnen und Ärzte, bzw. in enger Rücksprache zwischen diesen beiden Berufsgruppen.

Auch Übungen zu Selbst-als-Kontext können für unsere spezielle Zielgruppe hilfreich sein. Selbst-als-Kontext oder auch das beobachtende Selbst meint den Anteil in einer Person, der die eigenen Gedanken, Gefühle, Körperempfindungen wahrnimmt (Harris 2013a, S. 281f). Diese Perspektive auf sich selbst kann daher Patientinnen und Patienten dabei unterstützen, nicht mehr vor ihren Symptomen oder Ängsten zu flüchten, sondern ihnen die Erfahrung ermöglichen, dass es »einen Ort« gibt, an dem ihnen diese belastenden Erfahrungen nichts anhaben können und sie diese aus einem stabilen Selbstanteil heraus beobachten können. Zur Förderung von Selbst-als-Kontext eignen sich geführte Vorstellungsübungen und bekannte Metaphern wie z. B. die »Himmel und Wetter«-Metapher (Harris 2013a). Insbesondere bei der Arbeit mit Metaphern bietet sich eine enge inhaltliche Verzahnung zwischen den Kreativtherapien (Ergo-, Kunst- oder Tanztherapie) und den psychotherapeutisch angeleiteten Gruppen an. Patientinnen und Patienten wird so über die gedankliche Auseinandersetzung mit Metaphern hinaus ein erfahrungsorientiertes Erleben der ACT-Metaphern ermöglicht.

19.5 Worauf ist zu achten? – Fußangeln und Fallstricke

Eine Besonderheit bei der Arbeit mit ACT bei dieser Patientengruppe ist das Herausarbeiten von Werten. Patientinnen und Patienten mit oftmals chronischen Beschwerden haben häufig schwer Zugang zu den Dingen, die ihnen wichtig sind. Sie haben sich im Symptomwald ihrer körperlichen Beschwerden verlaufen und haben wenig Sicht auf ihren inneren Kompass (Metapher: »Die zwei Wanderer«; Wengenroth 2017). Im Kampf gegen ihre Symptome werden häufig Werte wie »schmerzfrei sein/körperlich fit werden« genannt (»Weg von«-Ziele). Hier kann es hilfreich sein zu fragen, wozu eine Person wieder körperlich aktiv werden möchte oder was wichtig wäre, wenn die körperlichen Beschwerden nicht mehr da wären (»Hin zu«-Ziele).

Eine weitere Besonderheit dieser Gruppe von Patientinnen und Patienten ist, dass Betroffene sich in ihrem Leid häufig missverstanden fühlen. Aufgrund oftmals negativer Erfahrungen bei Arztbesuchen, im Gespräch mit Angehörigen oder auch im Arbeitskontext kommt es zusätzlich zu den eigentlichen Beschwerden zu Kommunikationsproblemen.

Typische Barrieren für Patientinnen und Patienten sind Gefühle und Gedanken wie (Kleinstäuber et al. 2018):

- nicht ernst genommen zu werden
- nicht bis zu Ende angehört zu werden
- vom gegenüber als klagsam wahrgenommen zu werden
- dass Ärztinnen und Ärzte unter Zeitdruck stehen
- die Rückmeldung zu bekommen, die Symptome »einfach« ignorieren zu sollen, »das Leben wie zuvor weiterführen« zu sollen
- keine Hilfe bei einem ersthaften Problem zu erhalten.

Im therapeutischen Setting kann es daher von besonderer Bedeutung sein, die Emotionen und Erfahrungen der Patientinnen und Patienten zu validieren, die auf negativen Erfahrungen basierenden Gedanken und Gefühle zu entpathologisieren und den Betroffenen Verständnis für die schwierige Situation, in der sie sich befinden, entgegen zu bringen. Insbesondere für die Beziehungsgestaltung kann eine detaillierte Beschreibung der Beschwerden am Anfang hilfreich sein. Im Verlauf können Kommunikationsprobleme aus dem alltäglichen Leben mit in den therapeutischen Prozess integriert werden (Kleinstäuber et al. 2018).

19.6 Was ist das Wichtigste für den klinischen Alltag?

- Bislang existieren keine Studien zum spezifischen Einsatz von ACT bei somatischer Belastungsstörung
- Es zeigen sich vielversprechende Hinweise auf die Wirksamkeit von ACT im Einsatz bei Patientinnen und Patienten mit Gesundheitssorgen
- Hauptziel ist die Förderung von Flexibilität und wertorientiertem Handeln anstatt Symptomkontrolle, welche bei diesen Patientinnen und Patienten häufig schon chronifiziert und damit Teil des Problems geworden ist
- Die Arbeit mit ACT bei körperlicher Belastungsstörung und Krankheitsängsten basiert wesentlich auf dem alltags- und erfahrungsorientierten Erleben neuer Umgangsweisen mit den Beschwerden durch

die Betroffenen, mit wesentlicher Unterstützung eines multiprofessionellen Behandlungsteams.

Literatur

Bleichhardt G, Weck F (2015) Kognitive Verhaltenstherapie bei Hypochondrie und Krankheitsangst. 3. Aufl. Heidelberg: Springer.

Bond FW, Hayes SC, Baer RA, Carpenter KM, Guenole N, Orcutt HK, Waltz T, Zettle RD (2011) Preliminary psychometric properties of the Acceptance and Action Questionniare - II: A revised measure of psychological flexibility and experiential avoidance. Behav Ther 42: 676–688.

Cope SR, Poole N, Agrawal N (2017) Treating functional non-epileptic attacks–Should we consider acceptance and commitment therapy? Epilepsy Behav 73: 197–203.

Dilling H, Freyberger HJ (2012) Taschenführer zur ICD-10-Klassifikation psychischer Störungen. 6. Aufl. Göttingen: Hogrefe.

Dimsdale J, Creed, F (2009) The proposed diagnosis of somatic symptom disorders in DSM-V to replace somatoform disorders in DSM-IV - A preliminary report. J Psychosom Res 66: 473–476.

Dindo L, Van Liew JR, Arch JJ (2017) Acceptance and commitment therapy: a transdiagnostic behavioral intervention for mental health and medical conditions. Neurotherapeutics 14(3): 546–553.

Eilenberg T, Fink P, Jensen, JS, Rief W, Frostholm L (2016) Acceptance and commitment group therapy (ACT-G) for health anxiety: a randomized controlled trial. Psychol Med 46(1): 103–115.

Falkai P, Wittchen H-U (2015) Diagnostisches und Statistisches Manual Psychischer Störungen DSM-5. 1. Aufl. Göttingen: Hogrefe.

Graham, CD, Gillanders D, Stuart S, Gouick J (2015) An acceptance and commitment therapy (ACT)–based intervention for an adult experiencing post-stroke anxiety and medically unexplained symptoms. Clin Case Stud 14(2): 83–97.

Greeven A, van Balkom A, Visser S, Merkelbach J, van Rood Y, van Dyck R, van der Does AJ, Zitman FG, Spinhoven P (2007) Cognitive behavior therapy and paroxetine in the treatment of hypochondriasis: a randomized controlled trial. Am J Psychiatry 164: 91–99.

Gureje O (2015) Classification of somatic syndromes in ICD-11. Curr Opin Psychiatry 28(5): 345–349.

Gureje O, Reed GM (2016) Bodily distress disorder in ICD-11: problems and prospects. World Psychiatry 15(3): 291–292.

Hann KE, McCracken LM (2014) A systematic review of randomized controlled trials of Acceptance and Commitment Therapy for adults with chronic pain: Outcome domains, design quality, and efficacy. J Contextual Behav Sci 3 (4): 217–227.

Harris R (2006) Embracing your demons: an overview of acceptance and commitment therapy. Psychother Aust 12(4): 70–76.

Harris R (2013a) ACT leicht gemacht. Ein grundlegender Leitfaden für die Praxis der Akzeptanz- und Commitment-Therapie. 3. Aufl. Freiburg: Arbor.

Harris R (2013b) Wer vor dem Schmerz flieht, wird von ihm eingeholt. 2. Aufl. München: Kösel.

Harris R (2014) Schwierige Situationen in der Akzeptanz- und Committmenttherapie (ACT). 1. Aufl. Weinheim: Beltz.

Hatcher S, Arroll B (2008) Assessment and management of medically unexplained symptoms. BMJ 336: 1124–1128.

Kleinstäuber M, Thomas P, Witthöft M, Hiller W (2018) Kognitive Verhaltenstherapie bei medizinisch unerklärten Körperbeschwerden und somatoformen Störungen. 2. Aufl. Heidelberg: Springer.

Lakhan SE, Schofiel KL (2013) Mindfulness-based therapies in the treatment of somatization disorders: a systematic review and meta-analysis. PloS One 8(8): e71834.

Mayou R (2014) Is the DSM-5 chapter on somatic symptom disorder any better than DSM-IV somatoform disorder? Br J Psychiatry 204(6): 418–419.

McManus F, Muse K, Surawy C (2011) Mindfulness-based Cognitive Therapy (MBCT) for severe health anxiety. HCPJ: 19–23.

McManus F, Surawy C, Muse K, Vazquez-Montez M, Williams JMG (2012) A randomized clinical trial of mindfulness-based cognitive therapy versus unrestricted services for health anxiety (hypochondriasis). J Consult Clin Psychol 80(5): 817–828.

Morfeld M, Kirchberger I, Bullinger M (2011) SF-36 & SF-12: Fragebogen zum Gesundheitszustand, 2. Aufl. Göttingen: Hogrefe.

Rief W, Hiller W (2011) Somatisierungsstörung (Bd. 1, Fortschritte der Psychotherapie). Göttingen: Hogrefe.

Rief W, Martin S (2014) How to use the new DSM-5 somatic symptom disorder diagnosis in research and practice: a critical evaluation and a proposal for modifications. Annu Rev Clin Psychol 10: 339–367.

Sonnleitner J, Aigner M (2015) Von den somatoformen Störungen zur somatischen Belastungsstörung. psychopraxis. neuropraxis 18 (4): 132–136.

Stern R, Fernandez M (1991) Group cognitive and behavioural treatment for hypochondriasis. BMJ 303(6812): 1229–1231.

van den Heuvel OA, Mataix-Cols D, Zwitser G, Cath DC, van der Werf YD, Groenewegen HJ, van Balkom AJ, Veltman DJ (2011) Common limbic and frontal-striatal disturbances in patients with obsessive compulsive disorder, panic disorder and hypochondriasis. Psychol Med 41(11): 2399–2410.

Van Dessel N, Den Boeft M, van der Wouden, JC, Kleinstäuber M, Leone SS, Terluin B, Numans ME, van der Horst HE, van Marwijk H (2014) Non-pharmacological interventions for somatoform disorders and medically unexplained physical symptoms (MUPS) in adults. Cochrane Database Syst Rev 11: CD011142.

Van Houdenhove B, Luyten P (2008) Customizing treatment of chronic fatigue syndrome and fibromyalgia: the role of perpetuating factors. Psychosomatics 49(6): 470–477.

Wattar U, Sorensen P, Buemann I, Birket-Smith M, Salkovskis PM, Albertsen, M, Strange S (2005) Outcome of cognitive-behavioural treatment for health anxiety (hypochondriasis) in a routine clinical setting. Behav Cogn Psychother 33(2): 165–175.

Weck F, Neng J, Richtberg S, Jakob M, Stangier U (2015) Cognitive therapy versus exposure therapy for hypochondriasis (health anxiety): A randomized controlled trial. J Consult Clin Psychol 83(4): 665–676.

Wengenroth M (2016) Das Leben annehmen. So hilft die Akzeptanz- und Commitment-Therapie (ACT). 3. Aufl. Göttingen: Hogrefe.

Wengenroth M (2017) Akzeptanz und Commitmenttherapie (ACT). Therapie-Tools. 2. Aufl. Weinheim: Beltz.

20 ACT bei Abhängigkeitserkrankungen

Klaus Ackermann und Nina Romanczuk-Seiferth

20.1 Wozu die Arbeit mit ACT bei Abhängigkeitserkrankungen? – Einführung

20.1.1 Psychische Flexibilität und das gute Leben – ACT bei Abhängigkeitserkrankungen

Abhängigkeitserkrankungen wie Alkoholabhängigkeit oder Störungen durch anderen Substanzkonsum umfassen Verhaltensmuster, die zu vielfältigem Leiden bis hin zum frühzeitigen Tod führen können. Für Deutschland reichen die Schätzungen beispielsweise von jährlich rund 42.000 bis hin zu 74.000 Menschen, die als Folge ihres Alkoholkonsums oder des kombinierten Alkohol- und Tabakkonsums vorzeitig versterben (vgl. Robert-Koch-Institut 2015). Annähernd 5 % der Männer und ca. 2 % der Frauen im Alter von 18 bis 64 Jahren gelten als alkoholabhängig, für missbräuchlichen Konsum werden ähnliche Prävalenzen angegeben (Pabst et al. 2013). Während viele Betroffene äußerlich sozial gut integriert erscheinen, geht eine Alkoholabhängigkeit bei stationär behandelten Fällen zumeist mit erheblichen Beeinträchtigungen von Gesundheit, Psyche, Leistungsvermögen sowie familiärer und sozialer Bezüge einher. Ähnliche Beeinträchtigungen finden sich bei anderen Abhängigkeitserkrankungen.

Der nachhaltigen Veränderung der Verhaltensmuster, die im Rahmen einer Abhängigkeitserkrankung auftreten, kommt somit ein hoher Stellenwert für das psychische und körperliche Wohlbefinden und für ein erfüllendes Leben der Betroffenen zu. Aus ACT-Sicht bedeutet dies, psychische Flexibilität zu entwickeln. Ausgehend vom Setting mehrwöchiger stationärer Rehabilitationsbehandlungen soll dargestellt werden, wie ACT zur stationären und teilstationären Entwöhnungsbehandlung von Menschen mit Abhängigkeitserkrankungen beitragen kann. Angepasst in Methode und Umfang sind die hier dargestellten Grundprinzipien aber ebenso auf den Kontext von Entzugsbehandlungen anwendbar, wo sie Betroffenen insbesondere die (Re-)Orientierung hin zu wertorientiertem Handeln im weiteren Behandlungsverlauf erleichtern können. Der Fokus richtet sich im Folgenden exemplarisch auf Menschen mit einer Alkoholabhängigkeit, viele der hier aufgeführten Aspekte können jedoch auch unmittelbar auf andere Abhängigkeitserkrankungen übertragen werden. Zunehmende klinische Relevanz erlangen zudem stoffungebundene Abhängigkeitserkrankungen bzw. Verhaltenssüchte (Romanczuk-Seiferth 2017a), wie etwa Störungen durch Glücksspielen (vgl. Romanczuk-Seiferth et al. 2014, Romanczuk-Seiferth und Fauth-Bühler 2014). Auch andere Phänomene exzessiven Verhaltens, die mit psychischem Leiden und massiven psychosozialen Konsequenzen einhergehen können, erlangen wachsende Bedeutung, wie beispielsweise Internet-bezogene Störungen (Romanczuk-Seiferth 2017b). Die Diskussion um deren nosologische Einordnung dauert an (z. B. Rumpf et al. 2018, Saunders 2017). Inzwischen ist für die exzessive Nutzung von Onlinespielen im DSM-5 (American Psychiatric Association 2013) eine Forschungsdiagnose vorgesehen, deren Kriterien aufgrund phänomenologischer Ähnlichkeiten stark an die Kriterien substanzbezogener Abhängigkeiten angelehnt sind. Auch für die kommende Novellierung des ICD (Dilling et al. 2015) ist die Einführung einer Diagnose zu Onlinespielen fest vorgesehen.

ACT-basierte Konzepte sind im Bereich der Abhängigkeitserkrankungen zudem nicht auf herkömmliche Behandlungskontexte beschränkt geblieben. So hat sich in Teilen Englands mit »ACT Peer Recovery« ein Programm etabliert, in dem in Genesung befindliche Betroffene ein auf ACT-Inhalten basierendes Schulungsprogramm durchlaufen, um ihr Wissen anschließend als Coaches in regelmäßigen Gruppentreffen an andere Betroffene weiterzugeben (Webster 2014).

20.1.2 Der besondere Nutzen von ACT in der stationären Rehabilitationsbehandlung von Menschen mit Abhängigkeitserkrankungen

Als primärer Zweck von Psychotherapie wird vielfach die Beseitigung oder Milderung von psychopathologischen Symptomen oder Störungen angegeben. Demgegenüber stellt der auf lerntheoretischen Prinzipien fußende Ansatz der Akzeptanz- und Commitment-Therapie (Hayes et al. 2014) funktional appetitiv ein aktives Richtungsziel (z. B. »Mein Leben reich und sinnvoll gestalten«) anstelle eines Vermeidungsziels (z. B. »Nicht mehr trinken«) in den Mittelpunkt der therapeutischen Arbeit: Ausgehend von den richtungsweisenden Wertvorstellungen einer Person soll psychische Flexibilität gefördert werden. Dies beinhaltet insbesondere, mit Patientinnen und Patienten zu klären, welche Themen, Beziehungen und Aktivitäten für die persönliche Lebensführung handlungsleitend sein sollen, und diese engagiert verfolgen zu können, auch wenn belastende Gedanken und Gefühle auftauchen und zunächst als Hürden erlebt werden. Wesentliche Grundlagen zum Verständnis von ACT liefert hierbei die Bezugsrahmentheorie (RFT, relational frame theory), die sprachlich-symbolisches Verhalten auf behavioraler Basis erklärt (vgl. Hayes et al. 2001). Als kontextuell-behavioraler Ansatz ist ACT darüber hinaus erkenntnistheoretisch im funktionalen Kontextualismus, einer speziellen Ausprägung des Pragmatismus, verankert (Hayes 1993, Zettle et al. 2016). Zentral für den Kontextualismus ist der Verhaltens- oder Handlungsakt im jeweiligen Kontext (Pepper 1942). Im Unterschied zu vielen anderen psychotherapeutischen Ansätzen verfügt ACT somit über eine elaborierte grundlagenwissenschaftliche und erkenntnistheoretische Basis (▶ Abb. 20.1), deren Kenntnis wesentlich zu einer flexiblen und kontextsensitiven ACT-Praxis beitragen kann. Zudem bestehen vielfältige Verknüpfungen zu neuro- und evolutionswissenschaftlichen Ansätzen (vgl. Wilson und Hayes 2018).

Neben Auswirkungen in der Lebenswelt (Familie, Arbeit, Freizeitgestaltung usw.) sind vielfältige Begleit- und Folgestörungen psychischer wie somatischer Art (z. B. Nikotinsucht und andere Abhängigkeiten, affektive Störungen, Angststörungen, ADHS, Persönlichkeitsstörungen, kognitive Beeinträchtigungen, Organschäden) bei stationär Behandelten eher die Regel als die Ausnahme (Bachmeier et al. 2018a, 2018b). Das ACT-Prozessmodell regt dazu an, durch ICD bzw. DSM getrennt klassifizierte, bei Abhängigkeitserkrankungen jedoch häufig gemeinsam auftretende Störungen prozessual ganzheitlich zu verstehen und zu behandeln. Dabei können psychische Flexibilität und Achtsamkeit im ACT-Verständnis als wesentliche Voraussetzung für das »gute Leben« dezidiert in einen erweiterten handlungsleitenden Bezugsrahmen gestellt werden, was

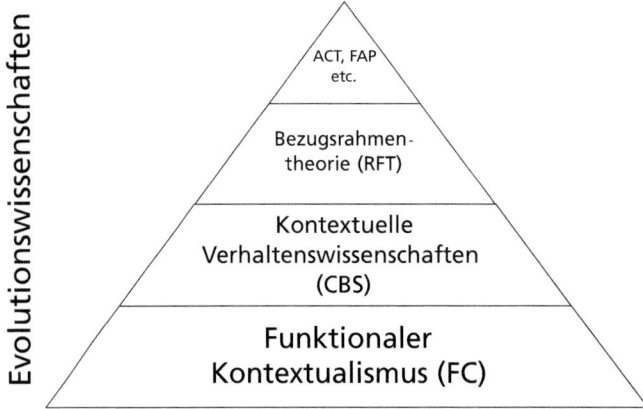

Abb. 20.1:
ACT und FAP (Funktional-Analytische Therapie) im Kontext von Bezugsrahmentheorie, kontextuellen Verhaltenswissenschaften, funktionalem Kontextualismus und Evolutionswissenschaften (in Anlehnung an ein Videotutorial zu Villatte et al. 2016[12])

den umfassenden Zielstellungen einer teilhabeorientierten Rehabilitation konzeptionell in besonderer Weise entspricht. Mit der ACT-Matrix (Polk et al. 2019) steht ein Werkzeug zur Verfügung, das einen leicht verständlichen, visuell basierten Zugang zu eigenem Verhalten ermöglicht und dabei dessen aversive und appetitive Funktionen verdeutlicht. Die funktionale Verhaltensanalyse kann mit der Matrix gewissermaßen als Analogie eines visuellen Navigationssystems anschaulich vermittelt, eingeübt und automatisiert werden.

20.2 Was wissen wir zur Evidenz? – Wirksamkeitsnachweise zu ACT bei Abhängigkeitserkrankungen

Eine Übersichtsarbeit zur Wirksamkeit von ACT bei substanzbezogenen Störungen listet 16 Untersuchungen, darunter auch zehn randomisierte kontrollierte Studien (RCTs), auf (De Groot et al. 2014). Diese Studien, die zumeist auch von den im nächsten Absatz berichteten quantitativen Metaanalysen berücksichtigt wurden, bezogen sich vornehmlich auf Drogenkonsum oder gemischten Konsum sowie auf die Beendigung des Rauchens. Es liegen zudem einige quantitative Metaanalysen zur Wirksamkeit von ACT vor (A-Tjak et al. 2015, Lee et al. 2015, Öst 2014). Als Teil einer umfassenderen quantitativen Metaanalyse mit 39 RCTs analysierten A-Tjak et al. acht Studien aus dem Störungsbereich Sucht mit insgesamt 503 Teilnehmern. Im Vergleich zu den jeweiligen Kontrollbedingungen resultierte eine kleine bis mittlere Effektgröße (Hedges' $g = 0.40$; $SE = 0.13$, 95 % CI: 0.15-0.66, $p = 0.002$). Die Autoren werten ihre Befunde als Unterstützung für den Einsatz von ACT bei Abhängigkeitserkrankungen. Gleichfalls als Teil einer Metaanalyse mit insgesamt 60 Studien über verschiedene Störungsbereiche analysierte Öst (Öst 2014) fünf Studien zu Drogenkonsumstörungen sowie separat davon drei Studien zur Beendigung des Tabakkonsums. Zurückhaltender als A-Tjak et al. (2015) bewertete

---

12 https://www.youtube.com/watch?v=B5E__FC3oZs&feature=youtu.be, Zugriff am 23.08.2020

Öst ACT als für Drogenkonsumstörungen »möglicherweise wirksam«, eigens auf diesen Störungsbereich bezogene Effektgrößen werden von ihm nicht angegeben (zur methodischen Kritik an Östs Metaanalyse siehe Atkins et al. 2017). In einer speziell auf Drogenkonsumstörungen und Studien zur Beendigung des Tabakkonsums fokussierenden Metaanalyse (Lee et al. 2015) zeigte sich ACT insbesondere zum Follow-up Zeitpunkt bei kleiner bis mittlerer Effektstärke gegenüber verschiedenen Vergleichsbedingungen hochsignifikant überlegen ($g = 0.43$; $p < 0.001$). In diese Analyse gingen insgesamt zehn Originalstudien ein, entsprechend verweisen auch diese Autoren auf den vorläufigen und explorativen Charakter ihrer Metaanalyse. Fasst man die aktuellen Metaanalysen zusammen, so kommt die Wirksamkeit von ACT bei stoffgebundenen Abhängigkeitserkrankungen denen anderer kognitiver und behavioraler Verfahren gleich, wobei die Datenbasis allerdings noch limitiert erscheint. Wie jüngst auch Byrne et al. (2019) in ihrer systematischen Übersichtsarbeit zur Nutzung von Achtsamkeit und ACT speziell bei Alkoholkonsumstörungen folgern, erscheinen insbesondere unter methodischen Gesichtspunkten weitere randomisiert-kontrollierte Studien, beispielsweise mit größeren Stichprobenumfängen und mit Blick auf spezielle Zielgruppen – wie Menschen mit komorbiden Erkrankungen–, wünschenswert. Auch zielgruppenspezifische anwendungsorientierte Literatur ist bisher eher rar (vgl. Hayes und Levin 2013, Wilson und DuFrene 2012).

Abgesehen von ersten explorativen Studien (Dymond und Roche 2010, Nastally und Dixon 2012) stehen Nachweise zum spezifischen Nutzen von ACT für den Bereich der sogenannten substanzungebundenen Abhängigkeiten noch weitgehend aus.

20.3 Wie kann ACT zur Erklärung von Abhängigkeitserkrankungen beitragen und wie sieht die Behandlung aus? – Das Modell der psychischen Flexibilität und Interventionsaspekte

Mit dem Modell der psychischen Flexibilität formulieren Hayes et al. (Hayes et al. 2014; vgl. Luoma et al. 2017) ein transdiagnostisches Prozessmodell, dessen sechs Kernprozesse in ihrem Zusammenwirken einerseits menschliche Flexibilität und psychische Gesundheit und andererseits – im Fall von Prozessbeeinträchtigungen oder Prozessdefiziten – menschliches Leiden und die Entstehung von Psychopathologien beschreiben. Nachfolgend wird an ausgewählten Einzelaspekten veranschaulicht, welche typischen Beeinträchtigungen psychischer Flexibilität bei Abhängigkeiten zu beobachten sind (► Abb. 20.2). und wie die Arbeit entlang der sechs Kernprozesse von ACT zur Behandlung von Abhängigkeitserkrankungen suffizient beitragen kann.

20.3.1 Werteorientierung statt Konsum- bzw. Abstinenzorientierung

Anfänglich liegen dem Konsum von Alkohol, Nikotin oder illegalen Drogen oftmals positive Verstärkungseffekte zugrunde, die nicht nur im direkten sinnlichen Geschmackserleben, sondern auch in arbiträren verbal-symbolischen Bezugsrahmen verankert sind. Wenn in späteren Stadien der Abhängigkeitsentwicklung

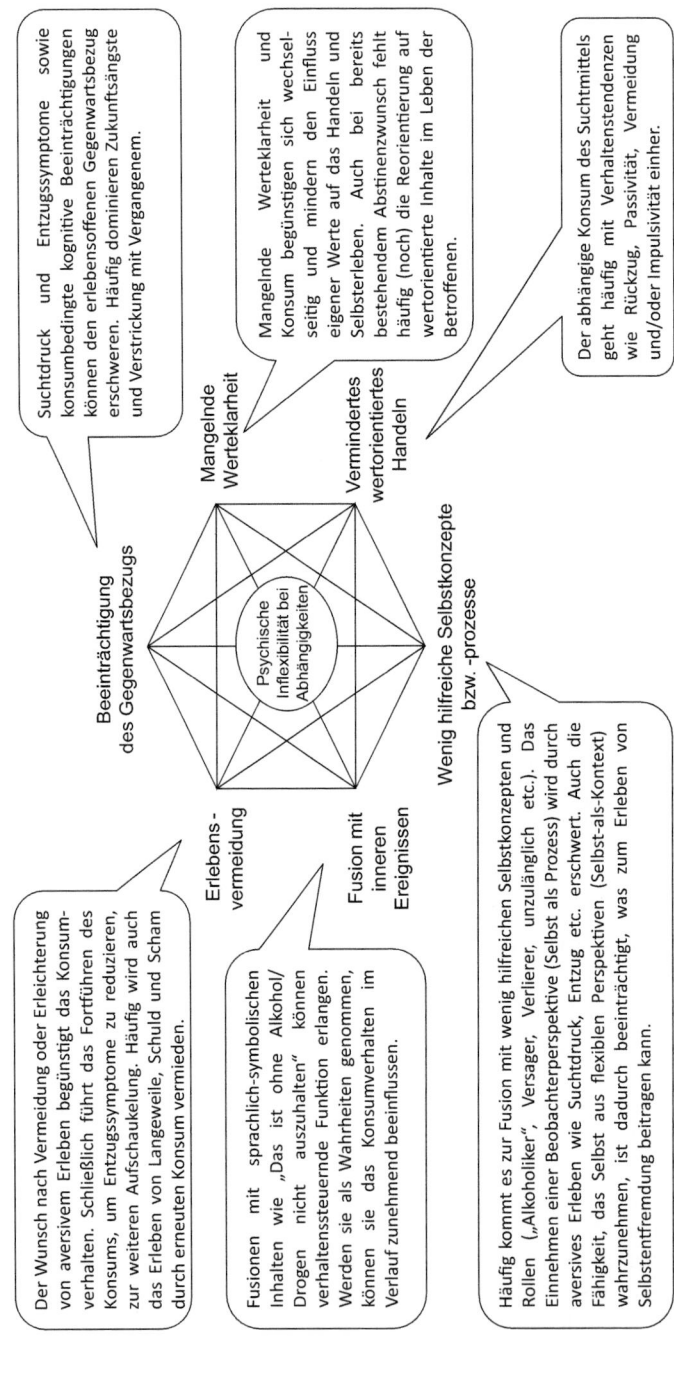

Abb. 20.2: Hexaflex mit Erläuterungen zu unflexiblen bzw. typischen ungünstigen Ausprägungen der sechs Kernprozesse bei Abhängigkeitserkrankungen

immer mehr unmittelbar erlebte, belastende körperliche und mentale Konsequenzen des Konsums wie Verlangen und Entzugssymptome das Verhalten leiten, erleben Betroffene dies zunehmend diskrepant zu übergreifenden Motiven (»Werten«) wie Gesundheit, Wohlbefinden oder soziale Integration, woraus zumeist erheblicher Leidensdruck resultiert. In der Arbeit mit Patientinnen und Patienten, die gegenüber einer Verhaltensänderung ambivalent oder unentschlossen scheinen, kann die Diskrepanz zwischen dem aktuellen Verhalten und persönlichen Zielen oder Werten, wie beispielsweise auch Miller und Rollnick (2012) beschreiben, zur weiteren motivationalen Klärung genutzt werden. Vor dem Beginn einer spezifischen Behandlung der Abhängigkeitserkrankung, z. B. in Form einer stationären Rehabilitation, haben Betroffene oft schon einen längeren Beratungsprozess oder auch wiederholte Entzugsbehandlungen und andere Versuche, ihren Konsum zu handhaben, durchlaufen. Ein Teil hat sich dann zu einem bestimmten Zeitpunkt entschieden, vorläufig oder dauerhaft abstinent leben zu wollen. Wie im Konzept der »kreativen Hoffnungslosigkeit« (Hayes et al. 2014) beschrieben, kann das wiederholte Scheitern von Kontrollbemühungen zum Ausgangspunkt einer grundlegenden Verhaltensänderung werden. Im Fall abhängigen Verhaltens ist zu berücksichtigen, dass diese Kontrollbemühungen oftmals doppelten Charakter tragen: Einerseits richten sie sich auf die Veränderung des symptomatischen Verhaltens, andererseits erscheint das Konsum- bzw. Suchtverhalten selbst oftmals als Versuch, die Ausprägung unerwünschter Gedanken und Gefühle zu modifizieren.

Interventionsaspekte. Werden Patientinnen und Patienten bereits zu Beginn des psychotherapeutischen Aufnahmegesprächs im Sinne einer gezielten Bahnung (»Priming«; Bargh 2018) nach ihren Hoffnungen befragt, die sie mit der Behandlung verbinden, äußern sie häufig in irgendeiner Weise die Erwartung, »wieder ein besseres Leben führen zu können«. Dies kann nachfolgend konkretisiert und zum Leitmotiv der psychotherapeutischen Behandlung gemacht werden. So lassen sich anknüpfend an dieses Leitmotiv des guten Lebens beispielsweise mit der WWW-Frage (»**W**er/**W**as ist Ihnen **w**ichtig?«) Aktivitäten und Beziehungen evozieren, die für die Behandlungssuchenden bedeutungsvoll sind oder denen sie künftig wieder mehr Bedeutung geben wollen. Zudem kann im weiteren Verlauf – auch im gruppentherapeutischen Kontext – psychische Flexibilität (»das gute Leben«) in eine hierarchische Beziehung zum »ABC des guten Lebens: Achtsamkeit, Bereitschaft, Commitment« gestellt werden. Achtsamkeit, Bereitschaft und Commitment bzw. die damit verbundenen Hexaflex-Kernprozesse werden so zum erweiterten symbolischen Kontext im Therapieprozess und können auch über die Therapie hinaus handlungsleitend werden. Wenn Patientinnen und Patienten Abstinenz in einen Mittel-Zweck-Bezug(srahmen) zum »guten Leben« setzen können, führt dies deutlich über gewohnte, problemzentrierte und partikulare Formulierungen von Therapiezielen (»Vertiefung der Abstinenzmotivation«, »Rückfallvorbeugung«, »Vermittlung von Bewältigungstechniken«…) hinaus. Dies erscheint geeignet, der Komplexität der Konsumstörung umfassend Rechnung zu tragen. Benennen Betroffene Richtungen wie »Familie«, »Arbeit« oder »Gesundheit« für sich als wichtig, geht es nachfolgend darum, diese Begriffe mit konkreten Verhaltensattributen (»besonnen«, »verständnisvoll«, »verlässlich«…) zu verbinden und sie in konkrete Handlungsbezüge zu stellen, sodass sie beim Verfolgen solcher Richtungsziele tatsächlich verhaltenswirksam werden können.

20.3.2 Engagiertes Handeln anstelle von Suchtverhalten, Rückzug und Untätigkeit

Engagiertes Handeln wird oftmals in Erweiterung von Werten beschrieben (z. B. Hayes et al. 2014). Menschen, die eine spezifische Suchttherapie in Form einer stationären Behandlung aufsuchen, berichten zumeist, dass ihr Verhalten im Verlauf der Abhängigkeitsentwicklung zunehmend vom Suchtmittelkonsum bestimmt wurde. Betroffene betreiben oftmals erheblichen Aufwand, um ihren Konsum vor anderen zu verbergen, und benötigen viel Zeit, um sich körperlich und geistig zu erholen. Insbesondere wenn Entzugssymptome in den Vordergrund treten, geraten »gesunde« oder wertkongruente Verhaltensweisen immer mehr in den Hintergrund, es kommt zu einer generellen Verhaltenssuppression, die oft zu weitgehender sozialer Isolation führt.

Demgegenüber beschreiben Wilson et al. (2013) die erfolgreiche Bewältigung eines Suchtmittelrückfalls oder einer Abstinenzunterbrechung im Rahmen des Genesungsprozesses als Beispiel für engagiertes Handeln. Wie in anderen Verhaltensbereichen bedeutet engagiertes Handeln demnach die Rückkehr zum beabsichtigen Zielverhalten, hier zumeist also zur Abstinenz, um die selbst gewählten Werte wieder handlungsleitend werden zu lassen. Aus unserer Sicht setzt die Aufrechterhaltung der Abstinenz zudem das wiederholte, aktive Engagement für eine Aufrechterhaltung eines »Abstinenzbewusstseins« voraus.

Interventionsaspekte. Unter dem Leitmotiv des »guten Lebens« bietet das stationäre Setting vielfältige Möglichkeiten, »fortlaufende Muster wertkonsistenten, engagierten Verhaltens« (Hayes et al. 2014, S. 157) zu fördern. Therapeutisch bedeutet dies, ein Koordinatensystem anzuregen, das die Wahrscheinlichkeit erhöht, das eigene Verhalten bewusst und wertegeleitet zu wählen. In hilfreich formalisierter Weise kann beispielsweise die ACT-Matrix (Polk et al. 2019, Webster 2014) die Ausformung eines solchen Koordinatensystems unterstützen, wobei Lernen durch Wiederholung (»multiple exemplar learning«) eine zentrale Rolle spielt. Während begleitend handlungsleitende Richtungen etabliert und gefestigt werden, geht es im weiteren Verlauf darum, eigenes Verhalten bewusster wahrzunehmen und Verhalten gemäß dieser Richtungen zu wählen. Im gruppentherapeutischen Setting können Patientinnen und Patienten beispielsweise regelmäßig zu Wochenbeginn dazu eingeladen werden, Verhaltensweisen der vorangegangenen Tage hinsichtlich ihrer werte- oder richtungsbezogenen Dienlichkeit einzuordnen (»War dieses Verhalten HIN oder WEG?«; vgl. Polk et al. 2019, Webster 2013a). Die regelmäßige Verwendung von Kategorien wie »HIN« oder »WEG«, z. B. im Rahmen der ACT-Matrix, rückt die funktionale Qualität konkreter Verhaltensweisen in den Vordergrund und etabliert damit einen wesentlichen Aspekt des angestrebten Koordinaten- bzw. Bezugssystems. Ergänzende Verhaltens- oder Bereitschaftsexperimente zielen vor allem darauf ab, die funktionale Relevanz unangenehmer Gedanken und Gefühle zu verändern und längerfristige Werteorientierungen anstelle kurzfristiger Erlebensvermeidung verhaltenswirksam werden zu lassen.

20.3.3 Belastendes Erleben akzeptieren statt Erlebensvermeidung durch Konsum

Überdauernde ängstliche, aber auch emotional instabile und externalisierende Erlebens- und Verhaltensmuster wurden als prognostisch relevante Merkmale für die spätere Entwicklung von Konsumstörungen beschrieben (Mason und Hawkins 2009, Simkin 2009). Selbst wenn diese Verhaltens- und Erlebensdimensionen im individuellen Fall nicht besonders deutlich ausgeprägt erscheinen, berichten die meisten stationär Behandelten bei eingehender Betrachtung, dass ihr Suchtmittelkonsum zumindest im weiteren Störungsverlauf unter anderem zur »Betäubung« von unangenehmen Erlebensinhalten (»Stress«, »Langeweile«, »Grübeln«, »Depression«, »Angst«, »Ärger«, »Hilflosigkeit«, »Schlaflosigkeit« usw.) beigetragen habe. Während der Konsum- bzw. Abhängigkeitsentwicklung wird Suchtmittelkonsum an vielerlei Situationen gebunden. Die unmittelbar psychotropen Effekte verstärken Konsum zur Entlastung bei emotionaler Anspannung jeglicher Art. Suchtmittelkonsum, psychische Belastung und soziale Problemlagen schaukeln sich im Störungsverlauf oftmals wechselseitig auf.

Veränderungen einzuleiten und hierzu beispielsweise den Hausarzt uneingeschränkt zu informieren oder eine Suchtberatungsstelle oder Selbsthilfegruppe aufzusuchen, ist für Betroffene oftmals mit Scham und Angst vor Zurückweisung verbunden, sodass hilfreiche Schritte nicht oder erst mit deutlicher Verzögerung unternommen werden (Wallhed Finn et al. 2014). Insbesondere zu Beginn einer mehrwöchigen stationären Entwöhnungsbehandlung streben viele Betroffene zunächst noch vorrangig die Elimination belastender Gedanken und Gefühle an. Gelegentlich verbindet sich damit die Erwartung, das Suchtmittel nach der Beseitigung depressiver oder ängstlicher Symptome wieder in unproblematischer Weise konsumieren zu können. Als Auslöser für Abstinenzunterbrechungen und Rückfälle im Verlauf oder auch im Anschluss an die stationäre Behandlung wird in vielen Fällen aversives Erleben in Form unangenehmer Gefühle oder entzugsähnlicher Empfindungen angegeben (Bachmeier et al. 2018a). Mangelndes Akzeptieren und Annehmen von belastenden Gedanken, Gefühlen und Empfindungen spielt demnach eine hervorgehobene Rolle für eine erneute Aufnahme des Konsums. Auch gegen Ende einer stationären Behandlung erleben viele Betroffene vermehrt Unsicherheit und Anspannung angesichts ihrer bevorstehenden Entlassung aus der von ihnen als »sicher« angesehenen Umgebung, die Möglichkeit eines späteren Rückfalls wird eventuell als anhaltende Belastung wahrgenommen (vgl. Wilson und DuFrene 2012). Die Bereitschaft zur Offenheit gegenüber aversivem Erleben erscheint in diesem Kontext als wesentlich für den Genesungsprozess.

Interventionsaspekte

Potenziell relevantes emotional belastendes Erleben zu verdeutlichen und erlebbar zu machen, stellt in vielen Fällen schon allein für sich eine besondere Herausforderung dar und erfordert ein gezieltes Vorgehen. Zur Förderung von Bereitschaft und Akzeptanz gegenüber aversiven Erlebensinhalten wurden zahlreiche Übungen und Metaphern, die sich häufig auch szenisch darstellen lassen, vorgeschlagen (Hayes et al. 2014, Luoma et al. 2017, Wengenroth 2017). Eine speziell für die Rückfallprävention bei Suchterkrankungen geeignete Übung zur Förderung von Erlebensakzeptanz ist das Wellenreiten bzw. Urge-Surfing. Diese Übung wird in der Literatur ausführlich dargestellt (Bowen et al. 2012, vgl. auch Marlatt 1985) und ist ein zentrales Element des Programms zur achtsamkeitsbasierten Rückfallprävention. Im Rahmen einer Vorstellungsübung verknüpft sie das achtsame Wahrnehmen von Suchtdruck metaphorisch mit der Vorstellung des Wellenreitens. Eine Haltung des sanften und neugierigen Wahrnehmens und Hinspürens soll hierbei kultiviert und geübt werden. Die Teilnehmer werden dazu eingeladen, die vielfältigen Nuancen von Verlangen zu erleben, wobei zunächst die Körperempfindungen wie auch die begleitenden Gedanken und Gefühle wahrgenommen werden sollen. So wird eine zuvor oftmals als überwältigend erlebte Erfahrung, die üblicherweise mit Reaktionsautomatismen wie Hoffnungslosigkeit oder Furcht, aber auch mit verstärkten Kontrollbemühungen einhergegangen war, in einen erweiterten Kontext gestellt, entflochten und verständlicher und bewältigbarer gemacht. Die Übung lässt zudem häufig den funktionalen Charakter des Suchtmittelgebrauchs und die dahinter verborgenen Bedürfnisse deutlich werden. Von Übenden wird sie vielfach als gleichermaßen herausfordernd wie hilfreich bewertet.

20.3.4 Von der Fusion mit suchtbezogenen sprachlich-symbolischen Inhalten zur Defusion

Gedanken und Vorstellungen (Symbole), die als verbale Reaktion auf Situationsmerkmale oder auch auf andere Gedanken und Vorstellungen auftreten, sind kontextuell beeinflusst. Wenn die Reizfunktionen von Symbolen und außersprachlichen Referenten (Denotat, »Ding an sich«) virtuell miteinander verschmelzen, kann diese »Fusion« eine hohe Dominanz besitzen und Erleben und Verhalten einer Person auch dysfunktional beeinflussen. Dabei neigen wir dazu, Vorstellungen und Gedanken, mit denen wir fusioniert sind, analog zur sinnlichen Wahrnehmung eher der äußeren Realität statt dem eigenen mentalen Erleben zuzuordnen, mentales Erleben wird nicht als mentales Erleben erkannt bzw. repräsentiert.

Insbesondere zu Beginn ihrer Abstinenz erscheinen Betroffene beispielsweise oftmals erheblich in Gedanken über vergangenes Versagen oder zukünftiges Scheitern verstrickt. Klinische Relevanz erlangt dieser Prozess zudem im Zusammenhang mit rückfallriskanten Situationen oder tatsächlichen Abstinenzunterbrechungen, die häufig aus bereits lange belastenden, unter Nüchternheit aktualisierten Lebensumständen resultieren. Dabei dominieren vielleicht Gedanken wie »es ist so schlimm, es ist nicht auszuhalten …« oder andere Inhalte, die mit Gefühlen von Wut, Enttäuschung oder Ohnmacht und schließlich auch mit Verlangen nach Suchtmitteln einhergehen können oder die in der Vergangenheit häufig als Auslösereiz (»Trigger«) für zuvor weitgehend automatisiertes Konsumverhalten fungierten (»nun ist es ohnehin schon egal«). Auch die Überzeugung, trotz vieler gescheiterter Bemühungen in der Vorgeschichte künftig wieder in weitgehend unauffälliger Weise Alkohol konsumieren zu können, erscheint vielfach von sprachlich-symbolischen Inhalten bzw. Wunschdenken geprägt, während diesbezüglich potentiell relevante aversive Erfahrungsinhalte unbeachtet bleiben.

Interventionsaspekte

In der ACT-Literatur liegen eine Reihe von Defusionsübungen vor, die zum Teil unterschiedliche Facetten des Konzepts akzentuieren (Hayes et al. 2014, Luoma et al. 2017, Polk et al. 2019, Wengenroth 2017). Um in grundlegender Weise mentales Erleben als mentales Erleben kategorial zu verdeutlichen, eignet sich eines der bekanntesten Bilder von René Magritte, »La trahison des images«, deutsch »Der Verrat der Bilder«, aus dem Jahr 1929 (▶ Abb. 20.3; mündliche Mitteilung, Sonntag 2013). Das Gemälde stellt eine Pfeife und darunter den Schriftzug »Ceci n'est pas une pipe« dar. Eine Abbildung des Bildes wird mit der Frage »Was ist das?« oder auch mit »Was nehmen Sie wahr?« herumgereicht. Die Befragten antworten zumeist mit »eine Pfeife«, woraufhin man beispielsweise nachfragen kann: »Könnten Sie diese Pfeife zum Rauchen verwenden?« Im weiteren Gespräch wird verdeutlicht, dass die Abbildung eines Objekts nicht mit dem Objekt selbst identisch ist. Es geht darum, zwischen der äußeren Realität eines Gegenstandes und seiner mentalen Repräsentation und damit verbundenen Reizfunktionen zu unterscheiden. Die Unterscheidung zwischen Bild und Gegenstand wird anschließend auch auf Wahrnehmungen und andere verbal-symbolische, mentale Inhalte übertragen: Gedanken sind der Versuch, Abbilder der äußeren Welt (»Realität«) zu erstellen. Diese Abbildungen sind nicht immer hilfreich bzw. funktional. In Analogie hierzu erscheint es oftmals nützlich, eine veränderte Perspektive gegenüber eigenen Gedanken einzunehmen: Gedanken als Gedanken zu erkennen und hinsichtlich ihrer Nützlichkeit zu bewerten. Unser Kopf ist ein Gedankenlieferant, das ist seine natur- sowie lebensgeschichtlich gewachsene Funktion. Gedanken sind lebensgeschichtlich geprägte, kontextuell verknüpfte Werkzeuge. So wie sich nicht jedes Werkzeug eignet, um beispielsweise eine Schraube in die Wand zu drehen, ist es häufig nützlich, bewusst innezuhalten und zu prüfen, ob ein Gedanke, der in einer gegebenen Situation in unserem Kopf erscheint, tatsächlich geeignet ist, um die jeweils anstehende Aufgabe erfolgreich zu lösen und der von uns gewählten Richtung zu folgen.

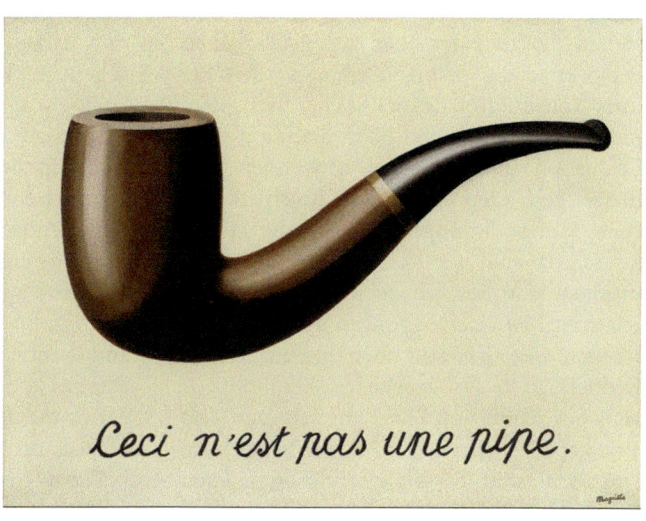

Abb. 20.3: René Magritte – »La trahison des images« (deutsch »Der Verrat der Bilder«) aus dem Jahr 1929 (© VG Bild-Kunst, Bonn 2020 / bpk / Los Angeles County Museum of Art / Art Resource, NY; mit freundlicher Genehmigung). Das Gemälde stellt eine Pfeife und darunter den Schriftzug »Ceci n'est pas une pipe«, deutsch »Dies ist keine Pfeife«, dar. Es lässt sich nutzen, um den Abbildcharakter von Gedanken zu verdeutlichen und damit die Fähigkeit zur Defusion zu fördern.

20.3.5 Facetten eines flexiblen Selbst anstelle von Selbstentfremdung

In seinem Selbsterfahrungsessay formuliert der Journalist Daniel Schreiber (Schreiber 2014), dass »Alkoholismus […] immer auch eine Krankheit des Selbstbesitzes« sei. Am augenscheinlichsten wird dies vielleicht, wenn die kritische Selbstreflexion der eigenen Alkoholproblematik weitgehend unterbleibt und deren Bedeutung minimiert wird, wobei Selbst- und Fremdeinschätzung oftmals erheblich differieren. Der ACT-Ansatz unterscheidet verschiedene Dimensionen des Selbst: *Selbst-als-Inhalt*, *Selbst-als-Prozess* und *Selbst-als-Kontext* (vgl. McHugh et al. 2019). Während das Alltagsverständnis, basierend auf den Bezugsrahmen der gegenständlichen Welt, eine eher statische Auffassung des Selbst begünstigt, wie sie von ACT im »Selbst-als-Inhalt« konzeptualisiert wird, handelt es sich aus kontextuell-behavioraler Sicht bei allen Formen des Selbsterlebens stets um dynamisch-aktives (Konstruktions-)Verhalten. Ein flexibles Selbsterleben (Villatte et al. 2016) beruht insbesondere darauf, eigenes Erleben zu beobachten, zu beschreiben und hinsichtlich seiner Konsequenzen nachverfolgen zu können, ohne sich mit Inhalten zu identifizieren. Eine zweite Kompetenz umfasst die Fähigkeit, eigenes Erleben in Referenzrahmen von Hier-Dort, Jetzt-Dann und Ich-Du setzen zu können, also deiktische Perspektiven einnehmen zu können (»Gewahrsein der Perspektive«, Hayes et al. 2014, S. 267). Dabei geht es auch darum, das Selbst als hierarchisch übergeordneten Kontext oder quasi als Gefäß (»container«) psychischen Erlebens zu verstehen und sich dabei des Unterschieds von Inhalt und Person bewusst zu sein.

Selbst-als-Inhalt

Ein kohärentes Selbstbild unterstützt konsistentes Verhalten und hat damit erhebliches Verstärkerpotential. Problematisch wird diese Kohärenz, wenn sie Verhalten einengt und wertgeleitetem Verhalten im Weg steht. Personen, die zu einer eher gegenständlichen Perspektive des Selbst neigen, werden bei ihrer Konstruktion des Selbst eher Bezugsrahmen wie Identität, zeitliche Stabilität oder Evaluation und Potenzial verwenden und hieran gebunden erscheinen. Ausdruck solcher Bezugsrahmungen ist etwa die Fusion mit Gedanken wie »Das kann ich nicht machen, das bin ich nicht« oder zeitlich relativ stabile Überzeugungen und Zuschreibungen wie »Ich war noch nie ein großer Redner«, »Ich bin trockener Alkoholiker«, »Ich bin schon von Haus aus schwach und eine kaputte Person« etc. Aus der Perspektive von ACT sind es weniger die jeweiligen Inhalte an sich als vielmehr die übermäßige Bindung an diese Inhalte, die problematisch werden können, insbesondere wenn das so konzeptualisierte Selbst wertgeschätztes oder richtungsförderliches Verhalten limitiert. Die Intervention zielt deshalb nicht auf den Inhalt, sondern vornehmlich auf dessen einschränkende Funktion. Die arbiträren Bezugsrahmungen, die mit abhängigen Verhaltensweisen und den daraus resultierenden Konsequenzen verbunden werden, sind im gegebenen sozialen und historischen Kontext oftmals mit Versagen, Schuld und Scham verknüpft (vgl. Luoma et al. 2012). Sie stellen die Integrität des Selbstkonzepts und des Selbsterlebens in Frage.

Interventionsaspekte I

Die in Entwöhnungsbehandlungen oftmals übliche Darstellung der eigenen Suchtentwicklung im gruppentherapeutischen Setting (z. B. als »Lebenslinie«) soll die eigene Abhängigkeitsentwicklung nachvollziehbar machen.

Das Vorgehen stellt für viele Patientinnen und Patienten eine erhebliche Herausforderung dar. Es verlangt, eigenes Erleben und Verhalten rückblickend zu beschreiben und in seinen Auswirkungen nachzuvollziehen. Die Aufgabe löst oftmals Vermeidungsimpulse aus, denen aversive Erlebensinhalte, oft verbunden mit Scham- und Schuldgefühlen, zugrunde liegen. In einer Variante der von Dahl et al. (2009) vorgeschlagenen Lebenslinie können schwierige Lebensereignisse dargestellt und einer funktionalen Verhaltensanalyse unterzogen werden. Lerngeschichte und Vermeidungstendenzen werden der bewussten Reflexion zugänglich. Richtungsrelevante Inhalte (»Werte«) werden unterstützt und verbal bekräftigt, so können neue Verhaltensregeln aufgebaut werden und an die Stelle bisheriger Regeln und Kontingenzen treten. Sich vor Mitbetroffenen zu öffnen, vermittelt zudem oftmals neue Kompetenzen im Umgang mit belastenden Erlebensinhalten. Mitfühlende und fürsorgliche Haltungen können gefördert werden.

Selbst-als-Prozess beinhaltet die stete Bewusstheit des eigenen Erlebens. Wie auch andere achtsamkeitsinformierte Therapieverfahren ermutigt ACT dazu, inneres Erleben achtsam wahrzunehmen, ohne sich von speziellen Aspekten dieses Erlebens einfangen oder festlegen zu lassen.

Interventionsaspekte II

Formale Meditations- bzw. Achtsamkeitsübungen wurden bereits von Marlatt und Gordon (Marlatt und Gordon 1985, vgl. Bowen et al. 2012) angeregt und werden in zahlreichen stationären Behandlungszentren eingesetzt. Sie können helfen, die Wahrnehmung eigenen Erlebens zu fördern. Wichtig erscheint hierzu ihre oft vernachlässigte zielbezogene Einbindung in den Behandlungskontext. Achtsamkeitsübungen erscheinen paradigmatisch für eine leidenschaftslose, neugierige Haltung gegenüber eigenem mentalem Erleben, eine Haltung, die insbesondere auch gegenüber Suchtdruck gefördert werden sollte (vgl. Bricker 2014). Auch Partnerübungen wie »Ich sehe ..., ich denke ..., ich fühle ...«, bei der die beiden Partner das eigene Erleben entlang dieser Satzanfänge im Wechsel über mehrere Minuten beschreiben, eignen sich, um die Wahrnehmung und Bewusstheit eigenen Erlebens zu fördern. Im Umgang mit alltäglichem Erleben ist dies ein zentraler Aspekt der ACT-Matrix (Polk et al. 2019). Auch dort wird die Unterscheidung zwischen sinnlich vermittelten und elaborierteren mentalen Erlebensinhalten akzentuiert. Wie diese Übungen verdeutlichen, weist *Selbst-als-Prozess* enge Bezüge zu *Selbst-als-Kontext* sowie zum unten dargestellten, etwas weiter gefassten Prozess der Gegenwartspräsenz sowie zu Elementen der achtsamkeitsbasierten Rückfallprävention auf.

Unter *Selbst-als-Kontext* wird die Fähigkeit zum Einnehmen deiktischer Perspektiven verstanden. Dabei wird das eigene Erleben nicht nur als Inhalt, sondern eben auch als Erleben und Perspektive wahrgenommen. Wir nehmen wahr, dass wir wahrnehmen. Selbst-als-Kontext umfasst darüber hinaus die Fähigkeit, sich in das eigene Erleben rückblickend auf die Vergangenheit oder vorausschauend auf künftiges Erleben einzufühlen und dabei wiederum wahrnehmen zu können, dass es sich um ein perspektivisch bezogenes Vorstellen und Wahrnehmen handelt. Zudem geht es um die Fähigkeit, Sichtweisen und Erleben anderer Personen perspektivisch nachzuvollziehen. Fertigkeiten, die dem Einnehmen unterschiedlicher Perspektiven zugrunde liegen, können bereits in den ersten Lebensjahren unterstützt oder beeinträchtigt werden (vgl. Polk et al 2019). Defizite in diesem Bereich können sich als Empathiedefizit oder als Unfähigkeit, die Sichtweisen anderer in die eigene Entscheidungsfindung einzubeziehen, zeigen. Auch die Fähigkeit, den zeitlichen Referenzrahmen zu erweitern, kann beeinträchtigt sein. Betroffene von Abhängigkeitserkrankungen unterliegen oftmals erheblichen Schwierigkeiten, mit ihrem Selbst, wie es vor ihrer Sucht existierte, oder mit möglichen zukünftigen Ausprägungen ihres Selbst in Kontakt zu kommen. Suchtdruck oder Entzugssymptome können ebenso zu einer weitgehenden Fixierung auf momentane Umstände führen und damit die Fähigkeit zum Perspektivwechsel einschränken.

Interventionsaspekte III

In Übungen, die zum Perspektivwechsel anregen, werden Patientinnen und Patienten beispielsweise eingeladen, einen positiven Genesungsverlauf vorwegzunehmen oder zuvor problematische Aspekte ihres früheren Konsums zu verbalisieren (z. B. Webster 2013b, 2013c). Polk et al. (Polk et al. 2019) beschreiben eine Intervention, in der das Einnehmen von Perspektiven gezielt eingeübt wird, um Personen dabei zu helfen, sich von festgefahrenen Verhaltensweisen zu lösen. Patientinnen und Patienten werden aufgefordert, eine Situation in der nahen Zukunft auszuwählen, in der mit hoher Wahrscheinlichkeit Impulse zu bislang gewohnten, dysfunktionalen Verhaltensweisen auftreten. Anschließend werden sie angeleitet, einen unterstützenden imaginativen Dialog zwischen ihrer Hier-Jetzt-Perspektive und ihrer Dort-Dann-Perspektive zu führen und dabei möglichst häufig zwischen diesen beiden Perspektiven zu wechseln. Damit soll es erleichtert werden, sich in der antizipierten Situation für wertgeschätzte oder richtungsförderliche Verhaltensweisen zu entscheiden. Ähnliche Vorgehensweisen können eingesetzt werden, um die Akzeptanz für biografisch belastende Erinnerungsinhalte zu fördern (vgl. Wilson et al. 2013).

20.3.6 Fähigkeit zur Gegenwartspräsenz anstelle von Zukunftsangst und Verstrickung in Vergangenes

»Es ist nicht möglich, ein offenes und engagiertes Leben zu führen, ohne sich gleichzeitig in seinem Bewusstsein und in der sozialen, physischen und psychischen Gegenwart zu zentrieren« (Hayes et al. 2014, S. 108). Körperliche Entzugssymptome, die lebensbedrohlich werden können, sind ein Extrembeispiel für Zustände, die den Aufmerksamkeitsfokus stark determinieren und keinen Raum für andere Aktivitäten lassen (vgl. Wilson und DuFrene 2012). Neben somatischen Entzugsphänomenen erleben Betroffene, insbesondere, wenn sie einen Konsumverzicht anstreben, oft obsessives Verlangen und Suchtdruck, die zum Teil erheblich mit anderen Alltags- oder Berufsaktivitäten interferieren. Über den unmittelbaren Entzug hinaus lassen sich regelmäßig konsumbedingte kognitive Beeinträchtigungen nachweisen, die zumindest subklinisch als »leichte kognitive Beeinträchtigung« Konzentration, Aufmerksamkeit und Gedächtnis und damit auch die Fähigkeit zur Gegenwartspräsenz grundlegend beeinträchtigen können. Betroffenen fällt es schwer, sich auf Gesprächsinhalte oder andere für die Situation relevante Aspekte zu beziehen und den Gesprächsfaden zu halten, vielleicht verlieren sie sich in der Fusion mit Grübelgedanken oder in wiederkehrenden »Geschichten«. Neben diesen störungsspezifischen Beeinträchtigungen kann der Gegenwartsbezug möglicherweise auch aufgrund von Komorbiditäten wie ADHS und PTBS beeinträchtigt sein.

Das ACT-Konzept der Gegenwartspräsenz zeigt viele Entsprechungen zu Kernaspekten von Achtsamkeit, wie sie von Kabat-Zinn zusammenfassend als »in besonderer Weise aufmerksam zu sein: absichtsvoll, gegenwärtig und nicht-wertend« definiert wurde (Kabat-Zinn 1990). Achtsamkeit erscheint als (meta-)kognitiver Modus, der belastende Gedanken und Gefühle in einen veränderten Kontext stellt. Im Bereich abhängigen Verhaltens sind achtsamkeitsbasierte Verfahren zur Grundlage von Behandlungsansätzen geworden (vgl. Garland und Howard 2018, Wilson et al. 2017). Besonders elaboriert erscheint die *mindfulness-based relapse prevention* (MBRP, Bowen et al. 2012; vgl. Grant et al. 2017), eine achtsamkeitsbasierte Rückfallprävention, zu der ein umfassendes Behandlungsmanual für acht Sitzungen im gruppentherapeutischen Setting vorliegt.

Interventionsaspekte

Eine Übung, die im MBRP-Manual (Bowen et al. 2012) ausführlich dargestellt wird und die abgewandelt auch in anderen Störungsbereichen Verwendung findet, ist das Nüchtern-Atmen. Im englischsprachigen Original wird sie auch als SOBER-Übung bezeichnet. SOBER steht dabei als Akronym für »Stop – Observe – Breath – Expand – Respond«. Im Deutschen lässt sich hierfür die Bezeichnung »A hoch 5« als Verweis auf »Anhalten – Ansehen – Atmen – Achtsamkeit ausweiten – angemessen Antworten« verwenden. Es handelt sich um eine Achtsamkeitspraxis, die dazu beitragen soll, täglichen Herausforderungen, Stresssituationen, Auslösereizen etc. besonnen statt »gewohnt automatisch« zu begegnen. Eine ausführliche Anleitung dazu finden Sie unter »A hoch 5« in den Onlinematerialien. Insbesondere in Verbindung mit dem Urge-Surfing stellt diese Praxis eine wesentliche Erweiterung des Repertoires zur Rückfallprävention dar.

20.4 Worauf ist zu achten? – Fußangeln und Fallstricke

Zu den wichtigsten Aufgaben von ACT-Therapeutinnen und -Therapeuten gehört, ihre Patientinnen und Patienten bei der Umsetzung von deren Werten zu unterstützen. Als allgemeines Modell psychischer Flexibilität gilt das Hexaflex dabei nicht nur für Patientinnen und Patienten, sondern es verdeutlicht in gleicher Weise die für Therapeutinnen und Therapeuten relevanten Elemente und Prozesse, die wahrgenommen, verstanden und erlernt werden müssen, um ACT umfassend kompetent ausüben zu können. Darüber hinaus sehen sich Therapeutinnen und Therapeuten in (teil-)stationären Einrichtungen der Suchthilfe mit spezifischen Herausforderungen konfrontiert, die im heutigen Störungs- bzw. Behandlungsverständnis insbesondere aus dem überwiegend appetitiven Charakter des süchtigen Konsumverhaltens resultieren. Dabei bilden (teil-)stationäre Umgebungen einen vielfältigen Kontext mit mehr oder weniger sichtbaren, teils auch divergenten Interessen unterschiedlicher Anspruchsgruppen (»Stakeholder«): Patientinnen und Patienten bzw. Mitarbeiterinnen und Mitarbeiter, die selbst wieder Teilgruppen bilden können, aber auch Investoren und Auftraggeber bzw. Leistungsträger. Neben der psychotherapeutischen Tätigkeit im engeren Sinn machen sozialmedizinische Aufgabenstellungen sowie Kontroll- und Regelungsaufgaben einen wesentlichen Teil des institutionellen Umfelds aus und fließen in die Tätigkeit von Therapeutinnen und Therapeuten ein. Diese setting- und störungsbezogenen Faktoren und das z. B. bei Hayes et al. (2014) und Luoma et al. (2017) für ACT-Therapeuten formulierte Leitbild (z. B. »Der Therapeut betrachtet den Patienten nicht mehr als Fall mit einer bestimmten Diagnose, sondern als menschliches Wesen, dessen Probleme er weitgehend teilt« (Hayes et al. 2014, S. 189); »Der Therapeut streitet nicht mit dem Klienten, belehrt ihn nicht, nötigt ihn nicht und versucht nicht, ihn zu überzeugen« (Luoma et al. 2017, S. 419) sind nicht immer ohne Weiteres miteinander vereinbar, sondern stellen die Professionellen mitunter vor erhebliche Herausforderungen. Auch nicht-bewusste gruppendynamische Prozesse, die sich im Verhältnis von Behandelnden zu Behandelten auswirken können, erfordern gerade angesichts der individuellen und strukturellen Stigmatisierungstendenzen, denen Suchtverhalten unterliegt (vgl. Schomerus 2009, Schomerus et al. 2017), sensible Beachtung. Wie die sozialpsychologische Forschung (z. B. Bargh 2018) zeigt, sind wir uns, auch bei subjektiv besten Absichten, abwertenden Verhaltens oft nicht bewusst. Vor diesem Hintergrund ist eine rege Rezeption sozialpsychologischer Befunde und eine entsprechende Reflexion eigenen Verhaltens, beispielsweise im Rahmen von Weiterbildung, audiovisuell gestützter Supervision oder ACT-Intervisionsgruppen, in der Suchthilfe umso wichtiger. Nicht zuletzt kann eine Kultur der mitgefühlsbasierten Grundhaltung und entsprechender Therapieansätze eine stigmaarme (Schneider 2018) oder wenigstens doch stigmabewusste Begegnung von Behandelnden mit Behandelten fördern.

20.5 Was ist das Wichtigste für den klinischen Alltag – Fazit und Ausblick

Das Leitmotiv des »guten Lebens« erscheint besonders geeignet, um stationären oder teilstationären Entwöhnungsbehandlungen mit den im ACT-Modell psychischer Flexibilität beschriebenen Prozessen einen gut vermittelbaren, handlungsleitenden Bezugsrahmen zu geben. Unabhängig von einer etwaigen Abstinenzentscheidung oder anderen Vorstellungen zum weiteren Konsum kann die Ausrichtung auf persönlich sinnstiftende Lebensthemen und -richtungen (»Wer oder was ist Ihnen wichtig?«) psychotherapeutischen Interventionen bzw. persönlichen Veränderungsbemühungen eine übergreifende Richtung verleihen. Die Beschreibung psychischer Flexibilität durch Hayes et al. (2014) liefert zudem vielfältige Ansatzpunkte, um in ICD bzw. DSM getrennt klassifizierte, bei Abhängigkeitserkrankungen jedoch häufig gemeinsam auftretende psychologische Beeinträchtigungen prozessual ganzheitlich zu verstehen und zu behandeln. Erste kontrollierte Studien und Metaanalysen lassen eine gute Wirksamkeit erwarten. Achtsamkeitsbasierte Rückfallprävention (Bowen et al. 2012) und ACT-Matrix (Polk et al. 2019, Webster 2013a) erweitern das ACT-Methodenrepertoire. Die ACT-Matrix führt die Prozesse psychischer Flexibilität in kompakter und leicht handhabbarer Weise zusammen, damit »schließt sie die Lücke zwischen klinischer Praxis und dem komplexeren Modell der psychischen Flexibilität« (Wilson 2014, S. ix). Wird ihr Gebrauch wiederholt eingeübt, kann dies zu einem persönlichen Koordinatensystem für die Betroffenen beitragen, in dem wertkongruentes Verhalten anstelle suchthaften Verhaltens nachhaltig gefördert wird. Spezifische empirische Nachweise zur Verwendung der ACT-Matrix stehen allerdings noch weitgehend aus.

Literatur

A-Tjak JGL, Davis ML, Morina N, Powers MB, Smits JAJ, Emmelkamp PMG (2015) A meta-analysis of the efficacy of acceptance and commitment therapy for clinically relevant mental and physical health problems. Psychother Psychosom 84: 30–36.

American Psychiatric Association (2013) Diagnostic and statistical manual of mental disorders, DSM-5. 5. Aufl. Arlington, VA, USA: American Psychiatric Association.

Atkins PWB, Ciarrochi J, Gaudiano BA, Bricker JB, Donald J, Rovner G, Smout M, Livheim F, Lundgren T, Hayes SC (2017) Departing from the essential features of a high quality systematic review of psychotherapy: A response to Öst (2014) and recommendations for improvement. Behav Res Ther 97: 259–272.

Bachmeier R, Bick-Dresen S, Dreckmann I, Feindel H, Kemmann D, Kersting S, Lange N, Medenwaldt J, Mielke D, Missel P (2018a) Effektivität der stationären Suchtrehabilitation – FVS-Katamnese des Entlassjahrgangs 2015 von Fachkliniken für Alkohol- und Medikamentenabhängig. Sucht aktuell 25: 49–65.

Bachmeier R, Bick-Dresen S, Missel P, Sagel A, Weissinger V (2018b) Zusammenhang zwischen Sucht, Komorbidität und Behandlungserfolg – Sonderauswertung zur FVS-Katamnese der Entlassjahrgänge 2012 bis 2015 von Fachkliniken für Alkohol- und Medikamentenabhängige. Sucht aktuell 25: 25–38.

Bargh J (2018) Vor dem Denken: Wie das Unbewusste uns steuert. München: Droemer.

Bowen S, Chawla N, Marlatt GA (2012) Achtsamkeitsbasierte Rückfallprävention bei Substanzabhängigkeit: das MBRP-Programm. Weinheim: Beltz.

Bricker J (2014) TEDx-Vortrag: The secret to self control. (https://www.youtube.com/watch?v=tTb3d5cjSFI, Zugriff am 17.06.2019)

Byrne SP, Haber P, Baillie A, Costa DSJ, Fogliati V, Morley K (2019) Systematic reviews of mindfulness and acceptance and commitment therapy for alcohol use disorder: should we be using third wave therapies? Alcohol Alcohol 54: 159-166.

Dahl J, Plumb J, Stewart I, Lundgren T (2009) The art & science of valuing in psychotherapy. Oakland, CA, USA: New Harbinger.

Dilling H, Mombur W, Schmidt M, Coltart I (2015) Internationale Klassifikation psychischer Störungen. ICD-10 Kapitel V (F) – Klinisch-diagnostische Leitlinien. 10 Aufl. Bern: Huber.

Dymond S, Roche B (2010) The impact of derived relational responding on gambling behavior. Anal Gambl Behav 4: 38–53.

Garland EL, Howard MO (2018) Mindfulness-based treatment of addiction: current state of the field and envisioning the next wave of research. Addict Sci Clin Pract 13: 14.

Grant S, Colaiaco B, Motala A, Shanman R, Booth M, Sorbero M, et al. (2017) Mindfulness-based relapse prevention for substance use disorders: a systematic review and meta-analysis. J Addict Med 11: 386–396.

De Groot F, Morrens M, Dom G (2014) [Acceptance and commitment therapy (ACT) and addiction: a literature review]. Tijdschrift voor Psychiatrie 56: 577–585.

Hayes SC (1993) Analytic goals and the varieties of scientific contextualism. In: Hayes SC, Hayes LJ, Resse HW, Sarbin TR (Hrsg.) Varieties of scientific contextualism. Reno, NV: Context Press. S. 11–27.

Hayes SC, Barnes-Holmes D, Roche B (2001) Relational frame theory: a post-Skinnerian account of human language and cognition. New York: Kluwer Academic/Plenum Publishers.

Hayes SC, Levin ME (2013) Mindfulness and Acceptance for Addictive Behaviors. Oakland, CA, USA: New Harbinger.

Hayes SC, Strosahl KD, Wilson KG (2014) Akzeptanz- und Commitment-Therapie: achtsamkeitsbasierte Veränderungen in Theorie und Praxis. Paderborn: Junfermann.

Kabat-Zinn J (1990) Full catastrophe living: using the wisdom of your body and mind to face stress, pain and illness. New York, USA: Delta.

Lee EB, An W, Levin ME, Twohig MP (2015) An initial meta-analysis of acceptance and commitment therapy for treating substance use disorders. Drug Alcohol Depend 155: 1–7.

Luoma JB, Kohlenberg BS, Hayes SC, Fletcher L (2012) Slow and steady wins the race: a randomized clinical trial of acceptance and commitment therapy targeting shame in substance use disorders. J Consult Clin Psychol 80: 43–53.

Luoma J, Hayes S, Walser R (2017) Learning ACT. An acceptance and commitment therapy skills training manual for therapists. 2. Aufl. Oakland, CA, USA: Context Press.

Marlatt G (1985) Cognitive assessment and intervention procedures for relapse prevention. In: Marlatt G, Gordon J (Hrsg.) Relapse prevention: maintenance strategies in the treatment of addictive behaviors. New York, USA: Guilford Press. S. 201–279.

Marlatt G, Gordon J (1985) Relapse prevention: maintenance strategies in the treatment of addictive behaviors. New York, USA: Guilford Press.

Mason WA, Hawkins DJ (2009) Adolsecent risk and protective factors: psychosocial. In: Ries RK, Fiellin DA, Miller SC, Saitz R (Hrsg.) Principles of addiction medicine. 4. Aufl. Philadelphia, PA, USA: Wolters Kluwer. S. 1368-1389.

McHugh L, Stewart I, Almad P (2019) A contextual behavioral guide to the self. Oakland, CA, USA: Context Press.

Miller WR, Rollnick S (2012) Motivational interviewing: helping people change (3. Auflage). New York, USA: Guilford Press.

Nastally BL, Dixon MR (2012) The effect of a brief acceptance and commitment therapy intervention on the near-miss effect in problem gamblers. Psychol Rec 62: 677–690.

Öst L-G (2014) The efficacy of acceptance and commitment therapy: an updated systematic review and meta-analysis. Behav Res Ther 61: 105–121.

Pabst A, Kraus L, de Matos EG, Piontek D (2013) Substanzkonsum und substanzbezogene Störungen in Deutschland im Jahr 2012. Sucht 59: 321–331.

Polk KL, Schoendorff B, Webster M, Olaz F (2019) Praxishandbuch ACT-Matrix. Schritt für Schritt zur Anwendung in der klinischen Praxis. Berlin: Springer.

Robert Koch Institut (2015) Gesundheit in Deutschland. Gesundheitsberichterstattung des Bundes. Berlin Gemeinsam getragen von RKI und Destatis Berlin. (https://www.rki.de/DE/Content/Gesundheitsmonitoring/Gesundheitsberichterstattung/GesInDtld/GesInDtld_node.html, Zugriff am: 22.08.2020)

Romanczuk-Seiferth N (2017a) Verhaltenssüchte - Diagnostik, Versorgungssituation, Neurobiologie und Therapieimplikationen. Psychotherapeutenjournal 1: 36–42.

Romanczuk-Seiferth N (2017b) Internetbezogene Störungen. Die Psychiatrie 14: 204–209.

Romanczuk-Seiferth N, van den Brink W, Goudriaan AE (2014) From symptoms to neurobiology: pathological gambling in the light of the new classification in DSM-5. Neuropsychobiology 70: 95–102.

Romanczuk-Seiferth N, Fauth-Bühler M. (2014) Von Diagnostik über Neurobiologie zur Therapie pathologischen Glücksspiels. DNP 15(7-8): 49–57.

Rumpf H-J, Achab S, Billieux J, Bowden-Jones H, Carragher N, Demetrovics Z et al. (2018) Including gaming disorder in the ICD-11: The need to do so from a clinical and public health perspective. J Behav Addict 7: 556–561.

Saunders JB (2017) Substance use and addictive disorders in DSM-5 and ICD 10 and the draft ICD 11. Curr Opin Psychiatry 30: 227–237.

Schomerus G (2009) Steine auf dem Weg – Stigma und Hilfesuchverhalten. Psychiatrische Praxis 36: 53–54.

Schomerus G, Bauch A, Elger B, EvansLacko S, Frischknecht U, Klingemann H et al. (2017) Das Stigma von Suchterkrankungen verstehen und überwinden. Memorandum der Deutschen Gesellschaft für Suchtforschung und Suchttherapie (DG Sucht). (http://www.dg-sucht.de/stellungnahmen/?L=0, Zugriff am: 22.08.2020)

Schneider R (2018) »Das Richtige tun - was sonst?« Ethik in der Suchttherapie. Sucht aktuell 25: 16–24.

Schreiber D (2014) Nüchtern. Über das Trinken und das Glück. Berlin: Hanser.

Simkin DR (2009) Neurobiology of addiction from a developmental perspective. In: Ries RK, Fiellin DA, Miller SC, Saitz R (Hrsg.) Principles of addiction medicine. 4. Aufl. Philadelphia, PA, USA: Wolters Kluwer. S. 1391-1410.

Sonntag R (2013) Akzeptanz- und Commitment-Therapie. ACT I: Einführung. Unveröffentlichtes Vortragsmanuskript.

Villatte M, Villatte JL, Hayes SC (2016) Mastering the clinical conversation: language as intervention. New York, USA: Guilford Press.

Wallhed Finn S, Bakshi A-S, Andréasson S (2014) Alcohol Consumption, Dependence, and Treatment Barriers: Perceptions Among Nontreatment Seekers with Alcohol Dependence. Subst Use Misuse 49: 762–769.

Webster M (2013a) 60 Wege zur Matrix. The Portsmouth Guide. (http://www.web194.s61.goserver.host/wp-content/uploads/2016/01/60-Wege-zur-Matrix-v099f.pdf, Zugriff am: 17.06.2019)

Webster M (2013b) Jahrgangstreffen (Zurück in die Zukunft). (http://www.web194.s61.goserver.host/wp-content/uploads/2016/01/Zurück-in-die-Zukunft.pdf, Zugriff am: 22.08.2020)

Webster M (2013c) Speeddating. (http://www.web194.s61.goserver.host/wp-content/uploads/2016/01/Speeddating-Konsequenzen.pdf, Zugriff am: 17.06.2019)

Webster M (2014) Rolling out the Matrix. Rolling Back Addiction. In: Polk K, Schoendorff B (Hrsg.) The ACT matrix: A new approach to building psychological flexibility across settings and populations. Oakland, CA, USA: New Harbinger. S. 77–91.

Wengenroth M (2017) Therapie-Tools Akzeptanz- und Commitmenttherapie (ACT). Weinheim: Beltz.

Wilson AD, Roos CR, Robinson CS, Stein ER, Manuel JA, Enkema MC, Bowen S, Witkiewitz K (2017) Mindfulness-Based Interventions for Addictive Behaviors: Implementation Issues on the Road Ahead. Psychol Addict Behav 31: 888–896.

Wilson DS, Hayes SC (2018) Evolution and contextual behavioral science: An Integrated Framework for Understanding, Predicting, and Influencing Human Behavior. Oakland, CA, USA: New Harbinger.

Wilson K (2014) Foreword. In: Polk K, Schoendorff (Hrsg.) The ACT matrix. A new approach to building psychological flexibility across settings and populations. Oakland, CA, USA: New Harbinger. S. viii-x.

Wilson K, DuFrene T (2012) The wisdom to know the difference: An acceptance and commitment therapy workbook for overcoming substance abuse. Oakland, CA, USA: New Harbinger.

Wilson K, Schnetzer L, Flynn M, Kurz A (2013) Acceptance and Commitment therapy for addiction. In: Hayes SC, Levin ME (Hrsg.) Mindfulness and acceptance für addictive disorders. Oakland, CA, USA: New Harbinger. S. 27–68.

Zettle RD, Hayes SC, Barnes-Holmes D, Biglan A (Hrsg.) (2016) The Wiley handbook of contextual behavioral science. Chichester: Wiley-Blackwell.

21 ACT zur Veränderung von maladaptiven Persönlichkeitsmerkmalen und Verhaltensmustern

Nina Romanczuk-Seiferth und Ralf Steinkopff

21.1 Wozu die Arbeit mit ACT zur Veränderung von maladaptiven Persönlichkeitsmerkmalen und Verhaltensmustern? – Einführung

21.1.1 ACT zur Veränderung von maladaptiven Persönlichkeitsmerkmalen und Verhaltensmustern, geht das?

Im klinischen Rahmen sind Behandlerinnen und Behandler immer auch mit Beeinträchtigungen von Menschen konfrontiert, die sich per definitionem auf maladaptive Persönlichkeitsmerkmale und anhaltende problematische Verhaltensmuster beziehen, wie etwa bei sogenannten Persönlichkeitsstörungen oder bei psychischen Erkrankungen, die aufgrund der Störungsdauer und Chronizität der Symptomatik mit vergleichsweise stabilen problematischen Mustern im Erleben und Verhalten der Betroffenen verbunden sind. Deren adäquate Versorgung und psychotherapeutische Behandlung geht in der Regel über den zeitlichen Rahmen hinaus, den ein stationärer oder teilstationärer Aufenthalt bieten kann. Da im Verlauf dieser Beeinträchtigungen nicht selten auch krisenhafte Zuspitzungen eine Rolle spielen können, die den Aufenthalt in einer Klinik oder Tagesklinik nötig machen, stellt eine passende therapeutische Ansprache in Kliniken und Tageskliniken aber auch bei diesen Störungen und den meist sekundär daraus entstehenden Erkrankungen einen wichtigen Behandlungsbaustein dar.

Zudem stellt die Versorgung solcher Erkrankungen die Behandlungsteams in Kliniken und Tageskliniken regelmäßig vor große Herausforderungen. Die Patientinnen und Patienten werden nicht selten als Belastung empfunden, da der Klinikrahmen schon rein zeitlich keine ausreichenden Kapazitäten bietet, um den Anforderungen eines nachhaltigen Veränderungsprozesses bei den Betroffenen gerecht werden zu können. Die ACT als therapeutischer Ansatz – ebenso wie Weiterentwicklungen wie die Funktional-Analytische Psychotherapie (FAP; ▶ Kap. 21.1.2) – bietet an dieser Stelle mehrere hilfreiche Zugänge. Zum einen bietet die Arbeit mit der ACT eine störungsübergreifende Perspektive sowie eine Arbeit auf Augenhöhe mit Patientinnen und Patienten. Dies ist insbesondere im Zusammenhang mit Beeinträchtigungen und Erkrankungen, die im Zusammenhang mit Ich-nahen Merkmalen entstehen, wie es etwa bei sogenannten Persönlichkeitsstörungen der Fall ist, sehr hilfreich. Zum anderen bietet die ACT dem Personal hilfreiche Kompetenzen und Perspektiven, um mit eigenen hinderlichen Gefühlen oder Gedanken im Rahmen der Behandlung dieser Menschen umzugehen.

Bisherige Modelle der Erfassung von psychischen Beeinträchtigungen und Erkrankungen, die im Zusammenhang mit Persönlichkeitsmerkmalen und anhaltenden Verhaltensmustern stehen, sind aus verschiedenen Gründen vielfach diskutiert worden und stehen weiterhin zur Debatte. Betrachten wir beispielhaft die aktuelle Diagnostik von Menschen mit sogenannten Persönlichkeitsstörungen: gültige Modelle zur Klassifikation von Persönlichkeitsstörungen in der Internationalen statistischen Klassifikation der Krankheiten und verwandter Gesundheitsprobleme (ICD-10; World Health Organization 1992), wie auch die frühere Klassifikation im DSM-IV (American Psychiatric Association 2000), sind insofern unbefriedigend, als dass die kategoriale Zuordnung zu den zehn Diagnosen empirisch nur begrenzt gestützt ist, was zu fehlender Trennschärfe oder unzureichenden Klassifikationen führt und keine Einschätzung des Schweregrads zulässt (für eine ausführlichere Diskussion siehe Clark 2007, Widiger und Trull 2007, Wright und Zimmermann 2013). Zudem fehlt eine normative Vorstellung von einer »gesunden« Persönlichkeit (Leising et al. 2009). In der Novellierung des DSM (DSM-5; American Psychiatric Association 2013) wurde daher ein alternatives Modell zunächst probehalber formuliert, welches die Beeinträchtigungen im Funktionsniveau der Persönlichkeit sowie das Vorliegen von maladaptiven Persönlichkeitseigenschaften statt konkreter Merkmale in den Vordergrund rückt. Das Modell ergänzt also zur zeitlichen Stabilität der Merkmale vor allem auch eine funktionale Perspektive mit Blick auf die basalen adaptiven Fähigkeiten einer Person, d. h. die Frage danach, inwiefern eine Person in ihrer Anpassungsfähigkeit an die jeweilige Situation eingeschränkt ist. Dieser Blickwinkel ähnelt einer zentralen Grundlage der ACT, nämlich der Perspektive, dass jegliches Erleben und Verhalten weniger anhand seines »Wahrheitsgehalts« oder seiner »Richtigkeit«, sondern sinnvollerweise in seiner Funktion in einem jeweiligen Kontext zu betrachten, einzuordnen, zu bewerten und letztlich zu verändern ist (vgl. Funktionaler Kontextualismus als philosophische Grundlage der ACT). Das Funktionsniveau der Persönlichkeit wird in dem neu vorgeschlagenen Modell im DSM-5 anhand von vier Fähigkeitsbereichen eingeschätzt, die sich auf Identität, Selbststeuerung, Empathie und Nähe zu anderen Menschen beziehen. Hier findet sich die Perspektive wieder, dass Persönlichkeitsstörungen im Kern Störungen des Selbst und der interpersonalen Beziehungen sind (vgl. Hopwood et al. 2013, Kernberg 2012, Luyten u. Blatt 2011). In diesem Zusammenhang finden sich also zum einen Ähnlichkeiten zum ACT-Konzept der »Psychischen Flexibilität« (vs. »Psychische Rigidität«), welche z. B. in der Arbeit an den Kernprozessen nach dem Hexaflex-Modell adressiert wird (▶ Kap. 21.4). Zum anderen unterstreicht dies die Bedeutsamkeit der Arbeit an Beziehungs- und Interaktionsmustern in der Behandlung von Persönlichkeitsstörungen, wie sie für die Arbeit nach der Funktional-Analytischen Psychotherapie (FAP) als einer Weiterentwicklung der ACT zentral ist. Die Grundlagen und praktischen Herangehensweisen in der Arbeit mit der FAP sollen daher in diesem Kapitel als eine mögliche Erweiterung der ACT erläutert und berücksichtigt werden. Im Folgenden daher zunächst eine Einführung in die Grundlagen der FAP.

21.1.2 Einführung in die Funktional-Analytische Psychotherapie (FAP)

Die Funktional-Analytische Psychotherapie (FAP) wurde von Robert Kohlenberg und Mavis Tsai (Kohlenberg und Tsai 1991, Tsai et al. 2009, Kanter et al. 2010, Holman et al. 2017) entwickelt und entspringt den gleichen philosophischen, wissenschaftlichen und theoretischen Wurzeln wie ACT, weswegen man sie auch als »Schwestertherapie« der ACT bezeichnen kann. In der FAP liegt der Fokus auf der therapeutischen Beziehung im Hier und Jetzt der Therapiesituation. Die Grundidee dabei ist, dass alle psychischen Störungen sich in Beziehungen ausdrücken, sei es als Ursache, als Wirkung oder (zumeist) als

Wechselwirkung. Die Beziehung zwischen Therapeutinnen bzw. Therapeuten und Patientinnen bzw. Patienten wird in der FAP dann auch zum Modell und Experimentierfeld für die anderen Beziehungen der Beteiligten in ihren individuellen Lebensbezügen. In der FAP werden diese sogenannten »In-Out«- und »Out-In«-Parallelen explizit genutzt, wobei »In« die therapeutische Beziehung und »Out« die anderen Beziehungen der Patientinnen und Patienten meint. Wesentlich ist dabei eine Haltung, wie sie auch in der ACT praktiziert wird: die Kommunikation von Mensch zu Mensch mit prinzipiell ähnlichen Bedingungen und Leiden, im Gegensatz zu einer Begegnung einer »gesunden Person« mit einer »kranken Person«. Da die FAP noch intensiver als die ACT auf die therapeutische Beziehung fokussiert und als Teil der Methodik Nähe und verletzliche Intimität herstellen möchte, erfordert sie ein noch höheres Maß an Authentizität und Einlassen der Therapeutin bzw. des Therapeuten als die ACT. Tatsächlich ist die FAP aus genau dieser Beobachtung heraus entstanden, dass in manchen Zusammenhängen durch mehr Nähe und Intimität in der therapeutischen Beziehung eine größere therapeutische Wirkung zu erzielen ist.

Das Arbeiten in der therapeutischen Beziehung erlaubt durch die unmittelbare Konsequenz im Hier und Jetzt eine direkte Wirkung von Verstärkung (und »Bestrafung«, z. B. durch Nicht-Beachten eines problematischen Verhaltens CRB1, siehe Infokasten »Varianten von Beziehungsverhalten in der FAP«) als Reaktionen auf Verhaltensweisen der Patientinnen und Patienten in der Zeit zwischen den Sitzungen. Entsprechend liegt in der FAP der Fokus auf dem Aufbau von funktionalem (Beziehungs-)Verhalten der Patientinnen und Patienten in der Therapiesituation, welches neu und oft auch vulnerabel ist und im Vergleich zu den vorliegenden Beziehungsmustern einer Person einen therapeutischen Fortschritt bedeutet.

Dabei unterscheidet die FAP in ihrer Funktionsanalyse drei Varianten von Beziehungsverhalten, jeweils erstellt für eine spezifische Patientin oder einen spezifischen Patienten vor dem Hintergrund der individuellen Lerngeschichte (siehe Infokasten »Varianten von Beziehungsverhalten in der FAP«).

> **Varianten von Beziehungsverhalten in der FAP**
>
> CRB1 (Clinical relevant behavior 1) benennt das problematische Verhalten der Patientin oder des Patienten, d. h. das eingeschränkte Verhaltensrepertoire, welches zu funktional immer gleichen Beziehungsmustern führt, in der Therapiesituation bzw. außerhalb (O1, outside therapy session).
> CRB2 (Clinical relevant behavior 2) meint das erwünschte Verhalten der Patientin oder des Patienten, d. h. ein Beziehungsverhalten, welches die Patientin oder der Patient in der Therapiesituation zeigt und für sie oder ihn neu und schwierig ist und andere, vulnerable Interaktionen ermöglicht, in der Therapiesituation bzw. außerhalb (O2, outside therapy session).
> CRB3 (Clinical relevant behavior 3) bezeichnet das Erkennen und Reflektieren dieser alten und neuen Verhaltensweisen in der therapeutischen Beziehung und die Verallgemeinerung auf andere Beziehungen.

Weiteres Beziehungsverhalten, das für die Patientin oder den Patienten weder ein altes Beziehungsmuster noch eine neue, öffnende Verhaltensweise darstellt, spielt keine Rolle in der spezifischen Funktionsanalyse, wird daher als klinisch nicht relevant eingestuft und nicht gezielt benannt. Im direkten Kontakt mit Patientinnen und Patienten werden statt der sperrigen Akronyme meist gängige Begriffe aus der ACT genutzt, also z. B. WEG-Bewegung für die CRB1s (steht bei ACT für Vermeidungsverhalten) und HIN-Bewegung für die CRB2s (steht bei ACT für werteorientiertes Verhalten) etc.

Die therapeutische Arbeit nach FAP folgt dabei fünf einfach formulierten therapeutischen Regeln (siehe Infokasten »Therapeutische Regeln in der FAP«), an denen sich die Therapeutin oder der Therapeut in ihrem bzw. seinem therapeutischen Handeln in der Therapiesituation und in der Beziehungsgestaltung orientiert. Eine ausführlichere Darstellung der therapeutischen Regeln in der FAP und das konkrete Herangehen in der ersten Sitzung findet sich bei Tsai et al. (2019).

> **Therapeutische Regeln in der FAP**
>
> Regel 1: Beobachte CRBs
> Regel 2: Evoziere CRBs
> Regel 3: Verstärke CRB2s
> Regel 4: Beobachte die möglicherweise verstärkende Wirkung auf die CRBs der Patientin oder des Patienten
> Regel 5: Gebe eine funktionale Interpretation des Patientinnen- oder Patientenverhaltens (CRB3) und generalisiere auf das erwünschte Verhalten außerhalb der Therapiesituation.

Diese Formulierungen von Regeln stellen eine sehr nüchterne Benennung des therapeutischen Vorgehens in der FAP dar, die die emotionale Dichte der Arbeit mit FAP schlecht beschreibt. Aus diesem Grund wurden weitere Begrifflichkeiten eingeführt, die das emotionale Geschehen besser einfangen sollen (Tsai et al. 2009): Awareness, Courage and Love (das »ACL-Modell«). Bewusstheit (Awareness) bezeichnet dabei den Fokus auf das Hier und Jetzt der Therapiebeziehung und das Achten auf das Beziehungsverhalten des Gegenübers (Regel 1). Mut (Courage) meint die dann folgende Selbstöffnung der Patientin oder des Patienten, aber auch das vulnerable Zulassen von Nähe und Intimität durch Selbstöffnung der Therapeutin oder des Therapeuten und das Stellen sehr persönlicher Fragen (Regel 2). Warmherzigkeit bzw. (therapeutische) Liebe (Love) benennt das Vorgehen, mit dem CRB2s in der FAP verstärkt werden, d. h. im zwischenmenschlichen Kontakt auf eine natürliche, warmherzige, vulnerable und authentische Weise (Regel 3). Bewusstheit wird dann wiederum für das Beobachten der Wirkung dieses emotionalen Feedbacks gebraucht sowie für das funktionale Verständnis (Regeln 4 und 5). Das ACL-Modell reformuliert also die oben genannten fünf Regeln (siehe Infokasten »Therapeutische Regeln nach dem ACL-Modell der FAP«). Eine beispielhafte, ausführlichere Darstellung einer Gruppenintervention nach FAP unter Verwendung des ACL-Modells findet sich z. B. bei Reyes Ortega et al. (2018).

> **Therapeutische Regeln nach dem ACL-Modell der FAP**
>
> Regel 1: Sei bewusst (Beobachte CRBs).
> Regel 2: Sei mutig (Evoziere CRBs).
> Regel 3: Sei liebevoll (Verstärke CRB2s).
> Regel 4: Sei dir deiner Wirkung bewusst (Beobachte die Wirkung auf die CRBs).
> Regel 5: Interpretiere und verallgemeinere (Funktionale Interpretation des erwünschten Patientinnen- und Patientenverhaltens, CRB3, und Generalisierung auf das Verhalten außerhalb der Therapiesituation).

Wenn wir uns noch einmal die DSM-5 Kriterien der maladaptiven Persönlichkeitsmerkmale als eingeschränkte Fähigkeitsbereiche in Erinnerung rufen (Identität, Selbststeuerung, Empathie und Nähe zu anderen Menschen, ▶ Kap. 21.1.1), dann lässt sich erkennen, dass die FAP vor allem mit Blick auf die Aspekte Empathie und Nähe zu anderen Menschen einen besonderen, über ACT hinausgehenden Beitrag leisten kann. Bezüglich der Dimension der Selbststeuerung setzt die FAP dagegen ähnlich wie die ACT an, wenn auch mehr auf zwischenmenschliche Beziehungen bezogen. Merkmale im Bereich der Identität nimmt die ACT stärker als FAP in den Fokus.

21.2 Was wissen wir zur Evidenz? – Empirische Daten und Stand der klinischen Forschung

21.2.1 Empirische Daten und Stand der klinischen Forschung zur Arbeit mit ACT bei maladaptiven Persönlichkeitsmerkmalen und Verhaltensmustern

Die ACT als Therapieansatz kann inzwischen insgesamt auf eine umfassende Evidenz verweisen, hierzu zählen mittlerweile auch rund 400 randomisiert-kontrollierte Studien, d. h. Studien mit höchsten methodischen Anforderungen, sowie über 40 Metaanalysen. Die meisten Studien in diesem Feld beziehen sich bisher auf den Einfluss von ACT-basierten Interventionen auf Stressverarbeitung, Lebensqualität und allgemeines Wohlbefinden einerseits und die Wirksamkeit von ACT bei bestimmten klinische Störungsbildern wie Angsterkrankungen, Depressionen, chronischen Schmerzen, somatischen Erkrankungen, Abhängigkeitserkrankungen etc. andererseits. Für den Bereich der Anwendung der ACT bei maladaptiven Persönlichkeitsmerkmalen und Verhaltensmustern existieren bisher einzelne Studien, die sich auf persönlichkeitsnahe Merkmale beziehen. Beispielsweise eine Studie, die ACT als Methode zur transdiagnostischen Behandlung erhöhter Impulsivität nutzte (Morrison et al. 2020). Einige Studien fokussierten zudem auf konkrete Störungen, die durch anhaltende Persönlichkeitsmerkmale und Verhaltensmuster gekennzeichnet sind, wie die Borderline-Persönlichkeitsstörung. Gratz und Guderson (2006) untersuchten etwa den Effekt einer ACT-basierten Gruppenkurzintervention mit Fokus auf Emotionsregulation bei Frauen mit Borderline-Persönlichkeitsstörung als Ergänzung zu der jeweiligen Standardbehandlung und konnten einen positiven Effekt auf das Ausmaß an Selbstverletzungen, Erlebnisvermeidung und Problemen mit der Emotionsregulation einerseits und die Borderline-spezifische Psychopathologie, depressive Symptome, Angst- und Stresssymptome andererseits zeigen. Ebenso konnten Morton et al. (2012) in einer allgemeinbevölkerungsbasierten Population mit Borderline-Persönlichkeitsstörung zeigen, dass die Ergänzung eines ACT-basierten Gruppenprogramms zur bisherigen Behandlung (TAU) zu einer signifikanten Verbesserung der Borderline-Symptomatik, Angst und Hoffnungslosigkeit sowie ACT-konsistenter Prozessvariablen – wie Psychische Flexibilität, Emotionsregulationsfähigkeiten, Achtsamkeitskompetenzen, Emotionsangst – führte.

Darüber hinaus existieren einzelne interessante Studien, die sich auf die Behandlung therapieresistenter Patientinnen und Patienten nach der ACT beziehen, eine Patientenklientel, die wie erwähnt in Kliniken und Tageskliniken gehäuft anzutreffen ist. Clarke et al. (2014) verglichen dazu eine Gruppenbehandlung nach ACT mit der kognitiv-behavioralen Standardbehandlung bei Patientinnen und Patienten mit unterschiedlichsten Diagnosen und konnten einen positiven Effekt beider Therapieansätze auf das Ausmaß depressiver Symptome post-Behandlung zeigen. Im 6-Monats-Follow-up zeigten sich zudem für beide Therapieansätze positive Effekte im Sinne einer Erhöhung der Lebensqualität und eine Reduktion psychischer Belastung, allerdings zeigte sich nur für die ACT ein persistierender Effekt auf die depressiven Symptome. Chakhssi et al. (2015) fokussierten auf die Wirkung einer ACT-Gruppenintervention bei Menschen mit Persönlichkeitsstörungen, die als therapieresistent eingestuft worden waren, im Vergleich zu einer kognitiv-behavioralen Standardbehandlung und konnten einen geringen bis moderaten Effekt beider Therapieansätze auf die allgemeine psychologische Funktionalität und die Psychopathologie beschreiben, jedoch keine spezifischen Effekte.

Trotz dieser bisher vorliegenden Untersuchungen ist die Studienlage zur Anwendung der ACT auf maladaptive Persönlichkeitsmerkmale und anhaltende Verhaltensmuster als deutlich ausbaufähig einzustufen.

21.2.2 Empirische Daten und Stand der klinischen Forschung zur Wirkung der Funktional-Analytischen Psychotherapie (FAP)

Auch die FAP kann inzwischen einige Evidenz vorweisen, siehe hierzu etwa entsprechende Übersichtarbeiten (z. B. Kanter et al. 2017). Gleichzeitig sind qualitativ hochwertige Studien sowie spezifische Studien zu verschiedenen, auch klinischen Zielgruppen etc. noch ausstehend. Eine neuere Studie (Reyes Ortega et al. 2020), die therapeutische Elemente von kontextuell-behavioralen Therapien – ACT, FAP und dialektisch-behaviorale Therapie (DBT) – auch integriert anwandte, konnte zeigen, dass sich sowohl mit einer Behandlung nach ACT und DBT alleine als auch mit der integrierten Behandlung (ACT, FAP, DBT) eine signifikante Verbesserung der Borderline-Symptomatik, der Emotionsregulation sowie negativer Bindungsmuster erzielen ließ. Diese positiven Effekte hingen in allen Interventionsgruppen mit dem Abbau von Erlebnisvermeidung sowie dem Aufbau von Achtsamkeitskompetenzen als verbindenden Elementen dieser Therapieansätze zusammen. Die FAP scheint dabei eine wertvolle Ergänzung zu DBT und/oder ACT bei der Behandlung von Menschen mit Borderline-Störung zu sein. In einer weiteren Studie (Reyes Ortega et al. 2018) wurden Patientinnen und Patienten, die bereits Psychotherapie (24–48 Einzelsitzungen) absolviert hatten und kein suizidales bzw. selbstverletzendes Verhalten mehr zeigten, einer Gruppenintervention (8 x 2 h) mit FAP im Vergleich zu DBT (Training interpersoneller Fähigkeiten) unterzogen. Dabei zeigte sich im Prä/Post-Vergleich sowie in einem 6-monatigem Follow-up die FAP-Intervention in allen gemessenen Aspekten (Symptomschwere, persönliche Nähe/Intimität, Selbsterfahrung und Emotionsregulation) überlegen, am deutlichsten bei der Fähigkeit, Nähe und Intimität in persönlichen Beziehungen herzustellen. Das deckt sich wiederum weitgehend mit den von der DSM-5 postulierten Fähigkeitsbereichen Empathie und Nähe zu anderen Menschen. FAP scheint letztere besser zu adressieren als DBT alleine.

21.3 Wie kann ACT bzw. FAP zur Erklärung von maladaptiven Persönlichkeitsmerkmalen und Verhaltensmustern beitragen? – Einige Fallbeispiele

Im Folgenden findet sich die Erläuterung einer typischen, alltäglichen Situation in einer psychiatrischen Tagesklinik, in der drei Fallbeispiele beschrieben werden und anhand derer das Vorgehen nach ACT bzw. FAP zur Veränderung maladaptiver Persönlichkeitsmerkmale und Verhaltensmuster beispielhaft dargestellt wird.

»Ein ganz normaler Morgen auf Station«

Es ist 7 Uhr früh auf einer psychiatrischen Tagesstation. Das Pflegeteam bereitet sich auf den Tag vor, das therapeutische Programm der Tagesklinik beginnt ab 8 Uhr. Einige Patienten sind schon vor der Zeit eingetroffen und sitzen im Aufenthaltsraum, rauchen eine Zigarette im Garten oder kommen mit verschiedenen Anliegen ins Stationszimmer. Gerade betritt Herr M. das Dienstzimmer.

Herr M. ist Mitte 40 und war bereits mehrfach in stationärer und tagesklinischer Behandlung wegen rezidivierenden depressiven Phasen und Agoraphobie. In der Vergangenheit bestand zudem langjährig Konsum von Alkohol und Marihuana, aktuell nimmt Herr M. jedoch keine dieser Substanzen mehr zu sich. Zuletzt hatte er es nach einem stationären Aufenthalt nur einige Wochen Zuhause ausgehalten. Er wohnt mit seinem jugendlichen Sohn gemeinsam in einer Zweizimmerwohnung. Er hatte sich in der Zeit nach dem letzten Krankenhausaufenthalt wiederholt für eine Aufnahme in der Tagesklinik angemeldet, war einmal auch in der Rettungsstelle eines Krankenhauses wegen einer Panikattacke vorstellig geworden und konnte schließlich kurzfristig einen Behandlungsplatz auf der Tagesstation wahrnehmen. Obwohl es noch so früh ist, steht er heute bereits das dritte Mal in der Tür und bittet darum, dass Jemand bei ihm den Blutdruck misst. Herr M. sagt, er habe Druck im Kopf, fühle sich nicht gut, er brauche Hilfe, schnelle Hilfe. Der Blutdruck war bei einer ersten Messung vor 30 Minuten in der Norm gewesen. Die zuständige Pflegekraft, Pfleger A., versucht zu beruhigen und verweist darauf, dass der Blutdruck bereits gemessen wurde und in Ordnung gewesen sei. Herr M. tritt unruhig auf der Stelle und bleibt im Dienstzimmer stehen. Er spricht undeutlich vor sich hin, sagt, dass er es nicht mehr aushalte. Pfleger A. versucht ihn weiter zu beschwichtigen, dass alles gut sei. Schließlich sagt er, dass er jetzt noch zu arbeiten habe, und kehrt ihm den Rücken zu.

Während die Patienten und Patientinnen inzwischen zahlreich erschienen sind, ihr Frühstück eingenommen haben und sich langsam in die ersten Termine verteilen, sammeln sich die Mitarbeiter der Tagesklinik im Gruppenraum zu einer multiprofessionellen Teambesprechung. Dort sprechen die Anwesenden über Herrn G., einen Mann Ende 50, der mit Blick auf die Überweisungsdiagnose wegen einer Dysthymie und einer rezidivierenden depressiven Störung mittleren Grades, einer sogenannten »double depression«, von seiner niedergelassenen Psychiaterin an die Tagesklinik verwiesen wurde. Herr G. lebt alleine und geht aktuell keiner Beschäftigung nach. Er ist inzwischen zwei Wochen in der Behandlung der Tagesklinik. Die Sozialarbeiterin hatte einen kurzen Kontakt zu ihm und wirft in die Runde, dass sie nicht den Eindruck habe, dass es für Herrn G. um eine berufliche Wiedereingliederung gehe. Er habe ihr keine klaren Ziele benennen können und wirke eher passiv. Es entwickelt sich im Team eine rege Diskussion darum, was geeignete Ziele für den Aufenthalt und die Behandlung von Herrn G. sein könnten.

Währenddessen wird die Stationsärztin aus der Runde gerufen. Eine Patientin der Station, Frau S., war lauthals schimpfend und sichtlich aufgeregt auf der Station erschienen. Sie hatte einen externen Termin wahrgenommen, wo es um die mögliche Einrichtung einer Familienhilfe gehen sollte. Frau S. ist Mitte 20, lebt mit ihrem Partner und zwei Kindern im Vorschul- bzw. Grundschulalter gemeinsam in einer Mietwohnung. Als sie an dem Morgen auf die Station kommt, ist sie sehr angespannt, weint und sagt immer wieder, dass sie entlassen werden möchte. Als die zuständige Pflegekraft, Schwester N., sie fragt, was denn geschehen sei und ob sie etwas tun könne, bezeichnet die Patientin sie als unfähig und sagt, sie könne ihr sowieso nicht weiterhelfen. Ohne nähere Erläuterungen verlässt sie die Station in Richtung des Gartens.

21.3.2 Was führt die Patientinnen und Patienten aus unserem Fallbeispiel in die Behandlung? – eine ACT-Perspektive

Betrachten wir einmal genauer, was die Patientinnen und Patienten aus unserem Alltagsbeispiel bewegt. Oder eben auch gerade nicht bewegt. Was führt dazu, dass sie in ihrem Leben feststecken und sich in eine Behandlung in einer psychiatrischen Tagesklinik begeben haben? Was macht sie möglicherweise unflexibel im Umgang mit der eigenen Lebenssituation? Wo fehlt es und was braucht es aus Perspektive der ACT?

Die Patientinnen und Patienten mit ACT verstehen

Herr M. hat immer wieder mit aversiven Zuständen, wie Ängsten oder depressiven Symptomen, zu kämpfen. Sein Kampf dagegen besteht vor allem darin, diese Zustände möglichst erst gar nicht aufkommen zu lassen, sie möglichst effektiv zu antizipieren und zu vermeiden. Sein Verhalten zielt darauf ab, die unerwünschten, aversiven Zustände im Idealfall gänzlich aus seinem Leben zu eliminieren. Gut gelernt sind also Verhaltensweisen, die letztlich eine *Erlebnisvermeidung* zum Ziel haben. In der Vergangenheit zählten hierzu langjährig Konsum von Alkohol und Marihuana. Aktuell hält er es nur wenige Wochen »alleine« zuhause aus, er begibt sich hochfrequent in stationäre bzw. teilstationäre Versorgung, in der Hoffnung, dort weniger häufig diese aversiven Zustände zu erleben bzw. jederzeit »schnelle Hilfe« bekommen zu können. Auch an diesem Morgen sucht Herr M. Unterstützung bei der *Erlebnisvermeidung* durch das Pflegepersonal, indem er Körperempfindungen berichtet, die ihn beunruhigen, die er »nicht mehr aushalte«, und um medizinische Abklärung bittet, obwohl kurz zuvor bereits eine Blutdruckmessung erfolgt war. Diesem Verhalten liegt die Erfahrung von Herrn M. zugrunde, dass Kontakt mit dem medizinischen Personal kurzfristig entlastend und beruhigend wirken kann, d. h. bei der *Erlebnisvermeidung* hilfreich sein kann. Zudem schweifen seine Gedanken unaufhörlich hin zu bedrohlichen Szenarien in der mutmaßlichen Zukunft (»Mein Herz wird versagen und ich werde einfach sterben«) oder zu unangenehmen Ereignissen in der Vergangenheit (z. B. »Genauso hat es sich bei der letzten Panikattacke angefühlt«). Schwer fällt es Herrn M. in dieser Alltagssituation auf der Tagesstation also, innerlich *zunächst in der jeweiligen aktuellen Situation zu sein* und eine gewisse *Bereitschaft* dafür aufzubringen, in dem jeweiligen Moment zu erleben, was an Gedanken, Gefühlen und Körperreaktionen auftritt, bevor diese in irgendeiner Weise reguliert, vermieden oder verändert werden müssten (vgl. ACT-Kernprozesse *Hier & Jetzt* und *Akzeptanz & Bereitschaft*).

Werfen wir einen Blick auf Herrn G., der in unserem Alltagsbeispiel an diesem Morgen durch das multiprofessionelle Team besprochen wird: Herr G. hat chronisch mit dysthymen bzw. depressiven Symptomen zu kämpfen. So steckt er dauerhaft in einer ähnlichen Lebenssituation fest. Gemäß der Beobachtung der Sozialarbeiterin ist sein aktueller Umgang damit vor allem eine gewisse Regungslosigkeit und *Passivität*. Er berichtet Gedanken wie »Es hat doch sowieso keinen Sinn« oder »Ich werde nicht hinkriegen, etwas zu ändern«. Begleitend dazu fällt es ihm schwer, aktiv Entscheidungen für sein Leben oder seine weitere Zukunft zu treffen. Entsprechend erlebt er sein Leben als »von sich losgelöst«. Häufig gibt er Entscheidungen oder aktive Handlungen an sein soziales Umfeld inklusive an das therapeutische Team ab. Auch scheint kein klarer Kontakt zu Zielen für den Aufenthalt zu bestehen.

Diesem Verhalten liegt aus Perspektive der ACT vor allem ein *fehlender Kontakt zu den individuellen Werten* im Leben von Herrn M. zugrunde, welcher es ihm generell schwer macht, konkrete Ziele für sich abzuleiten, Entscheidungen für sich aktiv zu treffen und Handlungsimpulse in aktives Verhalten umzusetzen (vgl. ACT-Kernprozesse *Werte & Sinn* und *Engagiertes Handeln*).

Kommen wir zu Frau S. aus unserem Alltagsbeispiel: Frau S. zeigte sich an beschriebenem Morgen aufgeregt, schimpfend, unter Anspannung und weinend. Sie steckt sichtlich in einer emotionalen Situation fest, die sie akut sehr belastet und überfordert. Sie ist stark vom aktuellen Erleben eingenommen, ist stark mit belastenden Gedanken verschmolzen (*fusioniert*), z. B. wie »Keiner kann mir helfen«. Auch drängen sich hinderliche *Selbstkonzepte* in den Vordergrund, wie »Ich bin eine Versagerin« oder »Ich bin eine schlechte Mutter.« Ihre akute Reaktion darauf ist die Ablehnung und Abwertung des sozialen Umfelds, in diesem Fall des therapeutischen Teams, und ein Rückzug aus der Situation. Aus ACT-Perspektive fällt es Frau S. hier schwer, in eine gewisse *Distanz zu ihrem inneren Erleben* zu kommen, d. h. sich von inneren Ereignissen wir Gedanken zu entschmelzen oder zu *defusionieren*, um sich einen gewissen Überblick über die Situation zu verschaffen, *verschiedene Perspektiven auf sich und die Situation einzunehmen* und in Ruhe und bewusst reagieren zu können (vgl. ACT-Kernprozesse *Defusion* und *Selbst-als-Kontext*).

21.3.3 Was führt die Patientinnen und Patienten aus unserem Fallbeispiel in die Behandlung? – Ergänzungen aus der FAP-Perspektive

In der FAP steht vor allem das Interaktionsverhalten im Fokus. Betrachten wir also das Verhalten der Patientinnen und Patienten in unserem Alltagsbeispiel genauer.

Die Patientinnen und Patienten mit FAP verstehen

Bei Herrn M. können wir annehmen, dass sein vordringliches »eingefahrenes« Problemverhalten (CRB1) das Zeigen von Hilflosigkeit und Aussichtslosigkeit ist, welches sein Bedürfnis nach Zuwendung, Verständnis und Nähe impliziert, dabei aber die Wahrnehmung der eigenen Sorgen überbetont und wenig Raum für Perspektivübernahme und Wahrnehmung des Kommunikationspartners lässt. Als CRB2 ließen sich für ihn im geschilderten Kontext also Verhaltensweisen postulieren wie Eingehen auf den Anderen, Abwägen der Argumente des Gegenübers, Annehmen der Versicherungen etc.

Herr G. zeigt sich im Gespräch mit der Sozialarbeiterin passiv und ohne klare Ziele (CRB1). Er berichtet Hilflosigkeit und delegiert Entscheidungen (CRB1). Im Gegensatz zu Herrn M. scheint die Wahrnehmung von Herrn G. aber weniger auf sich selbst gerichtet, als auf die Aussichtslosigkeit und Perspektivlosigkeit in der Welt. Ein CRB2 könnte also neben einer aktiveren Interaktion auch eine verbesserte Selbstwahrnehmung beinhalten.

Frau S. zeigt sich im Gespräch mit Schwester N. verärgert, ist aber nicht bereit, über den Grund ihres Aufruhrs Auskunft zu geben, sondern reagiert mit Abwertung und Rückzug (CRB1). Ein Zielverhalten (CRB2) könnte also sein, sich auf die Interaktion einzulassen, sich mitzuteilen, mehr Vulnerabilität zuzulassen etc.

21.4 Wie sieht die Behandlung mit ACT bzw. FAP bei maladaptiven Persönlichkeitsmerkmalen und Verhaltensmustern aus? – Umsetzung im Stationsalltag

21.4.1 Anwendung von ACT im stationären und teilstationären Setting

Die oben skizzierten Alltagsbeispiele spiegeln durchaus typische Herausforderungen für das Team einer Station oder Tagesklinik im Umgang mit Patientinnen und Patienten wider. Häufig werden derlei Interaktionen mit Patientinnen und Patienten vom Team als anstrengend und »schwierig« erlebt. Da es sich hierbei zumeist um chronifizierte Verhaltensweisen bzw. persönlichkeitsnahe Merkmale der Interaktion der Patientin oder des Patienten handelt, ist es hier besonders wichtig, die Alltagsinteraktionen des Teams mit den Patientinnen und Patienten an den längerfristigen Veränderungszielen zu orientieren. Selbst wenn der relevante Veränderungsprozess im stationären Rahmen aufgrund der zeitlichen Begrenzung nicht vollständig adressiert oder begleitet werden kann, gilt es hier eine weitere Verfestigung bzw. Chronifizierung von maladaptiven Persönlichkeitsmerkmalen und Verhaltensweisen zu begrenzen bzw. zu verhindern.

Die Patientinnen und Patienten mit ACT behandeln

Im Sinne von ACT kann es relevant sein, klagendes, aggravierendes oder auch aufgeregtes und ängstlich-agitiertes Verhalten, wie bei Herrn M. gegeben, als emotionale Überforderung aufgrund der Fusion mit Gedanken an die Zukunft bzw. die Vergangenheit und als Versuch der Erlebnisvermeidung einzuordnen, um dann die passende Unterstützung anbieten zu können. Herr D. bietet hingegen eher ein zurückgezogenes und passives Interaktions- und Verhaltensmuster, welches anhand starrer Überzeugungen zu sich selber und der Welt, fehlender Wertorientierung und Passivität bzw. Ineffektivität in der Handlungssteuerung mit erklärt werden kann. Frau S. wiederum zeigt aufgeregt-angespanntes, forderndes, abwertendes und wechselhaft-impulsives Interaktionsverhalten, was aus einer ACT-Perspektive mit einer starken Fusion mit innerem Erleben (Gedanken, Gefühlen, Körperreaktionen) und mit einem Haften an bestimmten Perspektiven auf sich, die Situation und Andere zusammenhängt.

Je persistierender, chronifizierter und Ich-naher die relevanten Interaktions- und Verhaltensmuster sind, desto relevanter ist es, auch bereits in vielen kleinen Situationen im Stationsalltag Hilfestellung für alternative Umgangsweisen und beim Aufbau von mehr psychischer Flexibilität zu geben. Bei unserem Alltagsbeispiel könnte dies wie folgt aussehen:

Als Herr M. das heute bereits das dritte Mal in der Tür steht und darum bittet, dass Jemand bei ihm den Blutdruck misst, wendet sich ihm die zuständige Pflegekraft, Pfleger A., zu.

Pfleger A. nimmt in sich den starken Druck war, Herrn M. zu beruhigen und wegzuschicken, entscheidet sich dann aber dafür, ihn bei dem Aufbau von *Kompetenzen im Hier & Jetzt* und von mehr *Bereitschaft für das aktuelle Erleben* zu unterstützen. So fragt er Herrn M., ob er mit ihm eine kurze Übung gemeinsam durchführen darf, die ihm helfen soll, im aktuellen Moment zu bleiben. Er bittet Herrn M., sich einen Moment aufrecht und schwer auf seine Füße zu stellen und *bewusst und achtsam* den Kontakt der Füße zum Boden wahrzunehmen. Ganz so als könne er Wurzeln in den Boden wachsen lassen, die ihm *Halt und Orientierung im Hier & Jetzt* geben. Und zu schauen, ob er sich – mit dieser Sicherung versehen – den unangenehmen Gedanken und Gefühlen in dieser Situation *ein klein wenig mehr zuwenden* kann. Dies bietet Pfleger A. Herrn M. wiederholt an, immer wieder mit dem Fokus auf die *Bereitschaft zu erleben, was auch immer gerade ist*.

In der multiprofessionellen Teambesprechung wird ca. 15 Minuten später über Herrn G. gesprochen. Die Einschätzung durch die Sozialarbeiterin, dass es »nicht um eine berufliche Wiedereingliederung gehe«, führt zu einer regen Diskussion darum, was geeignete Ziele für den Aufenthalt und die Behandlung von Herrn G. sein könnten. Bis ein Teammitglied unterbricht und eine achtsame Wahrnehmung bei sich selber teilt, nämlich: »*Ich verspüre häufig den Druck, für Herrn G. alles niet- und nagelfest machen zu wollen. Jetzt, wenn ich uns so zuhöre, habe ich den Gedanken, dass wir ihn darin bestärken, dass er sein Leben nicht für sich selber in die Hand nehmen kann. Und dass ich gar nicht weiß, wie er sich sein Leben überhaupt vorstellt.*« Das Team bespricht daraufhin, wer mit Herrn G. eingehender ins Gespräch geht, um ihn beim *Kontakt mit den eigenen Werten* und bei *engagiertem Handeln* zu unterstützen, d. h. um zu erfahren, *was ihm im Leben besonders wichtig ist*, welche *Ziele* sich für den Klinikaufenthalt daraus ergeben und was *erste Schritte in diese Richtung* konkret wären, die Herr G. sich zu unternehmen zutraut.

Während das Team weiter die konkrete Umsetzung der Unterstützung von Herrn G. diskutiert, wird die Stationsärztin aus der Runde gerufen, um mit Frau S. zu sprechen. Sie folgt der aufgebrachten Patientin in den Garten und bietet Frau S. an, gemeinsam zunächst wieder Ruhe und Überblick in die Situation zu bringen. Die Stationsärztin nimmt dabei bewusst war, dass die aufgeregte Patientin in ihr Respekt und Verunsicherung auslöst. *Sie sagt innerlich zu sich*: »*Ich habe in diesem Moment ein Gefühl von Verunsicherung*«. Dieser bewusste Blick auf ihr inneres Erleben hilft ihr, etwas Distanz zwischen sich und das Gefühl zu bringen, nicht mit dem Gefühl zu »verschmelzen« und somit mehr innere Handlungsfreiheit zu erhalten. Ähnlich paraphrasiert sie Schilderungen der Patientin mit Formulierungen wie »*Sie hatten also in dem Moment ein Gefühl von…*« oder »*Es tauchte ein Gedanken in ihnen auf, dass …*« und unterstützt so die Patientin dabei, *eine gewisse Distanz zwischen sich und das aktuelle innere Erleben* zu bringen. Vielleicht hilft sie auch noch weiter dabei, den *Blickwinkel auf die Situation zu verändern*. Sie sagt z. B. »*Helfen Sie mir nochmal, die Situation in Ihrem Termin wegen der Familienhilfe genauer zu verstehen. Stellen Sie sich vor, wir können uns die Situation nochmal gemeinsam wie im Kino ansehen. Und wir können auch zwischendurch anhalten, wenn es uns alles zu schnell geht. Einverstanden? Also, da war eine Frau, die die Hoffnung hatte, Hilfe und Unterstützung durch die Einrichtung einer Familienhilfe zu bekommen. Richtig? Und die Frau hatte einen Termin, in dem es genau darum gehen sollte. …*«.

21.4.2 Anwendung von Funktional-Analytischer Psychotherapie (FAP) im stationären und teilstationären Setting

FAP lässt sich in der klinischen Praxis aufgrund analoger theoretischer und philosophischer Annahmen fließend mit ACT kombinieren. Gerade in der therapeutischen Arbeit mit Patientinnen und Patienten, die häufig eher als schwierig beschrieben werden, zeigt sich der Vorteil dieses Ansatzes und soll hier anhand der oben geschilderten Fälle beschrieben werden. Im Folgenden sollen dabei vor allem die kleineren, spontanen Interventionsmöglichkeiten beschrieben werden, wie sie im Team bei den spontanen Begegnungen mit den Patientinnen und Patienten in unseren Alltagsbeispielen angewendet werden können, um die Zielrichtung der ergänzenden FAP-Behandlung zu unterstützen. Die größte Wirkung wird der FAP-Ansatz in der therapeutischen Beziehung zur Psychotherapeutin bzw. zum Psychotherapeuten in therapeutischen Einzel- oder Gruppensitzungen entfalten, weil dort die Therapeutin oder der Therapeut stärker auf Sicherheit in der Beziehung fokussieren kann und dabei auch sehr viel Eigenbeteiligung und eigene Vulnerabilität anbieten wird, soweit der therapeutische Prozess dies erlaubt.

Die Patientinnen und Patienten mit FAP behandeln

Im Gespräch mit Herrn M. kann Pfleger A. den Patienten fragen, ob er verstanden hat, warum er eine erneute Messung nicht für zielführend hält (Regel 2: Evozieren). Wenn Herr M. dies bestätigt, zugleich mit einem »aber ... « fortfährt, kann er ihn freundlich unterbrechen (Nicht-Verstärken eines CRB1s, z. B. »*Ich merke, Sie sind besorgt*«) und ihn wohlwollend einladen, gemeinsam mit ihm beispielsweise die oben vorgeschlagene Achtsamkeitsübung zu erleben. Dies sei hier auch als Hinweis gedacht, wie sich ACT- und FAP-Interventionen gut miteinander verknüpfen lassen. Dabei wird Pfleger A. verstärken, wenn Herr M. sich zunehmend darauf einlässt, d. h. ein Sich-öffnen und das Wahrnehmen des Anderen immer warmherzig durch wohlwollendes Nicken, Lächeln und Zeigen von Freude beantworten. Das Zurückfallen in CRB1-Verhalten (Einwände, Drängen etc.) wird er entsprechend unterbrechen oder nicht beachten.

Bei der Teambesprechung zu Herrn G. kann aus Perspektive der FAP die Erkenntnis des einen Teammitglieds, bislang das CRB1-Verhalten von Herrn G. verstärkt zu haben, indem es für ihn alles niet- und nagelfest machen wollte, als eine Funktionsanalyse gewertet werden. Diese sollte in dieser Art immer wieder und aktualisiert durchgeführt werden. Es braucht im Team wie auch für die Therapeutinnen und Therapeuten eine ständige (oft auch implizite) Überprüfung des Verhaltens der Interaktionspartnerinnen und -partner im Hinblick darauf, was gerade das CRB1 und CRB2 der Patientin oder des Patienten ist. Zudem ist es relevant, darauf zu achten, möglichst ausschließlich CRB2s zu verstärken sowie dessen Wirkung zu beobachten. Das jeweilige Teammitglied kann also dazu eingeladen werden, seine Beobachtung mit Herrn G. zu teilen (»*Ich habe gemerkt, dass ich immer wieder die Tendenz habe, für Sie alles niet- und nagelfest zu machen. Da ich Ihre Hilflosigkeit spüre. Und ich selbst auch nicht gerne die dadurch bei mir entstehende Hilflosigkeit aushalte. Und deswegen ganz schnell Lösungen für Sie basteln möchte. Zugleich ist mir aber klar, dass ich Sie damit nicht unterstütze, sich trotz der Gefühle von Hilflosigkeit zu aktivieren und erste sinnvolle Schritte zu unternehmen. Wollen wir uns gegenseitig unterstützen, diese Falle zu bemerken und gemeinsam gegenzusteuern?*«). In Ergänzung zum vorgeschlagenen Ansatz der ACT würde der FAP nach hier also zusätzlich ein Beziehungsangebot gemacht, das mit einer vulnerablen Selbstöffnung des jeweiligen Teammitglieds eröffnet wird.

Betrachten wir abschließend Frau S.: Aus FAP-Perspektive kann die Stationsärztin im Gespräch mit Frau S.– falls der therapeutische Prozess schon ausreichend Sicherheit in beider Beziehung aufgebaut hat – den Gedanken bzw. die Selbstbeobachtung »*Ich habe in diesem Moment ein Gefühl von Verunsicherung*« aussprechen und erläutern. Sie fragt dabei genauer nach, jeweils mit den eigenen Gefühlswahrnehmungen in der Beziehung verknüpft und mit dem authentischen Wunsch zu verstehen, was Frau S. gerade aufgrund welcher Vorkommnisse erlebt. Auch hier wird ähnlich wie oben vorgegangen, jedoch mit einem stärkeren Fokus auf dem aktuellen Beziehungsgeschehen. Eine Leitfrage dabei ist: Was macht es mit mir (der Stationsärztin), wenn ich den Schilderungen von Frau S. zuhöre? Sie kann dann authentisches Feedback dazu geben, wie sie Frau S. erlebt, und ihr damit mehr Sicherheit vermitteln, sich selbst den unangenehmen Aspekten des Geschehens zu nähern. Schwer aushaltbare Gefühle wie Unsicherheit, Schmerz, Schuld, Scham (oder was in dem Moment auftauchen mag), werden so geteilt und verstanden. Dabei wird die Stationsärztin darauf achten, jede Annäherung an vulnerable, schmerzhafte Gefühle liebevoll zu verstärken, und dies bei Gelegenheit auch mit Frau S. reflektieren. Zeigt sich eine Überforderung von Frau S. mit den adressierten Gefühlen, können hier genauso Defusionstechniken, wie oben vorgeschlagen, eingesetzt werden.

21.5 Worauf ist zu achten? – Fußangeln und Fallstricke

Wichtig ist im Allgemeinen, dass eine umfassende und valide Diagnostik der Symptomatik bzw. Funktionsanalyse des Erlebens und Verhaltens am Beginn einer jeden sinnvollen Intervention steht. Bezüglich einer Arbeit an maladaptiven Persönlichkeitsmerkmalen und Verhaltensmustern kann es sonst insbesondere im klinischen Rahmen zu einem Fallstrick werden, dass das Behandlungsteam die jeweilige Patientin oder den jeweiligen Patienten nur für einen begrenzten Zeitraum und in einer Ausnahmesituation erlebt. Das Verhalten von Menschen mit psychischen Erkrankungen in hochakuten bzw. schweren Krankheitsphasen bzw. mit eher als »endogen« zu bezeichnenden Erkrankungen kann dabei durchaus Mustern ähneln, wie sie bei sogenannten Persönlichkeitsstörungen zu beobachten sind, z. B. ängstlich-anklammerndes oder histrionisch anmutendes Verhalten. Wichtiger Unterschied ist hier jedoch, dass dieses Verhalten nur im Rahmen der akuten Symptomatik auftritt. Therapeutischer Auftrag ist in diesem Fall nicht die primäre Veränderung des auffälligen Interaktionsverhaltens, sondern supportiv-komplementäres Verhalten des therapeutischen Teams im Alltagskontakt sowie eine adäquate medikamentöse und/oder psychotherapeutische Behandlung der Primärerkrankung. Um eine zuverlässige Einordnung als akutes Krankheitszeichen vs. Persönlichkeitsmuster zu gewährleisten, sind hier also die allgemein gültigen Grundprinzipien einer validen Diagnostik zu berücksichtigen, darunter die Integration von fremdanamnestischen Daten, die Berücksichtigung von Informationen über den zeitlichen Verlauf des klinischen Bildes, eine kritische Selbstreflexion der eigenen Hypothesen seitens des Behandlungsteams sowie die Hinzunahme der Rückmeldungen der Patientin oder des Patienten.

Wie bereits erwähnt, je persistierender, chronifizierter und Ich-naher die Muster sind, wegen derer die Patientinnen und Patienten in einer unbefriedigenden Lebenssituation feststecken, desto wichtiger ist es, bereits in vielen kleinen Situationen im Stationsalltag Hilfestellung für alternative Umgangsweisen und beim Aufbau von mehr psychischer Flexibilität zu geben. Dies entbehrt aber nicht der Notwendigkeit, möglichst früh und transparent mit der Patientin oder dem Patienten ein Arbeitsbündnis zu möglichen Veränderungszielen im Interaktionsverhalten zu schließen. Herausforderung für das klinische Team ist es daher zumeist, 1) durch die Basiskompetenzen einer wertschätzenden, annehmenden und validierenden Interaktion den Grundstein für eine hilfreiche therapeutische Beziehung zu legen, 2) die wesentlichen maladaptiven Muster zunächst zu erkennen, 3) das eigene Verhalten daran auszurichten, diese Muster nicht unnötig zu verfestigen, 4) diese Verhaltensmuster auch im Kontakt mit der Patientin oder dem Patienten transparent werden zu lassen, 5) mögliche Veränderungsmotivation zu stärken (z. B. anhand von Techniken der Verhaltensanalyse, der kreativen Hoffnungslosigkeit etc.), 6) eine Einwilligung der Patientin oder des Patienten dazu einzuholen (vgl. Arbeitsbündnis), 7) einem zu starken Veränderungsdruck bei der Patientin oder dem Patienten entgegen zu wirken (z. B. durch Psychoedukation zur Stabilität von Verhaltensmustern, das Einüben von Verständnis für sich selber/Selbstmitgefühl etc.) und 8) übermäßigen Veränderungsdruck von Seiten des Teams auf die Patientinnen und Patienten zu reflektieren und zu modifizieren (»*Wir werden Herrn X. nicht innerhalb von Tagen oder Wochen komplett ›umkrempeln‹*«). Wie in den Punkten 7) und 8) oben bereits angesprochen, bedeutet die Arbeit an maladaptiven Persönlichkeitsmerkmalen und Verhaltensmustern auch immer, dass Veränderungen in diesen Mustern erst nach einer Vielzahl neuer und alternativer Erfahrungen auftreten werden. D. h. einer gewissen Dauer der Behandlung, einer hohen Konsistenz des therapeutischen Rahmens sowie einer hilfreichen Unterstützung beim Transfer neuer Erlebens- und Verhaltensweisen in den Lebensalltag der Patientin oder des Patienten. Dieser Umstand sollte ausreichend und wiederholt ins Bewusstsein der Behandlerinnen und Behandler gebracht werden, z. B. in Form von kollegialer Intervision oder externer Supervision, auch um einen konstruktiven Umgang mit möglicherweise aufkommender Frustration und fehlendem Wirksamkeitserleben beim Team zu ermöglichen. Es bietet sich an, die Arbeit mit diesen Patientinnen und Patienten im Stationsalltag als eine Art »Bahnung« in Richtung von mehr psychischer Flexibilität zu sehen, welche im ambulanten Rahmen fortgesetzt werden kann bzw. muss. Unterstützend kann es dabei wie bereits erwähnt auch sein, die jeweiligen Prozesse, in denen das Team die Patientin oder den Patienten jeweils im Stationsalltag unterstützt, immer wieder transparent zu benennen. Und ebenso möglichen Veränderungsdruck bei den Patientinnen und Patienten abzumildern, in dem wir erklären, dass ein Muster, das sich schnell und ohne großen Aufwand verändern lässt, kein echtes Muster ist und damit für einen nachhaltigen Veränderungsprozess auch keine Relevanz hat.

In der Anwendung von FAP-Prinzipien in der Behandlung gibt es zudem zahlreiche Fallstricke, die zu beachten sind. Es ist beispielsweise unerlässlich, sich als Therapeutin oder Therapeut in der Fähigkeit der Selbstöffnungen und der Bereitschaft für eigene Vulnerabilität zu üben. Dies braucht vor allem viel Vertrauen im Team und die Bereitschaft aller, sich auf solche Prozesse einzulassen. Zugleich kann dies die Zusammenarbeit und die Arbeitszufriedenheit im Team deutlich steigern. Supervisorische Unterstützung und das mutige Vorangehen von Teamleiterinnen und -leitern bei der Selbstöffnung erscheinen dabei unerlässlich.

Wichtig ist es zudem, die Funktionsanalyse im therapeutischen Prozess immer wieder anzupassen. Was anfänglich ein therapeutischer Fortschritt im Sinne der FAP (CRB2) sein mag und daher verstärkt wird, kann in einer späteren Therapiephase eher ein Feststecken (CRB1) darstellen. So könnte es anfänglich für Herrn G. ein Fortschritt sein, stärker auf seine Gefühle zu fokussieren, auch wenn es vielleicht auf eine klagende Weise geschieht, in einer späteren Phase das Klagen aber als CRB1 eingeordnet und eine verbesserte Differenzierung von Gefühlen oder eine verbesserte Emotionsregulation als CRB2 definiert werden. Es braucht im Team also auch eine ständige Kommunikation darüber, was aktuell als Fortschritte in den alltäglichen Interaktionen zu werten ist, damit sich das Verhalten aller Teammitglieder möglichst effektiv ergänzen kann.

21.6 Was ist das Wichtigste für den klinischen Alltag – Fazit und Ausblick

- Die Arbeit mit der ACT stellt einen sehr hilfreichen Rahmen dar, um Menschen bei der Veränderung von maladaptiven Persönlichkeitsmerkmalen und Verhaltensmustern zu unterstützen.
- Besonders hilfreich ist bei der Arbeit mit dieser Zielgruppe die störungsübergreifende Perspektive der ACT und die Arbeit auf Augenhöhe mit den Patientinnen und Patienten.
- Auch wenn der Rahmen einer tagesklinischen oder stationären Behandlung alleine rein zeitlich häufig nicht die Möglichkeit bietet, den Anforderungen eines nachhaltigen Veränderungsprozesses bei den Betroffenen gerecht zu werden, lassen sich mit einer ACT-Perspektive erste Schritte in Richtung des Aufbaus von mehr psychischer Flexibilität unterstützen, welche einen nachhaltigen Veränderungsprozess von maladaptiven Persönlichkeitsmerkmalen und Verhaltensmustern bahnen und befördern können.
- Die Ergänzung durch eine FAP-Perspektive kann z. B. in der Behandlung von Persönlichkeitsstörungen die relevanten Fähigkeitsbereiche der Empathie und Nähe zu anderen Menschen (vgl. DSM-5) sinnvoll fokussieren und einüben.

Literatur

Chakhssi F, Janssen W, Pol SM, van Dreumel M, Westerhof GJ (2015) Acceptance and commitment therapy group-treatment for non-responsive patients with personality disorders: An exploratory study. Personal Ment Health 9(4): 345–356.

Clarke S, Kinston J, James K, Bolderston H, Remington B (2014) Acceptance and commitment therapy group for treatment-resistant participants: A randomised controlled trial. J Contextual Behav Sci 3: 179–188.

Gratz KL, Gunderson JG (2006) Preliminary data on an acceptance-based emotion regulation group intervention for deliberate self-harm among women with borderline personality disorder. Behav Ther 37: 25–35.

Holman G, Kanter JW, Tsai M, Kohlenberg RJ (2017) Functional analytic psychotherapy made simple. A practical guide to therapeutic relationships. Oakland, CA: New Harbiger Publications.

Kanter JW, Manbeck KE, Kuczynski AM, Maitland DWM, Villas-Bôas A, Reyes Ortega MA (2017) A comprehensive review of research on Functional Analytic Psychotherapy. Clin Psychol Rev 58: 141–156.

Kanter JW, Tsai M, Kohlenberg RJ (Hrsg.) (2010) The practice of functional analytic psychotherapy. New York: Springer.

Kohlenberg RJ, Tsai M (1991) Functional Analytic Psychotherapy: A guide for creating intense and curative therapeutic relationships. New York: Plenum.

Morrison KL, Smith BM, Ong CW, Lee EB, Friedel JE, Odum A, Madden GJ, Ledermann T, Rung, J, Twohig MP (2020) Effects of acceptance and commitment therapy on impulsive decision-making. Behav Modif 44: 600–623.

Morton J, Snowdon S, Gopold M, Guymer E (2012) Acceptance and commitment therapy group treatment for symptoms of borderline personality disorder: A public sector pilot study. Cogn Behav Pract 19: 527–544.

Reyes Ortega MA, Vargas Salinas AN, Kanter JW (2018) A pilot study on functional analytic psychotherapy group treatment for borderline personality disorder. Psychol Psychother Res Stud 1(5): PPRS. 000525.

Reyes Ortega MA, Miranda EM, Fresán A, Vargas AN, Barragán SC, Robles García R, Arango I (2020) Clinical efficacy of a combined acceptance and commitment therapy, dialectical behavioural therapy, and functional analytic psychotherapy intervention in patients with borderline personality disorder. Psychol Psychother 93: 474–489.

Tsai M, Kohlenberg RJ, Kanter JW, Kohlenberg B, Follette WC, Callaghan GM (2009) A guide to functional analytic psychotherapy: Awareness, courage, love and behaviorism. New York: Springer.

Tsai M, Yoo D, Hardebeck EJ, Loudon MP, Kohlenberg RJ (2019) Creating safe, evocative, attuned, and mutually vulnerable therapeutic beginnings: Strategies from functional analytic psychotherapy. Psychother 56(1): 55–61.

22 ACT in der Gerontopsychiatrie

Stefan Wagler und Nicole Bührsch

»Wichtig ist nicht, wie alt man ist, sondern wie man alt ist.« (Gerhard Kocher)

22.1 Wozu die Arbeit mit ACT bei Älteren? – Einführung

Das 20. und 21. Jahrhundert sind geprägt von einem Anstieg der Lebenserwartung sowie einem Rückgang der Geburtenraten. Mit regionalen Variationen ist die Verschiebung der Altersstruktur zugunsten eines größeren Anteils älterer Bevölkerung ein globales Ereignis (Hoffmann et al. 2009). Das heißt in seiner Konsequenz, dass der Bedarf nach gerontopsychologischer und gerontopsychiatrischer Versorgung weiter ansteigen wird.

In diesem Kapitel wird auf die Anwendung von ACT im gerontopsychiatrischen Kontext eingegangen und dargestellt, wie psychologische Flexibilität einen geeigneten Ausgangspunkt für therapeutische Arbeit mit Älteren bietet.

Wer sind aber eigentlich »die Älteren«? Es gibt viele Sprichwörter, die den relativen Charakter dessen, was »jung« oder »alt« ist, unterstreichen. Darin scheint durch, dass vor allem kulturelle Konventionen die Grenze ziehen. Ein üblicher Meilenstein für diese Grenzziehung ist der Eintritt ins Rentenalter mit 65 bzw. 67 Jahren, welcher den Übergang zu den »jungen Alten« oft markiert. Zwischen dem 75. und 85. Lebensjahr liegt eine weitere unsichtbare kulturelle Schwelle, ab welcher zunehmend von »Hochaltrigen« gesprochen wird und die von einem zunehmenden Anstieg von biologisch-organischen Risiken begleitet ist (Maercker 2015). Interindividuelle Variation bleibt dennoch die Norm.

Darin begründet sich die Frage, worin sich eigentlich normales Altern von pathologischem Altern und erfolgreichem Altern funktional unterscheidet. Baltes und Baltes (1990) entwickelten dafür das Modell der selektiven Optimierung mit Kompensation (SOK-Modell). Es beschreibt Altern in jedem Lebensstadium als einen adaptiven Prozess des Auswählens (Selektion) von bestimmten Lebens- und Funktionsdomänen, des Optimierens der eigenen Funktionalität in den gewählten Domänen und der Kompensation als flexible Anpassung auf Misserfolge in den gewählten Strategien.

Das Älterwerden und die damit in der Regel verbundenen Veränderungen und/oder Verluste von beruflichen, gesellschaftlichen, sozialen, familiären und nicht zuletzt physischen Funktionen stellen besondere Anforderungen an die individuellen Anpassungsfähigkeiten. Psychische Erkrankungen bei älteren Menschen gehen oft einher mit ungünstigen Anpassungsleistungen, die sich entweder in fehlender Akkommodation, d. h. dem Festhalten an Werten und Zielen ungeachtet der veränderten Möglichkeiten (= Selektion) manifestieren oder einer fehlenden Assimilation, d. h. einer vorschnellen Aufgabe von Werten und Zielen, ungeachtet der Möglichkeiten von Umwelt- und Umfeldveränderungen (= Optimierung und Kompensation).

> **SOK Praxisbeispiel**
>
> Herrn S. (77 J.) fällt es seit einem halben Jahr schwerer, im Straßenverkehr mitzuhalten. Er beschließt, sein Auto abzugeben und sich ein Jahresticket für den ÖPNV zu kaufen (Selektion). Da er das Busnetz noch nicht gut kennt, nimmt er sich vor, wöchentlich Ausflüge zu unternehmen, um es besser kennenzulernen und körperlich fit zu bleiben (Optimierung). Allerdings weiß er, dass manchmal seine Füße nicht mehr ganz mitmachen wollen. Deshalb nimmt er zur Erleichterung einen Gehstock mit (Kompensation).

22.1.1 Psychische Gesundheit im Alter

Einen Überblick über das Auftreten psychischer Störungen im Alter liefert die Berliner Altersstudie (BASE), in welcher West-Berlinerinnen und -Berliner, die mindestens 70 Jahre alt waren, mittels DSM-III-R befragt wurden: 44 % zeigten dabei keine Anzeichen einer psychischen Störung, 24 % erfüllten die Kriterien einer Diagnose, 17 % zeigten psychopathologische Symptome mit Krankheitswert und schließlich 16 % zeigten psychopathologische Symptome ohne Krankheitswert (Helmchen et al. 2010, S. 209). Die häufigste psychische Erkrankung in dieser Population war Demenz mit 14 % der über 70-Jährigen, gefolgt von Depression mit 9 %. Dabei weisen ältere Menschen mit Depression eine vergleichsweise hohe Rate körperlicher Erkrankungen auf. Schließlich zeigen sich häufig Angststörungen (5 %) und Schlafstörungen (19 %). Volkert und Härter (2015) merken dabei allerdings kritisch an, dass bisherige Studien stark variieren und die Prävalenzen aufgrund mehrerer Faktoren womöglich unterschätzt werden. So zeigte sich, dass Ältere in diagnostischen Interviews die Symptome eher körperlichen Ursachen zuschreiben und bei langen Befragungen dazu neigen, Symptomfragen zu verneinen, um die Befragung abzukürzen (Knäuper und Wittchen 1994). Andererseits geht höheres Lebensalter zumindest in privilegierten, westlichen Ländern nach einem Abfall zwischen 45 und 54 Jahren eher mit einem erneuten Anstieg des subjektiven psychologischen Wohlbefindens einher (Steptoe et al. 2014).

22.1.2 Der Mehrwert von ACT in der Behandlung Älterer

Sowohl für Patientinnen und Patienten selbst, als auch für Angehörige und ärztliche sowie therapeutische Behandelnde ist die Verwobenheit einer psychischen Symptomatik mit körperlichen Erkrankungen oft eine große Herausforderung. In Bezug auf (affektive) psychische Erkrankungen sind die Symptome bei älteren Patientinnen und Patienten nicht grundsätzlich verschieden. Häufig stehen jedoch andere Beschwerden im Vordergrund (siehe Fallvignetten 1 und 2). Dabei scheint die typische gedrückte Stimmung oft zu fehlen oder wird erst bei intensivem Nachfragen und durch die Angehörigenbefragung berichtet. Dahingegen stehen ausgeprägte, unspezifisch-diffuse körperliche Beschwerden und Überlagerungen mit durch körperliche Erkrankungen verursachten Beschwerden oft im Vordergrund, z. B.:

- Müdigkeit und Energieverlust
- Klagen über Gedächtnis- und Konzentrationsprobleme
- starke innere und äußere Unruhe
- Schamgefühle und Neigung zur Bagatellisierung psychischer Probleme
- wiederkehrende Gedanken an den Tod

- vielfältige Ängste (insbesondere Sturzängste, Krankheitsängste, Panikgefühle)

Der etwas veränderte symptomatische Schwerpunkt stellt dabei jedoch keine Einschränkung für ACT als psychotherapeutische Intervention dar. Vor dem Hintergrund des störungsunspezifischen Herangehens und dem Fokus auf Akzeptanz und Defusion einerseits und angepasstes werteorientiertes Handeln andererseits erscheint der ACT-Ansatz sogar deutlich vorteilhaft.

Die Ansätze der ACT sind weiterhin unterstützend im Bereich der alltagspraktischen Bewältigung. Altersübliche Einschränkungen wie Gangunsicherheit, komplexe Medikamenteneinnahme, Gedächtnisabnahme etc. stellen erhöhte Anforderungen an die Konzentrationsfähigkeit und das Gewahrsein im Hier & Jetzt (Peters 2015). Prozessspezifische Achtsamkeitsübungen, welche die Defusionsfähigkeit und Gegenwärtigkeit stärken, können einen wichtigen Beitrag leisten, um den Alltag bewältigbarer zu gestalten.

22.2 Was wissen wir zur Evidenz? – Empirische Daten und Stand der klinischen Forschung

Im Vergleich zur vorhandenen aktuellen Literatur zur Wirksamkeit und den Wirkfaktoren von Psychotherapie liegen bisher nur sehr wenige Untersuchen zu ACT bei älteren Menschen vor. In diesen wurde jedoch durchweg eine gute Wirksamkeit belegt.

Im Rahmen der Psychotherapie älterer Patientinnen und Patienten geht es oft um Fragen der Einschränkungen bzw. dem Verlust von Funktionen familiärer, sozialer, beruflicher, gesellschaftlicher und/oder körperlicher Natur. Vor diesem Hintergrund ist anzunehmen, dass psychotherapeutische Interventionen hilfreich sind, welche die Akzeptanz aber auch die Beibehaltung werteorientierter Aktivitäten betonen. Mit Hinblick auf die Stärkung psychologischer Akzeptanz, die die Akzeptanz für mit dem Alter einhergehende Veränderungen erhöht, konnte dies auch von Butler und Ciarrochi (2007) gezeigt werden.

Losada et al. (2015) verglichen die Wirksamkeit von kognitiver Verhaltenstherapie (KVT) und ACT bei N = 135 Angehörigen von Demenzpatientinnen und -patienten. Direkt nach Therapieende zeigten sich beide Interventionen vergleichbar erfolgreich, allerdings war die KVT im Follow-up überlegen.

Beide Interventionen waren in der Reduktion dysfunktionaler Gedanken gleich effektiv, während in der ACT-Gruppe eine stärkere Reduktion des Vermeidungsverhaltens beobachtet wurde. Eine bessere Wirksamkeit von ACT im Vergleich zu KVT fanden Wetherell et al. (2011) in einer Pilotstudie bei älteren Patientinnen und Patienten mit generalisierter Angststörung. In einem Vergleich der Wirksamkeit von ACT und KVT bei älteren und jüngeren Patientinnen und Patienten belegte diese Arbeitsgruppe eine bessere Wirksamkeit von ACT in einer Gruppe Älterer mit chronischen Schmerzen, während Jüngere besser von der klassischen KVT profitierten (Wetherell et al. 2016).

Damit übereinstimmend konnte auch eine signifikante Verbesserung der physischen und psychosozialen Beeinträchtigung, ein Rückgang von Depressivität und eine Verbesserung der psychischen Flexibilität bei N = 40 älteren Schmerzpatientinnen und -patienten im Rahmen eines vierwöchigen stationären Behandlungsprogramms basierend auf ACT gezeigt werden (McCracken und Jones 2012).

In einer Studie, die die Wirksamkeit von ACT bei jüngeren im Vergleich zu älteren depressiven Veteraninnen und Veteranen (N = 76) untersuchte, zeigten sich vergleichbar hohe Effektstärken (N = 76 Ältere: d = 1.06, N = 655 Jüngere: d = .95; Karlin et al. 2013).

Besonderes Augenmerk soll in dem Zusammenhang auf eine multizentrische Studie von Davison et al. (2016) gelegt werden, welche die Wirksamkeit eines ACT-Programms auf die Depressivität und Ängstlichkeit bei hochbetagten Patientinnen und Patienten zwischen 63 und 97 Jahren (M = 85.3 Jahre) in Pflegeeinrichtungen untersuchte. Es wurden zwölf Einzelsitzungen durchgeführt mit dem Inhalt aller ACT-Kernprozesse. Sowohl auf Basis von Selbstratings als auch anhand von Fremdratings durch die jeweiligen Bezugspflegekräfte zeigte sich eine deutliche Verbesserung der Depressivität und im Rahmen des Follow-up eine tendenzielle Abnahme der Ängstlichkeit. Auch Patientinnen und Patienten mit leichter kognitiver Störung waren in die Intervention einbezogen worden. Die Zufriedenheit mit der Intervention wurde sowohl von Betroffenen als auch Bezugstherapeutinnen und -therapeuten als gut bis sehr gut eingeschätzt.

22.3 Wie kann ACT zur Erklärung und Behandlung von psychischen Erkrankungen im Alter beitragen? – Prototypische Fallkonzepte

Um auf typische Eigenheiten in der ACT-basierten Behandlung von Älteren anschaulich einzugehen, werden in diesem Abschnitt zwei Fälle vorgestellt. Fallvignette 1 steht stellvertretend für die tagesklinische Arbeit mit jüngeren Älteren, während die Fallvignette 2 den Fokus auf den stationär-gerontopsychiatrischen Kontext legt. In Tabelle 22.1 werden beispielhafte Inhalte für psychologische Rigidität bei Älteren vorgestellt und auf mögliche Interventionsstrategien verwiesen (▶ Tab. 22.1). Abschließend wird die Grundlage für ein ACT-basiertes Fallkonzept im Rahmen des SOK-Modells gelegt.

Fallbeispiel 1

71-jährige Patientin, erste depressive Episode, im Vordergrund stehen körperliche Beschwerden wie Übelkeit, Würgereiz, Appetitverlust mit Gewichtsverlust von 10 kg und Schlafstörungen sowie massive innere Unruhe. Ein Morgentief, Affektlabilität, gereizte Stimmung und Zukunftsängste bildeten sich aus der Beobachtung der Patientin erst konsekutiv aus. Auch Freud- und Interessensverlust sowie eine noch diskret ausgeprägte Antriebsminderung wurden erst bei genauer Exploration und in der Fremdanamnese durch den Ehemann deutlich. Der Appetitverlust ging mit einer erheblichen Verunsicherung im Rahmen einer neu aufgetretenen fraglichen Nahrungsmittelunverträglichkeit einher und der damit verbundenen Meidung fast aller Nahrungsmittel. Dies führte zu weiterem Gewichtsverlust und Verlust an Energie.

Im Rahmen der Klärung von Werten zeigte sich insbesondere, dass das Ausleben und Erleben der Werte, »ein abwechslungsreiches Leben führen und fremde Länder und Kulturen erleben«, ebenso wie der Wert, »eine fürsorgliche, aktive Mutter und Großmutter sein«, deutlich erschwert war. Der Wert des »abwechslungsreichen Lebens« wurde bisher immer konkret ausgelebt durch ausgedehnte Reisen, die auch mit physischer Anstrengung verbunden waren. Da sie auf der letzten Reise zwei Monate vor der tagestationären Aufnahme die schwere körperliche und affektive Symptomatik erlebte und mit dem Gedanken »Diese Art von Reisen schaffe ich nicht mehr, also kann ich nicht mehr reisen!« fusionierte, gefährdete dies weiteres auf diesen Wert bezogenes, engagiertes Handeln. Zusätzlich zeigte sich ein Wertekonflikt. Aus dem Wunsch heraus, die Tochter zu entlasten und der Enkeltochter den Hort zu ersparen, könne sie nicht mehr während der Schulzeit der achtjährigen Enkeltochter verreisen. Sie fusionierte mit dem Gedanken: »Es darf mir nichts passieren, sonst ist niemand für meine Enkelin da!«. Das hinderte sie an der Planung von weiteren Flugreisen. Diese fehlende Assimilationsleistung, d. h. die vorschnelle Aufgabe ihres Wertes »Verreisen«, war begleitet von einem Gefühl von Traurigkeit. Das war wiederum ein erheblicher Faktor im Rahmen der Ängstlichkeit, ihr Leben in Zukunft nicht mehr so leben zu können, wie sie es sich wünschte.

Als Defusionsübungen eigneten sich bei der Patientin besonders »Gedanken als Fußfessel und Ruhekissen« und »Wie sitze ich vor dem Gedankencomputer« (Wengenroth 2017, S. 119, S. 100), die auch im Rahmen der Gruppentherapie sehr gut bearbeitet werden konnten. Dabei war es wichtig, immer wieder den Bezug zum Hier & Jetzt herzustellen und nicht in Vergangenheit oder Zukunft zu verharren. Vor allem Zukunftsängste in Bezug auf potenzielle altersbedingte Einschränkungen bei sich oder ihrem Ehemann machten die Präsenz und das engagierte Handeln im Hier & Jetzt oft schwierig. Dabei wurden auch Übungen zu Akzeptanz inneren Erlebens und körperlicher Einschränkungen angewandt, wobei sich die Metapher des »großartigen, liebenswürdigen alten Hauses« als hilfreich erwies.

Die in Abbildung 21.1 dargestellte ACT-Matrix wurde so mit der Patientin erarbeitet.

Fallbeispiel 2

Frau G. (79 J.) wurde auf die gerontopsychiatrische Station überwiesen, nachdem sie aufgrund von Übelkeit und Druckschmerzen im linken Thorax zunächst internistisch-geriatrisch aufgenommen worden war und eine Gastritis diagnostiziert und behandelt wurde.

Sie sei in den drei Jahren vor Behandlungsbeginn zweimal gestürzt und habe sich dabei jeweils eine Hand verletzt. Daran denke sie nun oft, seit sie wieder gangunsicherer geworden sei. Klagsam-weinerlich berichtete sie, dass sie wieder laufen wolle »wie die anderen«, dabei fiel es ihr sichtlich schwer, ihren körperlichen Veränderungen mit Akzeptanz zu begegnen. Sie erlebte starke Fusion mit angstauslösenden Gedanken (z. B. »Ich packe das nicht!«) und hatte Schwierigkeiten, ihre Aufmerksamkeit bewusst im Hier & Jetzt zu halten. Eine Stärke war jedoch ihr klarer Kontakt zu Werten (Kontakt zur Familie, Selbstfürsorge, Pflanzenpflege) sowie hohe Handlungsregulation und Übungsmotivation.

Der Behandlungsauftrag beinhaltete, dass sie einen gesunden Umgang mit ihren Sorgen erlernen und Perspektiven für das Leben nach der Entlassung entwickeln wolle.

Zum Beginn der Behandlung fusionierte Frau G. derart stark mit ihrem Angsterleben, dass sie kaum noch ansprechbar war. Zur Stabilisierung wurde mit ihr achtsames Atmen geübt, was ihr schwerfiel, da sie dabei schnell ins Hyperventilieren geriet. In der »Klemmbrett«-Metapher (Harris 2009, S. 191) konnten ihre Angst und Angstgedanken genügend gut symbolisiert werden, sodass diese besprechbar wurden, ohne dass sie im Gespräch ganz mit diesen verschmolz. Ab der zweiten Sitzung wurde die »Mit der Angst stehen«-Übung (▶ Kap. 22.5, Mobilität) eingeführt. Dabei wurden starke Ängste und »laute«, angstbesetzte Gedanken aktiviert, während sie gleichzeitig instruiert wurde, dem Kontakt mit dem Boden und dem Rollator nachzuspüren sowie zu sehen, wie sie all die Gedanken und Ängste habe und dennoch weiter stehe.

Die Werte- und Ressourcendiagnostik zeigte, wie die Wichtigkeit ihrer Familie, aber auch ihre Handlungsentschlossenheit und Veränderungsmotivation hilfreiche Unterstützer in der Behandlung sein können. Die bewusste Fokussierung der Aufmerksamkeit wurde in der Metapher der »Taschenlampe« beschrieben, die ihr half, den Sinn bewusst ausgerichteter Aufmerksamkeit zu sehen. Zu eher meditativen Achtsamkeitsübungen (z. B. »Blätter im Fluss«) fand Frau G. keinen Zugang. Sie blieb im Dialog, verstand die Instruktion konkretistisch und konnte sich »das alles« nicht vorstellen. Als Alternative wurde ein »Gedankenzeitstrahl« genutzt, sodass aufkommende Gedanken immer wieder auf dem Zeitstrahl einsortiert werden konnten.

Während der Behandlung musste sie chirurgisch verlegt werden, da ihr aufgrund fortgeschrittener Osteoporose ein Rückenwirbel brach. Nach dem Eingriff wurde sie vorzeitig zurücküberwiesen, da sie delirant geworden war und »überall brennende Kinder« sah. Nach dem Abklingen des Delirs war sie weiterhin sehr beunruhigt durch die Halluzinationsinhalte. Das bot Anlass zu Akzeptanz- und Selbst-als-Kontext-Arbeit. Es half ihr zu sehen, dass diese Halluzinationen bedrohliche Erfahrungen sind, die sie hatte und haben könne, ohne dass sie im Hier & Jetzt dagegen kämpfen müsse. Offenbar half ihr dies, wieder mehr rollatorgestützt zu laufen, selbst wenn sie dabei Angst hatte. Durch den Zwischenfall wurde ihr bewusster, dass diese Zeit eine Umbruchsphase in ihrem Leben sei, sodass sie Angst und Bedenken als natürliche Begleiter in dieser Phase sehen konnte. Als Übung nahm sie mit, dass sie weiter beim Laufen ihre Fußsohlen am Boden und Handflächen am Rollator nachspüren wolle. Ihre stationäre Behandlung dauerte zwölf Wochen.

Tab. 21.1: Beispiele für psychologische Rigiditätsprozesse bei Älteren und mögliche Interventionsansätze.

Rigiditätsprozess	Beispielhafte Aussagen	Flexibilitätsprozess	Beispiele nützlicher Interventionen
Erlebnisvermeidung	»Mein Sohn kann mir gestohlen bleiben! Am besten ich vergesse ihn einfach.« (Angst vor Zurückweisung)	Akzeptanz	• Bereitschaftsregler[13] • Natürliches Leid vs. Vermeidungsleid[14]
Kognitive Fusion mit Gedanken und Gefühlen	»Ich habe keine Kraft mehr, um in den Urlaub zu fahren. Mein Zug ist abgefahren.«	Kognitive Defusion	• Übung: Das eine gedacht, das andere getan.[15] • »Blätter-im-Fluss«-Imagination[16]
Kognitive Fusion mit Vergangenheit oder Zukunft	»Ich will doch nur wieder gut laufen können. Ich weiß nicht, wie ich so noch zuhause leben soll?«	Hier & Jetzt erleben	• Achtsames Atmen • Sensorische Achtsamkeitsübungen

---

13 Wengenroth 2017, S. 40
14 Hayes et al. 2014, S. 335
15 Wengenroth 2017, S. 100
16 Lohmann und Annies 2016, S. 95

Tab. 21.1: Beispiele für psychologische Rigiditätsprozesse bei Älteren und mögliche Interventionsansätze. – Fortsetzung

Rigiditätsprozess	Beispielhafte Aussagen	Flexibilitätsprozess	Beispiele nützlicher Interventionen
Anhängen am konzeptualisierten Selbst	»Ich war schon immer so.«	Perspektivübernahme	• Beobachter-Übung[17] • Metapher: »Was für ein schöner Anzug – er passt nicht«[18]
Kein Kontakt zu Werten	»Für mich gibt's nichts mehr zu tun. Warum soll ich mich noch weiter anstrengen?«	Werte klären	• Grabrede-Übung[19] • Lebensrückblick
Mangelnde Veränderungshandlungen	»Ich bin 73. Was soll sich da noch ändern?«	Engagiertes Handeln	• Übung: »Von Werten zu Möglichkeiten«[20] • Busfahrer-Metapher[21]

22.3.1 Das SOK-Modell mit der ACT-Brille

Das SOK-Modell wird meist genutzt, um geeignete Therapieziele zu setzen, welche wiederum als Grundlage des Therapieplans dienen. Als adaptionistisches[22] Modell ist das SOK-Modell grundlegend kompatibel mit einer evolutionären Perspektive auf Verhalten (Hayes et al. 2017) und eignet sich deshalb besonders gut für die Kombination mit ACT oder anderen funktional-kontextuellen Therapieansätzen. Bei jedem Schritt spielen psychologische Flexibilitätsprozesse eine wesentliche Rolle.

Selektion

Altern geht einher mit Kontextveränderungen. Der Körper verändert sich, vieles ist nicht mehr möglich. Freunde und enge Vertraute sterben, sodass im sozialen Netz Löcher entstehen. Wichtige Lebensaufgaben wie Beruf oder Fürsorgepflichten treten in den Hintergrund. Kontextveränderungen dieser Art erfordern Selektionsprozesse auf mehreren Ebenen:

- Sozial (z. B. Knüpfen neuer Beziehungen im Altenheim oder über Seniorenkontaktnetzwerke)
- Lebensumwelt (z. B. Umzug ins Heim oder kleinere Wohnung, Aufgeben des Schrebergartens)
- Aktivitäten (z. B. Anpassen der häuslichen Pflichten an die körperliche Leistungsfähigkeit, Aufgabe mancher Hobbys zugunsten anderer)
- Quellen für Sinn und Bedeutung (z. B. Berufsaustritt, wegfallende Fürsorgeverpflichtung, gesellschaftliche Teilhabe)

Da jede Entscheidung für etwas gleichzeitig oft die Aufgabe von etwas anderem bedeutet,

---

17 Harris 2009, S. 335
18 Wengenroth 2017, S. 180
19 Flaxman et al. 2014, S. 127
20 Wengenroth 2017, S. 232
21 Hayes et al. 2014, S. 301
22 Vgl. Adaptionismus, d. h. beobachtbare Merkmale einer Spezies stellen eine evolutionäre Anpassung an die jeweilige Umwelt dar.

sind Selektionsprozesse häufig mit Verlusterleben verknüpft und erfordern Akzeptanz der verlustbezogenen Empfindungen. Selektion heißt deshalb, zu reduzieren und zu akzeptieren (Hautzinger 2016). Für eine leichtere Selektionsentscheidung dient Klarheit über die eigenen Werte: Wer oder was ist mir wichtig? Auf welche Art und Weise möchte ich leben? Wertearbeit hilft, die Funktion hinter der Form zu erkennen. So wird das Leben in der eigenen Häuslichkeit oft gleichgesetzt mit Leben in Menschenwürde und Autonomie. Die eigene Häuslichkeit aufzugeben, kann dadurch als sehr bedrohlich erlebt werden. Das Herausarbeiten der Werte »Würdevoll und autonom Leben« ist ein Schritt, um die Gleichsetzung von »Verlust der eigenen Häuslichkeit = Verlust von Würde und Autonomie« zu lösen und den Übergang in andere Wohnformen zu erleichtern, wenn damit auch der Erhalt von Würde und autonomer Lebensteilhabe gewährt bleibt.

Optimierung

Wenn nach einer Werteklärung und Selektion von Funktionsdomänen die Richtung des Handelns klarer ist, liegt es nahe, optimierte Handlungsschritte davon abzuleiten. ›Optimierung‹ beinhaltet ACT-übliche Prinzipien für engagiertes Handeln (z. B. Wengenroth 2017). Darüber hinaus aktivieren optimierte Handlungsschritte die (noch) verfügbaren Ressourcen und Reserven, indem sie gezielt die vorhandenen Stärken und Handlungsmöglichkeiten nutzen und durch Üben erhalten. Diese Sicht betont den Fortbestand von Plastizität im Alter. Gerontologische Interventionsstudien haben gezeigt, dass ältere Menschen, ähnlich wie Jüngere, große Reserven aufweisen, welche durch Lernen, Übung und Training aktiviert werden können (Baltes und Baltes 1990). So kann es für eine Patientin oder einen Patienten hilfreich sein, eine Art Übungsplan zu erstellen, welcher z. B. die Bereiche Gedächtnis, alltagspraktische Aktivitäten, soziale Kompetenzen etc. betrifft. Wichtig ist dabei die feste Verankerung in den Werten der Patientin oder des Patienten, um die Sinnhaftigkeit und Motivation für die Übungen so hoch wie möglich zu halten.

Kompensation

Trotz allen Übens ist es unumgänglich, dass sich im Lauf des Lebens Einschränkungen einstellen. Kompensation bedeutet, einen adaptiven Umgang mit diesen Einschränkungen zu entwickeln. Ressourcen für erfolgreiche Kompensation liegen dabei …

- in der *Person*: So kann beispielsweise das Einüben und Anwenden mnemotechnischer Strategien ein nachlassendes Gedächtnis unterstützen.
- in dem *Umfeld*: Der Einbezug von Diensten und Unterstützung durch Familie, Freunde und öffentlichen Trägern (z. B. Pflegedienste, Essensdienste etc.) kann die Alltagsfunktionalität erhalten, auch wenn manches selbst nicht mehr möglich ist.
- in *technischen Hilfsmitteln*: Beispiele sind Gehhilfen, Hörhilfen, Sturzmelder und Hausnotrufsysteme, Putzroboter etc.

In der Praxis stößt man beim Erarbeiten von Kompensationsstrategien oft auf unflexibles regelgeleitetes Verhalten (siehe ›pliance‹; Törneke et al. 2008, S. 145). Das ist erkennbar an Aussagen wie: »Das habe ich doch schon immer so gemacht!«. Ein adaptiver Umgang legt dabei nahe, nicht nur alte unflexible Regeln durch neue unflexible Regeln zu ersetzen, sondern mit der Patientin bzw. dem Patienten eine funktionale Perspektive einzuüben. Ein Ansatz ist die Fragesequenz:

- Wofür ist Ihnen das wichtig? (Klärung des ursprünglichen adaptiven Nutzens der Regel)
- Wie haben Sie das bisher gemacht und wie funktioniert das heute? (Überprüfen der

Funktionalität der Regel im aktuellen Kontext)
- Was wären heute weitere Wege um zu erreichen, was Ihnen wichtig ist? (Alternativen entwickeln, wodurch das Ziel [bzw. der Nutzen] der Regel in einen hierarchischen Bezug über die Handlungen zum Erreichen des Zieles gesetzt wird)
- Wie würden diese weiteren Wege heute funktionieren? (Funktionalität als Auswahlkriterium anbieten)

Das wiederholte Durcharbeiten dieser Sequenz für auftretende unflexible Regeln dient dem Einüben von psychischer Flexibilität als auch der Entwicklung von Kompensationsstrategien im Kontext eingeschränkter Möglichkeiten.

Zusammenfassend bedeutet eine ACT-informierte Anwendung des SOK-Modells:

- Selektion
  - Wertebasierte Anpassung des Lebens an die begrenzenden Lebensumstände
  - Bereitschaft, die Verlustempfindungen anzunehmen
- Optimierung
  - Engagiertes Üben, um Handlungsmöglichkeiten zu erhalten
- Kompensation
  - Erarbeiten von Hilfsstrategien
  - Aufweichen starrer Regeln zugunsten eines flexiblen Umgangs mit der Einschränkung

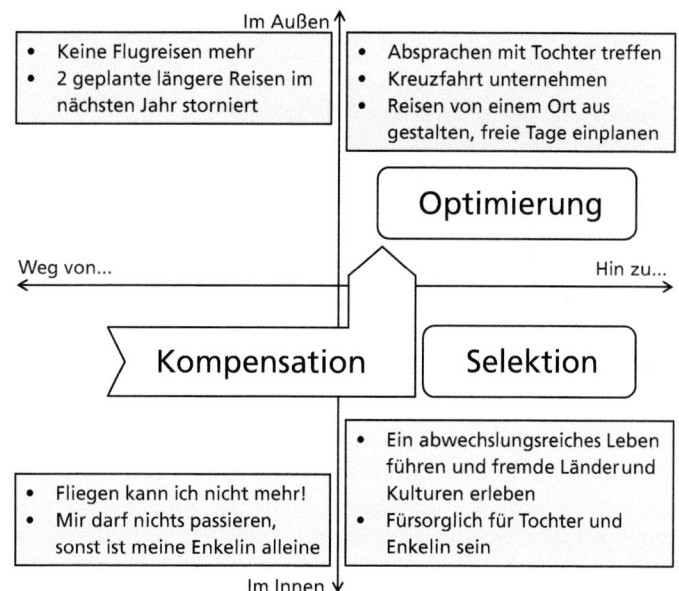

Abb. 22.1:
ACT-Matrix Fallbeispiel 1
Die Arbeit zu selektiver Optimierung mit Kompensation (SOK) lässt sich gut in die ACT-Matrix integrieren. Hier am Beispiel von Inhalten zum Fallbeispiel 1.

22.4 Wie sieht die Behandlung aus? – Konkrete Empfehlungen und Übungen

22.4.1 Metaphern und Sprichwörter

Die Nutzung von Metaphern eignet sich auch mit älteren Patientinnen und Patienten gut, um psychische Flexibilitätsprozesse zu stärken. So beschreibt Sharoff (2007, S. 73) die Metapher des »alten Hauses« (siehe Kasten), um Akzeptanz gegenüber ansteigenden körperlichen Risiken zu fördern.

> **Metapher des »alten Hauses«**
>
> »Sie können zwar über sich auf unterschiedliche Arten denken, aber ich möchte Ihnen eine bestimmte Möglichkeit der Selbstsicht anbieten. Sie sind wie ein großes altes Haus, das schon viele Stürme und Jahreszeiten überstanden hat. Obwohl das Haus an vielen Stellen Beschädigungen an seiner Struktur davongetragen hat, kann es seinen Bewohnern noch viele Jahre lang gut dienen. Es ist ein Heim mit Geschichte und einzigartigem Charme. Neubauten sehen nicht so aus wie diese großartigen alten Häuser.«

Diese Metapher eignet sich besonders gut, um die Fusion mit hinderlichen Selbstkonzepten zu lösen. Negative Einstellungen zum Altern entwickeln sich häufig zu negativen Selbst-Stereotypen und stellen erhebliche Barrieren für Verhaltensänderungen dar. Hier bietet sich an, den Einfluss medizinischer Veränderungen oder Einschränkungen auf das Verhalten zu überprüfen. In diesem Zusammenhang ist ein guter Kontakt zu behandelnden Haus- oder Fachärztinnen und -ärzten besonders wichtig. Ihre Informationen helfen in der Therapie zu unterscheiden, wo es gilt, Unveränderliches zu akzeptieren, und wo die Defusion von hinderlichen Gedanken notwendig erscheint (Petkus und Wetherell 2013).

Neben Metaphern ist die Arbeit mit bekannten Sprichwörtern oft hilfreich. Die Defusionsübung »Ein Indianer kennt keinen ...« (Wengenroth 2017, S. 91) ist ein Beispiel, wie anknüpfend an vorhandenes Wissen psychologische Flexibilität aufgebaut werden kann. Bildhafte Metaphern oder niedergeschriebene Sprichwörter eignen sich zudem sehr gut, um sie als Gedächtnisstütze auf einem Zettel mitzugeben. Das wiederum unterstützt den therapeutischen Prozess altersspezifisch und erleichtert den Transfer zwischen den Therapiesitzungen (Forstmeier und Maercker 2008). Wichtig ist dabei, dass die ausgewählten Sprichwörter oder Metaphern sich an der persönlichen Situation der Patientinnen und Patienten orientieren, um auf die personspezifischen Formen von Fusion und Vermeidung einzugehen (Hayes et al. 2014).

22.4.2 Lebensrückblicksinterventionen im Kontext von ACT

Insbesondere bei hochbetagten, körperlich sehr eingeschränkten Patientinnen und Patienten mit nur noch kurzer Lebenserwartung bietet sich eine Kombination aus Lebensrückblicksintervention (LRI) und ACT an. Weiterhin erfahren vergangene, belastende traumatische Erlebnisse im hohen Alter häufig eine hohe bzw. wiederaufflammende Präsenz, sodass eine akzeptierende Verarbeitung dieser Erfahrungen oft ein wichtiger Schritt ist (Maercker und Bachem 2013, Maercker 2002). Im Rahmen des Lebensrückblicks bietet sich die Zusammenarbeit mit der Kunst- oder Gestaltungstherapie besonders an, dabei können entweder neue Gestaltungen zu einzelnen Lebensphasen entstehen oder kombiniert werden mit mitgebrachten Erinnerungen wie Fotos, Briefen, Urkunden usw. Dabei können sowohl akzeptierend würdigende Gestaltungen erfolgen oder auch die Defusion gefördert werden durch zum Beispiel »Verfremdung« von Fotos.

Die Ziele der LRI sind:

1. Das Schaffen einer Lebensbilanz und vor allem die Annahme der Lebensbilanz: Dabei sollte eine leichte Dominanz positiver Erinnerungen erreicht werden, insbesondere wenn belastende oder traumatische Erinnerungen und deren erlebter Einfluss auf das weitere Leben die Lebensbilanz dominieren.
2. Das Ermöglichen einer Sinnfindung: Für die Aussöhnung mit der eigenen Geschichte können Defusionstechniken neue Sichtweisen ermöglichen. Belastende oder traumatische Erlebnisse werden in einen neuen Kontext gesetzt, besonders wenn die individuellen Werte bewusst herausgearbeitet werden und damaliges engagiertes Handeln als solches markiert wird.
3. Bei explizit traumatischen Erfahrungen kommt der Elaboration des Traumagedächtnisses eine wichtige Bedeutung zu: Die oft ungenügenden, nicht inhaltlich oder zeitlich kohärenten Erinnerungen werden darin zu einer erzählbaren Geschichte verarbeitet. Die Schilderung des Traumas wird im Lebensrückblick vor die Lebensphase geordnet, in der sich das Trauma ereignet hat (Maercker 2002). D. h. zunächst wird das Trauma – meist narrativ – geschildert und dann die unmittelbar dazugehörige und folgende Lebensphase besprochen. Dies ermöglicht insbesondere, die Überwindung des Traumas in der Lebensgeschichte zu würdigen. In der Verknüpfung mit der ACT lassen sich über Lebensrückblicksinterventionen Werte gut herausarbeiten und die Akzeptanz von vergangenem und aktuellem inneren Erleben fördern. Defusionstechniken helfen dabei, mit starren Bewertungen von Lebensereignissen umzugehen.

ACT-LRI Praxisbeispiel

87-jährige Patientin mit chronisch-rezidivierender Depression seit jungem Erwachsenenalter bei selbstunsicherem und histrionischem Persönlichkeitsstil. Aktuell im Vordergrund stehende Affektlabilität und erhebliche Funktionseinschränkungen in Bezug auf Gehör, Sehfähigkeit und Mobilität. Als besonders belastende Symptomatik zeigte sich ein Versagens- und Minderwertigkeitsgefühl in Bezug auf die gesamte Lebensgestaltung. Ein strukturierter Lebensrückblick ergab insbesondere in Kindheit und Jugend zahlreiche invalidierende und traumatische Ereignisse im Rahmen des Zweiten Weltkriegs sowie der anschließenden Flucht. Gewürdigt wurden schwierige Lebensereignisse, ihr Umgang damit und die spätere Lebensgestaltung, insbesondere die Erziehung der eigenen Töchter. Durch das Explizieren ihrer Werte und die Benennung des entsprechenden Verhaltens wurde eine deutlich verbesserte Annahme der Lebensbilanz erreicht. Ebenso konnten auf Basis der Werteklärung Überlegungen zu heute möglichen Aktivitäten gemacht werden.

22.5 Worauf ist zu achten? – Fußangeln und Fallstricke

Während die ACT-orientierte therapeutische Arbeit mit Älteren sich nicht grundlegend von der Arbeit mit anderen Patientengruppen unterscheidet, gibt es dennoch Besonderheiten. Auf einige Aspekte, welche sich in der klinischen Erfahrung ergeben, wird im Folgenden hingewiesen.

Mobilität

Die physischen Einschränkungen des Alters betreffen häufig die Gangsicherheit und Mobilität. Die damit einhergehende Verunsicherung kann viele katastrophisierende Gedanken auslösen, insbesondere wenn mangelnde psychische Flexibilität daran hindert, adäquate Kompensationsstrategien zu entwickeln. In der Behandlung Älterer ist Mobilität sowohl bei Sturzangst als auch diagnoseübergreifend ein prominentes Thema. Achtsamkeitsbasierte Ansätze haben sich in der Praxis als wirksam bewährt, sowohl um mit der Angst umzugehen als auch die Gangsicherheit zu erhöhen. Eine beispielhafte Übungssequenz ist:

- Gemeinsam Stehen oder Laufen, sodass angstbesetzte Gedanken im Hier & Jetzt generiert werden.
- Defusion von Gedanken und Angstempfinden üben (durch Gedanken benennen, Gefühle im Körper verorten).
- Aufmerksamkeit auf die sensorischen Wahrnehmungen in den Füßen und gegebenenfalls den Handflächen am Rollator lenken.

Diese Sequenz kann gut zwischen den Sitzungen geübt werden und fördert die Gangsicherheit, psychische Flexibilität und Alltagsachtsamkeit (▶ Fallbeispiel 2).

Kultur und Erwartungen

Häufig ist Psychotherapie mit Älteren geprägt von einem spürbaren Altersunterschied. Für die Therapeutin oder den Therapeuten ist es dabei hilfreich, sich eigener Elternerfahrungen, Vorurteilen zum Altern, eigene Wertungen gegenüber historisch-biografischen Erfahrungen der Patientinnen und Patienten sowie Ängsten vor dem eigenen Altern gewahr zu machen.

Auf der Seite der Patientinnen und Patienten kann dabei hinzukommen, dass verzerrte Vorstellungen über die Art und Wirkung von Psychotherapie zu Vorbehalten führen können. Durch die meist signifikant unterschiedlichen Sozialisationshintergründe erscheint es hilfreich, nicht zu schnell zu glauben, dass man sein Gegenüber verstehe, nur weil man die gleiche Sprache spreche. Die pragmatische Perspektive der ACT ist dabei insofern nützlich, als dass der Fokus auf die Prozesse und die Funktion für die jeweiligen Patientinnen oder Patienten liegt und weniger auf dem Inhalt, welcher stärker kulturell eingefärbt ist.

Schließlich wird dem Altern gesellschaftlich aktuell wenig Anerkennung entgegengebracht. Durch bestehende Vorurteile werden Ältere oft marginalisiert und ihnen Unfähigkeit zu Veränderung attestiert. Ein aktiver Einbezug der Lebenserfahrungen der Person ist daher therapeutisch umso mehr angezeigt. Eine Formulierung, die dem Bedürfnis nach Wertschätzung der Lebenserfahrung entgegenkommt und den Blick auf die Erfahrung lenkt, kann z. B. sein: »Nun bringen sie ja annähernd doppelt so viel Lebenserfahrung wie ich mit. Daher würde mich sehr interessieren; wie ist da Ihre Erfahrung? Wie funktioniert das für Sie?«

Umgang mit Gefühlen

Ältere Patientinnen und Patienten haben oft einen besonders schlechten Zugang zu innerem und insbesondere emotionalem Erleben. Jedoch ist der Zugang zu Werten und die Bereitschaft, sich damit auseinanderzusetzen, oft hoch, sodass es sich empfiehlt, die Therapie damit zu beginnen (Petkus und Wetherell 2013). Typische Barrieren in Bezug auf engagiertes Handeln sind Müdigkeit und Erschöpfung sowie das Vermeiden unangenehmer Emotionen. Diese können oftmals nur schlecht benannt und differenziert werden. Weiterhin steht der Akzeptanz inneren Erlebens häufig die Fusion mit Gedanken wie »Gefühle sind schlecht und sollten nicht gezeigt werden!« im Weg. Hilfreich ist hier, Emotion, Körperwahrnehmung, Handlungsimpuls und Bewertung zu differenzieren, da Gefühle oft mit dem Handlungsimpuls gleichgesetzt werden. Insbesondere im gruppentherapeutischen Kontext hat sich hier die Übung »Was hab ich im Umgang mit Gefühlen gelernt?« (Wengenroth 2017, S. 280) bewährt.

Demenz

Während im frühen Stadium einer Demenzerkrankung eine auf Akzeptanz ausgerichtete Behandlung oft hilfreich ist, stößt man bei fortgeschrittenen Verläufen an die Grenzen der Möglichkeiten von Psychotherapie. Niedrigschwellige Achtsamkeitsgruppen können dennoch zum Wohlbefinden der Erkrankten beitragen (für Anregungen siehe McBee 2009). Ein weiterer Ansatzpunkt ist die Zusammenarbeit mit oder die Begleitung von Angehörigen Demenz-erkrankter Patientinnen und Patienten. Im Zentrum stehen dabei meist Akzeptanz- und Defusionsprozesse sowie die innere Erlaubnis zu werteorientiertem und selbstfürsorglichem Handeln.

22.6 Was ist das Wichtigste für den klinischen Alltag – Fazit und Ausblick

Abschließend lässt sich zusammenfassen:

- ACT eignet sich im Wesentlichen »so-wie-es-ist« für die psychotherapeutische Arbeit mit Älteren.
- Therapeutinnen und Therapeuten sollten in engem Austausch mit behandelnden Haus- und ggf. Fachärztinnen und -ärzten stehen.
- Alters- bzw. generationenspezifische Aspekte sollten im Rahmen der Werteklärung berücksichtigt werden, z. B. Religiosität und Spiritualität, da dies gerade für Ältere oft eine wichtige Ressource darstellt.
- Werteklärung ist häufig ein guter Startpunkt.
- ACT ist konsistent mit und eine nützliche praktische Ausformulierung für den SOK-Ansatz.
- Die Literatur in Bezug auf Effizienz und Wirksamkeit von ACT bei Älteren ist noch überschaubar. Die publizierten Studien sprechen jedoch für eine hohe Wirksamkeit und Akzeptanz seitens der Patientinnen und Patienten.

Literatur

Baltes PB, Baltes MM (1993) Psychological perspectives on successful aging: the model of selective optimization with compensation. In: Baltes PB, Baltes MM (Hrsg.) Successful aging:

perspectives from the behavioral sciences. Cambridge: Cambridge University Press. S. 1–34.

Butler J, Ciarrochi J (2007) Psychological acceptance and quality of life in the elderly. Qual Life Res 16: 607–615.

Davison TE, Eppingstall B, Runci S, O'Connor DW (2017) A pilot trial of acceptance and commitment therapy for symptoms of depression and anxiety in older adults residing in long-term care facilities. Aging Ment Health. 21: 766–773.

Flaxman PE, Blackledge JT, Bond FW (2014) Akzeptanz- und Commitment- Therapie. Paderborn: Junfermann.

Forstmeier S, Maercker A (2008) Probleme des Alterns. Fortschritte der Psychotherapie: Band 33. Göttingen: Hogrefe.

Harris R (2009) ACT made simple: An easy-to-read primer on Acceptance and Commitment Therapy. Oakland, CA, USA: New Harbinger.

Hautzinger M (2016) Depression im Alter: Psychotherapeutische Behandlung für das Einzel- und Gruppensetting. 2. Aufl. Weinheim: Beltz.

Hayes SC, Sanford BT, Chin FT (2017) Carrying the baton: evolution science and a contextual behavioral analysis of language and cognition. J Contextual Behav Sci 6: 314–328.

Hayes SC, Strosahl KD, Wilson KG (2014) Akzeptanz- & Commitment-Therapie. Achtsamkeitsbasierte Veränderungen in Theorie und Praxis. Paderborn: Junfermann.

Helmchen H, Baltes MM, Geiselmann B, Kanowski S, Linden M, Reischies FM, Wagner M, Wilms HU (2010) Psychische Erkrankungen im Alter. In: Lindenberger U, Smith J, Mayer KU, Baltes PB (Hrsg.) Die Berliner Altersstudie. Berlin: Akademie-Verlag. S. 209–243.

Hoffmann E, Menning S, Schelhase S (2009) Demografische Perspektiven zum Altern und zum Alter. In: Böhm K, Tesch-Römer C, Ziese T (Hrsg.) Beiträge zur Gesundheitsberichterstattung des Bundes. Gesundheit und Krankheit im Alter. Berlin: Robert Koch-Institut. S. 21–30.

Karlin BE, Walser RD, Yesavage J, Zhang A, Trockel M, Taylor CB (2013) Effectiveness of acceptance and commitment therapy for depression: comparison among older and younger veterans. Aging Ment Health 17: 555–563.

Knäuper B, Wittchen HU (1994) Diagnosing major depression in the elderly: Evidence for response bias in standardized diagnostic interviews? J Psychiatr Res 28: 147–164.

Lohmann B, Annies S (2016) Achtsamkeit in der Verhaltenstherapie. Stuttgart: Schattauer.

Losada A, Márquez-González M., Romero-Moreno R, Mausbach BT, López J, Fernández-Fernández V, Nogales-González C (2015) Cognitive–behavioral therapy (CBT) versus acceptance and commitment therapy (ACT) for dementia family caregivers with significant depressive symptoms: results of a randomized clinical trial. J Consult Clin Psychol 83: 760–772.

Maercker A (2002) Posttraumatische Beslastungsstörungen und komplizierte Trauer Lebensrückblicks- und andere Interventionen. In: Maercker A (Hrsg.) Alterspsychotherapie und klinische Gerontopsychologie. Heidelberg: Springer. S. 245–282.

Maercker A (2015) Psychologie des höheren Lebensalters. In: Maercker A (Hrsg.) Alterspsychotherapie und klinische Gerontopsychologie. Heidelberg: Springer. S. 3–42.

Maercker A, Bachem R (2013) Life-review interventions as psychotherapeutic techniques in psychotraumatology. Eur J Psychotraumatol 4: 10.3402/ejpt.v4i0.19720.

McBee L (2009) Mindfulness-based elder care: communicating mindfulness to frail elders and their caregivers. In: Didonna F (Hrsg.) Clinical handbook of mindfulness. New York: Springer Science. S. 431–446.

McCracken LM, Jones R (2012) Treatment for chronic pain for adults in the seventh and eighth decades of life: a preliminary study of acceptance and commitment therapy (ACT). Pain Med 13: 861–867.

Peters M (2015) Grundlagen der Psychotherapie Hochaltriger - zur These sekundärer Strukturdefizite. In: Lindner R, Hummel J (Hrsg.) Psychotherapie in der Geriatrie. Aktuelle psychodynamische und verhaltenstherapeutische Ansätze. Stuttgart: Kohlhammer. S. 56–66.

Petkus AJ, Wetherell JL (2013) Acceptance and commitment therapy with older adults: rationale and considerations. Cogn Behav Pract 20 (1): 47–56.

Sharoff K (2007) Leben mit chronischen und heilbaren Krankheiten: Krankheitsbewältigung durch kognitive Fertigkeiten. Bern: Huber.

Steptoe A, Deaton A, Stone, AA (2015) Psychological wellbeing, health and ageing. Lancet 385 (9968): 640–648.

Törneke N, Luciano C, Salas SV (2008) Rule-governed behavior and psychological problems. Rev Int Psicol Ter Psicol 8: 141–156.

Volkert J, Härter M (2015) Epidemiologie psychischer Erkrankungen im höheren Lebensalter. In: Lindner R, Hummel J (Hrsg.) Psychotherapie in der Geriatrie. Aktuelle psychodynamische und verhaltenstherapeutische Ansätze. Stuttgart: Kohlhammer. S. 30–43.

Wengenroth M (2017) Therapie-Tools Akzeptanz- und Commitmenttherapie (ACT). 2. Aufl. Weinheim: Beltz.

Wetherell JL, Afari N, Rutledge T, Sorrell JT, Stoddard JA, Petkus AJ, Solomon BC, Lehman DH, Liu L, Lang AJ, Atkinson JH (2011) A randomized, controlled trial of acceptance and commitment therapy and cognitive-behavioral therapy for chronic pain. Pain 52: 2098–2107.

Wetherell JL, Petkus AJ, Alonso-Fernandez M, Bower ES, Steiner AR, Afari N (2016) Age moderates response to acceptance and commitment therapy vs. cognitive behavioral therapy for chronic pain. Int J Geriatr Psychiatry 31: 302–308.

23 ACT mit Kindern und Jugendlichen mit psychischen Erkrankungen

Alexander Brümmerhoff und Nina Romanczuk-Seiferth

23.1 Wozu die Arbeit mit ACT bei Kindern und Jugendlichen mit psychischen Erkrankungen? – Einführung

23.1.1 Der Umgang mit unangenehmen Gedanken und Gefühlen

Als ich [Alexander Brümmerhoff] 2010 mehrere Workshops von Lisa W. Coyne und Luise Hayes – international renommierte Expertinnen auf dem Gebiet der ACT bei Kindern und Jugendlichen – besuchte und mit ihnen über ihre Erfahrungen ins Gespräch kam, wurde mir schnell klar, welches therapeutische Potential dieser damals in Deutschland noch relativ neuartige, zunächst nur bei Erwachsenen etablierte Ansatz bei Kindern und Jugendlichen hat. Mich begeisterte insbesondere das therapeutisch-gesellschaftliche Denken von Lisa Coyne in Bezug auf die Haltung in unserer westlichen Gesellschaft gegenüber Minderjährigen. Sie beschrieb, dass wir in einer Gesellschaft leben würden, in der Kindern und Jugendlichen häufig vermittelt werde, dass ein starker Ausdruck von Gefühlen unangemessen sei. Kinder würden in unserer Gesellschaft häufig überschnell zurechtgewiesen, wenn sie Ihre Gefühle zum Ausdruck brächten. Wenn ein Elternteil von seinem Kind zum Beispiel fordere, es solle endlich aufhören zu weinen, drücke dieser Elternteil damit funktional gleichzeitig aus, dass es den eigenen Ärger über den emotionalen Ausbruch des Kindes nicht kontrollieren bzw. aushalten kann und daher den Affekt des Kindes zu kontrollieren beabsichtigt. Kinder und Jugendliche, so führte Lisa Coyne in diesen Workshops weiter aus, lernten unter solchen Umständen Botschaften zu verinnerlichen, die mit emotionaler Vermeidung und Kontrolle zu tun hätten (vgl. sogenannte Invalidierung). Dieses Verhaltensmuster setze sich im Heranwachsenden fort. Gedanken und Gefühle würden immer häufiger als »gefährlich« eingestuft und in der Folge vermieden und unterdrückt. Diese eher vermeidende Haltung führe längerfristig zu Abnahme der Fähigkeit, Verhaltensentscheidungen auch dann in wertorientierte Richtung zu fällen – z. B. »Ich will Teil der Gemeinschaft sein«, »Ich will meine Freunde in der Schule treffen« o. ä.), wenn unangenehme Gedanken und Gefühle damit einhergingen.

In langjähriger klinisch-jugendpsychiatrischer und -psychotherapeutischer Tätigkeit begegnet einem diese vermeidende Haltung häufig. Oft tragen Patientinnen und Patienten sowie auch deren Eltern die Erwartung an uns heran, dass erst die Angst, die Depression, die Zwangsgedanken, der niedrige Selbstwert etc. verschwinden bzw. »weg-therapiert« werden müssten, bevor z. B. ein erneuter Schulversuch anstehe. Auch Elterngruppen spiegeln diese Vorstellung häufig wider. Häufig ist zudem eine Verstrickung mit schamhaft besetzten, selbstabwertenden Gedanken, in Bezug auf die Unterstützung des eigenen Kindes versagt zu haben, oder »ein schlechter Vater oder eine schlechte Mutter« zu sein. Die Bereitschaft, darüber zu sprechen und im

Raum stehende unangenehme Gefühle nicht nur zuzulassen, sondern diesen im Sinne von mehr Akzeptanz vollständig und mit Selbstmitgefühl zu begegnen, gelingt kaum. Viel eher entwickelten die Eltern, ähnlich wie ihre Kinder, die unterschiedlichsten Vermeidungsstrategien – in der ACT Erlebnisvermeidung genannt. Eltern halten sich z. B. damit auf, sich gegenseitig in der Gruppe für »versäumte erzieherische Konsequenz« zu beschuldigen oder vermeiden den Besuch der Elterngruppe gänzlich, trotz wertschätzender Einladung von therapeutischer Seite.

Bei intensiverer Beschäftigung mit einer möglichen Integration von Methoden der ACT in das Behandlungskonzept einer kinder- und jugendpsychiatrischen Klinik stellen sich zunächst Fragen zur grundsätzlichen Anwendbarkeit von ACT in dieser Altersgruppe, z. B. inwiefern ein solches Konzept für jüngere Jugendliche oder Kinder zu abstrakt, intellektuell anspruchsvoll oder komplex ist.

23.1.2 Eignung der Arbeit mit ACT bezogen auf das Alter der Kinder und Jugendlichen sowie das Behandlungssetting einer Klinik

Bei der Integration von ACT in ein stationäres bzw. teilstationäres Setting mit Kindern und Jugendlichen gleich welchen Alters, ist es elementar wichtig, den individuellen Entwicklungsstand des Kindes bzw. der Jugendlichen oder des Jugendlichen in der Auswahl und Darbietung der Erklärungen und erfahrungsorientierten Übungen zu berücksichtigen. Symbole oder Metaphern zur sinngemäßen Darstellung von abstrakteren Inhalten zu nutzen, gelingt meist bereits mit Kindern im Alter von 6–8 Lebensjahren. In diesem frühen Alter kann es mit Hilfe altersgerechter Methoden daher bereits gelingen, komplexe Vorstellungen von z. B. Achtsamkeit oder Fusion mit bzw. Defusion von eigenen Gedanken begreifbar zu machen. In den folgenden, etwa sieben Jahren wird das Denken von Kindern und Jugendlichen dann zunehmend abstrakter. Bis zur Volljährigkeit mit 18 Jahren umfasst das Denken dann auch komplexes, z. B. deduktives, Schlussfolgern, d. h. dass Spezielles aus dem Allgemeinen abgeleitet werden kann.

In der Arbeit mit den Kindern und Jugendlichen bemerkt man rasch, dass die starke Erlebnisorientierung der ACT mit hochfrequentem Einsatz von Übungen, dem Einsatz von Metaphern, der Nutzbarmachung von erklärenden Filmen z. B. aus dem Internet usw., mit rein kognitiven, verbalen Therapieformen kontrastiert. Interventionen und Übungen in der ACT sind gut auf die einzelnen Altersgruppen und Entwicklungsstände adaptierbar. Darüber hinaus sind sie maßgeblich und altersunabhängig für die Aufrechterhaltung der Therapiemotivation – einem bekanntermaßen relevanten Wirkfaktor in der Therapie mit Kindern und Jugendlichen – förderlich.

Der Aufbau einer tragenden therapeutischen Allianz, welche häufig für den Therapieerfolg entscheidend ist, geschieht in der ACT über die Vermittlung und das »Erleben« einer therapeutischen Grundhaltung, die auf der Gleichheit der kindlichen oder jugendlichen Patientinnen und Patienten und der Therapeutin oder dem Therapeuten beruht. Als ACT-Therapeutinnen und -Therapeuten vermitteln wir den Kindern und Jugendlichen auf der Station und in der Tagesklinik daher immer wieder auf altersadäquate verständliche Art und Weise, dass die Tendenz zur Erlebnisvermeidung und zur Verstrickung mit den eigenen Gedanken und Bewertungen tief menschlich ist. Wir vermitteln ihnen, dass diese Tendenz etwas sehr »Normales« und Allgegenwärtiges ist und damit nicht nur auf Menschen mit Diagnosen, d. h. ICD-10 definierten kinder- und jugendpsychiatrischen Störungen, beschränkt ist. Wir erklären, dass auch Therapeutinnen und Therapeuten, genau wie Patientinnen und Patienten, mit z. B. selbstabwertenden »Monster-Gedanken« im Kopf kämpfen oder einen nervenden Papagei oder eine Dauerradiosendung mit dem Titel »Du bist einfach nicht gut genug« im Kopf haben. Auch Therapeutinnen und Therapeuten, Väter, Mütter, Kanzlerinnen und Kanzler, Fußballnationalspielerinnen und Fußballnationalspieler neigen zur Entwicklung von Verhaltensweisen, um unangenehmen Gefühlen aus dem Weg zu gehen, auch wenn dies Kosten verursacht und dieses Verhalten vielleicht nicht dem entspricht, was ihnen eigentlich wichtig ist. D. h. wir nutzen uns bzw. andere Personen, wie Vorbilder und Idole, explizit als Modell zur Normalisierung der relevanten Prozesse. Wenn wir als Kinder- und Jugendlichentherapeutinnen und -therapeuten nicht nur erkennen, sondern im Sinne eines von Authentizität und wertschätzender Professionalität geprägten Therapiestils, Patientinnen und Patienten vermitteln können, dass wir diesbezüglich im gleichen Boot sitzen wie sie, sprechen und interagieren wir aus einem echten, teilnehmenden, mitfühlenden – nicht bevormundenden oder bemitleidenden – »Experten-Blickwinkel«. Dies schätzen erfahrungsgemäß gerade Kinder und Jugendliche in einem stationären bzw. teilstationären kinder- und jugendpsychiatrischen Rahmen sehr. Selbstgewählte und damit effizientere Entwicklungsschritte zur Teilhabe an der Gemeinschaft im Rahmen des Klinikaufenthaltes können so effektiver gefördert werden. Insbesondere bei Jugendlichen gibt es den Wunsch nach Autonomie und Selbstbestimmtheit – was auch bedeuten kann, beim Experimentieren mit Schritten in die eine oder andere Lebensrichtung scheitern zu dürfen. Gleichzeitig kann der Wunsch bestehen, einen beratenden, quasi nebenher schreitenden, vertrauenswürdigen Begleiter zu haben.

Diese ACT-typische therapeutische Grundhaltung ist den Patientinnen und Patienten anhand der »Kletterfelsen«-Metapher gut darstellbar (siehe Kasten) und spricht gerade Patientinnen und Patienten im Jugendalter in ihrem elementaren Bedürfnis nach Autonomie an.

> **»Kletterfelsen«-Metapher (adaptiert nach Timko et al. 2013; S. 68)**
>
> In dieser Metapher schlägt man der Jugendlichen oder dem Jugendlichen vor, sich vorzustellen, gemeinsam mit der Therapeutin oder dem Therapeuten eine Felswand zu erklettern: »Wir können verschiedene Handgriffe und Fußtechniken benutzen. Es ist leicht, stecken zu bleiben, wenn man nicht weiß, nach welchem Handgriff man greifen muss. Wir klettern nicht den gleichen Weg, jeder nimmt seinen Weg, aber ich weiß, wie es sich anfühlt, nicht weiterzukommen oder wenn man unsicher ist, wie der nächste Schritt aussehen soll. In unserer gemeinsamen Arbeit ist es mir wichtig, Dich auf gewisse Griffe und Techniken hinzuweisen, oder Dich zu leiten, wenn Du einen Handgriff nicht erreichen kannst. Das gelingt mir natürlich nicht, wenn ich Dich von unten sichere oder über Dir kletternd auf Dich herabschaue. Wenn ich Dir beim Klettern helfen soll, dann muss ich auf meinem eigenen Wandabschnitt neben Dir bleiben. Das gibt mir eine andere Perspektive. Ich brauche nicht zu wissen, wie es ist, Deinen Abschnitt der Wand zu erklettern, um zu sehen, wohin Du Deinen Fuß setzen willst, und was vielleicht ein besserer Weg für Dich wäre.«

Die meisten Jugendlichen, mit denen wir im klinischen Setting arbeiten, benötigen – gerade auch in einem anfänglich häufig die Bewegungs- und Handlungsfreiheit einengenden Rahmen einer vollstationären oder tagesklinischen Behandlung – dringend ein Gefühl der inneren Freiheit und Flexibilität. Die für den Therapieansatz der ACT typische Fokussierung auf persönliche Verantwortung und sich daraus entwickelndes selbstbestimmtes, an eigenen Werten orientiertes Handeln wird daher von den Jugendlichen überwiegend gut angenommen. ACT-spezifische Methoden unterstützen darüber hinaus wichtige entwicklungspsychologische Aufgaben wie Identitätsbildung und Streben nach Autonomie und Unabhängigkeit. Auch für die enthaltenen gesellschaftlich-ethischen Aspekte der ACT, wie Echtheit im Kontakt, Begrenzung alterstypischer Scham durch Selbstakzeptanz und Selbstmitgefühl und das Konzept einer gemeinsamen bzw. geteilten Menschlichkeit, stößt in Einzel- und Gruppentherapien mit Heranwachsenden im klinischen Rahmen häufig auf große Resonanz.

23.2 Was wissen wir zur Evidenz? – Empirische Daten und Stand der klinischen Forschung

Im Vergleich zur wachsenden Evidenz für die Anwendung des ACT-Ansatzes bei Erwachsenen steckt die Erforschung der ACT mit Kindern und Jugendlichen bzw. deren Eltern noch in den Kinderschuhen. Relevant ist dabei die Frage, ob sich die ACT und/oder einzelne Komponenten wirksam für die therapeutische Arbeit mit Kindern und Jugendlichen bzw. deren Eltern adaptieren lassen (vgl. Coyne et al. 2011).

Bisher existieren zum einen einige Einzelfallstudien (z. B. Brown und Hooper 2009, Heffner et al. 2002) und kleinere Studien, die einen kinder- und jugendpsychotherapeutischen Fokus haben, z. B. zu ACT bei Jugendlichen mit Zwangsstörungen (Armstrong et al. 2013), PTBS (Woidneck et al. 2014), Trichotillomanie (Lee et al. 2018), funktionellen neurologischen Störungen (Graham et al. 2018) oder chronischen Schmerzen (Wicksell et al. 2009).

Zum anderen zeigen größere Untersuchungen einen positiven Effekt der ACT bei Schülerinnen und Schülern mit psychosozialen Problemen mit Blick auf depressive Symptome und Stress (vs. Kontrollgruppe; Livheim et al. 2014) und bei Jugendlichen mit Depressionen (vs. TAU; Hayes et al. 2011). Außerdem existieren Studien, die ACT zu anderen Psychotherapieverfahren vergleichen: Forschungsergebnisse konnten zeigen, dass die ACT auch bei Kindern und Jugendlichen, welche an einer Angsterkrankung leiden, einen wichtigen, empirisch unterstützten Behandlungsansatz darstellen kann und zur KVT vergleichbare Therapieeffekte aufweist (Hancock et al. 2018). Zudem finden sich Studien, die einen positiven Effekt der Integration von Achtsamkeitsinterventionen in einen klassischen KVT-Ansatz bei Jugendlichen aufzeigen, z. B. bei Jugendlichen mit PTBS und Substanzkonsum (Fortuna et al. 2018). Trotz dieser positiven Ergebnisse sind größere, methodisch hochwertige Studien und systematische Reviews (vgl. Swain et al. 2015) bzw. Metaanalysen zu ACT bei Kindern und Jugendlichen noch rar und die Forschung in diesem Bereich entsprechend ausbaufähig.

Interessant sind zudem Forschungsergebnisse, welche die Anwendung der ACT bei Eltern betrachtet haben. Es zeigten sich beispielsweise Verringerungen der Symptombelastung sowie der allgemeinen Gesundheit (Blackledge und Hayes 2006, Lunsky et al. 2018) sowie eine Zunahme wert-orientierten Handelns (Fung et al. 2018, Gould et al. 2018) bei Eltern von autistischen Kindern nach ACT-Kurzinterventionen oder ein verbessertes Management von kindlichem Asthma durch die Unterstützung der Eltern mittels

ACT (Chong et al. 2019). Auch die kombinierte Behandlung der Eltern wie der Kinder mit der ACT zeigt positive wechselseitige Effekte, z. B. in Form von einer erhöhten psychischen Flexibilität bei den Eltern, die mit einer erhöhten Schmerzakzeptanz bei Jugendlichen mit chronischen Schmerzen assoziiert war (Kemani et al. 2018, vgl. auch Martin et al. 2016).

Es finden sich inzwischen verschiedene Bücher und Artikel, die sich mit der Verwendung von ACT in der Behandlung von Kindern und Jugendlichen allgemein (Greco und Hayes 2008, 2011, Hayes et al. 2012, Hayes und Ciarrochi 2015, Turrell und Bell 2016, Turrell et al. 2019), bei spezifischen Erkrankungen mit Relevanz für das Kinder- und Jugendalter, z. B. Essstörungen (Timko et al. 2012, 2013), in Schulen (z. B. Gillard et al. 2012) oder in der Entwicklung von Erziehungskompetenzen bei Eltern (Coyne und Murrell 2009, 2011, Dumas 2005, McCurry 2009, 2011) auf Englisch sowie Deutsch befassen. Über die Webseite der ACBS (www.contextualscience.org, Zugriff am 13.10.2020) sind für Mitglieder zudem zahlreiche Informationen und Materialien für diese spezielle Zielgruppe zugänglich, wie Literatur, Arbeitsblätter, Fragebögen, Podcasts etc. Spezifische Literatur zur Arbeit mit der ACT bei Kindern und Jugendlichen im klinischen Rahmen ist bisher unserem Stand nach nicht veröffentlicht.

23.3 Wie kann ACT zur Erklärung von psychischen Erkrankungen bei Kindern und Jugendlichen beitragen? – Beispiel externalisierende Verhaltensstörungen

Für die Entscheidung, ob ACT im individuellen Fall in einem klinischen Setting als Methode geeignet ist, spielt es eine eher untergeordnete Rolle, mit welcher Diagnose die Jugendliche oder der Jugendliche in das Krankenhaus eingewiesen wurde. Wichtiger für diese Entscheidung sind nach gründlicher Anamnese teaminterne Überlegungen, z. B. wie stark das Kind oder die oder der Jugendliche mit seinen entwicklungshemmenden Gedanken und Gefühlen verstrickt ist und wie stark das daraus resultierende Vermeidungsverhalten im Sinne der ACT ausgeprägt ist.

Externalisierende Verhaltensstörungen (Aufmerksamkeitsdefizit-/Hyperaktivitätsstörung, Störung mit oppositionellem Verhalten und Störung des Sozialverhaltens) beispielsweise sind altersübergreifend häufiger Einweisungsgrund in eine Kinder- und Jugendpsychiatrie und oft gut geeignet, ACT-spezifische Interventionen in den Behandlungsprozess zu integrieren. Der Grad der Erlebnis- bzw. Erfahrensvermeidung ist in vielen Kasuistiken ein beträchtlicher. Erlebnisvermeidung bei diesen Patientinnen und Patienten bezeichnet den Versuch, das Eintreten und die Intensität von subjektiv erfahrenen Gefühlszuständen zu verhindern bzw. abzumildern. Die erlernte Grundhaltung beinhaltet häufig, dass unangenehme Erfahrungen »schlecht« sind (z. B. Scham empfinden in der Klasse, kritisiert werden von Lehrerinnen oder Lehrern oder nicht integriert sein in die gewünschte Peer-Group) und man daher »etwas unternehmen sollte«, um sie zu kontrollieren. Externalisierendes Verhalten, wie Auseinandersetzungen mit anderen Jugendlichen oder massive Störungen des Unterrichts, können in diesem Zusammenhang dazu dienen, z. B. aversive Gedanken daran, nicht gemocht zu werden, oder der Furcht vor Ablehnung durch Gleichaltrige etwas entgegenzusetzen bzw. diese zu unterdrücken. Erfahrungsvermeidung und Fusion mit derlei inneren Gedanken schränken langfristig massiv das Verhaltensrepertoire ein und erzeugen psychologische Inflexibilität. Diese impliziert in diesem Kontext eine mangelnde Fähigkeit, gezielt Persistenz und Veränderung zur Erreichung wichtiger Ziele aufeinander abzustimmen. Dieser erlernte erfahrungsvermeidende Stil wird der klinischen Beobachtung nach oft noch dadurch unterstützt, dass die Patientinnen und Patienten z. B. selbstunsichere Persönlichkeitszüge zeigen und sekundär zu Angst und Depressionen neigen. Solche Komorbiditäten, die häufig die Fähigkeit zur Teilhabe an der Gemeinschaft massiv beeinträchtigen, sind daher oft ausschlaggebend für die Indikation zur Aufnahme in einer kinder- und jugendpsychiatrischen Klinik. Erster Schritt ist es – auch aufgrund dieser häufigen Komorbiditäten – in der Therapie mit den jungen Patientinnen und Patienten ein Behandlungsklima zu schaffen, in dem das Kind bzw. die oder der Jugendliche versteht und verinnerlicht, dass es in erster Linie um die Bereitschaft geht, individuelle Gefühlszustände wie Ärger, Wut, Scham, Trauer als das anzuerkennen, was sie sind. Nämlich menschliche Gefühlszustände, die erst durch die stark gefühlskontrollierende oder -vermeidende Haltung zu ausgeprägtem Leiden führen. Dieses zusätzliche Leiden geht in vielen Fällen auch damit einher, sich von Dingen weg zu bewegen, die für die Jugendliche oder den Jugendlichen wichtig sind. Was ihnen besonders wichtig ist, kann sich nach eigenen Ideen oder gemeinsamer Erarbeitung mit der Therapeutin oder dem Therapeuten in ACT-Wertearbeit klären – z. B. die Sorge, durch Schulverweis den Kontakt zu Mitschülern zu verlieren oder durch Schulversäumnisse und ständigen Leistungsabfall in einen Teufelskreis aus Minderwertigkeitsgefühlen und sozialer Isolierung zu gelangen.

Eine hervorragend im stationären und teilstationären Rahmen anwendbare metaphorische Übung für Kinder und Jugendliche mit Neigung zu Impulsivität und damit einhergehenden Schwierigkeiten, in emotional herausfordernden Situationen psychisch flexibel zu handeln, bzw. starker Fusion mit selbstabwertenden Gedanken, ist die »Fisch und Angelhaken«-Metapher.

> **»Fisch und Angelhaken«-Metapher (adaptiert nach Forsyth und Eifert 2010, Eifert 2011)**
>
> Nach einer gemeinsamen Bildbeschreibung eines Fischs, der kurz davor ist, in einen vor ihm schwebenden Angelhaken zu beißen, besteht die Aufgabe für die Patientinnen und Patienten darin, sich eine für sie herausfordernde soziale Situation vorzustellen, z. B. eine Provokation durch eine Gleichaltrige oder einen Gleichaltrigen im Klassenzimmer. Der Angelhaken, der vor ihnen als Fisch zappelt, stellt die Versuchung dar, auf das Gefühl in dieser provokativ erlebten Situation, mit dem typischen Verhalten zu reagieren. Dazu ist genau zu besprechen, was aus Erfahrung der Patientinnen und Patienten alles passiert, wenn sie »zubeißen«, d. h. auf die Provokation eingehen, und am Haken hängen. Haben sie entschieden, »cooler und flexibler« handeln zu wollen, um nicht wieder und wieder am Haken zu hängen, wird mit Der- oder Demjenigen eine altersadaptierte, auf das Erkennen ihrer eigenen Emotionen und die Emotionen Anderer fokussierte Achtsamkeitsübungen durchgeführt. Die Betroffenen erlernen so den Unterschied zwischen Gedanken und Tatsachen und verstehen mit der Zeit, dass jeder Mensch, egal ob alt oder jung, Patientin oder Patient, Therapeutin oder Therapeut,

einen virtuellen Papageien im Kopf hat, der einem verschiedenstes, auch unnützes Zeug vorplappert, was man alles sofort tun sollte, um einen unangenehmen Gedanken oder ein unangenehmes Gefühl loszuwerden. Schritt für Schritt gelingt es ihnen dann häufiger, in schwierigen sozialen Situationen nicht »anzubeißen«. Wenn es doch passiert, wird Ihnen vermittelt, dass es menschlich und auch für Erwachsenen normal ist, immer wieder in die gleichen Fallen zu tappen. Wie man sich dann als zappelnder, von sich selbst enttäuschter Fisch wieder von dem Haken entfernt – d. h. sich nicht zu sehr zu ärgern, weil sich sonst der Haken weiter verbohrt, und ihn dann mit einer leichten und entspannten Bewegung mit der richtigen Portion Selbstmitgefühl wieder zu enthaken – ist ein weiterer wichtiger Lern- und Erkenntnisschritt. Das stationäre und teilstationäre Setting eignet sich hervorragend, um verhaltenstherapeutisch verstärkend z. B. für Situationen, in denen nicht angebissen wurde, einen vorher selbst gemalten und ausgeschnittenen Belohnungshaken von pflegerischer oder therapeutischer Seite an das übende Kind auszugeben. Das gemeinsame künstlerisch-gestalterische Erfinden von unterschiedlichen Hakenformen übernimmt dann z. B. die Kunsttherapie.

23.4 Wie sieht die Behandlung von Kindern und Jugendlichen mit ACT im klinischen Rahmen aus? – Klinische Beispiele und Übungen

23.4.1 Die Einbindung des gesamten Behandlungsteams im stationären und teilstationären Rahmen

Um die ACT mit Kindern und Jugendlichen in einem stationären bzw. teilstationären Setting zu etablieren, ist es äußerst sinnvoll, wenn möglichst das gesamte Behandlungsteam – mit zumeist interprofessionellem Hintergrund – mit Grundhaltungen, Zielen, Methoden und möglichen Hindernissen in der Umsetzung der ACT vertraut ist bzw. gemacht wird. Dies betrifft für die Durchführung der ACT-Therapien im engeren Sinne die psychologischen und psychiatrischen Teammitglieder. Im Sinne eines gemeinsamen Ansatzes und einer möglichst umfassenden Implementierung von ACT sind aber ebenso auch Fachtherapeutinnen und -therapeuten, Sozialarbeiterinnen und Sozialarbeiter und Mitarbeiterinnen und Mitarbeiter des Pflege- und Erziehungsdienstes in ACT-basierte Interventionen einzubeziehen. Dazu ist es hilfreich, mehrere Behandelnde im Team zu haben, die mit ACT nicht nur ansatzweise vertraut sind, sondern darin fundiert ausgebildet wurden, sodass diese das Gesamtteam immer wieder in einer ACT-Perspektive unterstützen können. Durch diese ACT-orientierte Arbeit im Team werden insbesondere Synergieeffekte für verbal-orientierte Therapieformen und non-verbale, auf der Handlungs- und Erlebnisebene ansetzende Therapieeinheiten deutlich. Die Arbeit der Kunst- und Musiktherapeutinnen und -therapeuten ist für den ACT-Therapieprozess in diesem Zusammenhang ungemein wertvoll, da es hier gut gelingen kann, inneres Erleben wie Gedanken und Gefühle »sichtbar« oder »hörbar« zu machen und den

Umgang damit auf eine akzeptanzorientiertere Basis zu stellen. Unaussprechliches bzw. stark vermiedenes Denken und Fühlen kann zunächst im künstlerischen, non-verbalen Prozess ans Licht geholt und »handhabbar« gemacht werden. Dies ist ein weiterer wichtiger synergistischer Aspekt dieser komplementären künstlerischen Therapieeinheiten.

Insbesondere in der Arbeit mit Jugendlichen zeigt sich vor allem auch das Erarbeiten und Definieren eigener Richtungen und Werte für die oft richtungslos agierenden Jugendlichen als elementar wichtig, und dies ist am besten interdisziplinär zu realisieren. Haben Patientinnen und Patienten mit Hilfe des gesamten Behandlungsteams mittels ACT-Metaphern oder ACT-Übungen – z. B. Wertekarten-Übungen – wertorientierte Richtungen für sich definiert, wiedergefunden oder neu entdeckt, gelingt es ihnen oft effizienter, in für sie als gefühlsmäßig bedrohlich erlebten Situationen psychisch flexibel zu handeln. Hierbei ist auch die Rolle der Sozialarbeiterinnen und Sozialarbeiter zu benennen, die Patientinnen und Patienten im Rahmen ihrer Arbeit bei Fragen der Orientierung und der Umsetzung wertorientierter Handlungen und Entscheidungen maßgeblich unterstützen. Darüber hinaus ist es hilfreich, den Patientinnen und Patienten zu vermitteln, wie sie sich immer wieder in verschiedenen Situationen die Frage nach der eigenen Wertorientierung stellen können. D. h. sich wiederholt die Frage zu stellen: »Wenn ich jetzt auf meine Gedanken und Gefühle höre, und das tue, was sie mir zu sagen scheinen, wird mich dieses Verhalten näher an das heranbringen, was mir wichtig ist, oder wird es mich weiter davon entfernen?«. Dies kann am besten im Stationsalltag und durch Unterstützung des Gesamtteams passieren. Teamübergreifende Visitenbesprechungen und Supervisionssitzungen sind in dem komplexen Teamsetting einer Klinik dabei ein notwendiges, den ACT-Therapieprozess unterstützendes Element.

23.4.2 Beispielhafte gruppentherapeutische Übung zur Vermittlung ACT-spezifischer Kernprozesse bei Kindern und Jugendlichen

ACT-orientierte Fallkonzepte – ähnlich denen bei Erwachsenen – im Kreis des Behandlungsteams zu entwerfen, hat sich als eine gute, strukturgebende Hilfe für Behandlungsteams erwiesen. Für Kinder und Jugendliche selber ist der Einstieg in eine ACT-orientierte Therapie um einiges einfacher, wenn dieser mit Hilfe von Metaphern, Übungen und Geschichten gestaltet wird. Gerade bei Minderjährigen kann eine zu wortzentrierte, zunächst auf die Ursachen der Symptomatik eingehende Vorgehensweise hinderlich sein. Zu groß ist die Gefahr, den bei vielen Patientinnen und Patienten ablaufenden, inneren selbstabwertend-gefärbten Sprachprozess zu unterstützen und dadurch kognitive Fusion und Erfahrungsvermeidung zusätzlich zu begünstigen.

Eine häufige Schwierigkeit bei Kindern und Jugendlichen ist es der Erfahrung nach, möglichst erlebnisnah zu vermitteln, dass Akzeptanz nicht bedeutet, mit Gefühlen »nun mal irgendwie klarkommen« zu müssen oder sich mit der eigenen Situation »abfinden« zu müssen. In der sprachlichen Auseinandersetzung mit dem Konzept der »Akzeptanz«, empfiehlt es sich, mit Patientinnen und Patienten eher das Konzept der »Bereitschaft« zu verwenden bzw. damit zu beginnen. Dabei kann es hilfreich sein, sich diese »Bereitschaft«, etwas Unangenehmes zu denken oder zu fühlen, als aktives Verhalten und nicht als Einstellung vorzustellen. Es kann dabei hilfreich sein, den jungen Patientinnen und Patienten »Bereitschaft« z. B. als eine coole Fertigkeit bzw. Fähigkeit zu vermitteln, die von jedem Menschen, egal ob er oder sie gut oder schlecht in der Schule ist, erlernt und geübt werden kann. Noch effizienter ist es der Erfahrung nach jedoch, gänzlich auf sprachzentrierte Erklärungen zu verzichten, und den Patientinnen und Patienten mittels metaphorischer Übungen auf das Erlernen dieser Fähigkeit neugierig zu machen (vgl. Heffner et al. 2003). Die folgende exemplarische Übung ist – wie viele Übungen aus der ACT – im klinischen kinder- und jugendpsychiatrischen Setting bei ausreichend vertrauter und stabiler Gruppenkonstellation hervorragend geeignet. Sie umfasst – gleich einem therapeutischen Tanz im Hexaflex – die ACT-Kernprozesse Akzeptanz, Defusion, Hier & Jetzt, Selbst-als-Kontext, Werte und engagiertes Handeln.

»Luftballongedanken«-Übung (adaptiert nach einem Workshop von Russ Harris, vgl. auch »Klemmbrett«-Übung)

Bringen sie dazu ausreichend Luftballons, Bindfaden, Scheren und Stifte mit in die Therapiesitzung. Ermuntern Sie die Patientinnen und Patienten, zunächst einen Ballon aufzublasen und auf diesen mit Stiften einen unangenehmen Gedanken über sich selber zu schreiben, z. B. »Ich bin nicht gut genug«, »Ich bin irgendwie manchmal peinlich«, »Ich bin zu dick« usw. Dieser kann auch in Form eines einzigen Wortes ausgedrückt werden (z. B. »Looser«, »Sportniete« etc.). Wichtig ist es, den Patientinnen und Patienten mitzuteilen, dass sie frei entscheiden sollen, ob Andere den Gedanken sehen sollen oder nicht. Durch das gemeinsame Beschriften der Ballons mit unangenehmen Gedanken entsteht zumeist schon eine Stimmung, die von der Erkenntnis geprägt ist, dass man auf dieser Welt mit seinen selbstabwertenden Gedanken nicht alleine ist. Als anleitende Therapeutin oder anleitender Therapeut ist es daher immer wichtig, einen eigenen Ballon zu beschriften und öffentlich zu machen. Fordern Sie anschließend die Patientinnen und Patienten auf, die beschriebenen Ballons so nah mit beiden Händen vor ihr Gesicht zu halten, wie sehr sie der aufgeschriebene Gedanke gefühlsmäßig beschäftigt, also ärgert, wütend oder traurig macht. In der Gruppenreflexion lässt sich zudem fragen bzw. ausprobieren, ob die Teilnehmerinnen und Teilnehmer sich gegenseitig noch sehen können oder ob sie mit diesem Umgang mit ihren Gedanken noch die Dinge im Alltag tun können, die Ihnen wichtig sind bzw. Spaß machen. Erfragen Sie z. B. auch solche Dinge wie »Ist es möglich, eine WhatsApp zu schreiben?« oder »Ist es möglich, so beim Fußball ein Tor zu schießen?«. Fragen Sie die Gruppe, was sie alle gerne mit dem unangenehmen Luftballongedanken machen würden, und lassen Sie sie verschiedene Dinge ausprobieren. Sie motivieren Sie z. B. dazu, den Luftballon mit ausgestreckten Armen möglichst weit von sich zu strecken. Die Rückmeldungen werden jetzt häufig sein, zwar wieder »bessere Sicht« im Alltag zu haben, aber dennoch durch das anstrengende Halten des Gedankenballons nicht wirklich das machen zu können, was einem etwas bedeutet, wie zum Beispiel Freunde zu treffen, Volleyball zu spielen, mit Freunden Eis essen zu gehen etc. Abschließend fragen Sie in die Gruppe, wer eine Idee hat, was man noch tun könnte, um wieder flexibler am Alltag teilnehmen zu können. Der Erfahrung nach wird häufig der Vorschlag formuliert, den Ballon wegzuschmeißen oder platzen zu lassen. Dies ist eine gute Gelegenheit darauf zu fokussieren, ob es grundsätzlich möglich ist, Gedanken, die man nicht denken will, oder Gefühle die man nicht fühlen will, – vergleichbar mit einem Platzenlassen des Ballons – einfach nicht mehr zu denken bzw. zu fühlen. Diese Frage werden die Kinder bzw. Jugendlichen meistens spontan verneinen. Ein Vorschlag kann es sein, den Ballon als »Zwischenlösung« vor sich auf die Knie zu legen oder noch besser mit einem Bindfaden an den Gürtel o. ä. zu befestigen. Fragen Sie dann nach dem »AHA-Effekt«. Was ist jetzt wieder möglich? Ist der Gedanke noch da? Ist es mir möglich, trotz Anwesenheit des

> Gedankens wieder die Dinge im Alltag zu tun, die mir etwas bedeuten, Spaß machen, wichtig sind etc.? Fordern sie die Gruppe z. B. zum Abschluss der Übung auf, mit ihren Ballons durch den Raum zu spazieren, dabei bewusst Blickkontakt mit den Anderen aufzunehmen und sich wortlos die eigenen Ballons samt Aufschrift zu präsentieren. Aber auch abschließende Übungen mit Blick auf die Förderung von Defusion sind möglich, z. B. weitere Ballons für sich mit unangenehmen Gedanken zu beschriften, mit ihnen zu jonglieren oder sie untereinander behutsam im Raum hin- und her zu stoßen.

Achten Sie wie bei allen ACT-Übungen darauf, hinterher keine zu wortreichen allgemeinen therapeutischen Erklärungen zum Erlebten anzustrengen. Nehmen sie stattdessen alles, was die Patientinnen und Patienten von sich aus entwickeln, metaphorisch verwenden und auf ihre vermeidenden Verhaltensanteile beziehen, wertschätzend, bewundernd und verstärkend auf. Mitgefühl für den Anderen und sich selber kann im Verlauf solch einer Übung ebenso ein Thema werden, welches sich hervorragend weiterentwickeln lässt, ebenso wie Akzeptanz und das Erinnern und Entwickeln von eigenen Zielen und Werten.

23.5 Worauf ist zu achten? – Fußangeln und Fallstricke

Wie bereits betont, sind in der Arbeit mit der ACT im Team bzw. im stationären und teilstationären Rahmen zahlreiche Synergieeffekte verschiedener Therapien von Bedeutung und gut nutzbar. Als Schwierigkeit kann es sich ergeben, dass sehr kognitiv geprägte und noch unerfahrenere Therapeutinnen und Therapeuten dazu neigen, ACT-Metaphern sehr dialogisierend zu vermitteln. Der beim tatsächlichen »Demonstrieren« oder »Durchspielen« einer Metapher entstehende, häufig emotionale Selbsterfahrungsanteil bleibt dabei aus oder wird nur rudimentär erkennbar. Daher ist es sehr sinnvoll, Therapeutinnen und Therapeuten im Team nach und nach stärker in der non-verbalen Arbeit anzuleiten bzw. auszubilden, wie es für die Arbeit mit der ACT vorgesehen ist. Dies kann auch unter Hinzunahme anderer Kompetenzen und Techniken passieren, z. B. mittels Techniken aus dem Psychodrama oder dem Improvisationstheater. Im Setting einer Klinik bedeutet dies, insbesondere Kunst-, Musik-, Tanz- und Bewegungstherapeutinnen und -therapeuten intensiv in den therapeutischen Prozess zu integrieren. Oder falls verfügbar auch Theatertherapeutinnen und -therapeuten. Theatertherapeutisch bzw. theaterpädagogisch ausgebildetem Personal gelingt es aufgrund ihrer beruflichen Erfahrung meist leicht und spielerisch, ACT-Metaphern für die Patientinnen und Patienten emotional erlebbar zu machen und sie können Personen anderer Berufsgruppen darin anleiten, eine möglichst erlebnisbasierte Vermittlung der ACT-Inhalte umzusetzen.

Lassen Sie sich nach diesen Empfehlungen nicht durch einen »klebrigen Gedanken« wie z. B. »Ich bin kein ausreichend guter ACT-Therapeut, um Metaphern mit Kindern bzw. Jugendlichen erlebbar zu machen« oder »Das Gesamtteam hat noch nicht genügend ACT-Weiterbildungen gemacht« einschüchtern. Wenn die Bedeutung achtsamkeits- und akzeptanzorientierten Arbeitens Konsens in einem therapeutischen Team ist, lassen sich die Methoden von ACT sehr gut auch in ein multimodales, unterschiedlichen Therapieschulen raumgebendes Konzept integrieren. Darüber hinaus zeigt die Erfahrung, dass selbst Kurzinterventionen mit metaphorischen Übungen, die mehrere Kernelemente von ACT gleichzeitig ansprechen – z. B. die oben exemplarisch beschriebene »Luftballongedanken«-Übung – zu starken, die psychische Verhaltensflexibilität fördernden Effekten führen können. Und so das Team zunächst Schritt für Schritt Erfahrungen in der Arbeit mit der ACT sammeln kann.

23.6 Was ist das Wichtigste für den klinischen Alltag? – Fazit und Ausblick

Die ACT als therapeutischer Ansatz ist aus klinischer Erfahrung für das komplexe therapeutische Zusammenspiel unterschiedlicher Therapeutinnen und Therapeuten sowie Pflegekräfte in einem klinischen kinder- und jugendpsychiatrischen Setting sehr gut geeignet. Das ambulant häufig schwerer zu realisierende, multiprofessionelle Setting sowie das mögliche gruppentherapeutische Arbeiten im Rahmen einer stationären oder teilstationären Behandlung ermöglichen dabei in vielerlei Hinsicht effektiv die Anwendung ACT-spezifischer Methoden und der ACT-Grundhaltungen. ACT-orientierte Elternarbeit lässt sich ebenso in den Therapieprozess integrieren, wie eine Inter- bzw. Supervision, welche durch akzeptanz- und achtsamkeitsorientierte Elemente die therapeutische Haltung innerhalb des Behandlungsteams widerspiegelt.

Literatur

Armstrong AB, Morrison KL, Twohig MP (2013) A preliminary investigation of acceptance and commitment therapy for adolescent obsessive-compulsive disorder. J Cogn Psychother 27: 175–190.

Blackledge JT, Hayes SC (2006) Using acceptance and commitment training in the support of parents of children diagnosed with autism. Child Fam Behav Ther 28: 1–18.

Chong YY, Mak YW, Leung SP, Lam SY, Loke AY (2019) Acceptance and commitment therapy for parental management of childhood asthma: an RCT. Pediatrics 143: e20181723.

Coyne LW, McHugh L, Martinez ER (2011) Acceptance and commitment therapy (ACT): advances and applications with children, adolescents, and families. Child Adolesc Psychiatr Clin N Am 20: 379–399.

Coyne LW, Murrel AR (2009) The joy of parenting. an acceptance and commitment therapy guide to effective parenting in the early years. Oakland, CA, USA: New Harbinger Publications.

Coyne LW, Murrell AR (2011) Freude am Elternsein - Mut zum Erziehen: Hilfen für einen achtsamen und wirksamen Umgang mit Ihrem Kind. Bern: Hans Huber.

Dumas JE (2005) Mindfulness-based parent training: strategies to lessen the grip of automaticity in families with disruptive children. J Clin Child Adolesc Psychol 34: 779–791.

Eifert GH (2011) Akzeptanz- und Commitmenttherapie (ACT). Göttingen: Hogrefe Verlag.

Eifert GH, Timko CA (2012) Mehr vom Leben: Wege aus der Anorexie – Das ACT-Selbsthilfebuch. Weinheim: Beltz.

Forsyth JP, Eifert GH (2010) Mit Ängsten und Sorgen erfolgreich umgehen. Göttingen: Hogrefe Verlag.

Fortuna LR, Porche MV, Padilla A (2018) A treatment development study of a cognitive and mindfulness-based therapy for adolescents with co-occurring post-traumatic stress and substance use disorder. Psychol Psychother 91: 42–62.

Fung K, Lake J, Steel L, Bryce K, Lunsky Y (2018) ACT processes in group intervention for mothers of children with autism spectrum disorder. J Autism Dev Disord 48: 2740–2747.

Gillard D, Flaxman P, Hooper N (2018) Acceptance and commitment therapy: applications for educational psychologists within schools. Educ Psychol Pract 34: 272–281.

Gould ER, Tarbox J, Coyne L (2018) Evaluating the effects of acceptance and commitment training on the overt behavior of parents of children with autism. J Contextual Behav Sci 7: 81–88.

Graham CD, O'Hara DJ, Kemp S (2018) A case series of acceptance and commitment therapy (ACT) for reducing symptom interference in functional neurological disorders. Clin Psychol Psychother 25: 489–496.

Greco LA, Hayes SC (2008) Acceptance and mindfulness treatments for children and adolescents: a practitioner's guide. Oakland, CA, USA: New Harbinger Publications.

Greco LA, Hayes SC (2011) Akzeptanz und Achtsamkeit in der Kinder- und Jugendlichenpsychotherapie. Weinheim: Beltz.

Hancock KM, Swain J, Hainsworth CJ, Dixon AL, Koo S, Munro K (2016) Acceptance and commitment therapy versus cognitive behavior therapy for children with anxiety: outcomes of a randomized controlled trial.

Hayes L, Boyd CP, Sewell J (2011) Acceptance and commitment therapy for the treatment of adolescent depression: a pilot study in a psychiatric outpatient setting. Mindfulness 2: 86–94.

Hayes L, Ciarrochi JV (2015) The thriving adolescent: using acceptance and commitment therapy and positive psychology to help teens manage emotions achieve goals and build connections. Oakland, CA, USA: New Harbinger Publications.

Hayes L, Ciarrochi JV, Bailey A (2012) Get out of your mind and into your life for teens. Oakland, CA, USA: New Harbinger Publications.

Heffner M, Greco LA, Eifert GH (2003) Pretend you are a turtle: children's responses to metaphorical versus literal relaxation instructions. Child Fam Behav Ther 25: 19–33.

Heffner M, Sperry J, Eifert GH (2002) Acceptance and commitment therapy in the treatment of an adolescent female with anorexia nervosa: a case example. Cogn Behav Pract 9: 232–236.

Kemani MK, Kanstrup M, Jordan A, Caes L, Gauntlett-Gilbert J (2018) Evaluation of an intensive interdisciplinary pain treatment based on acceptance and commitment therapy for adolescents with chronic pain and their parents: a nonrandomized clinical trial. J Pediatr Psychol 43: 981–994.

Lee EB, Homan KJ, Morrison KL, Ong CW, Levin ME, Twohig MP (2018) Acceptance and commitment therapy for trichotillomania: a randomized controlled trial of adults and adolescents. Behav Modif 17: 145445518794366.

Lunsky Y, Fung K, Lake J, Steel L, Bryce K (2018) Evaluation of acceptance and commitment therapy (ACT) for mothers of children and youth with autism spectrum disorder. Mindfulness 9: 1110–1116.

Martin S, Wolters PL, Toledo-Tamula MA, Schmitt SN, Baldwin A, Starosta A, Gillespie A, Widemann B (2016) Acceptance and commitment therapy in youth with neurofibromatosis type 1 (NF1) and chronic pain and their parents: a pilot study of feasibility and preliminary efficacy. Am J Med Genet 170: 1462–1470.

McCurry C (2009) Parenting your anxious child with mindfulness and acceptance: a powerful new approach to overcoming fear, panic, and worry using acceptance and commitment therapy. Oakland, CA, USA: New Harbinger Publications.

McCurry C (2011) Ihr ängstliches Kind mit Achtsamkeit und Akzeptanz begleiten: ACT - ein wirkungsvoller Weg durch Angst, Panik und Sorge. Freiburg: Arbor-Verlag.

Swain J, Hancock K, Dixon A, Bowman J (2015) Acceptance and commitment therapy for children: a systematic review of intervention studies. J Contextual Behav Sci 4: 73–85.

Timko CA, Eifert GH, Harres A (2013) Akzeptanz- und Commitment bei Anorexie nervosa, Ein Leitfaden für die Behandlung mit ACT, Mit Online-Materialien. Weinheim: Beltz.

Turrell SL, Mary Bell (2016) ACT for adolescents: treating teens and adolescents in individual and group therapy. Oakland, CA, USA: New Harbinger Publications.

Turrell SL, McCurry C, Bell M (2019) The Mindfulness and acceptance workbook for teen anxiety: activities to help you overcome fears and worries using acceptance and commitment therapy. Oakland, CA, USA: New Harbinger Publications.

Wicksell RK, Melin L, Lekander M, Olsson GL (2009) Evaluating the effectiveness of exposure and acceptance strategies to improve functioning and quality of life in longstanding pediatric pain: a randomized controlled trial. Pain 141: 248–257.

Woidneck MR, Morrison KL, Twohig MP (2014) Acceptance and commitment therapy for the treatment of posttraumatic stress among adolescents. Behav Modif 38: 451–476.

24 ACT im psychiatrisch-psychotherapeutischen Konsiliardienst bei Menschen mit körperlichen Erkrankungen

Maike Wolf und Albert Diefenbacher

24.1 Wozu die Arbeit mit ACT im Konsiliardienst? – Einführung

24.1.1 Was ist Konsiliar-Liaison-Psychiatrie?

Die Konsiliar-Liaison-Psychiatrie (Saupe und Diefenbacher 1996, Wolf et al. 2013) beschäftigt sich mit der (Sekundär-)Prävention, Diagnostik und Therapie somatopsychischer Komorbidität bei Patientinnen und Patienten, die mit primär körperlichen Erkrankungen im Allgemeinkrankenhaus behandelt werden. Das patientenzentrierte Konsiliarpsychiatrie-Modell beschreibt dabei einen zumeist einmaligen konsiliarpsychiatrischen Kontakt zu einer Patientin bzw. einem Patienten auf z. B. der inneren oder chirurgischen, neurologischen oder Intensivstation, der auf explizite Anforderung durch eine somatische Ärztin oder einen Arzt erfolgt und dem oder der im Anschluss weitere Empfehlungen zur Behandlung der Patientin oder des Patienten gegeben werden. Das teamzentrierte Liaisonpsychiatrie-Modell hingegen bezeichnet eine regelmäßige Einbindung von psychiatrischen Fachärztinnen und -ärzten in Abteilungsabläufe und Behandlungen auf einer somatischen Station. In Deutschland ist in den Allgemeinkrankenhäusern zumeist ein psychiatrischer Konsiliardienst tätig. Inhalte der konsiliar-psychiatrischen Patientenkontakte sind primär die Anamnese, ggfs. Fremdanamnese und Erhebung des psychopathologischen Befundes, die Vermittlung der differentialdiagnostischen Ergebnisse und Empfehlungen an die anfordernde Ärztin oder den anfordernden Arzt. Darüber hinaus können Inhalte aber auch der Aufbau einer rudimentären therapeutischen Beziehung zum Patienten oder zur Patientin, eine störungsangepasste Beratung und oftmals auch psychotherapeutische (Kurz-)Interventionen sein. Dabei gelingt es im Vergleich zum Liaisonmodell eher selten, nachsuchende bzw. regelmäßige Kontakte – insbesondere im psychotherapeutischen Sinne – anzuschließen. Aus diesem Grund kann es umso wichtiger sein, ein Repertoire kurzer, flexibler und wirksamer psychotherapeutischer (Kurz-)Interventionen zur Verfügung zu haben (Lipsitt 2005, Arolt et al. 1997, Elstner et al. 2009, Braun et al. 2016), um in diesem zeitlich eng bemessenen Setting psychische Belastungen zu lindern bzw. für eine etwaige nötige Anschlussbehandlung zu motivieren. Im transdiagnostischen Ansatz der Akzeptanz- und Commitment-Therapie findet sich hierfür eine geeignete Methode. Im Folgenden wird zunächst genauer auf die Besonderheiten bzw. die Komplexität der Patientinnen und Patienten mit körperlicher Krankheit und psychischen Symptomen eingegangen.

24.1.2 Die psychische Verarbeitung körperlicher Erkrankungen

In Abhängigkeit von Akuität, Dauer und Intensität ist ein Aufenthalt wegen körperlicher Erkrankung im Allgemeinkrankenhaus ein Stressor, der zu kognitiven, emotionalen und/oder körperlichen Reaktionen führen kann. Die den Patientinnen und Patienten zur Verfügung stehenden Krankheitsverarbeitungs- oder Copingstrategien (vgl. Lazarus 1987, Rief und Nestoriuc 2015) führen entweder zu einer Adaptation oder aber zu psychischem Leid unterschiedlichster Ausprägung. Dabei gibt es Unterschiede zwischen akuter und chronischer körperlicher Krankheit. Bei akuter Krankheit gehen nach Wentzlaff (2016) alle Bemühungen dahin, das »Davor« wiederherzustellen. Ein (überschaubares) »Leben für die Krankheit« ist normal und gesund, dabei ist eine typische emotionale Reaktion z. B. ängstliche Besorgnis. Bei chronischer Krankheit ist das Ziel »Leben mit der Krankheit« mit den typischen Leitaffekten Trauer und Enttäuschung anders gelagert. Es kommen hier weitere psychosoziale Merkmale hinzu (vgl. Bengel et al. 2003, Beutel 1988), wie etwa damit einhergehende berufliche Probleme oder Rollenwechsel in der Familie, die zunächst nichts mit »psychischer Krankheit« zu tun haben. Aus klinischer Erfahrung spielen neben unmittelbarer Lebensbedrohung (siehe unten; Fall 2), Sorgen um Progredienz (siehe unten; Fälle 1–3) und Umgang mit Irreversibilität vor allem der Verlust von *körperlicher Integrität* (siehe unten; Fall 3) und der *Verlust von Autonomie* (siehe unten; Fälle 1–3) eine herausragende Rolle. Daraus ergeben sich verschiedene alltagspraktische, soziale und existentielle Belastungen und Einschränkungen. Weiterhin sind diese Merkmale eng verknüpft mit möglichen Schwierigkeiten in Bezug auf Symptomwahrnehmung (siehe unten, Fall 1, 2), Adhärenz (siehe unten, Fall 1) und Inanspruchnahme medizinischer Hilfen (siehe unten, Fälle 1–3). Ein weiterer, das Krankheitsverhalten beeinflussender Faktor ist die Art des vorliegenden Bindungsstils (Bartholomew und Horowitz 1991). Dieser wird unter anderem in Stresssituationen aktiviert (Hunter und Maunder 2016). Bei bis zu 40 % der Patientinnen und Patienten findet sich ein sogenannter unsicherer Bindungstyp. Dies kann z. B. durch assoziierten kommunikativen Stress (z. B. »ständiges Klingeln«, »Non-Compliance«, »Eigenwilligkeit«) zu einer unübersichtlichen und das Verhältnis von Patientin bzw. Patient und Stationsteam belastenden Situation beitragen (Herrmann-Lingen und Albus 2015). Aufgabe der Konsiliarpsychiaterin oder des -psychiaters ist hier vielfach zunächst, den Patientinnen und Patienten durch aktives und validierendes Zuhören eine Einordnung und Benennung zu ermöglichen, »*was mit ihnen los ist*«.

24.1.3 Körperliche Krankheit und psychische Komorbidität

Die Ursachen psychischer Störungen in der Somatik sind vielgestaltig. Sie sind Ursache oder Konsequenz körperlicher Krankheiten (symptomatisch oder reaktiv) oder bestehen schlichtweg koinzident. Im Allgemeinkrankenhaus ist die psychische Komorbidität häufig (Diefenbacher et al. 2018) und führt mit ihren zusätzlichen Einschränkungen zu längeren Verweildauern und höheren Behandlungskosten und ist vergesellschaftet mit einer schlechteren Prognose bzw. einem komplikationsreichen Verlauf. Stationär behandelte Patientinnen und Patienten mit körperlich bedingten chronischen Erkrankungen haben im Vergleich zu Gesunden bzw. zur Allgemeinbevölkerung ein 1,5 bis 2-fach erhöhtes Risiko, eine psychische Erkrankung zu entwickeln. Nach Härter et al. (2007) lag bei 40 % der untersuchten Patientinnen und Patienten mit Herz-Kreislauf-, Atemwegs-, Krebs- und muskuloskelettalen Erkrankungen eine psychische Erkrankung vor. Dabei spielen affektive Störungen, Angststörungen, somatoforme Störungen und Suchterkrankungen eine maßgebliche Rolle (Diefenbacher et al. 2018). Eine aktuelle Untersuchung zur psychischen Gesundheit älterer Menschen in der Gesamtbevölkerung hat zudem gezeigt, dass 25 % der 65–83-Jährigen an einer manifesten psychischen Erkrankung litten (Andreas et al. 2017). Auch diese Entwicklung hat für die Häufung psychischer Komorbidität im Allgemeinkrankenhaus eine hohe Relevanz und unterstreicht die Bedeutung der psychiatrisch-psychotherapeutischen Konsiliar- und Liaisontätigkeit.

24.2 Was wissen wir zur Evidenz? – Empirische Daten und Stand der klinischen Forschung

24.2.1 Psychotherapie im Allgemeinen im Konsiliar-Liaison-Dienst

Psychotherapeutische Interventionen sind nicht nur bei Patientinnen und Patienten mit primär psychischen Störungen indiziert und wirksam, sondern können auch bei Patientinnen und Patienten mit körperlichen und psychischen Erkrankungen indiziert sein (Bengel et al. 2007, Senf und Broda 2011). Diesbezüglich existieren zahlreiche Veröffentlichungen inklusive randomisiert kontrollierten Studien zu unterschiedlichen psychotherapeutischen Interventionen bei verschiedenen körperlichen Erkrankungen. Auch finden sich explizite Empfehlungen zu psychosozialen Screenings, entsprechenden präventiven Maßnahmen und auch zu (spezifischen) psychotherapeutischen Behandlungsverfahren in verschiedenen deutschsprachigen Versorgungsleitlinien, wie z. B. in der DEGAM-S1-Leitlinie »Chronischer Schmerz« (2013), DEGAM-S3-Leitlinie »Müdigkeit« (2017), S3-Leitlinie »Prävention und Therapie der Adipositas« (2014), S3-Leitlinie »Psychosoziales und Diabetes« (2013), Nationale Versorgungsleitlinie »Chronische KHK« (2016), S3-Leitlinie »Palliativmedizin« (2015), S3-Leitlinie »Psychoonkologische Diagnostik, Beratung und Behandlung von erwachsenen Krebspatienten« (2014), DGN S3-Leitlinie »Idiopathisches Parkinson-Syndrom« (2016), S2k-Leitlinie »Diagnostik und Therapie von Patienten mit Asthma« (2017) etc.

Dass Konsiliar-Liaison-Psychiatrie einen positiven Effekt auf z. B. das Krankheitsverhalten hat, ist zuletzt in einer Cochrane-Analyse gezeigt worden (Gilles et al. 2015). Systematische Untersuchungen zu »kleineren« psychotherapeutischen Interventionen explizit im Konsildienst liegen nicht vor. Bei liaisonpsychiatrischer Arbeit mit der Möglichkeit regelmäßiger Kontakte lassen sich jedoch Interventionen im Sinne von Kurzzeitpsychotherapien durchaus umsetzen. Das britische Royal College of Psychiatrists (Brightey-Gibbons et al. 2017) hat hierzu Qualitätsstandards entwickelt, die explizit auf psychotherapeutische Interventionen bei entsprechenden Indikationen eingehen.

24.2.2 ACT im Konsiliar-Liaison-Dienst

Neben Studien zur Wirksamkeit von ACT bei somatischen Erkrankungen und entsprechenden Edukationsprogrammen zu chronischen Schmerzen und Diabetes sowie in der Hausarztpraxis, die in Buchform oder online veröffentlicht sind (vgl. ACT on diabetes 2020, Braun et al. 2016, Petrak et al. 2013, Veehof et al. 2011), existieren keine systematischen Untersuchungen zu ACT bei Patientinnen und Patienten mit körperlichen Erkrankungen. Hierbei stellt sich zudem ein methodisches Problem: bei Vergleichsstudien zur Wirksamkeit von ACT gegenüber bisherigen Standardverfahren ist der Umstand zu berücksichtigen, dass ACT nicht auf eine Symptomreduktion abzielt (Pleger et al. 2014). Zudem ist ACT als transdiagnostisches Erklärungs- und Therapiemodell für viele unterschiedliche psychische Leiden (Waadt et al. 2015) und in verschiedenen Settings, wie z. B. im Konsiliardienst (Burian 2015) anwendbar. Mit dem Ziel, relevante Faktoren zu identifizieren, welche psychische Flexibilität bei Menschen verhindern und damit psychisches Leiden befördern, beschränkt sich die ACT nicht auf umschriebene Störungen oder Syndrome bzw. deren Schwere, sondern kann als allgemeines Modell für psychische Flexibilität verstanden werden (»Wir sitzen alle im selben Boot«; Eifert 2011).

24.3 Wie kann ACT zur Arbeit im Konsiliardienst beitragen? – Alltägliche konsiliarpsychiatrische Fälle aus der Praxis

Aus der klinischen Arbeit werden nun drei typische Fälle berichtet, auf die im Nachfolgenden Bezug genommen wird.

Fall 1: Konsilanforderung zu einem Patienten mit erheblicher sozialer Belastung, er wirke depressiv verstimmt und antriebsarm; Fragestellung: Beurteilung der Indikation für antidepressive Medikation

Der 60-jährige Patient berichtet, wegen einer massiven Überzuckerung im Krankenhaus zu sein. Er habe in der letzten Zeit sich und seine insulinpflichtige Diabetes mellitus-Erkrankung extrem vernachlässigt. Das sehe man auch an seinem aktuell hohen Langzeitblutzuckerwert. Er sei nicht mehr zu seinem Diabetes-Arzt gegangen, habe kaum mehr den Blutzucker gemessen und nur noch sein Nachtinsulin gespritzt. Er sei vor allem mit der Pflege seiner Lebensgefährtin befasst, die einen Schlaganfall gehabt habe und an chronischen Schmerzen leide, weswegen er sämtliche alltägliche Haushaltsaufgaben übernehmen müsse. Seit einem Jahr fühle er sich bereits kraftlos, rasch erschöpft, die Konzentration sei reduziert, auch habe er einen gestörten Schlaf. Zudem hätten sich Seh- und Gangschwierigkeiten eingestellt, weswegen er sich vor kurzem wieder beim Arzt vorgestellt habe. Aufgrund der körperlichen Beschwerden sei er vom Job-Center »freigestellt«, man habe ihm dort eine vorzeitige Berentung nahegelegt. Unter der ggw. Normalisierung des Blutzuckers gehe es ihm bereits deutlich besser. Er wisse, dass er etwas verändern müsse und wolle diesbezüglich einen Rat. Keine psychiatrische oder psychotherapeutische Vorbehandlung.
Auffälligkeiten im psychischen Befund: Konzentration leicht gemindert. Grübelneigung. Stimmung besorgt, aber affektiv gut aufhellbar. Rasche psychophysische Erschöpfung. Laut dem Patienten bereits deutliche Besserung der zur Aufnahme führenden Beschwerden.

Fall 2: Konsilanforderung zu einer Patientin mit COPD; Fragestellung: V.a. Angsterkrankung

Die 86-jährige Patientin berichtet, wegen wiederkehrender Luftnot im Krankenhaus zu sein. Sie leide seit vielen Jahren unter einer COPD. Seit längerem verspüre sie eine stetige Unruhe, insbesondere wenn sie alleine sei, dies steigere sich wiederholt im Laufe der Woche zu (selbst von ihr so bezeichneten) Panikattacken. Einerseits hänge dies sicherlich mit ihrer körperlichen Erkrankung zusammen, andererseits vermisse sie aber auch seit vielen Jahren ihren verstorbenen Ehemann sehr. Ihre Familie könne dies inzwischen gar nicht mehr nachvollziehen, sodass sie schon gar nicht mehr darüber reden wolle. Jedoch ließe sie die Erinnerung an ihren Mann manchmal so verzweifeln, dass sie am liebsten sterben wolle, wenngleich es hierzu nie einen konkreten Plan oder Impuls gegeben habe. Sie lebe alleine, habe aber einen guten Kontakt zu ihrer Familie, die sie immer rufen könne, wenn etwas mit ihr sei. Allerdings wünsche die Familie, dass sie mit dem mittäglichen Kochen für die Enkel aufhöre, um sich zu schonen, weil die körperlichen Beschwerden in der letzten Zeit zugenommen hätten und sie gehäuft im Krankenhaus sei. Sie wünsche sich von der Konsilpsychiaterin einen Rat im Umgang mit den Angstgefühlen und könne sich vorstellen, »auch eine Tablette gegen die Angst zu versuchen«. Keine psychiatrische oder psychotherapeutische Vorbehandlung.

Auffälligkeiten im psychischen Befund: Im formalen Denken leicht grüblerisch und sich sorgend in Bezug auf die körperliche Krankheit mit hoher Selbstbeobachtung. Stimmung leicht gedrückt, anamnestisch Panikattacken. Leichte innere Unruhe.

Fall 3: Konsilanforderung zu einer Patientin mit medialer Schenkelhalsfraktur nach Delir bei bekanntem M. Parkinson. Patientin zeige auffälliges Verhalten mit starker Ängstlichkeit und ständigem Weinen, sei sehr klagsam. Fragestellung: V.a. Angststörung und/oder affektive Erkrankung

Die 72-jährige Patientin berichtet, den Eindruck zu haben, die Kontrolle zu verlieren. Eigentlich sei sie vor Wochen wegen einer Lungenentzündung ins Krankenhaus gekommen. Sie wisse nicht mehr, wie es passiert sei, nur dann sei sie mit einem frisch operierten Bein quasi »wieder zu sich gekommen«. Man habe ihr gesagt, dass sie gestürzt sei. Sie könne sich aber partout nicht mehr daran erinnern. Sie habe da eine richtige Gedächtnislücke. Sie sei seither in einer ständigen Unruhe und habe Sorge, wieder etwas zu vergessen, wie z. B. wichtige Fragen hinsichtlich ihrer Krankheit zu stellen. Leider hätten die Ärztinnen und Ärzte auf der Station nicht viel Zeit, was sie aber gut verstehen könne. Sie sei seit vielen Jahren an M. Parkinson erkrankt, der gut eingestellt sei. Sie achte aber auch sehr darauf, ihre Medikamente regelmäßig einzunehmen. Wenn sie dies mache, verspüre sie wenig Einschränkung im täglichen Leben. Sie sei mit ihrem Ehemann viel auf Reisen und habe einen großen Freundeskreis. Keine psychiatrische oder psychotherapeutische Vorbehandlung.

Auffälligkeiten im psychischen Befund: Leichte Konzentrationsstörung. Starkes Grübeln. Stimmung besorgt, zuweilen verzweifelt, deutlich affektlabil und -inkontinent.

Bei allen Fallbeispielen stellen sich aus konsiliarpsychiatrischer Sicht zunächst folgende Fragen: Sind diese drei Patientinnen und Patienten überhaupt psychisch krank? Haben sie selbst ein Problem? Oder geht es um Probleme, die gar nicht bei ihnen selbst liegen? Benötigen diese Fälle eine psychotherapeutische Intervention?

Augenscheinlich scheinen sie alle im Sinne von ACT irgendwie »festzustecken«. Wenngleich hier die Überlegung anzuschließen ist, mit welcher Intervention »Psychotherapie« in der aktuellen Situation sinnvollerweise wirksam werden kann. Im Folgenden wird als Instrument der Fallkonzeptualisierung die ACT-Matrix vorgeschlagen, da sie ein einfaches und gleichzeitig sehr hilfreiches Instrument in der Arbeit mit ACT darstellt und daher für die Rahmenbedingungen in der Kosiliarsituation gut geeignet ist. Die ACT-Matrix ist ein Modell, anhand dessen Therapeutinnen und Therapeuten zu den ACT-Kernprozessen arbeiten können (Polk und Schöndorff 2014; ▶ Abb. 24.1). Die Matrix wird von ACT-Therapeutinnen und -Therapeuten gerne als Instrument zur Fallkonzeptualisierung genutzt, sie kann entsprechend in ACT-Teams auch in Fallbesprechungen verwendet werden, oder auch direkt als Instrument der Selbstbetrachtung mit den Patientinnen und Patienten erarbeitet und wiederholt zur Strukturierung herangezogen werden (»Um noch einmal darauf zurückzukommen, was sind die inneren Hürden, die Sie kennen?«). Im Konsildienst ist die ACT-Matrix vor allem als eine Orientierungshilfe im Kopf der Psychiaterin oder des Psychiaters hilfreich, sie ist aber auch mit den Patientinnen und Patienten rasch erarbeitet und dient so vor allem als psychoedukatives Element (»Was ist überhaupt los mit mir?«).

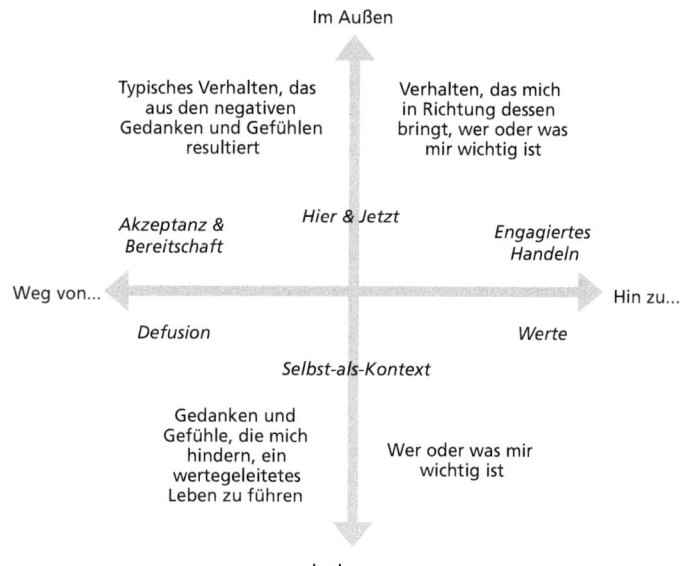

Abb. 24.1: Fallkonzeptualisierung anhand der ACT-Matrix in Anlehnung an Polk und Schöndorff (2014): Oberhalb der »x-Achse« stehen die fünf Sinne und das beobachtbare Verhalten (»außen«), unterhalb finden sich Gefühle, Gedanken und Wertvorstellungen (»innen«). Rechts der »y-Achse« stehen Haltungen und Verhaltensweisen, die uns zu dem bringen, was uns wichtig ist, links davon Gedanken, Gefühle und Verhalten, die uns davon entfernen.

Betrachten wir die skizzierten Fälle genauer. Es ist zunächst zu klären, ob eine psychische Erkrankung vorliegt und ob eine (psychotherapeutische) Intervention benötigt wird. Die erste Frage hat bei entsprechender Indikation hohe Relevanz für Informationen zu weiterführender psychiatrischer und psychotherapeutischer Behandlung. Die differentialdiagnostischen Abwägungen (Art der psychiatrischen Diagnose? Phase des Krankheitsverarbeitungsprozesses?) dienen zudem zur prognostischen Einschätzung. Eine umfassende ätiologische Betrachtung ist für den jeweiligen Gesprächsmoment, d. h. in der zeitlich knapp bemessenen konsiliarischen Situation, weniger von Bedeutung. Alternativ bietet eine ACT-Perspektive die Möglichkeit, mit der Patientin oder dem Patienten einvernehmlich (!) zu besprechen, was ihr oder ihm am Herzen liegt, sich gemeinsam die aktuellen Befindlichkeiten und Begebenheiten (z. B. Zweifel, Angst, Bettlägerigkeit, Angewiesensein auf Hilfsmittel oder andere Personen, gegebene Arbeitsunfähigkeit) anschaut und zur Frage kommt, wie sie oder er angesichts der aktuellen Situation nach der Entlassung aus dem Krankenhaus in die »richtige«, d. h. an den eigenen Werten orientierte, Richtung kommt. Es gibt schwierige Fälle des Feststeckens, die es für die Konsilpsychiaterin oder den -psychiater zu erkennen gilt und deren eingeschränkte Lösbarkeit in der Konsiliarsituation mit Akzeptanz zu begegnen ist. Gleichzeitig zeigen sich viele Patientinnen und Patienten ausgesprochen kreativ im Hinblick auf Veränderungsmöglichkeiten, wenn sie ihre Situation mit Hürden, dem eigenen bisherigen Umgang damit, Werthaltungen und wert-orientiertem Verhalten anhand der Matrix gewissermaßen »von oben« betrachten.

Beispielhaft sei hier ein Blick auf die »Matrix« für den Patienten in *Fall 1* geworfen (▶ Abb. 24.2).

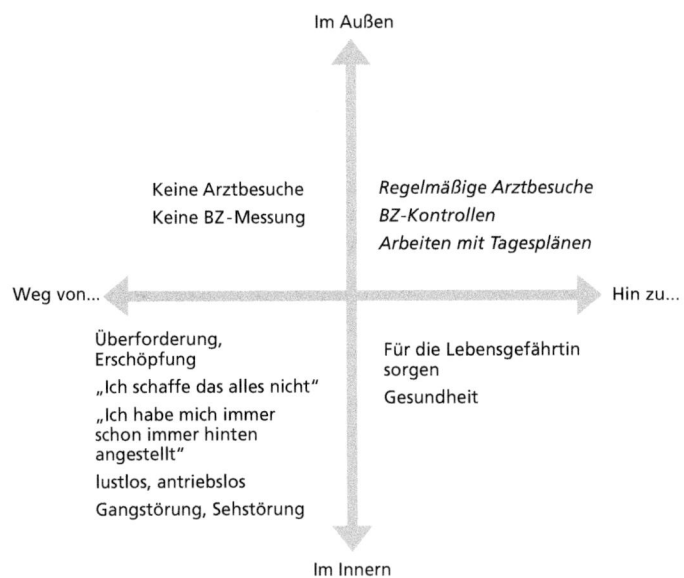

Abb. 24.2: Beispielhafte ACT-Matrix zur Fallkonzeptualisierung für den Patienten in Fall 1

Bei der gemeinsamen Betrachtung des Jetzt-Zustands (▶ Abb. 24.2, links) und dem, was dem Patienten wichtig ist (▶ Abb. 24.2, unten rechts), bedurfte es mit dem Patienten keinerlei weiterer Worte. Spontan äußerte der Patient: »Ich stehe meiner eigenen Gesundheit total im Weg! Das geht so nicht weiter. Ich habe deswegen schon einen Termin mit meinem Diabetologen vereinbart und die Diabetes-Assistentinnen haben mir noch einmal gute Hinweise zum Messen und den Mahlzeiten gegeben. Ich habe nur jeden Tag so viel zu tun! Irgendwie muss ich mir mal einen Plan machen, um einen besseren Überblick zu haben. Ich muss aufmerksamer mit mir sein. Das wird mir schwerfallen«. Im weiteren Gespräch wurde darauf eingegangen, dass »Aufmerksamkeit für sich« trainierbar ist, sollte ihm das Verhalten, welches zur Aufnahme führte, in der Zukunft erneut auffallen. Ergänzend wurde eine entsprechende Anlaufstelle in einer psychosomatischen Tagesklinik mit Schwerpunkt Psychodiabetologie genannt.

24.4 Wie sieht die Anwendung von ACT im Konsiliar-Liaison-Dienst aus? – Perspektiven aus der Praxis und Fallbeispiele

Die ACT ist als transdiagnostisches Erklärungs- und Therapiemodell für viele unterschiedliche psychische Leiden anwendbar. Mit dem Ziel, psychische Flexibilität bei Menschen zu erhöhen und damit psychisches Leiden zu mindern bzw. einen anderen Umgang damit zu vermitteln, beschränkt sich die ACT nicht auf umschriebene Störungen oder Syndrome. Auch daher erscheint die ACT gerade in der konsiliarpsychiatrischen Arbeit nützlich, weil dieser Ansatz Menschen anspricht, die »feststecken«. Sei es, weil sie an einer manifesten psychischen Erkrankung leiden, oder sei es, da sie sich in einer schwierigen Phase der Verarbeitung einer somatischen Erkrankung befinden. Die Konsilpsychiaterin oder der -psychiater wird von einer somatischen Kollegin oder einem somatischen Kollegen gerufen, weil Verhalten oder Erleben »auffällig« ist. Was sich dahinter verbirgt, wird oftmals nicht aus der Konsilanforderung oder dem initialen Gespräch mit den Stationsärztinnen und -ärzten deutlich. Häufig wird der Grund für die Anforderung eines Konsils von den Patientinnen oder Patienten eigeninitiativ angesprochen, z. B.: »Ich glaube, ich nerve hier alle. Aber ich bin so besorgt, weil ich nicht weiß, wie das nächste Woche alleine zu Hause weitergehen soll. Ich fühle mich so abhängig.« Dies kann dann häufig sehr gut und validierend besprochen werden. Im Sinne der ACT geht es im Folgenden um einen Schwenk dahin, über das zu sprechen, was der Patientin oder dem Patienten eigentlich wichtig ist und wie sie oder er sich in diese Richtung bewegen kann. Um mögliche erste Schritte in diese Richtungen abzuleiten, ist es wichtig, sich über folgende Fragen klar zu sein: Ist die Erkrankung akut oder chronisch? Geht es im Moment um das Leben für oder mit der Krankheit? (► Kap. 24.1.2). Manchmal lässt sich »auffälliges Verhalten«, das die Behandlungsadhärenz (z. B. vorzeitige Entlassungen, Ablehnen von Maßnahmen) oder Stationsabläufe (z. B. wiederholtes Klingeln, »Spaltung« des Teams) betrifft, nicht unmittelbar »abstellen« oder mindern. Insbesondere bei Aktivierung eines unsicheren Bindungsverhaltens oder wie bei dem Gefühl eines drohenden Kontrollverlustes z. B. nach einem Delir (siehe oben; Fall 3) kommt es neben einem validierenden, psychoedukativen Gespräch mit der Patientin oder dem Patienten vor allem darauf an, dass sich die jeweilige somatische Abteilung komplementär verhält und sich auf das »schwierige Verhalten« einstellt. Aufgabe der Konsilpsychiaterin oder des -psychiaters kann es hier also zudem sein, die Teammitglieder der somatischen Abteilung entsprechend auf der Basis eines wertschätzenden Miteinanders und fachlich auf Augenhöhe zu beraten.

Betrachten wir nun noch einmal die skizzierten Fallbeispiele genauer. Während wir oben die Arbeit mit der ACT-Matrix zur Unterstützung einer rudimentären Fallkonzeptualisierung im Rahmen der Konsiliartätigkeit anhand von *Fall 1* beispielhaft näher betrachtet haben, wird im Folgenden auf die Arbeit mit ACT anhand der Beispiele *Fall 2 und 3* eingegangen.

Im *Fall 2* litt die ältere Patientin einer sich verschlechternden COPD vor allem darunter, allein zu sein, benannte dies selbst explizit und wünsche sich sehnlichst die Anwesenheit ihres verstorbenen Ehemannes, wenn es ihr schlecht gehe. Die Familie sei ihr sehr wichtig, sie wolle ihr aber nicht zur Last fallen und so versuche sie, nicht zu klagen (vgl. Vermeidung aversiver innerer Ereignisse, wie Gedanken »Ich falle zur Last«). Sie leide aber darunter, dass die Familie ihr abgeraten habe, das Mittagessen für die Enkel weiterhin zuzubereiten (vgl. blockiertes wertorientiertes Verhalten). Der Patientin half das »Pendeln über der Matrix«, um spontan zu sagen: »Aber das (Kochen) ist doch eines der wenigen Dinge, die ich noch machen kann! Ich mache das so gerne, es strengt mich auch gar nicht so an. Ich werde es weitermachen, egal, was die anderen sagen!«.

Im weiteren Verlauf entwickelte sich das Gespräch dann nochmals hin zu der ständigen und sich zuweilen zu Panikattacken ausweitenden Unruhe:

Therapeutin (Th): Ich habe verstanden, dass sie sich in diesen Situationen allein und hilflos fühlen.
Patientin (Pat): Ja, genau.
Th: Und ich habe verstanden, dass gerade in diesen Momenten die Erinnerung an ihren verstorbenen Ehemann besonders stark ist, sie traurig macht.
Pat: Ja, er fehlt mir dann so sehr (der Pat. kommen die Tränen).
Th: Was würde denn ihr Ehemann in solchen Momenten machen, wenn es ihnen so geht und er es noch könnte?
Pat (schniefend): Er würde mich beruhigen, würde mich streicheln, in den Arm nehmen.
Th: Erlauben Sie mir eine komische Frage?
Pat: Sicher.
Th: Sie haben mir erzählt, dass sie sich ihren Ehemann, wie er war, immer noch sehr gut vorstellen können (Pat. lächelt, nickt). Können Sie sich auch vorstellen, besonders wenn es Ihnen schlecht geht, sich selbst so zu berühren, wie ihr Ehemann es immer machte? Würden Sie sich das trauen?
Pat (lacht): Klar. Das ist eine schöne Vorstellung. Ich merke schon, wie mich das jetzt schon beruhigt.

Diese Intervention entspricht in verkürzter, abgewandelter Form der Übung »Anteilnahme mit dem eigenen Selbst« (Wengenroth 2012, S. 166) und steht beispielhaft für eine Kurzintervention zur Förderung der Akzeptanz aversiver Gefühle und des Selbstmitgefühls.

Im *Fall 3* ging es in der Konsiliarsituation mit der Patientin zusammenfassend vor allem darum, ihr zunächst zu erklären, was ein Delir ist und welche Folgen bzw. Einschränkungen der Wahrnehmung ein deliranter Zustand für die Betroffene selber haben kann, was bisher noch nicht erfolgt war. D.h., dies ist ein Beispiel, die Indikation psychoedukativer Maßnahmen im konsilarpsychiatrischen Setting, welche die psychische Situation der Patientin oder des Patienten ausreichend deeskalieren können, sodass keine psychotherapeutischen Interventionen im engeren Sinne indiziert bzw. nötig sind. Wie bereits oben ausgeführt, ist es Teil der konsilarpsychiatrischen Tätigkeit, eine entsprechend unterstützende Rückmeldung an die Kolleginnen und Kollegen der somatischen Abteilung zu geben. In diesem Fall fand im Anschluss an das Gespräch mit der Patientin ein Gespräch mit der behandelnden und lange bekannten Stationsärztin statt, die im Vorfeld berichtet hatte, dass die Patientin sie in jeder Visite »rasend mache« wegen des »Zettels mit all den Fragen« und dass die Patientin sie auf dem Stationsflur andauernd anspreche; sie merke, dass sie am liebsten einen großen Bogen um die Patientin machen wolle. Beispielhaft folgende Sequenz aus dem gemeinsamen Gespräch mit der Kollegin:

Konsiliarpsychiaterin (Kon): Ihr habt aber auch immer viel zu tun!
Kollegin (Koll): Manchmal weiß man gar nicht, wie man sich zerteilen soll – OP, Aufnahmen, Patienten so aufklären, damit es auch langfristig gut wird, diese ganzen Nebenjobs vom Chef und Freizeit hätte ich auch noch gern. Und dann noch solche Patienten! Ich verstehe sie ja, aber ich habe wirklich keine Zeit, mich jeden Tag stundenlang mit ihr hinzusetzen und ihr alles genau zu erklären!
Kon: Du führst jeden Tag lange Gespräche mit ihr? Das war mir nicht klar.
Koll: Nein, habe ich nicht gemacht, aber das möchte sie.
Kon: Soll ich Dir jetzt mal berichten, was ich meine, was mit ihr los ist? Hast Du Zeit dafür?
Koll: Klar, ich bin gespannt.
(Hier folgte eine Erläuterung des starken Kontrollverlustgefühls nach einem erlebten Delir der bisher immer zuverlässigen Patientin [Krankheitsverarbeitung]. Zudem wurde erklärt, dass die Patientin in ihrem Erleben validiert wurde, d. h. das subjektive Erleben vor dem Hintergrund der Ereignisse als stimmig markiert wurde, sowie über ein Delir und dessen Folgen näher aufgeklärt wurde. Es sei keine pathologische Verarbeitung o. ä. feststellbar gewesen.)
Koll: Oje, das habe ich gar nicht alles überblickt. Aber was mache ich denn jetzt mit ihr? Wenn Du schon »nichts« findest?
Kon: Du hast mir gesagt, dass Du sie verstehst. Was hast Du damit gemeint?
Koll: Ich sehe doch, dass sie nur ängstlich ist und weiß, dass sie mich nicht ärgern möchte. Und ich verstehe das noch mehr, nachdem was Du mir gerade alles berichtet hast. Sie braucht Zeit – von mir!
Kon: Die Patientin hat mir berichtet, sie habe noch ein paar Fragen für die Zeit nach der Entlassung.
Koll: Na denn, werde ich mir die Zeit wohl nehmen müssen!
Kon: Wann wirst Du das schaffen?
Koll: Heute Nachmittag. Ich denke dann an meine Konsilpsychiaterin und wie sie immer sagt: »atmen und weitermachen« (lacht).

24.5 Worauf ist zu achten? – Fußangeln und Fallstricke

Wie bei sämtlichen psychotherapeutischen Prozessen gilt auch bei den kurzen, oftmals einmaligen Interventionen im Konsiliardienst: Beziehungsaufbau und -gestaltung zuerst. Zudem ist natürlich nicht immer eine psychotherapeutische Intervention angezeigt und indiziert. Manche Patientinnen oder Patienten wünschen lediglich eine konkrete psychosoziale Beratung oder haben spezifische Anliegen bezüglich einer psychopharmakologischen Behandlung. Aufgrund der Kürze der »therapeutischen Zeit« im Konsiliardienst können Behandlerinnen und Behandler unter starken Erfolgsdruck geraten, sodass als mögliche Fallen der Arbeit in diesem Kontext z. B. Aspekte des »Vorpreschens« ohne hinreichende Validierung des Leids der Patientin oder des Patienten im Vorab eine Rolle spielen können, ebenso wie das »sich schnell mal eine Technik schnappen« (Harris 2014) ohne die Passung der Intervention zum jeweiligen therapeutischen Ziel ausreichend zu gewährleisten.

24.6 Was ist das Wichtigste für den klinischen Alltag – Fazit und Ausblick

Unabhängig davon, dass es im Bereich der Konsiliarpsychiatrie ohnehin wenige systematische Untersuchungen zur Wirksamkeit der einzelnen psychotherapeutischen Interventionen gibt, gilt dies für die Verwendung der ACT im Konsildienst umso mehr, d. h. systematische Untersuchungen zu diesem Anwendungsfeld der ACT sind ausstehend. Aus klinischer Perspektive – hier verdeutlicht anhand der drei Fallbeispiele – wird jedoch deutlich, wie hilfreich und flexibel einsetzbar ACT-basierte Interventionen im Konsiliardienst sein könnten.

Literatur

ACT on diabetes (2020) Diabetes-Training (https://esano.klips-ulm.de/de/trainings/diabetes/acton diabetes, Zugriff am 12.10.2020).

Andreas S, Schultz H, Volkert J, Dehoust M, Sehner S, Suling A, Ausin B, Canuto A, Crawford M, Da Ronch C, Grassi L, Hershkovitz Y, Munoz M, Quirk A, Rotenstein O, Santos-Olmo A, Shalev A, Strehle J, Weber K, Wegscheider K, Wittchen HU, Härter M (2017) Prevalence of mental disorders in elderly people: the European MentDis_ICF65+ study. Br J Psychiatry 210: 125–131.

Arolt V, Driessen M, Schürmann A (1997) Indikation zu psychotherapeutischen Interventionen bei somatisch Kranken-Ergebnisse der Lübecker Allgemeinkrankenhausstudie. In: Mundt C, Linden M, Barnett W (Hrsg.) Psychotherapie in der Psychiatrie. Heidelberg: Springer. S. 269–273.

Bartholomew K, Horowitz LM (1991) Attachment styles among young adults: a test of a four-category model. J Pers Soc Psychol 61: 226–244.

Bengel J, Beutel M, Broda M, Haag G, Härter M, Lucius-Hoene G, Muthny FA, Potreck-Rose F, Stegie R, Weis J (2003) Chronische Erkrankungen, psychische Belastungen und Krankheitsbewältigung. Psychother Psych Med 53(2): 83–93.

Bengel J, Barth J, Härter M (2007) Körperlich Kranke. In: Straus B, Hohagen F, Caspar F (Hrsg.) Lehrbuch Psychotherapie, Teilbd 2. Göttingen: Hogrefe. S. 837–859.

Beutel M (1988) Bewältigungsprozesse bei chronischen Erkrankungen. edition medizin. Weinheim: VCH Verlagsgesellschaft.

Braun V, Burian R, Diefenbacher A (Hrsg.) (2016) Arzt-Patienten-Gespräche bei stressassoziierten Erkrankungen: Ressourcenorientierte Gesprächsführung in der Hausarztpraxis. Berlin: De Gruyter.

Brightey-Gibbons F, Patterson E, Rhodes E, Ryley A, Hodge S (2017) Quality Standards for Liaison Psychiatry Services, 5. Aufl. (https://itineris.rcpsych.ac.uk/docs/default-source/improving-care/ccqi/quality-networks/psychiatric-liaison-services-plan/plan-5th-edition-standards-2017.pdf?sfvrsn=ae984319_2, Zugriff am 12.10.2020).

Burian R (2015) ACT im Konsiliardienst bei Patienten mit körperlichen Erkrankungen. In: Waadt M, Martz J, Gloster (Hrsg.) Arbeiten mit der Akzeptanz- und Commitment-Therapie (ACT). Bern: Hogrefe. S. 241–274.

Diefenbacher A, Burian R, Härter M (2018) Konsiliar- und Liaisondienste für psychische Störungen. In: Berger M (Hrsg.) Psychische Erkrankungen. München: Urban & Fischer. S. 722–790.

Eifert GH (2011) Akzeptanz- und Commitment-Therapie (ACT). Fortschritte der Psychotherapie, Band 45, S. 34. Göttingen: Hogrefe.

Elstner S, Gläser H, Diefenbacher A (2009) Psychotherapie im psychiatrischen Konsiliardienst. In:

Arolt V, Kerting A (Hrsg.) Psychotherapie in der Psychiatrie. Heidelberg: Springer. S. 430–439.

Gilles D, Buykx P, Parker AG (2015) Consultation liaison in primary care for people with mental disorders. Cochrane Database Syst Rev 18(9): CD007193.

Harris R (2014) Schwirige Situationen in der Akzeptanz- und Commitmenttherapie. Weinheim: Beltz.

Härter M, Baumeister H, Reuter K Jacobi F, Höfler M, Bengel J, Wittchen HU (2007) Increased 12-months prevalence rates of mental disorders in patients with chronic somatic diseases. Psychother Psychosom 76: 354–360.

Herrmann-Lingen C, Albus C (2015) Koronare Herzkrankheit. In: Rief W, Henningsen P (Hrsg.) Psychosomatik und Verhaltensmedizin. Stuttgart: Schattauer. S. 601–616.

Hunter J, Maunder R (2016) Improving patient treatment with attachment theory. A guide for primary care practitioners and specialists. Basel: Springer International Publishing.

Lazarus RS, Folkmann S (1987) Transactional theory and research on emotions and coping. Eur J Pers 1: 141–169.

Lipsitt DR (2005) Psychotherapy. In: Wise MG, Rundell JR (Hrsg.) Textbook of consultation liaison psychiatry, psychiatry in the medically ill, 2. Aufl. Washington, DC, USA: American Psychiatric Publishing, S. 1027–1051.

Petrak F, Herpertz S (Hrsg.) (2013) Psychodiabetologie. Heidelberg: Springer.

Pleger M, Schade C, Diefenbacher A, Burian R (2014) Akzeptanz- und Commitment Therapie (ACT). Z Klin Psychol Psychother 43: 241–250.

Polk KL, Schoendorff B (2014) ACT Matrix: A New Approach to Building Psychological Flexibility Across Settings and Populations. Oakland, CA, USA: New Harbinger.

Rief W, Nestoriuc Y (2015) Allgemeines Krankheitsverhalten und Compliance/Adhärenz. In: Rief W, Henningsen P (Hrsg.) Psychosomatik und Verhaltensmedizin. Stuttgart: Schattauer. S. 52–62.

Saupe R, Diefenbacher A (1996) Praktische Konsiliarpsychiatrie und -psychotherapie. Stuttgart: Thieme.

Senf W, Broda M (2011) Praxis der Psychotherapie. Stuttgart: Thieme.

Veehof MM, Oskam MJ, Schereurs MB, Emmelkamp PMG (2011) Acceptance based interventions for the treatment of chronic pain: a systematic review and meta-analysis. Pain 152: 533–542.

Waadt M, Marzt J, Gloster (2015) Arbeiten mit der Akzeptanz- und Commitment-Therapie (ACT). Bern: Hogrefe.

Wengenroth M (2012) Therapie-Tools Akzeptanz und Commitmenttherapie. Weinheim: Beltz.

Wentzlaff E (2016) Akute versus chronische körperliche Erkrankung. Unterschiedliche Herausforderungen bei der Krankheitsverarbeitung für Patienten und Therapeuten. Psychotherapie im Dialog 17(1): 62–66.

Wolf M, Burian R, Arolt V, Diefenbacher A (2013) Konsiliar-Liaison-Psychiatrie und -psychosomatik – Ein Überblick. Nervenarzt 84: 639–649.